AF137713

Mein Arzt bin Ich!

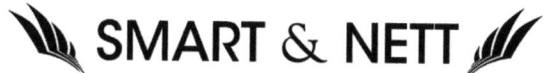

Das Kleingedruckte:
Der Inhalt des Buches gibt die persönliche Sichtweise
des Autors wieder. Gemeinsam mit ihm möchte
der Smart & Nett Verlag auf folgendes besonders
hinweisen: Bitte suchen Sie bei gesundheitlichen
Beschwerden einen Arzt auf!

1. Auflage November 2015
Smart & Nett Verlag, München
Veronika Peschkes und Dirk Walter GbR
© 2015 by Smart & Nett Verlag, München
Umschlaggestaltung: Smart & Nett Verlag
Satz: Smart & Nett Verlag
Verlagsdienstleister und Druck: Tredition, Hamburg
Printed in Germany 2015
ISBN: 978-3-946406-04-4

www.smart-und-nett-verlag.de

Sie finden uns auch bei:
Facebook, Twitter und YouTube

Dieser Titel ist auch als E-Book erhältlich.

Trutz Podschun

Mein Arzt bin Ich!

Auf der Reise ins medizinische Ich

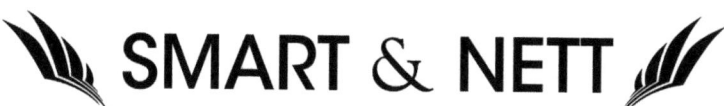

Über das Buch

Was haben die Phänomene der Wahrnehmung
mit dem Ehepartner zu tun? Oder gar mit
dem Gesundheitswesen? Mit welchen Tricks
macht die Pharmabranche noch mehr Gewinn?
Wie kann man medizinische Wunder aus der
Zufallsnische locken? Wieso ist etwas Wohl-
standsspeck gesundheitsfördernd? Sie werden
verblüfft sein, wie Ihnen die verschiedenen
Fragen und Antworten am Ende die Augen
öffnen: Mein Arzt bin ich!

Über den Autor:

Der promovierte Biochemiker, erfolgreiche
Pharma-Manager und erfahrene Geschäfts-
führer lässt den Leser gerne bekannte Welten
von einem ganz neuen Blickwinkel erleben.
Mit beträchtlichem Wissensschatz erklärt der
kritische Querdenker komplexe Sachverhalte
verständlich für den Laien - gewürzt mit
Humor und Selbstironie.

Inhalt

Für Beate

Prolog

Dieses Buch ist keine Unterhaltungsliteratur. Falls Sie es also lesen wollen, wenn Sie morgens in U-Bahn oder Bus sitzen, Hilfe brauchen, um abends in Morpheus Schoß zu sinken oder sich nur die Zeit vertreiben möchten: Stellen Sie es besser wieder dahin zurück, woher Sie es haben. Es ist auch kein Fachbuch. Dass es in diesem Buch um Gesundheit, Medizin und Naturwissenschaft geht und ich mich beruflich damit beschäftige, heißt nicht, dass ich mich an Fachleute oder die, die es werden wollen, wenden und mich mit ihnen über neueste oder weniger neue aber wenig bekannte Erkenntnisse austauschen möchte. Ganz im Gegenteil! Es ist, was man so schön als »populärwissenschaftliches Buch« bezeichnet: der Versuch eines Spagats. Spagat zwischen ernster und exakter Wissenschaft der Fachleute und dem, was für das tägliche Leben der Laien dabei herauskommt.

Wer ihn selbst probiert hat, weiß: Spagat ist schwer, selten perfekt und verlangt einem einiges schmerzvoll ab. Zunächst einmal dem, der ihn ausführt. Mir! Und das ist auch in Ordnung, denn schließlich will ich Sie ja dazu bringen, das Buch nicht nur zu lesen, sondern für sich etwas mitzunehmen. Und dafür muss ich zu Bringschuld bereit sein. Bin ich, indem ich mich bemüht habe, teilweise sehr komplizierte Zusammenhänge so darzustellen, dass auch Nichtfachleute sie verstehen können – wenn sie denn wollen. Falls nicht perfekt, tut es mir leid. Aber wenn das etwas bringen soll, muss ich auch etwas vom Leser fordern. Wer sich, wie ich, an kein ausgewähltes Publikum richten möchte, muss einen allgemeinen Wissensstand voraussetzen, damit er einerseits nicht langweilt, andererseits aber auch nicht überfordert; und daher einen irgendwo zwischen »Hä?« und »Das ist so aber nicht richtig« annehmen. Nur – wo ist dieser Punkt? Hier kommt Ihr Schmerz ins Spiel. Er besteht in zwei Dingen: wohlwollendes Verständnis an Stellen, an denen ich »banal« oder redundant erscheine. Denn für Viele ist Vieles alles andere als banal – nur werden sie es niemals zugeben. Und Redundanz, Gleiches später mit anderen Worten zu wiederholen, kann helfen. Wesentlich

I

schmerzvoller: aktive Informationssuche an (hoffentlich wenigen) Stellen, an denen es (für Sie) schwierig wird. Mein Problem: Für wen ist was schwer verständlich? Es obliegt also Ihnen selbst, dieses Buch für sich zu personalisieren: Sie werden ggf. manchmal genötigt sein, mehrmals zu lesen, um zu verstehen, oder sich zusätzliche Informationen z.B. aus dem Netz zu holen. Das verlangt einen aktiven Leser. Aber ich ziele ja auch auf einen aktiven Patienten ab! Wer das nicht mag, sollte das Buch ungelesen weglegen.

Dieses Buch ist anders. Ich habe kein »Medizinisches Lehrbuch für Dummies« geschrieben, in dem medizinische Fachausdrücke vermieden und Informationen mund- und verdauungsgerecht serviert werden. Daher verzichte ich auch nicht auf Fachausdrücke, versuche aber, sie zu erklären. Ich stelle nicht Behauptungen in den Raum und lasse Sie damit alleine, sondern versuche, Ihnen die Chance zu geben, diese nachvollziehen und verifizieren zu können. Dazu können schon mal ein paar Formeln erforderlich werden. Und Mathematik. Aber ich verspreche: mehr als Unterstufen-Mathematik wird es nicht werden.

Durch dieses Buch zieht sich ein Roter Faden, auch wenn Sie ihn nicht auf Anhieb erkennen werden: Die ganz einfache, aber auch sehr schwierige Frage: »Warum?« Diese Frage stelle ich nicht als Fachmann sondern als Laie (was den Spagat erfordert!). Indem ich das tue, wechsle ich den Blickwinkel. Plötzlich zeigt sich, wie sehr wir, was wissenschaftliche Erkenntnisse betrifft, »daneben« liegen! Nicht können, sondern tatsächlich liegen! Sichtbar nur mit dem richtigen Fokus – dem des nicht täglich beruflich damit zu tun Habenden. Nicht dem des Detailwissens, sondern dem der großen Zusammenhänge. So ist vielleicht das Wichtigste, was dieses Buch leisten kann, dafür zu sorgen, dass man nicht nur als Patient, als medizinischer Laie, viel häufiger fragt: »Warum?« – bis auch der Fachmann im Interesse des Patienten einmal seine Blickrichtung wechselt und feststellt: Ja, auch unkonventionelles Handeln kann Sinn machen!

Dieses Buch folgt nicht dem Mainstream. Das drückt sich unter anderem im Verlag aus, in dem es erscheint, sowie im Aufbau. So folgt diesem Prolog im Rahmen des Vorworts ein »Vorkapitel«, das viele als Flickenteppich empfinden werden. Als Patchwork, lose Ansammlung von Anekdötchen, schullehrerhaften Belehrungen, persönlichen Meinungen und Beleidigungen. Aber das ist es nicht! Wenn Sie, was beabsichtigt ist, keinen erkennbaren Sinn finden, ist das ein Zeichen, dass Sie einen zu engen Betrachtungswinkel haben und zu sehr im Inhalt verloren sind, nicht abstrahieren. Die Regel! Sie müssten nun den Fokus wechseln. Das möchte ich anschaulich zeigen! So ist das folgende Kapitel Close-up – der ganz alltägliche Blickwinkel eine Metapher. Ein Bild, wie es um unser medizinisches Wissen aussieht: Details ohne erkennbaren Zusammenhang und Abgehobenheit derer, die sie generieren. Jeder Abschnitt in diesem Kapitel steht dabei für eines der sich anschließenden Kapitel und dessen Thematik.

Die Anekdötchen sollen Ihnen ein Schmunzeln ins Gesicht zaubern. Die schullehrerhaften Belehrungen sind Analysen, die nur nicht dem Mainstream, den eingetretenen und manchmal fragwürdigen oder falschen Pfaden folgen. Ich behaupte nicht, Recht zu haben. Aber ich bezweifle ernsthaft und zunehmend, dass die es haben, die es von sich behaupten und für sich in Anspruch nehmen: die Fachleute. Diplomatie, mit der man diesen Sachverhalt diskutieren könnte, hat Grenzen, wie sich täglich zeigt! Nämlich dann, wenn sie nichts zuwege bringt. Wie bisher. Dann muss auch Klartext geredet werden können. Das mag von Manchem als schullehrerhaft und arrogant empfunden werden. Ja, ich äußere eine Meinung! Denn ich mache mir, anders als die Meisten, die Mühe, mich mit der Gesellschaft, in der ich lebe, kritisch auseinanderzusetzen, nicht in ihr mitzuschwimmen. Es ist nicht alles schlecht, was ich finde. Aber es ist auch nicht alles gut. Im Gegenteil, und ich gehöre als unverbesserlicher Optimist zu denen, die ein halbvolles Glas sehen, wo andere ein halbleeres vorfinden: Es ist mehr schlecht als gut, und es wird immer schlechter. Das muss deutlich und im Klartext gesagt werden, damit sich etwas ändert. Man muss ja nicht meiner Meinung sein. Aber man sollte sich mit ihr auseinandersetzen.

Ich will niemanden persönlich angreifen, auch wenn das an manchen Stellen so aussehen mag: Dieter Bohlen ist nun einmal selbstverschuldeter Protagonist eines Formats, das so, wie gesendet, menschenverachtend ist und, wie dieses Buch zeigen wird, zu gesundheitlichen Problemen bis hin zu Krebs führen kann. So halte ich nur einen Manchem nicht gefallenden Spiegel vor, indem ich zeige, wie menschliches Handeln wirken und welche Auswirkungen es haben kann. Ich wende mich nicht gegen den Menschen Dieter Bohlen, zumal ich ihn nicht persönlich kenne, also persönlich gegen ihn etwas haben könnte; sondern gegen die Funktion, die er durch seine Tätigkeit ausübt. Das sind zwei unterschiedliche Dinge! Wer sich also durch die folgenden Kapitel beleidigt fühlt, zieht sich den Schuh selbst an. Ich halte es mit Peter Ustinov: »Um sanft, tolerant, weise und vernünftig zu sein, muss man über eine gehörige Portion Härte verfügen.« Und mit denen, mit denen ich hart umgehe, trifft es niemanden, der sich nicht wehren könnte, zumal er in der Regel auch nicht zimperlich mit Anderen umgeht…

Was den Verlag betrifft: Ich bin froh, dass es inzwischen eine große Menge an Möglichkeiten gibt, sich nicht an Mainstream-Verlage wenden zu müssen, die Manschetten bekommen, ihre traditionelle Leserschaft könnte die Nase rümpfen, wenn man einmal nicht dem Mainstream folgt. Was Umsatz kosten könnte. Die mit meiner »bewusst provokativ-polemischen und selbstüberzeugten Haltung« kein Problem haben, wenn ich deutlich anspreche, was man lieber unter diplomatischer Einheitssoße verborgen wissen möchte – weil sie, anders als der Autor des Zitats, das Manuskript und nicht nur Prolog und Exposé gelesen haben. Und die sich massiv persönlich einsetzen, das Buch zum Erfolg zu führen, weil sie daran glauben – und sich nicht darauf verlassen, wie schon immer und immer wieder bei den üblichen Verdächtigen gelistet zu sein und daher sicheren Umsatz ohne großes Engagement, was nur Arbeit bedeutete, zu haben – egal, welcher Käse da vermarktet wird: Die von Ghostwritern geschriebene Lebensgeschichte eines Promis lässt mehr Umsatz erwarten als kritische Analysen unserer Gesellschaft eines Insiders.

So danke ich Veronika Peschkes und Dirk Walter sehr herzlich für die stets fruchtsamen Diskussionen und Kommentare, die wir in den vielen Monaten geführt haben, die dieses Manuskript bis zu seiner Reife benötigt hat, und die in das Manuskript Eingang gefunden haben. Und ich danke ihnen für die Pläne und Aktivitäten, die sie haben und umsetzen (werden), um das Buch auch so bekannt zu machen, wie es ob der Thematik wünschenswert ist – gegen den Mainstream. Es kann mir nichts Besseres passieren, als dass die, die ab jetzt für das Buch zuständig sind, das Thema so angenommen haben, wie ich es getan habe. Und so bewahrheitet sich auch auf diesem Gebiet, was ich generell anprangere: Die Tendenz und der Wunsch nach »too big to fail«, nach einer Größe, mit der einem nichts mehr passieren kann, komme was wolle, wie es inzwischen auch im Druck- und Verlagswesen der Fall ist, ist für unsere Gesellschaft mehr als hinderlich, ja steht einer konstruktiven Auseinandersetzung und damit dringendst notwendigen Änderungen entgegen. Es zeigt sich auch hier: Es kommt nicht auf die Größe an, sondern auf Qualität. Und die ist eine Folge von Überzeugung, nicht eingetretener Pfade.

Dieses Buch ist anders. Auch im Stil. Jedes Kapitel hat einen eigenen »Charme«. Eine Konsequenz des Spagats. Denn es wird Kapitel geben, in denen ich mein Fachwissen aus der medizinischen Forschung ausspielen kann. Es wird aber auch Kapitel mit Themen geben, in denen auch ich blutiger Laie bin, aber als gelernter Wissenschaftler zumindest, anders als andere, in der Lage, wichten und in einen Zusammenhang bringen zu können, was Fachleute dazu zu sagen haben.

»Life is a tragedy when seen in close-up, but a comedy in long-shot.« – Leben ist, in der Großaufnahme gesehen, eine Tragödie, aber eine Komödie in der Totalen. Charlie Chaplin.

Lassen Sie uns zur Totalen wechseln, langsam und Schritt für Schritt, Kapitel für Kapitel. Ich lade Sie ein, mich auf meiner Reise durch unser medizinisches Ich zu begleiten. Wie auf Erkundungsreisen üblich, werden wir von der direkten Reisestrecke nach links und rechts abweichen – denn es soll ja Spaß machen und Horizonte erweitern. Wir werden Abstecher zur Dunklen Seite des Universums und in die Quantenphysik machen, Prozessoren betrachten und eine »neues Internet« kennenlernen. Wir werden Platon und Aristoteles treffen, Marc Solms und Ulrike Bingel. Kennen Sie nicht? Sollten Sie dringendst! Wir schauen an Universitäten vorbei, bei Druiden und Voodoo-Priestern. Den Bonobos und Ameisen. Ich sagte ja: dieses Buch ist anders!

Ich würde mich freuen, wenn Sie sich auf unserer gemeinsamen Reise Ihre eigenen Gedanken machen anhand meiner Schilderungen. Vielleicht hilft uns das ja beiden – Ihnen, Ihren Körper aus einem anderen Blickwinkel zu betrachten und, hoffentlich, daraus etwas für sich zu gewinnen; und mir, dadurch Entwicklungen in Gang zu setzen, die allein ich nicht in Gang setzen kann.

Noch eine Warnung: Ich bin sehr humorvoll, auch wenn man das nicht merkt. Denn es ist schwarzer, britischer, böser, nicht immer offensichtlicher Humor, den ich so liebe! Und so bringe ich einen Toast auf Emoticons aus…

Trutz Podschun

München, November 2015

Close-up – der ganz alltägliche Blickwinkel

»Ich verstehe nicht, wie man das nicht sehen kann!« Meine Frau war echt sauer. Sie hielt mir ein Viererpack unter die Nase und legte eine Rolle in den Spender, nicht ohne mir einen vernichtenden Blick zuzuwerfen. Ich war dankbar, dass Blicke nicht töten konnten. Denn ich hatte ihr mit leicht vorwurfsvollem Unterton gesagt, dass im Spender keine Küchenrolle mehr war, worauf sie mir, ebenso vorwurfsvoll, geantwortet hatte, dass im rechten Vorratsschrank noch genügend Nachschub sein müsste.

In der Überzeugung, dass ich dort das letzte Mal die letzte Rolle entnommen hatte und somit keine mehr da sein konnte, hatte ich dennoch pflichtgemäß und demonstrativ nachgeschaut, gewühlt und gewühlt und erwartungsgemäß keine gefunden, bevor ich mich zu meiner Äußerung hatte hinreißen lassen – in der Vorfreude eines Recht Habenden; denn ich hatte schließlich beim letzten Einkauf darauf hingewiesen, dass wir Küchenrollen kaufen sollten. Meine Frau aber war sicher gewesen: Das war nicht notwendig. Und als braver, in langen Jahren wohl erzogener Ehemann mit entsprechender Erfahrung hatte ich mich dem Diktum meiner besseren Hälfte unterworfen, stillschweigend die bereits im Einkaufswagen gehorteten Küchenrollen wieder zurückgetragen und bei mir gedacht: ›Gut, du wirst schon sehen!‹

›Ich auch nicht‹, dachte ich stattdessen heute insgeheim. Mein Triumpf hatte sich nämlich in schönste heiße Luft aufgelöst, als sie mit geübtem Griff den Nachschub aus besagtem Schrank und von besagter Stelle holte. Wieso hatte ich diese dämlichen Küchenrollen nicht gesehen? Ich hatte doch intensiv gesucht, gerade um mir eben nicht die Blöße geben zu müssen, kleinlaut meine Unfähigkeit eingestehen zu müssen – wenn auch nur stumm.

Fragt man einen Psychiater, bin ich sicher, dass der die Lösung parat hat: Meine Mutter hatte mich als Baby zu oft an der linken Brust gesäugt. Das hat dann dazu geführt, dass sich die Hirnregion, die die optischen Reize der Augen verarbeitet,

VI

nicht richtig entwickeln konnte – weil während des unsymmetrischen Säugens das eine, rechte, Auge häufiger geschlossen war als das andere und dann keine Wahrnehmungen weiterleitete. Später kam das so missgeprägte Hirn – meines! – dann mit den so ungewohnten, regelmäßigen zusätzlichen Reizen nicht zurecht.

Wenn das nicht, wird's an meiner bedauernswerten Kindheit gelegen haben! Obwohl ich sie als sehr behütet und schön in Erinnerung habe – ich denke gerne und mit Freude an sie zurück. Oder an Helikoptereltern oder dominantem Vater während meiner Jugend. Quatsch! Sie waren schon damals für mich zu erstrebendes Vorbild. Oder an sonst irgendetwas. Denn wir wissen spätestens seit Freud: Es gibt Erklärungen für alles, denn der Mensch ist geprägt von seinen Trieben und Traumata (aus Kindheit und Jugend). Was sich nicht psychologisch erklären lässt, lässt sich naturwissenschaftlich exakt und nachprüfbar erklären. Denn wir wissen ja heute dank Aufklärung und exakter Wissenschaft, wie die Welt wirklich funktioniert! Also, Trutz, füge dich in dein Schicksal!

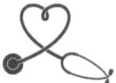

Neulich sah ich eine Doku im Fernsehen. Da wurde von »Spontanheilungen« berichtet, von nachprüfbar stattgefundenen Heilungen von einer Erkrankung, für die die Schulmedizin keine Erklärung hat. So konnte ein Patient, nach einem Unfall querschnittsgelähmt ohne Aussicht auf Heilung, nach relativ kurzer Zeit wieder ohne jegliche Gehhilfe gehen. Medizinisch nicht erklärbar! Ein anderer Patient sollte sein Testament machen und seine Sachen in Ordnung bringen – so die Mediziner. Der Krebs ließe ihm nur noch wenige Wochen. Und heute, Jahre später, lassen sich keinerlei Krebszellen mehr nachweisen, es geht im bombig.

Schulmedizin steht vor solchen Phänomenen fassungslos da. Ihr Problem: Es gibt Beweise. Beweise in Form der wohl durchgeführten und nach allen Regeln der medizinischen Kunst abgefassten, überprüften und archivierten Befunde auf der einen und der puren, diesen Befunden und Prognosen widersprechenden Existenz des Patienten und seiner Fähigkeiten und seinem Zustand auf der anderen Seite. Auch überprüft! Und sie bringt das, natürlich, nicht zusammen.

Das irritiert!

Ich kenne das. Vor Jahren hatte ich eine liebe Kollegin, Mitte Zwanzig. Sie war sehr engagiert, kreativ, lustig und kollegial. Kurz, sie sprühte vor Elan, war eine Bereicherung des Teams und jedermann mochte sie. Eines Tages kam sie zu mir und schloss die Tür hinter sich, die ansonsten immer offen war. Sehr gefasst, aber mit leichenbitterer Miene eröffnete sie mir, dass ich gut daran täte, einen Ersatz für sie zu finden.

»Was redest du da?« fragte ich sie fassungslos. »Warum willst du kündigen?«

»Ich will ja nicht!« antwortete sie sehr gefasst. »Aber ich werde bald sterben.« Und dann rann doch eine Träne über ihre Wange.

»Wie bitte?« Ich wusste nicht, wie mir geschah. Ihr Leben hatte doch gerade erst begonnen. Ich stand auf und nahm sie in die Arme.

Und dann erzählte sie mir, dass man bei einer Routineuntersuchung Knoten in der Brust festgestellt hatte. Die nähere Untersuchung hatte dann ergeben, dass sie einen Brustkrebstypen hatte, der auf keine der bekannten Therapieformen so richtig ansprach. Zwar konnte man den Tumor unter Brusterhalt chirurgisch entfernen; aber offenbar hatte der, entgegen der medizinischen Erkenntnis, dass er eine gewisse Mindestgröße haben muss, bevor er streut, sich daran nicht gehalten, schon metastasiert und seine Zellen in einige Lymphkoten entsandt. Auch diejenigen von ihnen, die erkennbar oder mutmaßlich befallen waren, waren entfernt worden; doch bestand wenig Aussicht darauf, damit tatsächlich alle Metastasen erwischt zu haben. Und die Tumormarker im Blut signalisierten: Es waren mit Sicherheit noch entartete Zellen vorhanden, man fand sie nur nicht, trotz PET und sonstigen modernsten Diagnosemethoden.

Es folgten die üblichen Therapien. Offenbar ohne wirklichen Erfolg. Sie ging von Pontius zu Pilatus und erhielt immer die niederschmetternde Auskunft: »Es tut uns leid, aber…« Und dann die Empfehlung: »Ordnen Sie Ihre Dinge…«

Irgendwann siegte ihr Starrsinn, den ich oft, beruflich, zum Teufel gewünscht hatte. Sie begann, sich mit dem Todesurteil nicht abzufinden. Sie probierte alles aus. Umstellung der Ernährung. Heilpraktiker mit Kügelchen. Handauflegen. Gruppentherapie. Auspendeln. Viel Sport. Ihre Umwelt belächelte dies als letztes Aufbäumen vor dem unweigerlichen Ende. Und ich hatte Angst um sie.

Was mich am meisten bewegte war ihr geradezu überwältigender Frohsinn. Sie war, trotz ihrer ausweglosen Situation, zu dem für sie typischen Optimismus zurückgekehrt. Zwar merkte man ihr an, dass sie irgendwie »erwachsener«, »reifer«, »ernster« geworden war. Aber wer sie nicht gut kannte, hätte keinen Unterschied zum Zustand vor der Diagnose festgestellt. Und das war, ich kannte sie gut genug, keine Maske! Sie hatte ihr Schicksal angenommen. Ich mache es kurz: Vor wenigen Monaten gratulierte ich ihr zum zwanzigsten Zweiten Geburtstag. Über den Krebs haben wir nie wieder gesprochen: Sie gilt seit vielen Jahren als vollständig geheilt.

Wie ging das? Keine Ahnung! Ich weiß es nicht, sie nicht, die Medizin schon gleich gar nicht. Und ist entsprechend hilflos. Weil jeder Wissenschaftler hilflos sein muss, der erkennen muss, dass etwas nicht in sein Erklärungsgebäude passt. Keiner weiß, ob, und wenn, welche der Versuche erfolgreich waren. War es die Kombination? Wenn ja, welche? Hatten die Ärzte etwas übersehen? Was? War es einfach ihr Wille, der sie irgendwann derart konditionierte, dass der Krebs fluchtartig das Weite suchte, vielleicht sogar ihr Optimismus? Wir werden es nie erfahren. Wichtig ist nur, dass sie trotzallem überlebt hat. Spontanheilung einer Austherapierten, der Schulmedizin zum Trotz – ja und?

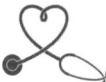

Ja, ich gebe es zu: Ich bin Doku-Fan. Mir bringt es erheblich mehr, etwas über unseren schönen Planeten oder das Weltall zu erfahren als hirnlosen echten oder Möchtegernpromis, die glauben, auf den vermeintlichen Zeitgeist aufspringen zu müssen, um erfolgreich zu werden/bleiben, dabei zuzusehen, wie sie versuchen, sich in menschenverachtenden »Wettkämpfen« mit schlecht auswendig gelernten Dialogen und merkwürdigen Methoden und Attituden gegenseitig auszustechen, um ein paar Euro zu verdienen. So tief sinken, so etwas als Unterhaltung zu empfinden, kann mein Niveau nicht!

Ich bin mir und meiner Intelligenz zu schade, gebannt zu verfolgen, wie sich ein mehr oder weniger attraktives, männliches Model durch einen Harem gestylter Blondchen vögelt – klischeebedienend so ziemlich jeden Fettnapf eines gleichberechtigten Zusammenlebens in Respekt besuchend, egal wie galant und in welch vornehmer Umgebung das passiert. Und so wird das Format auch nicht dadurch besser und attraktiver, dass inzwischen, politisch korrekt, neben dem Bachelor nun auch eine »Bachelorette« auf die Pirsch geht: Ein Haufen auf dem Gehweg wird nicht dadurch besser, dass man einen zweiten danebensetzt.

Neulich hörte ich beim Herumzappen in einer Talkshow, an der auch einer der Verantwortlichen von solchem Quark teilnahm, dass man sich intensiv und mit professioneller Hilfe um die Teenies kümmere, die an dem »Deutschland-sucht-den-Next-Super-Model-Star-by-Heidi-Bohlen«-Käse teilnähmen. Jedes Girl hätte die Handy-Nummer dieses Verantwortlichen und könne ihn zu jeder Tages- und Nachtzeit telefonisch erreichen. Und Psychologen begleiteten nicht nur die Ausscheidungs-Gemetzel, sondern auch Gespräche, Proben und Auftritte.

Sind sich eigentlich die Verantwortlichen im Klaren darüber, auf welchen Rücken sie ihre bescheuerten Spinnereien aus rein kommerziellem Interesse austragen? Und was sie wirklich damit anrichten? Wir werden sehen! All der Aufwand, bleibende Schäden von den armen hirngewaschenen Jüngern solchen Schunds möglichst gering zu halten, kann ganz einfach und Kosten sparend auf null reduziert werden: Indem man diesem Müll einfach kein Forum mehr gibt!

Wir regen uns über das finstere Mittelalter auf, wo man Kinder jeden Alters mit zu Hinrichtungen nahm. Zeigen angeekelt auf Amerikaner, die Hinrichtungen beiwohnen, stellen China an den Pranger, das auch die Todesstrafe kennt. Barbarisch sei das! Ist denn dieser Käse besser? Es fließt zwar kein physisches Blut, und der Delinquent überlebt. Aber psychisches, und das in Strömen. Man kann auch psychisch töten! Und nichts anderes passiert hier. Man geilt sich am Leid anderer auf: »Ha, ein Looser! Du Opfer!« Wie im alten Rom, als Gladiatoren zur Volksbelustigung tatsächlich noch getötet wurden!

Wie viele Alters- und Geschlechtsgenossen der »Sieger« solcher Gemetzel, alle in einem Alter, in dem die Rechtsprechung annimmt, dass sie noch nicht »erwachsen«, also vollständig ausgereift sein können, sind auf der Strecke geblieben und brauchten wie viele Tage »psychologischer Begleitung« und/oder intensives elterliches Bemuttern, um einigermaßen mit der »Schmach« fertig zu werden, nicht »geeignet« zu sein? Wohin mit Selbstzweifeln, dem Gefühl der Hinrichtung nicht nur in der Öffentlichkeit sondern, noch viel schlimmer, vor seinen Freunden? Mit dem Kommentar des Gurus persönlich im Ohr: »Mensch, bist Du Scheiße!« Nur, weil ein inzwischen abgehalftertes Topmodel oder ein in die Jahre gekommener Sonnyboy mit selbst kommuniziertem Penisbruch, der glaubt, singen und daher andere darin beurteilen zu können, es ähnlich psychisch geschädigt wie ihre Jünger nach Staffelende nicht verkraften, nicht mehr im Rampenlicht zu stehen und/oder in Würde zu altern.

X

Nach Einführung von Schulpsychologen nun psychologisch begleitete Unterhaltung – wo leben wir? Ist das Nächste Spielen unserer Dreijährigen im Sandkasten unter psychologischer Aufsicht? Und dann? Gravidopsychologisch begleitete Schwangerschaften mit Bauchstreicheln eines Fetenflüsterers, damit das Baby den pränatalen Stress vergisst, den die Intrauteral-Kamera, natürlich in Super-HD, von »Deutschland sucht den Superfötus« provoziert? Hinweis an die Zielgruppe: Fötus, pl. Feten, = Baby im Bauch, Gravidität = Schwangerschaft, Uterus = Gebärmutter, intra = innerhalb, prä = vor und natus = geboren! (Ich hatte Sie vor meinem Humor gewarnt!)

Wieder Doku also! Das Thema handelte von Insekten und ihren erstaunlichen Fähigkeiten. Zum Beispiel Ameisen. Betrachtet man eine bestimmte Art, die Blattschneider, genauer, stellt man fest: Sie verhalten sich wie eine Gesellschaft. Es gibt Säuglingsstationen und Kindergärten, in denen sich liebevolle, speziell geschulte Mitarbeiter aufopferungsvoll um den Nachwuchs kümmern. Es gibt Pfadfinder, die den ganzen Tag lang nichts anderes machen als umherschweifen, um neue Nahrungsquellen zu finden – beim Fernsehen heißt so etwas location scout. Es gibt dann die Arbeiter, die an den gefundenen Orten riesige Blattstücke aus Blättern trennen und diese, wie Segel auf dem Rücken in speziellen Tragevorrichtungen eingespannt, zurück in den Bau bringen. Dort werden sie von anderen Arbeitern zerkleinert und eingespeichelt. Die so erzeugte Masse übernehmen andere Arbeiter, die sie in die Gewächshäuser der Kolonie bringen, wo Gärtner dafür verantwortlich sind, mit ihrer Hilfe den Pilz, der die eigentliche Nahrungsgrundlage dieser Tierchen ist, zu kultivieren; und ihn sauber und frei von Krankheiten zu halten.

Andere Ameisenarten halten sich Nutztiere wie Blattläuse, die sie gezielt auf andere Blätter umsetzen, wenn's eng wird, und, wie wir unsere Kühe, melken. Wieder andere jagen: Die Treiberameisen. Nichts ist vor ihnen sicher, auch nicht Beute, die um ein Mehrfaches größer ist als sie selbst. Da greift man schon einmal zu mehreren und wohl koordiniert, an – und hat Erfolg.

Erstaunlich: Kindergärtner, Bauern, Jäger, Transportgewerbe, Militär, Polizei und Müllabfuhr, Säuglingsschwestern und Handwerker, Bauarbeiter und Forscher. Eine echte Gesellschaft. Und die funktioniert reibungsloser und harmonischer als unsere, da es Mord und Totschlag, Raub und Vergewaltigung nicht gibt, zumindest nicht innerhalb eines Staates – und somit das einzige, was diese Gesellschaft nicht hat, Juristen sind. Und Politiker. Sehr erstrebenswert!

Doch nicht nur die Blattschneider und Treiber leisten Erstaunliches. Es gibt Ameisenarten, die keinen Bau, kein Nest mehr besitzen, also nicht sesshaft sind, und ihr Leben als Nomaden fristen. Z. B. einzelne Arten Feuerameisen. Sie haben ihren gesamten Hausstand stets bei sich, also auch die Königin, die Eier und die Larven. Liegt auf ihrem Weg ein Rinnsal, das auch schon 'mal Ausmaße eines Nebenflusses des Amazonas haben kann, oder wird der Boden nach einem Regen überschwemmt, bauen sie sich ein Floß. Und zwar aus den eigenen Körpern, indem sie sich zusammen mit den Larven verketten. Die dadurch eingeschlossene Luft verhindert nicht nur, dass die Tiere selbst untergehen; sie ermöglicht auch, dass auf dem Floß »Fracht« mitgenommen werden kann, so die Königin, Symbionten wie Blattläuse oder – die Männchen, die für die nächste Generation benötigt werden. Feuerameise müsste man sein! Oder besser doch nicht: Die Männchen haben nur eine kurze Existenz.

Solche »sozialen« Insekten zeigen also Verhalten, die den Eindruck vermitteln, sie seien intelligent. Das ist Unsinn, da ihr Gehirn anatomisch gar nicht dazu fähig ist, Intelligenz, wie wir sie verstehen, auszubilden. Eine Ameise, für sich betrachtet, agiert also nicht sonderlich intelligent. Als Pfadfinder rast sie ziellos und ohne erkennbare Planung durch die Gegend, bis sie auf Nahrung trifft. Dann geht's schnurstracks nach Hause, um die anderen zu alarmieren. Nimmt man einen Kollegen aus dem Transportgewerbe und setzt ihn j.w.d. in der Pampa aus, wird er niemals mehr nach Hause finden und sterben – er kann nur unsichtbaren Autobahnen aus Duftstoffen folgen, die entstehen, wenn, mit den Pfadfindern beginnend, viele Ameisen einen bestimmten Weg gehen. Hin und her. Und dabei für uns unsichtbare Verkehrstrassen schaffen. Die Ameise, für sich betrachtet, ist also nicht mehr als ein lebender, trotz der Komplexizität von Insekten primitiver Roboter, der auf ein bestimmtes Verhalten programmiert ist und dieses wieder und immer wieder reproduziert. Sie ist, mehr noch, so primitiv, dass sie noch nicht einmal im Verhalten umprogrammiert werden kann: Einmal Scout – immer Scout. Soldat kann sie nicht mehr werden. (Es gibt aber auch Ausnahmen.)

Das geschilderte »intelligente« Verhalten tritt also erst im Zusammenspiel mit anderen dieser »Roboter« zutage. Und auch nur dann, wenn es im großen Stil, also mit vielen Robotern erfolgt – im Schwarm. So hat sich für dieses Phänomen der Begriff »Schwarmintelligenz« eingebürgert: Intelligenz, die ihren Ursprung aus dem Zusammenspiel von vielen, einzeln nicht intelligenten Individuen mit unterschiedlichen individuellen Fähigkeiten bezieht, die wohl geordnet diese Fähigkeiten im Rahmen eines Programms in einem Sozialen Netzwerk der Allgemeinheit zur Verfügung stellen.

Am Staunen und der Bewunderung ob solcher Leistungen der Natur ändert dieser Sachverhalt nicht das Geringste. Denn wir dürfen eines nicht vergessen: Eine einzelne Nervenzelle in unserem Hirn ist, für sich betrachtet, auch nicht intelligent. Nicht einmal einzelne Hirnteile mit ihren Strukturen und vernetzten Neuronen. Erst im konzertierten Zusammenspiel mit vielen, sehr vielen anderen solcher und anderer Zellen kommt dann, beim einen mehr, beim anderen weniger, das heraus, was wir als Intelligenz bezeichnen.

Wozu könnte der Mensch fähig sein, wenn er, selbst als Individuum intelligent – nun ja, zumindest einige, die, wie ich, lieber Phoenix und Arte anschauen als RTL & Co. – die »Schwarmintelligenz« für sich entdeckt? Soll heißen: sich in Sozialen Netzwerken verbindet. Und zwar »richtig« – nicht über Facebook und Twitter, um die letzte Ausgabe des Superstar-Catwalk-Camps durchzuchatten…

Mir wird schwindelig!

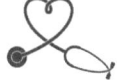

In meiner Jugend war meine altruistische Neigung bereits recht gut ausgeprägt. Dies äußerte sich, indem ich recht früh das Bedürfnis hatte, anderen Menschen in Not zu helfen. Und so wurde ich zunächst Mitglied einer Sanitätsorganisation und dann schnell Mitglied von Teams, die sich im Rettungsdienst betätigten – Hobbyretter, wie die, die das aus banaleren, rein ökonomischen Gründen taten, die Profis, uns gerne abfällig bezeichneten.

Natürlich musste ich dazu lernen. Und glücklicherweise war bereits damals der Qualitätsstandard im Rettungsdienst derart hoch, dass Hobby- und Profiretter die gleiche Ausbildung genossen. Teil dieser Ausbildung war training on the job, also die Begleitung von Profis bei Einsätzen.

Eines Tages gelangte ich so in den bewährten Händen eines Profis zu einem Einsatzort. Eine ältere Dame hatte im Bett gelegen und auf die Weckversuche

Ihres Ehemannes nicht reagiert. Dieser hatte Panik bekommen und den Notarzt alarmiert. Und als Vorhut des Notarztes waren wir geschickt worden.

Angekommen fanden wir die Dame dann allerdings wach und offensichtlich quietsch fidel vor. Etwas blässlich, vielleicht, aber lebendig und offenbar nicht sonderlich schlecht bei Gesundheit. Mein Profi wollte mir nun zeigen, wie wichtig es ist, vertrauensvollen Kontakt mit dem Patienten aufzunehmen: »Na, Oma, wie geht's uns denn heute?«

Ein strafender Blick traf ihn. »Junger Mann! Erstens: Ich bin nicht Ihre Oma. Zweitens, wie es Ihnen geht, weiß ich nicht, daher kann ich Ihnen auch nicht sagen, wie es uns geht. Mir geht es gut. Und drittens: Interessiert Sie denn für Ihre Diagnose nicht auch, wie es mir gestern ging? Nur heute?«

Touché!

Vollkommen konsterniert sah mein Kollege zunächst die Dame an, dann mich und war in der Folge nicht mehr fähig, »Kontakt« irgendeiner Art aufzubauen. Daher wandte sie sich dann mir zu: »Und sie, junger Mann, wollen sie auch wissen, wie es uns geht?« Lächelnd verneinte ich, wohl bemüht, ein wenig Respekt zu signalisieren! Was war passiert?

Ich weiß nicht, ob er immer so forsch auf Patienten zugegangen ist oder mir lediglich heute demonstrieren wollte, dass man ruhig auch herzhaft mit Patienten umgehen kann. Ich bin noch nicht einmal der Meinung, dass er wusste, was er überhaupt getan, ja falsch gemacht hatte. Aber er hatte einen, wie ich finde, unverzeihlichen Fehler begangen: Er hat Seinesgleichen nicht auf Augenhöhe angesprochen. Und dieser hat sich das, zu Recht, nicht gefallen lassen.

Auf Augenhöhe heißt nicht ebenbürtig, sondern gleichberechtigt! Wobei beide Begriffe und deren Synonyme im Deutschen leider sinngleich benutzt werden. Als Sanitäter kann ich allein schon aufgrund der Ausbildung nicht mit einem – jedem – Patienten medizinisch fachsimpeln und ihn damit, was Kenntnisse, Fähigkeiten und Erfahrung betrifft, gleichwertig, nichts anderes soll ebenbürtig heißen, ansprechen. Auf Augenhöhe, gleichberechtigt im Sinn philosophischer Bedeutung und gemäß dem »Egalité« der Französischen Revolution aber sehr wohl, und das heißt: Du bist Mensch und ich bin Mensch. Und gemeinsam wollen wir etwas erreichen. »Mit gleicher Berechtigung« und Bedeutung trage ich etwas dazu bei, und du auch. Ich meine Erfahrungen als Experte, du deine individuellen

Erfahrungen in dem, bei dem ich dir als Experte helfen soll: der augenblicklichen Erkrankung.

Indem er die ihm vollkommen unbekannte Patientin als »Oma« bezeichnete, stellte er sich über sie und versuchte, eine Vertrautheit herzustellen, die es nicht gab und die die Patientin gar nicht wollte. Und hatte, trotz bester unterstellter Absichten, bereits verloren, bevor es dazu kommen konnte, dass überhaupt etwas Substanzielles geschah.

Als Führungsnation und Vorzeigedemokraten haben die Amerikaner spätestens seit der jüngeren Zeit mit Abu-Ghuraib, Guantanamo Bay und water boarding vollständig versagt; historisch haben sie mit Sklaventum und Indianerausrottung ähnliches »geleistet« wie andere Nationen auch, die sich als »groß« bezeichnet haben oder es noch tun; militärisch haben sie in Afghanistan ihr zweites Vietnam erlebt und im Irak gerade noch einmal die Kurve gekriegt, nachdem ein Ex-Alkoholiker und Befürworter kreationistischen Gedankenguts, der nach »Wissen über das Wissen« der Scientologen so ziemlich beklopptesten Weltanschauung, zu der menschliche Hirne, auch wenn sie degeneriert sind, fähig sein können, trickreich, verlogen und eine treuglaubende »Allianz der Willigen« samt angelsächsischem Schoßhündchen in krimineller Weise missbrauchend beendet hat, was fertig zu bringen Papi zehn Jahre zuvor nicht in der Lage gewesen war – private Vendetta einer einzelnen Familie mit der halben Welt als Executive! (Wow! Was für ein Satz! Wissen Sie noch, wie er begann? ;-)

Über zehn Jahre und zwei Präsidenten hat es bedurft, bis die Führungsnation mit all ihrer Macht, all ihren Fähigkeiten, Aufklärungsflugzeugen und -drohnen, all ihren Satelliten, Informanten und Geheimdiensten und all ihrem Geld einen einzigen, alten Mann hat ausfindig machen können und ihn dann gegen alle Regeln des Völkerrechtes – gegen die Souveränität von Staaten, selbst wenn es »Schurkenstaaten« sein sollten, denen man immerhin nicht den Krieg erklärt hatte, sondern die auch heute noch offiziell als Verbündete gelten – in einer noch nicht einmal perfekt gelaufenen militärischen Aktion aufgegriffen und gegen jegliche Prinzipien eines Rechtsstaates, der sie doch so gern sein wollen, ohne Gerichtsverfahren und Anwalt einfach ausgelöscht hat – nur um gegenüber der eigenen Bevölkerung sagen zu können: Wir haben uns für 9/11 gerächt. (Noch so ein Satz! Ich bin schwer beeindruckt von mir.) Wanted – dead or alive, altes Western-Faustrecht: das Recht des Stärkeren. Geht so führen?

Eine Gesellschaft, die die Machenschaften der SS in Nazideutschland und die der Stasi in der Ex-DDR mit ihren hoch effizienten Überwachungsapparaten und Geheimdiensten und der Einschränkung von Menschenrechten an den Pranger stellt(e) und mit CIA, NSA, Homeland Security und anderen »Diensten« auf der einen und Guantanamo auf der anderen Seite absolut Vergleichbares tut; nur effizienter weil von den Fehlern der Nazis und der Stasi gelernt habend und wegen modernster Kommunikations- und Verhörmöglichkeiten sehr viel weiter gehend – heute gibt es an jeder Ecke Cams und Wanzen, früher brauche man in Ermangelung der heutigen Technologie die menschlichen Augen und Ohren von Zuträgern; »hehre Gründe« für sich in Anspruch nehmend: den Schutz der eigenen Bevölkerung. (Lange Sätze sind meine Spezialität!) War aber das, Schutz der eigenen Bevölkerung, nicht auch bei SS und Stasi wie hier der zumindest vorgeschobene Grund: Schutz vor den Fremden, den Juden, dem Klassenfeind? Wo ist der Unterschied? Was der Terrorist in Friedenszeiten für die Homeland Security war der Klassenfeind im Kalten Krieg für KGB, Stasi und CIA und der Nicht-Arier für die Nazis: Alle sind zu eliminieren, und dazu braucht man »intelligence« – Zuträger, Geheimdienste und Überwachung.

Die USA – eine Führungsnation auf welcher Grundlage? Aufgrund ihrer »hohen Moral«? Eine Nation, die weiland den Schah mit allem Möglichen ausgestattet hatte, um mit Persien einen Verbündeten gegen den Erzfeind Irak und damit Einfluss in der Region zu haben. Die dann, als Chomeini durch Revolution in Persien die Macht übernahm, zu genau diesem Erzfeind wechselte und Saddam Hussein aufbaute, um gegen den nun Iran genannten und als Schurkenstaat bezeichneten Gottesstaat eine andere zuverlässige Marionette zu haben, damit sie den Einfluss in der Region nicht verlieren: Es geht schließlich ums Öl! Diesen dann, als er zu selbstbewusst und frech wurde, kurzerhand entthronte und, wenn auch vermutlich nicht selbst oder indirekt aktiv werdend, immerhin zuließ, das dieser ermordet wurde und somit ein Machtvakuum zurück blieb, das vom eingesetzten schwachen Präsidentenhampelmann amerikanischen Geschmacks, weil schwach, nicht gefüllt werden konnte; was nun zunehmend Terroristen zum Vorteil gereicht – und das wollte man eigentlich verhindern. Um es sehr deutlich zu sagen: Die Amerikaner haben mit Ihrer jahrzehntelangen Taktiererei genau das erreicht, was sie nicht wollten: Mit dem »Islamischen Staat« eine starke und täglich stärker werdende Terrororganisation mit teilweise erstaunlich großem Rückhalt in der Bevölkerung und Destabilisierung einer ganzen Region schaffen.

Da man das nicht zulassen kann, wird nun, man glaubt es kaum, ausgerechnet ein Bündnis mit dem göttlichen Schurkenstaat oder schurkigen Gottesstaat Iran erwogen, um gegen die immer stärker werdenden »Terroristen« vorgehen zu können – obschon die Iraner doch selbst »Schurken« sind, wie man bislang hörte. Oder aber mit Syrien, dem nächsten »Schurkenstaat«. Denn selbst wieder aktiv werden, wollen sie angeblich nicht: Sie haben sich die Finger verbrannt und lecken noch heftig ihre Wunden... Aber es wird ihnen nicht helfen: Die IS ist inzwischen so stark geworden, dass man bereits »aus humanitären Gründen« wieder militärisch eingreifen musste. Und so bombt man bereits wieder. In einer Allianz mit dem Emirat Katar, das als Finanzier von islamistischen Terrornetzwerken und -gruppen gilt. Zumindest aber als duldendes Rückzugsgebiet für finanziell potente und spendable Sympathisanten.

Und die Amis? Sie stehen naiv da und wundern sich, warum sie keiner mag, obwohl sie doch immer nur das Beste wollen. Das stimmt auch – für sich!

Patriotisch und selbstsicher wie sie sind, mögen Amerikaner ihr Verhalten als Pragmatismus und die Fähigkeit bezeichnen, sich schnell an geänderte Situationen anpassen zu können. In Wahrheit aber nutzen sie, ganz analog zu Quartalsberichten und Börsennotierungen in ihrer Wirtschaft, kurzsichtig eigene kurzfristige Vorteile ohne Rücksicht auf langfristige Konsequenzen oder eigene Wertvorstellungen. Das aber ist die Definition von »Opportunismus« – keine klare Linie, keine Verlässlichkeit. Und sie beschimpfen und bespitzeln die, die langfristig denken und planen – und versuchen, verlässlich zu handeln...

Wer führen will, hat Verantwortung. Nicht nur für die Seinen, sondern auch für die, die er führen will; ansonsten ist das kein Führen sondern Ausnutzen. Wer unbedingten Gehorsam verlangt, führt nicht, er befiehlt. Solange die Amerikaner meinen, dass gut ist, was sie für richtig halten, entsprechende unlautere Methoden sanktionieren und alles andere sich dem unterzuordnen hat, sind sie als Führungsmacht auch nicht andeutungsweise geeignet. Dann mögen sie zwar, wie die Cowboys im Wilden Westen, aufgrund ihrer militärischen Potenz weltweit ihr Verständnis von Recht, Faustrecht, durchbomben können und in unerträglicher Selbstüberschätzung verfrüht ausrufen: »Mission accomplished!« – Ziel erreicht. Das passiert derzeit im Nahen Osten. Ein Machtfaktor in der Welt, der nicht wegen seiner Bedeutung sondern nur wegen seiner Kampfkraft nicht unberücksichtigt bleiben kann. Aber nicht mehr!

Respektierte Großmacht, Führungsmacht – nein, das sind die Amerikaner nicht! Nicht mehr. Seit sie die Werte vergessen haben, die sie selbst einst in die Welt trugen oder zumindest glaubhaft vorgaben, es tun zu wollen. (Bevor Sie mich nun lynchen, lesen Sie die ersten Absätze des Epilogs!)

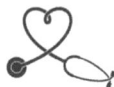

Das Folgende ist etwas, das zu verstehen ich eine ganze Weile und viele Gespräche mit den Digital Natives meines Vertrauens und anderen brauchte. Die junge Generation lebt in einer hochkomplexen Symbiose aus realer Welt und einer Abstraktion davon! Anders formuliert: Auf zwei Ebenen gleichzeitig – einer realen und einer Metaebene. Letztere wird getragen und ermöglicht durch das Internet. Und diese erweitert ihre Wahrnehmung der Welt, schränkt sie also nicht etwa ein, wie viele glauben: Das Internet reduziert die Welt nicht auf eine virtuelle, es verschmelzt eine abstrakte mit der realen.

Das ist etwas komplett Anderes! Virtualität ersetzt Realität: Man hält die virtuelle Welt irgendwann für die reale (zumindest in der jeweiligen Situation). Das ist das Gefährliche! Auf einer Metaebene in einer Metarealität wandelnd ist man sich aber dessen und der eine Ebene darunter liegenden realen Welt jederzeit vollständig bewusst. Sitze ich im Flugsimulator, glaube ich nach kurzer Zeit je nach Qualität des Simulators, tatsächlich in einem realen Cockpit zu sitzen. Das ist schließlich auch Sinn der Sache; nur deshalb freue ich mich, wenn Verkehrspiloten einen nicht unerheblichen Teil ihrer Flugpraxis auf diese Weise gewinnen, weil Extremsituationen trainiert werden können, ohne jemanden zu gefährden! Chatte ich dagegen per Facebook mit meinen »Freunden«, weiß ich, dass die mir gerade in diesem Augenblick zwar sehr nahe sind, schließlich kommuniziere ich ja in »Echtzeit« mit ihnen – aber doch so fern; räumlich betrachtet. Meine Generation hätte und hat ohne Internet das gleiche über eine Telefonkonferenz gelöst. Technisch erheblich aufwendiger…

Und daher ist es billig, wenn gerade auch Forscher, Neurowissenschaftler, den Digital Natives digitale Demenz unterstellen und dies dadurch begründen, dass Soziale Netzwerke mit virtuellen Freundschaften lockten, Sozialverhalten beeinträchtigten und Depressionen förderten! Da hat wohl jemand überhaupt nicht verstanden, was abgeht oder Versuche durchgeführt, die aus dem täglichen Kontext gerissen sind und daher keine Aussagen erlauben. Das ist inzwischen leider typisch für Forschung, wie wir noch sehen werden

Digital Natives gehen genauso gerne auf Konzerte wie wir, wenn auch häufig, allerdings auch nicht immer (!), von anderen Gruppen; sie (der weibliche Teil) gehen genauso gerne Shoppen wie wir oder nicht (der männliche Teil). Sie gehen auch in Ausstellungen wie wir, genauso gerne wie wir oder auch nicht. Sie sitzen auch in Kneipen und trinken ihren Hugo, wo wir unseren Prosecco, früher den Kir Royal schlürf(t)en. Das Kino steht bei vielen höher im Kurs als bei uns, die wir zuließen, dass DVDs, Maxdome und Entertain viele Kinobetreiber in die Insolvenz brachten. Grund: Man erlebt es *gemeinsam*. Gemeinsamkeit ist ein wesentliches Bedürfnis dieser Generation. Wir dagegen sind lieber Singles!

Wer einen oder mehrere Digital Natives in seinem engeren Umfeld hat und sie wirklich fair beurteilen möchte, kommt nicht darum herum, zugeben zu müssen, dass sie nicht wesentlich andere reale Dinge tun und ebenso ausführlich wie wir Alten auch. Inklusive Streit mit den Eltern. Manchmal vielleicht sogar ein wenig intensiver. Einschließlich sich mit Freunden treffen. Depressionen? Nicht mehr als wir, die wir heute gerne burn-out sind, weil's den Zeitgeist trifft.

Apropos Freunde: Auch das ist so ein Thema, das wir missverstehen. Die Digital Natives kennen gemäß dieser komplexen Beziehungen zwei Arten von Freunden: reale Freunde und metareale Facebook-Freunde. Beides sollten wir nicht verwechseln oder gar auf einen Haufen werfen, auch wenn die realen aus praktischen Gründen Teil der Facebook-Freunde sind, weil über Facebook kommuniziert wird! Und auch hier wieder Erstaunliches: Der Digital Native hat eventuell wirklich weniger reale Freunde als wir, auch wenn er Hunderte von Internetfreunden hat. Nicht wegen des Internets, sondern wegen der Intensität der Freundschaft. Sehr häufig sind die »realen« Freunde der Digital Natives nämlich sehr viel engere Freunde als bei uns, bei denen ein »Freund« häufig jemand ist, der einem beruflich nutzt. Wenn wir ehrlich sind und an richtige, enge Freunde denken – mehr als eine Handvoll haben wir auch nicht, oder?

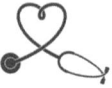

Kennen Sie Philippus Theophrastus Aureolus Bombastus von Hohenheim? Nein? Dann können Sie kein Arzt sein! Denn jeder Arzt kennt ihn. Jeder!

Theophrastus von Hohenheim war Sohn eines schwäbischen Arztes und Alchemisten und einer Schweizer Hospiz-Intendantin und wurde 1493 in der Schweiz geboren. Er studierte dann letztlich Medizin, wenn er sich auch, was damals durchaus nicht unüblich war, in anderen Künsten umtrieb: Alchemie, Astrologie und Philosophie. Denn für ihn waren das, neben Redlichkeit, die wesentlichen Disziplinen, die ein Arzt beherrschen musste. Grund war, dass er glaubte, der Mensch würde in seiner Gesundheit unter anderem beeinflusst von den »inneren Gestirnen« – den körpereigenen Analoga der siderischen Gestirne. Und als Mann der »Weisheitsliebe«, also der Philosophie nach damaliger Definition, die einen vor »Falschem« bewahren sollte, war er der Überzeugung, dass »die Natur [...] so subtil und scharf in ihren Dingen [ist], dass sie nicht ohne große Kunst angewendet werden mag. Denn sie bringt nichts an den Tag, das für sich selbst vollendet wäre, sondern der Mensch muss es vollenden. Diese Vollendung heißt Alchemia«. Es ist die Geburtsstunde des Irrglaubens, dass Chemie die/eine Ursache für Heilung ist, der, auch heute noch und bei der Mehrheit der Ärzte, weit verbreitet ist. Das Gegenteil ist der Fall!

Dabei war er mit seinen Erkenntnissen seiner Zeit weit voraus, war er doch der Überzeugung, dass »Einer, der ein Philosoph sein und sich vor Falschem bewahren will, [...] seiner Philosophie eine solche Grundlage geben [muss], dass er Himmel und Erde in einem Mikrokosmos zusammenfasst«. Heute versucht man das nicht auf medizinischem Gebiet, sondern in der Physik, und nennt das dann die »Vereinheitlichung der Grundkräfte der Natur« aka »Weltformel«; sie bereitet sehr klugen Köpfen seit langer Zeit ziemlich große Kopfschmerzen.

Für ihn galt das allerdings in der Medizin. Und so betrachtete er sie in einem ganzheitlichen Ansatz: »Denn der Mensch kann nur vom Makrokosmos aus erfasst werden, nicht aus sich selbst heraus. Erst das Wissen um diese Übereinstimmung vollendet den Arzt.« Der materielle Körper war für ihn lediglich Teil eines vollständigen Körpers, der für den gewöhnlichen Betrachter zu großen Teilen nicht sichtbar war. Würden unsere Schulmediziner heute doch nur so einsichtig sein. Auch ich glaube, dass wir uns hier in Detailwissen verlieren, das »große Ganze« nicht sehen, das den Menschen ausmacht…

Theophrastus erhielt 1516 die Doktorwürde und tingelte dann als Wundarzt durch Europa. Er legte die Grundlagen für Wundbehandlungen durch Asepsis, begann, Krankheitstypen zu klassifizieren, und kann daher als Pionier der heutigen Schulmedizin bezeichnet werden. Er war recht streitbar und weit entfernt vom damaligen Mainstream – nicht nur deshalb bin ich ein großer Fan von ihm! So lehrte er an der Universität Basel und hielt seine Vorlesungen gegen alle damaligen Gepflogenheiten nicht auf Latein sondern auf Deutsch. Ein anderer Grund! Begründung: »Nun ist hie mein Fürnemmen zu erkleren, was ein Arzt seyn soll, und das auff Teutsch, damit das in die gemein gebracht werde.« Dass also jeder wissen und verstehen sollte, was mit ihm nicht stimmte, brachte ihm viel Ärger bis hin zu Morddrohungen ein, sägte er doch auf diese Weise am Standesbewusstsein damaliger Ärzte als Gelehrte. Und er kämpfte gegen das Dummhalten der Allgemeinheit durch unverständliches Latein, woran vor allem die Kirche ein großes Interesse hatte – ein wahrer medizinischer Revoluzzer, wie ihn die Geschichte selten hervorgebracht hat.

Er hielt auch nicht viel von der damals vorherrschenden Lehrmeinung in Form der Viersäfte-Theorie, die weit ins griechische Altertum zurückreicht und von Galen, eigentlich Galenos von Pergamon (129 – 216 n. Chr.), systematisch weiterentwickelt wurde. Diese Theorie geht davon aus, dass vier Säfte im Körper, Blut (lat. sanguis), Schleim (lat. phlegma), gelbe und schwarze Galle (gr. mélaina, schwarz; cholé, Galle), für alles im Menschen verantwortlich sind – physische und psychische Erkrankungen, Stimmungslagen, Temperamente (»Sanguiniker«, »Phlegmatiker«, »Choleriker«) usw. Und dass es nur darum geht, ins Ungleichgewicht geratene Verhältnisse dieser zu einander zu normalisieren.

So machte er sich auch nicht besonders viele Freunde unter den Kollegen, als er *seine* Theorie über die Ursache von Krankheiten veröffentlichte. Diese basierte auf fünf »Krankheitseinflüssen«: (1) den »Gestirnseinflüssen«, (2) durch den Körper aufgenommenes Gift, (3) Vorherbestimmung und Konstitution, (4) Einfluss der »Geister« und (5) Einfluss Gottes. Wenn man sich nun einmal die spirituellen Faktoren Geister und Gott wegdenkt, die damaliger Erkenntniswelt in den Wissenschaften und der Religion geschuldet sind, ist das hochmodern:

Konstitution und (genetische) Disposition (»Vorherbestimmung«), Umwelteinflüsse (»Gestirnseinflüsse«) und schädigende Faktoren (»Gifte«). Und so basiert Medizin nach Paracelsus neben Gotteserkenntnissen *auch* auf Naturerkenntnissen! Man stelle sich das vor: Revolutionäre, noch heute gültige Erkenntnisse Mitte des 16. Jahrhunderts gegen Kirche und die unangetastet herrschende und immerhin noch bis Mitte des 19. Jahrhunderts zugrunde gelegte Humoraltheorie nach Galen, die erst Rudolf Virchow mit seinen Erkenntnissen ein für alle Male und zum Nutzen aller aus der Welt schaffen konnte.

Wie gesagt: ein wahrer, mir sehr naher Revolutionär, Visionär und Querdenker. Vielleicht ist das auch der Grund, warum er irgendwann einmal seinen Namen wechselte und sich dann »Paracelsus (von Hohenheim)« nannte. Ach, Sie kennen ihn? Dachte ich's mir. Vermutlich aufgrund seines berühmtesten Satzes: »All Ding‹ sind Gift und nichts ohn‹ Gift; allein die Dosis macht, dass ein Ding kein Gift ist.«

Wieder so ein revolutionärer Ansatz. Er begründet die Hormesis, die Hypothese, dass geringe Dosen schädlicher oder giftiger Verbindungen durchaus positive Wirkungen auf den Organismus zeigen können. Auch das hochmodern: So untersucht man heute verschiedene natürlich Gifte auf Inhaltstoffe, die in geringen Dosen positive Effekte haben können. Digitalis (ein Gift u. a. aus dem Fingerhut) auf die Herzkraft, Colchicin (das Gift der Herbstzeitlosen) bei Gicht, Pericarditis und anderen Erkrankungen oder Opium (das Gift des Schlafmohns) gegen Schmerzen – es gibt einen ganzen Wissenschaftszweig, der sich damit beschäftigt; und moderne Medizin sucht per »Screening« natürliche Quellen in Meer, Urwäldern und an exotischen Orten, um neue Gifte zu entdecken, die solches Potential haben. Paracelsus meint dazu: »Der Gift verachtet, weiß um das nit, das im Gift ist.«

Es gibt weitere Beispiele: Das Gift des Stechapfels und der Schwarzen Tollkirsche, Atropin, wird in geringen Dosen als Parasympathikolytikum verwendet – um den Sympathikus die Vorherrschaft gewinnen zu lassen und damit (bis vor Kurzem; heute hat man andere Wirkstoffe) bei Kreislaufstillstand und Reanimation oder bei Bradycardien (»langsamer Puls«) für Beschleunigung der Herzfrequenz und Verbesserung der Reizleitung in Herzen zu sorgen; in hohen Dosen tödlich, in geringen hilfreich.

Das indianische Pfeilgift Curare wird auch heute noch als Muskelrelaxans bei Operationen eingesetzt – in geringen Dosen, die nicht töten und dennoch die Muskeln erschlaffen lassen, um den Operateur nicht durch allerlei unschöne

Reflexe und unkontrollierte Muskelzuckungen zu stören. Erhöht man die Dosis über die »therapeutische Breite« hinaus, erfolgen schlimmere Dinge und dadurch Tod. Und so gibt es Hunderte von Beispielen, in denen Gifte, aber auch Antigene zum Training des Immunsystems sowie andere Wirkstoffe für andere Zwecke nach Paracelsus'schem Prinzip im Interesse und zum Nutzen des Patienten eingesetzt werden. Von der Schulmedizin!

Auch die Homöopathie setzt auf diesem Prinzip auf, heißt doch im Altgriechischen hómoio páthos »ähnliches Leiden«. Samuel Hahnemann, der Gründer, ging vom Prinzip aus, dass »Ähnliches […] durch Ähnliches geheilt werden [soll]« (similia similibus curentur). Allerdings wird hier das Prinzip von Paracelsus (»Ähnliches wird durch Ähnliches behandelt und nicht Gegensätze durch Gegensätze«) so weit überstrapaziert, dass es, rational betrachtet, ad absurdum geführt wird, da praktisch kein »Similium« mehr für eine wie auch immer geartete Wirkung mehr verantwortlich gemacht werden kann und daher »Similibus« kurieren könnte. Denn anders als heutige Homöopathen ging Paracelsus, und wohl auch Hahnemann, noch tatsächlich von stofflichen Wirkungen aus. Und so kann man wohl zu Recht behaupten, dass Paracelsus auch in einem weiteren Aspekt Vorreiter der modernen Medizin von heute war: er integrierte bereits damals alternative Medizin in die damalige Schulmedizin.

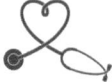

Irgendwann Mitte der 90er Jahre habe ich einmal eine Reportage gesehen, die mich nachhaltig beeindruckt hat. Es wurde über einen Pommes-Frites-Verkäufer berichtet, der eine Marktlücke entdeckt hatte und das große Geld machte.

Der Mann, smart, charmant, ein bisschen aalglatt vielleicht, wurde vorgestellt als Motivationstrainer. Zunächst fühlte ich mich ertappt! ›Was, um Alles in der Welt, ist ein Motivationstrainer?‹ fragte ich mich. ›Trainiert der die Motivation? Trainiert der durch Motivation? Trainiert der mit Motivation oder gar aufgrund? Und, vor allem, wen und warum?‹

»Tsjakkaa!« dröhnte es aus dem Flimmerkasten. Und nochmals: »Tsjakkaa! Tsjakkaa!« Ich war irritiert. Was war das für eine Sprache, was für ein Dialekt? »Tsjakkaa!« Obwohl naheliegend, denn der Trainer war offenbar Niederländer, schied Holländisch für mich eigentlich aus. Auf der Mattscheibe sah man Mijnheer Pommes Frites in voller Aktion. Vor einem Haufen Leute klopfte er sich mit den Fäusten auf die Brust. »Wer ist der größte Motorradverkäufer? Ich bin der größte Motorradverkäufer!«

Ein schwacher Chor der Anwesenden, der ihn nachäffte, schien ihn nicht zu überzeugen. Ich stutzte wieder! War das eine Betriebsversammlung von Harley-Davidson, BMW oder Suzuki – um nur einige Vertreter nobler Zweiräder zu nennen? Wenn dem aber so war – warum war er dann mit der eher schwachbrüstigen Gegenwehr der anderen Motorradverkäufer so unzufrieden? Er sollte sich dann ob seiner unangefochtenen Position doch eher freuen!

»Nochmals: Wer ist der größte Motorradverkäufer? Ich bin der größte Motorradverkäufer!« Und wieder das Auf-die-Brust-Klopfen. Er musste schon große blaue Flecken haben, so kräftig, wie er zuschlug! Ein bisschen machte ich mir Sorgen: Mit Hämatomen, also Blutergüssen, des befürchteten Ausmaßes ist nicht zu spaßen.

Das ging so lange, bis der ganze Saal auf die Frage »Wer ist der größte Motorradverkäufer?« im Chor schrie: »Ich bin der größte Motorradverkäufer!« Dabei kloppten sich alle wie bekloppt mit den geballten Fäusten auf die stolz geschwellten Brüste.

Plötzlich zuckte ein Blitz der Erkenntnis durch mich: Ich hatte verstanden! Denn ich wusste plötzlich, was ein Motivationstrainer ist. Das ist ein Mensch, der keinerlei Ausbildung braucht, außer Pommes Frites verkaufen zu können, keine Ahnung von irgendetwas hat, außer von Demagogie, keine Rücksicht auf irgendetwas nimmt und für Wahnsinns-Geld anderen Menschen den Affen vormacht, so lange, bis die selbst glauben, einer zu sein, und mitmachen.

Szenenwechsel. Plötzlich standen die Anwesenden in Reih' und Glied vor einer fünf Meter langen Strecke glühender Kohlen. Silberrücken zog sich Schuhe und Strümpfe aus, murmelte »Güllemoh, güllemoh, güllemoh!« und raste barfuß »über das Feuer«. »Güllemoh, güllemoh!« Am Ende angekommen, kloppte er sich wieder auf die Brust und schrie: »Tsjakkaa!«

Ich bin nicht sonderlich sprachbegabt. »Güllemoh« habe ich irgendwie ins Türkische gesteckt – ich hoffe, ich beleidige unsere türkisch sprechenden Freunde jetzt nicht! Aber es entzog sich mir jedes Verständnis, was das heißen könnte. Und damals lag das Internet noch in der Wiege, Google gab's nicht.

Inzwischen rasten alle der Reihe nach über die Kohlen, den Blick gen Zenit gerichtet: »Güllemoh, güllemoh!« Am Ende angekommen, empfing den jeweiligen Läufer dessen Vorgänger und beide schrien wie aus einer Kehle: »Tsjakkaa!« und fielen sich in die Arme.

Szenenwechsel. Silberrücken stand vor einer neuen Affenhorde. Der Sprecher untermalte: »Dies ist eine Gruppe von Mitarbeitern von [Piiiieeeepppp!].« (Zensur! Es handelt sich um einen deutschen Energieversorger. Da der sich aber vermutlich – hoffentlich! – inzwischen ob dieses Trainings schämt, breite ich gnädig das Tuch des Schweigens über seine Identität aus.) Es wurde ein sehr hoch anzusiedelndes Mitglied der Unternehmensleitung gezeigt, wie es barfuß auf einem Stuhl stehend einen großen Haufen grüner Scherben beäugte, die vor ihm lagen. Man sah ihm sein Unwohlsein an. Dennoch: Ein deutscher Manager ist nicht nur korrekt gekleidet in Anzug und Krawatte und messerscharf rasiert, er hat auch vor nichts Angst! Vor gar nichts! Er sprang. Während er sich setzte, um nachzusehen, ob noch alles dran war, kommentierte der Sprecher: »Dies geht in 50% der Fälle schief.« Tsjakkaa!

Szenenwechsel. Eine junge Frau liegt am Boden, Vogelspinnen laufen ihr über Gesicht, Arme und Hände. Der Sprecher: »Viele Jahre hat diese Frau Angst vor Spinnen gehabt. Nach wenigen Minuten Training durch den Trainer liebt sie nun diese Tiere.«

Seit diesem Beitrag weiß ich endlich, wie Frauen *wirklich* aussehen, wenn sie etwas lieben! Danke, lieber Silberrücken. Denn bis dato hatte ich, wenn ich darüber sinnierte, wie liebende oder zumindest verliebte Frauen aussehen könnten, den Gesichtsausdruck meiner Frau vor Augen, wenn wir… aber das gehört nicht hierher!

Nun war ich klüger! Nein. Liebende Frauen sitzen paralysiert – ähem: hingebungsvoll – in ihren Sesseln oder auf Stühlen, betrachten mit großen Augen – ich hatte dies bislang fälschlicherweise als angstgeweitet missinterpretiert – das Ziel ihrer Liebe und zeigen dem Rest der Welt mit entgleisten Zügen auf blassem Gesicht ihre tiefgreifende Zuneigung – von mir als schreckensbleich und angeekelt falsch verstanden.

Doch offensichtlich nicht nur Frauen: Auch der junge Mann, dem Skorpione über Kopf, entblößter Brust und Arme liefen, muss seine anfängliche Phobie offensichtlich ebenfalls in eine tiefgreifende Liebe zu diesen putzigen Tierchen verwandelt haben. Es lebe der neue Messias! Auch die andere junge Frau, der es, wie ich das interpretiert hatte, sichtlich Probleme und Ekel bereitete, sich dem würgenden Griff eines Königspython zu entziehen, war in Wahrheit offensichtlich zutiefst in dieses Tierchen verliebt. Tsjakkaa!

Wie konnte das sein? Vorausgegangen war dieser Zeremonie, dass jeder Teilnehmer der Veranstaltung über seine intimsten Ängste berichten musste. So über die Angst vor Spinnen, Skorpionen oder Schlangen. Die Teilnehmer wurden gezwungen – äh, dazu ermutigt, sich vor ihren Kollegen, mit denen sie täglich immerhin mehr Zeit verbringen als mit ihrem Lebensgefährten, zu outen, wie man so schön sagt. Als Belohnung dieser offenbar jedem leicht fallenden Selbstüberwindung durfte sich dann während der Veranstaltung jeder der Anwesenden vor alle Versammelten stellen und das Übel aus dem Körper austreiben lassen. Moderner Exorzismus!

Die Methode, die unser Motivationstrainer über seine Jünger kommen ließ, wird »Neurolinguistisches Programmieren (NLP)« genannt und stammt – na woher wohl? Nein, Silberrücken hat sie nicht selbst erfunden – er kann ja nur Pommes frittieren –, sondern bedient sich Verfahren, die in den 1970ern in den USA entwickelt worden sind.

Nun möchte ich wirklich nicht abschließend werten oder überhaupt andeutungsweise beurteilen, ob diese Verfahren seriös sind. Ich bin kein Fachmann! Aber selbst wenn: Ich glaube, dass jedes noch so seriöse Verfahren auch missbräuchlich eingesetzt werden kann. Und hier schien es mir nur einen einzigen Zweck zu haben: durch Eloquenz vollzogene, medial groß aufgemachte Hirnwäsche (nichts anderes heißt »Neurolinguistisches Programmieren«) bei einer Herde von willigen und reichen Schafen zum Zwecke des Wachsens des eigenen Wohlstandes.

Szenenwechsel. Wieder standen alle in Reih' und Glied, wieder die glühende Kohle. Und plötzlich: Das »Güllemoh« entpuppte sich unter der sehr korrekten, hochdeutschen Aussprache eines der Teilnehmer als »kühles Moos«. Unglaublich! Die schrien also alle gar nicht »Güllemoh«, sondern in Wirklichkeit »Kühles Moos«, während sie über die Kohlen liefen!

Mir fiel es wie Schuppen von der Kopfhaut: Die Leute motivierten sich, über glühende Kohlen zu laufen, indem sie einen virtuellen Nordpolarstern anvisierten, um nichts zu sehen, und »Kühles Moos« riefen, um nichts zu spüren. Tsjakkaa! Nun hatte ich wirklich verstanden. Motivationstrainer! Ich musste an mich halten. Und siebzig erwachsene Menschen aus der Wirtschaft, ein Teil der Elite unserer Gesellschaft, spielten mit. Eine Herde Affen, die ihrem Silberrücken nacheiferte, ihm nachäffte und unreflektiert alles tat, was der von einem wollte. Für ein *Tages*entgelt, das nach seiner eigenen freimütigen Aussage etwa dem durchschnittlichen *Jahres*gehalt der Anwesenden entsprach. Und das waren hochdotierte Manager.

Übrigens: Ich weiß bis heute nicht, was »Tsjakkaa« bedeutet, oder wo es herkommt! Und ich will's auch gar nicht wissen und glaube nicht, dass mich das besonders stört oder mir bislang zum Nachteil war...

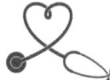

Wir Menschen neigen dazu, alles zu kategorisieren! Ohne Schubladen kommen wir offenbar einfach nicht aus. Wir legen zwar Wert auf unsere Individualität und, zumindest in der sog. Freien Welt, persönliche Entfaltungsmöglichkeit mit eigener Meinung und dem Recht darauf, diese kundzutun. In einigen Ländern dieses Planeten hat dieses Streben nach Einzigartigkeit des Individuums sogar Eingang in die Verfassungen gefunden mit verbrieften Rechten, die einklagbar sind. Aber ansonsten muss alles schön geordnet und klar sein!

Insofern ist der Mensch ein Oxymoron, ein Widerspruch in sich selbst: Das Individuum zählt, muss aber klassifiziert werden. Und zwar, damit überschaubar, in möglichst wenige Klassen: Mann – Frau; Hermaphroditen (Intersexuelle, manchmal auch »Zwitter« genannt) gibt es nicht, denn Transgender sind uns Cisgendern schon schwer vermittelbar; aber wenn, dann wird unterschieden in Transsexuelle und Transvestiten. Und jetzt auch noch Menschen mit zwei Geschlechtern? Verdammt noch mal: Einem der beiden Geschlechter müssen die doch angehören! Ist das denn zu viel verlangt? Nötigenfalls muss man eben chirurgisch ein wenig nachhelfen. Und so finden Sie in keinem offiziellen Dokument die Geschlechtsangabe »intersexuell«. Ganz schön diskriminierend!

Gesund – krank; Down-Patienten aber zeigen uns: So einfach ist das nicht. Es gibt Patienten, die vollkommen auf die Hilfe anderer angewiesen und ohne diese nicht lebensfähig sind. Und andere, die, wenn auch mit Hilfe, ihr tägliches Leben sehr gut alleine bewältigen können, sogar in Beziehungen und im Beruf. Einmal war ich auf einer Veranstaltung, in der der Service von Down-Patienten erbracht wurde. Klasse! Ich habe selten bemühteren und liebevolleren Service genossen! Und tägliche Hilfe brauchen auch »Normale« – Alte, zum Beispiel, die zwar alleine klar kommen und nicht ins Altersheim wollen, dazu aber Hilfe brauchen, und sei es nur zum Einkaufen. Sind Alte also, wie Down-Patienten, krank? Wo ist die Grenze?

Autisten – sind *die* denn nun krank oder auch nur »anders«? Auffällig ist die Unfähigkeit zu Blickkontakt, was sie zumindest als psychisch gestört erscheinen lässt. Denn Blickkontakte sind Teil der Körpersprache und damit ein wesentlicher Bestandteil der nonverbalen Kommunikation, da Blicke Emotionen, Stimmungen und Absichten des Gesprächspartners vermitteln können. Und so ist die Weigerung, dem anderen in die Augen zu sehen, für viele Ausdruck unsozialen Verhaltens und damit einer psychischen Störung.

Während man bei frühkindlichem Autismus, der sich u. a. an fehlender oder stark verzögerter Sprachentwicklung festmachen lässt, häufig, aber eben nicht immer, auch eine geistige Behinderung feststellen kann, was spätestens das Attribut »krank« rechtfertigen würde, zeichnen sich Asperger-Autisten dadurch aus, dass sie im Gegenteil sehr früh auf stilistisch und grammatikalisch sehr hohem Niveau Sprache lernen und alles andere als geistig behindert sind: Häufig findet man unter ihnen Hochbegabte. Sind sie also nur »anders«? So erscheinen sie allein schon, da bei ihnen, nicht aber bei den frühkindlichen Autisten, häufig Ungeschicklichkeit und Koordinationsstörungen gefunden werden können. Auch fehlt ihnen häufig, aber eben auch nicht immer, ein Sinn für Ironie oder Metaphern. Ist also jeder, der keinen Sinn für Humor hat, Weingläser am Tisch umschmeißt oder Wasser beim Eingießen vergießt, intelligent und wortgewandt redet aber dabei einen Blickkontakt vermeidet, krank? Und überhaupt: Was ist »gesund« und »normal«?

Konservativ – progressiv. Wer konservativ ist, gilt als rückständig, altbacken. Auch wenn er ansonsten sehr aufgeschlossen ist und sich lediglich weigert, von Bewährtem abzurücken, nur um Neues zu probieren – um damit ggf. auf die Nase zu fallen. Dagegen ist »in«, wer progressiv ist, immer Neues probiert, sich in »Kreativität« verliert; sogar, ohne jemals etwas Richtiges getan oder richtig getan zu haben. Ist Bill Gates konservativ (»Never touch a running system!« – Was läuft, das läuft!)? War Steve Jobs progressiv? (»I'm convinced that about half of what separates the successful entrepreneurs from the non-successful ones is pure perseverance.« – Ich bin überzeugt, dass etwa die Hälfte dessen, was den Unterschied zwischen erfolgreichen und nicht-erfolgreichen Unternehmern ausmacht, reine Beharrlichkeit ist.)

Mein Arzt bin ich!

Von unsichtbaren Landebahnen

Beispiele für Probleme mit Wahrnehmung und Realität, wie dem der Küchenrolle im Vorwort, kenne ich schon lange. Als ich meine Diplom- und Doktorarbeit anfertigte, verblüffte mich meine damalige Freundin immer wieder. Wir arbeiteten beide in einem Arbeitskreis an unterschiedlichen Themen auf einem wenig bekannten Gebiet der Biosynthese von lebensnotwenigen Verbindungen.

Das Ziel unseres Interesses war ein ziemlich kompliziertes, für biochemische Dimensionen riesiges Molekül, und seine Herstellung in lebenden Zellen umfasst viele Dutzende Einzelschritte. Damals war man sehr interessiert daran, diese möglichst aufzuklären, da man sich weitreichende Erkenntnisse auch für andere Biosynthesen erhoffte.

Teil der Forschung war Herstellung, Isolierung und Charakterisierung von Vor- und Zwischenstufen dieses Moleküls, sogenannter Metaboliten. Diese zeichnen sich in diesem Falle, wie das Molekül selbst auch, dadurch aus, dass sie gefärbt sind – violett-rot bis rot-violett. Worin der Unterschied in beiden Farben besteht? Ja – das habe ich mich auch lange gefragt…

Alle sind ein klein wenig anders gefärbt, und je »näher« sie sich standen, umso weniger – teilweise nicht mehr wahrnehmbar. Im für Menschen sichtbaren Licht konnte man sie dann kaum unterscheiden. Weil sie aber im ultravioletten Licht fluoreszieren, kann man sie auch, wie die Tatortermittler in den amerikanischen Krimiserien ihre Spuren, unter UV-Licht betrachten. Und dann kann man sie anhand ihrer blass rosa Fluoreszenz angeblich besser voneinander unterscheiden, da diese erheblich empfindlicher auf kleinste Unterschiede der Moleküle reagiert als die Farbe im sichtbaren Licht. Blass rosa!

Wenn man ein entsprechendes Auge dafür hat. Ich hatte es nicht, sie sehr wohl. Und so verblüffte mich meine Freundin jedes Mal aufs Neue damit, dass sie sagte: »Das ist dies!« Oder: »Das ist das!« Seltener: »Oh, das kenne ich noch nicht!«. Dann verschwand sie, um dem nachzugehen. Und jedes Mal: »Ja siehst du denn

1

die Unterschiede nicht?« Nein! So sehr ich es auch versuchte. Ich benötigte immer die Hilfsmittel, die Wissenschaftler einsetzen, wenn sie an die Grenzen ihrer natürlichen Wahrnehmungsfähigkeiten kommen. Hier: ein Spektrometer, das meine mangelnden optischen Fähigkeiten kompensieren und die individuellen Spektren erzeugen sollte, also quasi optische »Fingerabdrücke«, anhand derer solche Verbindungen dann auch von »Blinden« wie mir unterschieden werden können. Und so begleitet mich mein Leben lang, nicht nur damals, die Frage: »Ja, siehst du das denn nicht?« Nein, wirklich nicht!

Was sagt uns das? Wenn zwei Individuen das Gleiche betrachten, heißt das noch lange nicht, dass sie das Gleiche »sehen«. Es spielen sich zwar immer die gleichen physikalischen Ereignisse ab, Emission oder Reflexion bestimmter elektromagnetischer Wellenlängen, die wir »Licht« nennen. Diese werden von den gleichen Rezeptoren, Zäpfchen und Stäbchen in der Netzhaut der Augen, erfasst, nachdem sie über die gleichen optischen Strukturelemente, die Linsen, auf diese gebrochen worden sind. Die lichtempfindlichen Zellen wiederum enthalten den gleichen biochemischen Farbstoff, Rhodopsin im Falle der Stäbchen, auch Sehpurpur genannt, und seine nahen Verwandten, die rot-, blau- und grün-empfindlichen Iodopsine in den Zäpfchen, die alle dabei helfen, ein einziges Lichtquant in einen elektrischen Impuls zu verwandeln. Indem der Retinal-Teil des Opsins von der »lichtempfindlichen« 11-cis-Konformation in seine All-trans-Konformation wechselt, was in der Folge das gleiche G-Protein, Transducin, aktiviert, das nun die gleiche Signaltransduktion (-weiterleitung) und so genannten Impuls bewirkt. Der wird über die gleichen biophysikalischen und biochemischen Prozesse, die Reizleitung, über die gleichen biologischen Strukturen, Nerven genannt, an die gleichen Zentren im Gehirn weitergeleitet und dort zur Farbwahrnehmung verarbeitet – auf die gleiche Weise. (Achtung, jetzt kommt Satire!) Aber wem erzähle ich solche Banalitäten, das wissen Sie natürlich alles. Und daher muss ich auch nicht erwähnen, dass Retinal als Carotinoid eine Form des Vitamins A ist und daher Vitamin-A-Mangel zu Einschränkungen der Sehfähigkeit führt.

Also der gleiche Ablauf bei ihr und mir, die gleichen Komponenten, die gleichen Gesetzmäßigkeiten. Und doch: Sie und ich – wir sahen und sehen nicht dasselbe!

Warum nicht?

2

Das hat etwas mit Filtern zu tun, durch die wir unsere Welt betrachten. Vollkommen unbewusst und ohne die Möglichkeit, sie abzuschalten! Denn sie sind grundlegend und damit fest in unsere Persönlichkeit eingebrannt. Teilweise im wahreren Sinne des Wortes als Sie vielleicht denken!

Wieso? Das hat entwicklungsbiologische Gründe! Ethnologische Studien zeigen, dass die Wirkung, die Farben auf uns ausüben, nicht abhängig von Rasse und/oder Kultur ist. Zwar gibt es durchaus kulturell bedingte Unterschiede in der *Vorliebe* für Farben und in deren *ästhetischer* Empfindung und symbolischer Bedeutung. So ist die abendländische Farbe der »Unschuld«, Weiß, in Asien die Farbe des Todes und der Trauer: Man schickt weiße Blumen zu Beerdigungen. Auf einem niedrigeren Niveau der Farbwahrnehmung jedoch ist die Wirkung von Farben ein universelles Phänomen, das weit über kulturelle Besonderheiten, ja sogar unsere menschliche Existenz hinaus geht.

In grauer Vorzeit hat es nämlich, wie heute im Tierreich immer noch, einen Überlebensvorteil bedeutet, schneller an Ressourcen heranzukommen als andere Mitbewerber – humane wie tierische. Und so wird natürlich einer roten oder gelben Beere mehr Aufmerksamkeit gewidmet als den grünen Blättern, von denen sie umgeben ist. Jedes Lebewesen, das für sich Beeren als Nahrung in Erwägung zieht und sich daher durch diese Farben mehr angezogen fühlt, ist schneller und leichter in ihrem Besitz. Das Nachsehen hat der, der bewusst nach Beeren*formen* suchen und sie aufwendig von Blatt*formen* unterscheiden muss.

Das ist auch das Problem der Computer bei Bilderfassungsprogrammen. Da unser Hirn eher »parallel«, eine CPU aber »sequentiell« und damit grundlegend anders arbeitet, muss diese aufwendig Muster (Beere) erkennen und dann mit anderen, bereits erkannten oder noch zu erkennenden Mustern (Blätter) im Rahmen eines als »pattern matching«, Musterübereinstimmung, genannten Verfahrens *bitweise* vergleichen, während im Hirn besagte Filter zum Einsatz kommen, die Unwesentliches einfach nicht »durchlassen« – wie bei einem Sieb. Und so sehen wir die Blätter nicht, wenn der Filter »Beeren suchen« aktiv ist – die optische Information über die Blätter erreicht unser Bewusstsein nicht. Probieren Sie es aus! Und wir nehmen Beeren nicht wahr, die noch unreif und daher ungenießbar sind – und grün.

Das geht so weit, dass selbst eine Rangfolge bei solchen »Signalfarben« besteht. Ganz oben steht Rot – die Stressfarbe. Und das hat durchaus seinen Grund: Rot ist die Farbe des Blutes. Und, war man auf der Jagd, hieß das: Stress – entweder, um zu fliehen, wenn es das eigene war, oder zu verfolgen, wenn es das des Beutetieres war.

Es folgen in der Reihe Orange und dann Gelb, die einen in eine »erregte« Stimmung versetzen – ohne den Stressfaktor, den Rot hat. Und so werden in der Tierwelt die Farbkombinationen Schwarz/Rot oder Schwarz/Gelb als Signalfarben verwendet: Vorsicht, ich wehre mich und kann das! Beispiel: Wespen. Inklusive Trittbrettfahrern, den Schwebfliegen. Wer einmal die Bekanntschaft mit einer Wespe gemacht hat, hat seine Filtersammlung ergänzt!

Das geht sogar weiter als man glaubt. Nicht nur die Farbe wird individuell wahrgenommen, sondern auch deren Intensität. Dazu ein Beispiel: Was macht ein Maler, wenn er Farbtöne dunkler darstellen möchte? Er mischt eine »schwarze« (= dunkle) Farbe dazu. Und so wird aus dem schönen, intensiven Grasgrün ein Dunkelgrün – umso dunkler, je mehr Schwarz beigegeben wurde. Analog kann er, umgekehrt, durch Untermischen von Weiß eine Farbe aufhellen. An der Akzeptanz der resultierenden Farbe ändert das nicht viel: Dunkelgrün ist nicht »hässlicher« als Grasgrün oder Hellgrün. Möglicherweise nicht unbedingt die eigene Lieblingsfarbe oder im Kontext unpassend vielleicht, je nach Einsatz und Umgebung; aber nicht hässlich.

Doch das hat Grenzen, die nichts mit der Methodik oder der Physik zu tun haben, sondern mit unserer Farbwahrnehmung, den Filtern. Versucht man das gleiche anstelle von Grün oder Blau mit Orange, resultiert daraus – Braun, nicht etwa Dunkelorange! Oder ein potthässliches Blassrosa (!), nicht Hellorange. Warum? In grauer Vorzeit haben wir gelernt: Was orange leuchtet ist wohl eine super schmeckende, reife Frucht. Also nichts wie hin. Die »dunkel-orange« aber dahinten, die aufgrund ihres »Reifegrades« und der damit verbundenen (bio-) chemischen Prozesse braun gefärbte Abbauprodukte enthält, ist offenbar schon faul, zumindest aber überreif und somit den Aufwand nicht wert, sich ihr zuzuwenden – braun gilt als »pfui«, »bah«! (Und warum wohl? Auch das ist Erfahrung… ;-). Und beim Blassrosa fehlt noch etwas Konzentration der farbgebenden Pigmente zum Orange, heißt also: Die Frucht ist noch nicht reif. Allerdings hat jeder seine eigene Schwelle, wann er das Dunkelorange tatsächlich als braun und das Hellorange als blassrosa empfindet.

Noch deutlicher verständlich werden solche Filter und deren Bedeutung, wenn man Extremorte aufsucht. Ein Inuit, der lebenslang in seiner weißen, von Schnee und Eis dominierten Umgebung lebt, hat ein Interesse daran, das Weiß eines Eisbären vom Weiß eines Robbenjungen, dem Weiß einer Schneegans, dem Weiß der Eisschollen und, heute eher weniger, seines Iglus unterscheiden und alles vor einem schneeweißen Hintergrund erkennen zu können – es könnte im wahrsten Sinne des Wortes sein Überleben davon abhängen.

Das muss der Indio am Amazonas nicht, da der selten mit »Weiß auf Weiß« konfrontiert wird. Und so ist der Inuit diesem Indio gegenüber durchaus im Vorteil, solange er sich jenseits der Schneegrenze aufhält. Anders herum wird der Indio aber die giftige grüne Baumschlange in der dichtbegrünten Vegetation ausmachen können, die für den Inuit nicht sichtbar ist, weil der in Ermangelung von Erfahrung mit unterschiedlichen Grünabstufungen diese Nuancen nicht unterscheiden kann.

Und so würde der Aborigine aus der Australischen Wüste an beiden Orten Probleme bekommen, da er weder Schnee, Polarfüchse und Schneegänse kennt, noch die Grüne Hölle, grüne Schlangen und grüne Papayas. Dafür kommt er in einer eisenerzdominierten Wüste mit ihrer darauf abgestimmten Flora und Fauna – Mimikry: Tarnen und Täuschen! – bestens zurecht.

Solche Filter lassen sich auf *allen* Ebenen der Verarbeitung der von Stäbchen und Zäpfchen stammenden Signale beobachten. So liegt in der Netzhaut direkt unter der Schicht der signalaufnehmenden Stäbchen und Zäpfchen bereits eine Reihe von Schichten an Nervenzellen, die schon erste »Interpretationen« dessen, was dort empfangen wurde, vornehmen. Was über den nervus opticus, den Sehnerven, von der Netzhaut ans Hirn weitergeleitet wird, ist also, im IT-Jargon, bereits prä-prozessiert, vorverarbeitet: Die von Zäpfchen und Stäbchen kommende Datenflut wurde bereits, analog moderner Datenkompression, unter *Informationsverlust* auf das Wesentliche eingedampft. Das ist also das »Eingebrannte« von oben. Vorteil: Am Hirn kommen weniger Informationen an, die es verarbeiten *muss*. Nachteil: Am Hirn kommen weniger Informationen an, die es verarbeiten *könnte*. Doch wie bei MP3 reicht das, was da ankommt, in 99% aller Fälle aus. Wir haben hier ein schönes Beispiel vorliegen, wie effektiv die Natur doch handelt, und dass sie »Datenkompression« schon zu einem Zeitpunkt entwickelt hatte, als wir noch als Bakterium in der Ursuppe herumschwammen. Lächerlich also, wenn wir heute so stolz auf uns sind, was das angeht… Und es zeigt, dass sie ziemlich gut in Fragen von Optimierung von Prozessen ist. Wir sollten daraus mehr lernen, als wir das derzeit tun!

Achtung, das ist wichtig! Durch diese Vorverarbeitung noch *vor* Weiterleitung ans Gehirn hat dieses bereits keine Chance mehr, die »reale« Welt zu sehen: Es gehen in der Netzhaut Informationen verloren, und zwar unwiederbringlich. Und das ist, verglichen mit der Situation im Computer, nachteilig, denn man kann nun die »Rohdaten«, anders als dort, nicht mehr bei Bedarf nochmals analysieren. Bereits hier, auf der »Hardwareebene«, beginnen die individuellen Unterschiede der Wahrnehmung: Es ist beileibe nicht so, als wären die verschiedenen Seh- und Nervenzellen in uns allen identisch verdrahtet! Diese Verdrahtung erfolgt erst mit dem »Sehen lernen«, weshalb so wichtig ist, Säuglinge mit neuen optischen Herausforderungen in Form von Spielzeug über dem Bettchen zu fordern.

Durch diese diversen individuell angelegten Verstärkungen oder Schwächungen durch benachbarte Nervenzellen kann das eine verstärkt, das andere eliminiert werden, um Kontraste von Linien zu verstärken und somit Umrisse zu erzeugen oder hervorzuheben. Auf diese Weise wird das Gehirn bei der Aufarbeitung der Signale entlastet und kann seine Kapazitäten anders einsetzen – besonders hilfreich bei Jagd, Kampf oder Flucht, wo es schnell gehen muss.

Dieses Verschalten ist somit ein erster Filter, der bei jedem Individuum aufgrund der individuellen optischen Erfahrungen (Indio – Inuit – Aborigine!) in den ersten Lebensmonaten unterschiedlich ist.

Ein weiterer Hardwarefilter dieser Art ist der asymmetrische Aufbau der Retina, der Netzhaut. Der wichtigste Bereich ist die Makula, der »gelbe Fleck«. Mit ihm können wir besonders detailreich und in Farbe sehen, weil es der Bereich ist, auf den die Linse fokussiert. Hier spielt sich das Wesentliche ab, und hier ist die Dichte an Sehzellen besonders groß. Mit zunehmender Entfernung von der Makula nun werden Bilder aufgrund der Abnahme der Sehzellen insgesamt nicht nur detailärmer und wegen der relativen Abnahme der Zapfen farbloser; am Rande des Sehfeldes sind wir sogar nur noch dazu in der Lage, Bewegungen erkennen zu können, und das auch nur in schwarz-weiß.

Daher zeigt sich dann auch sofort der Reflex, den Kopf in die entsprechende Richtung zu drehen, wenn wir »im Augenwinkel« eine Bewegung bemerken. Erst dann, wenn wir diesen neuen Punkt des Interesses fokussiert haben, bekommen wir Informationen, worum es sich handelt. Dafür aber mit mindestens 5 Millionen Farben: 250 reine und 17.000 Mischfarben und 300 Graustufen. Das alles ist in den Augen von Tieren evtl. ganz anders. Bei vielen Vögeln z. B., die die Augen (starr) an der Seite haben.

Weitere Filter sind dann im Hirn als »Softwarefilter« realisiert. Hier werden die ankommenden Informationen mit Erfahrungswerten einerseits und konkreten aktuellen Anforderungen andererseits in Bezug gebracht. Dieses Vorgehen dampft die Informationsflut weiter ein: Wenn man weiß, dass man aktuell in den Straßen von Berlin herumgeht, muss man sich um vom Auge gesendete Umrisse keinen Gedanken machen, die wie Haie aussehen. Es widerspricht der Erfahrung, dass man dort (und in anderen Städten) auf offener Straße von einem Weißen Hai angegriffen wird. So spielt Erfahrung bei uns Menschen eine wesentliche Rolle; selbst bei Aktivitäten wie dem Wahrnehmen, bei denen wir das nicht erwarten würden.

Dazu ein schönes Beispiel, das Sie vielleicht kennen. In einer Sporthalle spielen zwei Mannschaften ein Ballspiel gegeneinander, z. B. Handball. Sie sehen eine Aufzeichnung des Spiels, und Ihre Aufgabe ist nun, zu ermitteln, wie viele erfolgreiche Ballkontakte bei der einen und der anderen Mannschaft während eines Spielzuges aufgetreten sind. Diese Aufgabe wird von den Meisten richtig gelöst, da das nicht allzu schwer ist.

Wenn Sie das einmal selbst testen wollen, lesen Sie nun bitte nicht weiter, sondern besuchen Sie zunächst die Website von Daniel Simons, Professor an der Abteilung Psychologie des Beckmann Institute for Advanced Science and Technology der Universität von Illinois (www.dansimons.com/videos.html). Er zeigt dort ein ähnliches Video.

Was aber die wenigsten Betrachter realisieren, ist der als Gorilla verkleidete Typ, der sich frei zwischen den Ballspielern bewegt und Faxen macht. Er winkt den Zuschauern zu, schlägt Räder und rennt von einer Seite auf die andere. Hätten Sie die genannte Aufgabe nicht zu lösen, würden Sie das ohne Zweifel und Mühe sofort sehen. Die »wichtige« Aufgabe aber und ihre Erfahrung, dass in Handballspielen Gorillas nicht vorkommen, seien es menschliche oder auch tierische, schaltet Filter ein, die Ihre Wahrnehmung auf das reduzieren, was Sie sehen sollen, um die Aufgabe zu lösen; da das wichtig zu sein scheint – in freier Wildbahn und vor allem in grauer Vorzeit ein Überlebensvorteil!

7

Und so folgt Ihre Makula über das Auge dem Ball – und nur ihm, weil die Bewegung des Gorillas in den Bewegungen der anderen Spieler am Rande des Blickfeldes untergeht: Wie gesagt, man erwartet da nichts, was das Interesse wecken könnte! Und daher sorgt der Typ auch sehr genau dafür, dass er niemals in die Nähe des Balls kommt! Denn dann würden Sie ihn sofort wahrnehmen.

Im Versuch kann man diese »Selektive Wahrnehmung« zeigen, indem man die Aufzeichnung erneut abspielt. Nun, ohne den »Aufgabenfilter« und mit Wissen um den Gorilla, ist es für Sie keine Schwierigkeit mehr, ihn zu sehen und zu verfolgen. Doch nun ist Ihr Augenmerk, Ihre Makula, auf ihn gerichtet, und Sie sind nicht mehr in der Lage, der ursprünglichen Aufgabe nachzukommen, da Sie nun den Ball nicht mehr »sehen«, obwohl sie ihn rein physikalisch erfassen!

Da aber im »realen« Leben nichts aufgezeichnet wird und die Rohdaten unwiederbringlich verloren sind, kommen Sie niemals wieder in die Lage, dies zu realisieren, auch wenn man Sie später aufklärt: Die Information ist ein für alle Male weg!

Aus dem Bewusstsein! Und sie werden sie auch nicht mehr ins Bewusstsein zurückholen können. Ob nicht aber noch eine Kopie dieser Szene irgendwo in ihrem Unterbewusstsein herumgeistert, ist nicht klar. Denn es gibt Menschen, die meinen, dass man diese durch geeignete Maßnahmen, z. B. Hypnose, wieder hervorholen kann. Aber das ist ein ganz anderes Thema und ändert an der diskutierten Problematik nichts.

Übrigens: Man kann sich natürlich auch auf beides konzentrieren: den Gorilla und die Anzahl der Ballkontakte. Nur geht das dann auf Kosten der Präzision: Sobald der Gorilla ein Rad schlägt, sind Sie, weil unerwartet, davon gebannt – und übersehen den gleichzeitig stattfindenden Ballkontakt. Da Sie das wissen, konzentrieren Sie sich sofort wieder auf die Spieler und bemerken nicht, dass der Gorilla winkt. Ergebnis: Die Aufgabe wird nicht korrekt gelöst *und* die Tiershow hat Lücken.

Ein interessanter Filter ist der »Optische Fluss«. Hierbei handelt es sich um einen Filter, der in der Lage ist, anhand von *Bewegungen* Informationen sehr stark einzudampfen. Sie können seine Wirkung erleben, wenn Sie durch einen langen Tunnel fahren, in dem in regelmäßigen Abständen Beleuchtungskörper angebracht sind. Bei gleichförmiger Bewegung registrieren wir nun in regelmäßigen Abständen die gleichen »Bilder« oder Motive. Nach relativ kurzer Zeit blendet der Filter nun exakt diese immer wiederkehrenden Muster aus: Wir nehmen sie nicht mehr wahr, der Optische Fluss ist aktiv. Übrig bleibt, was eben nicht regelmäßig wahrgenommen wird. Und wenn das dann nichts ist, weil vor und hinter einem nichts ist und nichts entgegenkommt, da der Gegenverkehr in einer anderen Röhre verläuft, wird's langweilig. Und damit ermüdend – und irgendwann gefährlich.

Aber exakt dieser optische Fluss hilft Vögeln mit ihrem sehr kleinen Gehirn, das die optischen Informationen eines Blickwinkels von 300° horizontal und 360° vertikal in Echtzeit auswerten muss, schnell fliegen zu können: Der Informationsfluss wird auf ein verarbeitbares Maß reduziert und dennoch sichergestellt, dass man jedes sich nähernde Hindernis oder jeden Fressfeind auch hinter einem erkennt.

Das kann man im Versuch zeigen! Lassen Sie Vögel oder Insekten durch einen Tunnel fliegen, dessen Wände mit senkrechten Strichen in gleichem Abstand bemalt wurde, fliegt der Vogel oder das Insekt schnell: der optische Fluss ist aktiv, weil sich mit der Bewegung das Bild der Wände regelmäßig aber immer in gleicher Weise ändert. Sind dagegen waagrechte Striche im gleichen Abstand aufgemalt, gibt es keinen optischen Fluss, da nun jedes Bild gleich aussieht und nichts mehr »fließt«. Dadurch muss der Vogel andere Informationen zur Geschwindigkeits- und Positionsbestimmung nutzen, und das dauert entsprechend länger: Der Vogel fliegt langsamer.

Das ist auch das Prinzip, was in optischen Computermäusen angewandt wird: Über einer gleichförmig eingefärbten Fläche passiert wegen fehlenden optischen Flusses nichts. Gibt es aber aufgrund des gemusterten Untergrundes, wobei das Muster vollkommen unerheblich ist, Änderungen von Bild zu Bild, kann nicht nur eine Richtung sondern auch eine Geschwindigkeit ermittelt werden. Oder eben, im einfachsten Fall, nur festgestellt, dass man »geradeaus fliegt«.

Das geht noch weiter: Wenn die Abstände zwischen den senkrechten Balken links und rechts unterschiedlich breit sind, meint das Insekt, dass es eine Kurve fliegt, und steuert gegen. (Der Vogel ist, weil ein etwas höheres Lebewesen, zu »intelligent« dazu; er stellt nur fest: das stimmt etwas nicht, und fliegt langsamer.)

Das gleiche Phänomen kennen wir auch akustisch: Im Zug werden aufgrund der Normung der Länge von Schienen die regelmäßigen Geräusche, die ein Rad an den Nahtstellen erzeugt, irgendwann nicht mehr wahrgenommen. Aber wir »wissen« aus ihrer unbewussten Wahrnehmung, dass wir fahren.

In unserer technisierten Welt kennen wir diesen Filter in Form der Kompressionsalgorithmen z. B. von Videos. Die verbreiteteste Methode ist, ein Bild vollständig zu übermitteln und in der Folge nur noch die Unterschiede des nächsten zum vorangehenden. (Aus praktischen Gründen, um z. B. das Bild auch einmal anhalten zu können, wird ein Kompromiss eingegangen: In mehr oder weniger regelmäßigen Abständen werden Komplettbilder übermittelt, zwischen denen dann die Differenzbilder gesendet werden.) Das bedeutet: Bei unbewegten Bildern wird der höchste Kompressionsfaktor erreicht, bei Formel-1-Rennen der geringste. Achten Sie einmal auf die Größe von Video-Dateien: Sie sind umso größer, je mehr Details und Action…

Ein anderes Beispiel ist das Gedächtnis. Bevor Informationen dort abgespeichert werden können, durchlaufen auch sie eine Reihe Filter. Einer davon ist das, was sie vielleicht als »Ultrakurzzeitgedächtnis« kennen, wie man es früher nannte, und das heute »sensorisches Gedächtnis« heißt. Hier kommen die Sinneseindrücke an, hier ist die erste »bewusste« Filterebene des Hirns. Je nach Sinn kann dieses Gedächtnis die Information nur wenige Millisekunden (Sehen: 15 msec) bis einige Sekunden (Hören: 2 sec) halten. Falls in dieser Zeit andere Informationen eintreffen, die für »wichtiger« erachtet werden, wird dieses Gedächtnis sofort überschrieben und die bis dahin gehaltene Information ist unwiederbringlich verloren. Ich vergleiche gerne mit der Computertechnologie: Das sensorische Gedächtnis ist quasi der »Cache«, den moderne Prozessoren heute haben, um möglichst effektiv gelesene Informationen abarbeiten zu können. Und auch hier wird, nach Befehlen, die eine Programmverzweigung zur Folge haben, der Cache mit den neuen Informationen überschrieben. Der einzige Unterschied: Während der Computer-Cache von der Festplatte bedient wird, also bei Bedarf immer wieder mit den gleichen Informationen gefüllt werden kann, geht das mit dem sensorischen Gedächtnis nicht: Die Sinneseindrücke sind ein für alle Male verloren.

Ansonsten wird die Information ins nächste Gedächtnis geschoben: das Kurzzeit- oder Arbeitsgedächtnis. Das Pendant im Computer ist der RAM, also der Arbeitsspeicher. Wie bei diesem ist auch im Hirn die Kapazität beschränkt. Hier wird die Information gehalten, die in der jeweiligen aktuellen Situation benötigt, gewertet und gewichtet wird. Und wie beim Computer: Information, die nicht als wichtig erachtet wird, auf die nächste Ebene gehoben zu werden oder als Grund für eine Aktion zu dienen, entflieht auch hier unrettbar.

Bleibt das Langzeitgedächtnis. Es ist quasi die Festplatte des Hirns, anders als diese aber »unbegrenzt« speicherfähig. Man nimmt an, dass man im Laufe seines Lebens die verfügbare Speicherkapazität auch nicht andeutungsweise auslasten kann. Unter anderem deshalb, weil die vorgeschalteten Filter »sensorisches« und »Arbeitsgedächtnis« bereits Unwesentliches weggefiltert haben, ohne das verhindern zu können. Was passiert, wenn das, warum auch immer, nicht erfolgt, lässt sich an Menschen wie Stephen Wiltshire sehen. Wir werden ihm am Ende des Kapitels begegnen.

Was heißt das nun? Nachdem die Filter des Gehirns beeinflusst werden durch Erfahrungen, die man im Laufe seines Lebens gemacht hat, diese Erfahrungen aber davon abhängig sind, dass die Filter sie durchlassen, warum auch immer, haben wir einen komplexen Feedback-Mechanismus, der auf die Wahrnehmung über unsere Sinne Einfluss nimmt.

So gehen alle Sinneswahrnehmungen über den Thalamus, das Zwischenhirn, das eine große Nähe zum Großhirn hat, ausgedrückt in vielen Verbindungen. Für die einzelnen Sinneseindrücke, aber auch die motorischen Informationen aus dem Kleinhirn, gibt es hier als »Nuclei«, also Kerne, bezeichnete Regionen, die mit bestimmten Regionen des Großhirns fest verdrahtet sind: denen, die für die jeweiligen Informationen dort zuständig sind.

Zwischen dem Thalamus und dem Großhirn nun gibt es die »Thalamo-Corticale Schleife«, einen Rückkoppelungsmechanismus, der nicht nur Einfluss auf die Verarbeitung der Sinneseindrücke nimmt, sondern darüber hinaus offenbar auch erforderlich ist, dass diese bewusst werden. An dieser Stelle setzen nämlich Medikamente an, die im Rahmen von Narkosen das Bewusstsein ausschalten. Daher wird er manchmal auch »Tor zum Bewusstsein« genannt. Hier also wird entschieden, was an Sinneseindrücken wichtig ist und was nicht. Und: sie ist abgeschaltet, wenn wir schlafen (was sich im EEG zeigt! Wir kommen in den folgenden Kapiteln noch darauf zurück).

Das bedeutet also: Auch wenn zwei Menschen mit den gleichen Reizen versorgt werden, kann es sein, dass diese Reize vollständig andere Wege gehen – von dauerhaft abgespeichert bis nicht bewusst geworden und verloren. Je nachdem,

11

was in der konkreten Situation dazu geführt hat, dass es einen Filter passiert hat oder von diesem ausgesiebt wurde. Und *deshalb* haben meine Frau und ich durchaus unterschiedliche Erinnerungen an gemeinsame Erlebnisse.

Das kann man naturwissenschaftlich zeigen! Jede Art, und manchmal auch einzelne Individuen innerhalb einer Art, haben unterschiedliche Gewichtungen ihrer Sinne. Das bedeutet: Selbst wenn die einzelnen Sinne alle gleich »empfindlich« wären, was sie in der Regel nicht sind, gibt es einen, seltener zwei »Hauptsinne«, denen im Hirn bei der Realisierung der Filter mehr Bedeutung beigemessen wird. Deutlich wird das, wenn ein oder mehrere Sinne ausfallen. So ist der menschliche Hauptsinn der optische (90%), gefolgt vom akustischen. Dementsprechend groß sind die Hirnareale, die mit der Verarbeitung der jeweiligen Reize betraut sind. Fällt nun, z. B. bei von Geburt an Blinden, ein Sinn aus, ergibt sich eine vollständig neue Hierarchie der Sinne. Nun bekommen plötzlich der akustische und der taktile (Tast-) Sinn größere Bedeutung – und damit größere Hirnareale zugewiesen.

Das ist *nicht* genetisch vorgegeben, wie man zeigen kann: Hund und Wolf gehören der gleichen Art an. Das bedeutet, sie haben die gleichen physischen Voraussetzungen, was die Wahrnehmung betrifft. Der einzige Unterschied: Der Hund ist seit vielen Tausend Jahren domestiziert, also an den Menschen gewöhnt. Und das drückt sich, wie verhaltensbiologische Untersuchungen gezeigt haben, in der Gewichtung der Sinne aus. So hat der optische Sinn, obwohl schlechter als der Geruchssinn, bei ihnen eine höhere Priorität als bei Wölfen. Das bedeutet: Stellt man einen Hund vor die Wahl, sich auf Informationen zu verlassen, die er über seine Augen erhält, z. B. Gesten von Menschen, wo sich eine nicht sichtbare Belohnung befinden könnte, vertraut der Hund dieser Information. Der Wolf hingegen nicht! Er verlässt sich *immer* auf seinen Geruchssinn.

Der Grund liegt darin, dass Hunde in der Obhut von Menschen geboren werden und aufwachsen. Sie lernen also bereits sehr früh – in den ersten Lebenswochen – sich auf das zu verlassen, was der Mensch ihnen mitteilt. Und das passiert eben *nicht* über Gerüche, sondern optisch und akustisch. Der Wolf als wildes Tier hingegen macht diese Erfahrungen nicht – er muss sich daher auf seinen wichtigsten Sinn verlassen, um zu überleben.

So entscheidet ein sehr kurzer Zeitraum kurz nach der Geburt, welche Prägung das Tier bekommt. Bei Wölfen liegt er zwei Wochen nach der Geburt; und zu diesem Zeitpunkt ist nur der Geruchssinn vollständig entwickelt. So werden sie zu Lebewesen, die ihre Welt hauptsächlich über olfaktorische Reize erfahren. Hunde dagegen werden erst vier Wochen nach der Geburt geprägt, was eine Folge der Selektion durch die Domestizierung ist: Diejenigen Tiere wurden weitergezüchtet, die sich besser auf den Menschen einstellten. Zu diesem Zeitpunkt sind aber bereits alle Sinne voll entwickelt. Das macht es ihnen leicht, anhand anderer Erfahrungen eine andere Hierarchie der Sinne herauszubilden als ihre Vettern. Und das sind eben optische und akustische, die aufgrund der Kommunikation mit dem Menschen eine höhere Bedeutung bekommen. Bleiben die z. B. bei Verwilderung aus, obsiegt wiederum der Geruchssinn.

Auf diese Weise hat jede Art und in ihr jedes Individuum einen Satz von Filtern nicht nur aber vor allem im Hirn, die teils angeboren, teils erlernt sind, teils physikalische Hintergründe haben wie das Verschalten der Hardware in der Netzhaut, teils softwaremäßig auf reiner »Verrechnung« mit anderen Signalen oder Erfahrungen im Hirn z. B. über die Thalamo-Corticale Schleife beruhen und somit anhand der Reize, mit denen es (bei uns Menschen besonders bedeutsam in den ersten drei Lebensjahren und weniger bedeutsam später) in Kontakt gekommen ist. Und das scheinen bei meiner damaligen Freundin und mir zwar ähnliche, aber doch nicht gleiche gewesen zu sein.

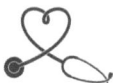

Haben Sie sich auch einmal gefragt, warum Schmetterlinge und Bienen gezielt aus großen Distanzen einzelne Blüten anfliegen können, obwohl sie doch mit ihren Facettenaugen ohne verstellbare Linse deutlich schlechter sehen sollten, und es tatsächlich auch tun, als wir Menschen? Sollte von ihnen nicht ein Feld voller Blüten gleicher Art, dem Werk eines pointilistischen Malers aus Distanz betrachtet ähnlich, als einheitlich eingefärbte Fläche wahrgenommen werden, so, wie wir es tun, wenn wir in 5 km Höhe über solche Felder fliegen? Was vermittelt also diese Zielgenauigkeit?

Mehr noch: Wie können Insekten die Blüten verschiedener Pflanzen voneinander unterscheiden – auch aus großer Distanz? Blühender Raps, Schottendotter und Ackersenf sehen für uns fast identisch gelb aus! Und doch können sie sie auch aus der Ferne unterscheiden. Warum?

Insekten sehen »anders«. Nicht nur wegen ihrer Facettenaugen. Sondern auch wegen des Spektrums, das sie wahrnehmen können: Sie können auch UV-Licht sehen; dazu haben sie anstelle von Rot-Iodopsin UV-Iodopsin in ihren Sehzellen. Und so sehen sie Farben, die uns verborgen bleiben. Da sie nun aber Rot nicht sehen können, erscheinen ihnen Blüten mit unterschiedlichem Rotgehalt, die für uns sehr ähnlich aussehen, anders: Raps hell- und Ackersenf dunkelpurpurn und nur der Schottendotter gelb. Der für uns rote Mohn ist für sie weiß und unser weißes Gänseblümchen schimmert für sie blau-grün. Und so ist die Erklärung des Rätsels: Insekten nehmen Blüten vollkommen anders wahr als wir. Nicht unbedingt, was die Form betrifft, das vielleicht auch; aber hinsichtlich der Farben. Sie erkennen Einzelheiten auf Blüten, die sich uns vollständig entziehen – einfach, weil wir sie nicht erfassen *können*.

Es klingt wirklich unglaublich. Aber aus der Luftfahrt kennen Sie vielleicht das Instrumentenlandesystem. Dadurch ist man in der Lage, ein Flugzeug praktisch vollständig automatisch landen zu lassen – bis zum Aufsetzen. Möglich wird das durch den Autopiloten und Signale in Form elektromagnetischer Wellen, die dieser vom Flughafen als Funkwellen bekommt. Diese Signale lassen den Autopiloten die Distanz, den Gleitwinkel und die Richtung so exakt bestimmen, dass eine treffsichere Landung am Aufsetzpunktmöglich ist.

So etwas kennen Insekten auch! Pflanzen erzeugen aktiv elektrische Felder, anhand derer Insekten den Weg zur Blüte finden können. Was voraussetzt, dass die diese elektrischen Felder auch passiv wahrnehmen können müssen. Und das tun sie, wie man nachgewiesen hat. Mehr noch! Über solche elektrischen Felder kommunizieren Insekten und Pflanzen: Durch statische elektrische Aufladung können Insekten die Felder der Pflanzen beeinflussen, was wiederum die Pflanze passiv registrieren kann. Auf diese Weise erfährt sie, dass sich ein Insekt nähert.

Diese Aufladung kann z. B. von Pollen kommen, den das Insekt mit sich trägt. Und so ist eine mögliche Reaktion der Pflanzen bei Annäherung eines Insektes, dass sie die Öffnungen der Blüten erweitern und das Eindringen des Pollens so erleichtern können. Pflanzen können auf diese Weise durch die Regulierung der erzeugten elektrischen Felder, was innerhalb von Sekunden passieren kann, auf die jeweilige Situation reagieren und dem Insekt Landefreigabe oder -verbot erteilen. Und umgekehrt: Hat ein Insekt eine Pflanze besucht und damit Pollen aufgenommen, zeigen die modifizierten elektrischen Felder anderen Insekten, dass sie kurz zuvor bereits besucht worden waren, es sich also nicht lohnt, sich ihnen zu nähern. Im Ernst: Hätten Sie das gedacht? Pflanzen sind nicht diese einfachen Lebewesen, als die viele von uns sie wahrnehmen. Wer sich intensiver mit ihnen beschäftigt, merkt das schnell.

Ein Feld mit Blumen, Sträuchern und Gräsern ist also voller Landebahnen für Insekten, u. a. gemalt auf die Blüten der Pflanzen, die sie besuchen sollen, und virtuell durch Duftstoffe über die Blüte hinaus verlängert. Inklusive modernem Landeleitsystem im Endanflug und Funksprüchen. Jede Pflanze hat in den langen Jahren der Evolution und der Koexistenz mit ihren Symbionten, den Insekten, einen speziellen Satz an Kommunikationskanälen entwickelt, die nur einem einzigen Zweck dienen: Das passende Insekt ohne große Umschweife dahin zu bringen, wo es gebraucht wird. Könnten wir im UV sehen, besser riechen und elektrische Felder spüren, könnten wir sie wahrnehmen, diese Straßen, Funksprüche und Verkehrszeichen. Aber wir können es leider nicht.

Die einfachste Art, unser optisches Unvermögen zu umgehen, ist, uns aufgrund unseres Ideenreichtums und des Wissens um Zusammenhänge ein künstliches Insektenauge zu bauen, eine UV-Kamera. Analog den »Stäbchen und Zäpfchen« eines Insektenauges registriert sie die entsprechenden Wellenlängen im UV, für die wir blind sind. Wenn wir nun jeder registrierten UV-Wellenlänge via Computer eine Wellenlänge zuordnen, die wir sehen können, können wir auch »sehen« was ein Insekt sieht. Da dies aber mit »falschen« Farben erfolgt, nennt man so etwas »Falschfarbenfotografie« – eine häufig, gern und sehr erfolgreich eingesetzte Methode in der Wissenschaft, wenn es darum geht, nicht sichtbare Objekte sichtbar zu machen. Sie kennen vielleicht die teilweise richtig schönen Abbildungen von Galaxien, Staubwolken und Nebeln im UV- oder, am anderen Ende des Spektrums, für uns ebenfalls unsichtbar, IR-, also Infrarotlicht.

Das ist schon recht ordentlich, da wir nun zumindest wissen, »was« Insekten sehen können. Und so verdanken wir das Wissen um genannte Landebahnen exakt solchen Aufnahmen. Nur – »Sehen« in unserem landläufigen Sinne ist das nicht! Denn zum Sehen gehört nicht nur das »Was«, sondern auch das »Wie« –der Farbeindruck und das »Empfinden«, das dazugehört. Und beides bleibt uns verwehrt. Es ist also, als betrachtete man eine Schwarz-Weiß-Fotografie: Wesentliche Informationen gehen verloren.

Vielleicht werden Sie, als treuer Konsument amerikanischer Fließband-Krimis, auf die »Schwarzlichtlampen« der Tatortermittler verweisen. Heute weiß man ja als gebildeter Laie, dass als »Schwarzlicht« UV-Licht bezeichnet wird. Hilft uns das bei unserem Problem? Nicht die Spur! Aus zwei Gründen:

- Zum einen ist im natürlichen und den meisten künstlichen Lichtquellen, besonders viel in Neon- oder den heute modernen Energiesparlampen, jede Menge UV-Licht-Anteil enthalten, sodass eine weitere, künstliche UV-Quelle in der Regel nicht mehr viel bringt.

- Zum anderen ersetzt eine zusätzliche Quelle von Wellenlängen nicht das Fehlen eines darauf abgestimmten Detektors. Und genau der fehlt uns ja.

Was also ist der Sinn der Schwarzlichtlampen? Sie nutzen ein ganz anderes natürliches Phänomen, das man Fluoreszenz nennt. Manche Substanzen lassen sich dazu bringen, für sie charakteristisches Licht auszusenden. Dazu bestrahlt man sie mit bestimmten Wellenlängen. Der Fachmann sagt, man »regt sie an«. So angeregt, senden diese Substanzen dann das charakteristische Licht aus, um sich wieder »abzuregen«. Ist das anregende Licht UV-Licht, wie es die »Schwarzlichtlampe« liefert, und liegt das ausgesendete im für uns sichtbaren Bereich, nennt man das »Fluoreszenz«, das Objekt »fluoresziert«. Wenn Sie so wollen, ist das so etwas wie eine »Falschfarbenfotographe« aufgrund natürlicher, substanzspezifischer Phänomene. Anfangs des Kapitels haben Sie von den blass-rosa Farben der von meiner damaligen Freundin und mir untersuchten Moleküle gehört. Die machen das also. Proteine machen so etwas auch gerne, und damit auch Blut (besser: Serum, also Blut minus rote und weiße Blutkörperchen), Sperma und Vaginalflüssigkeit. Und so finden die Tatortermittler mit dieser Methode Spuren eines einvernehmlichen oder erzwungenen Geschlechtsverkehrs. Mit »im UV sehen« hat das nichts zu tun!

Fluoreszenzlicht ist, verglichen mit unserem Tages- oder Kunstlicht, extrem schwach. Und so würde es leicht überstrahlt und damit evtl. unentdeckt bleiben, würde man letztere Formen des Lichtes nicht eliminieren. *Das* ist der Grund, warum die Tatortermittler immer das Licht ausschalten und die Vorhänge zuziehen, wenn sie die Schwarzlichtlampe anwerfen.

Das gleiche Phänomen ist übrigens auch Hintergrund für die Farben, mit denen sich manche Discobesucher schmink(t)en: Die Farben fluoreszieren, sind also im Tageslicht nicht sichtbar. Erst im Schein der UV-Lampen in der Disco erwachen sie dann zum Leben.

Übrigens: »Schwarzlicht« heißt das UV-Licht im Volksmund, da man es eben nicht sehen kann, es also »schwarz« im Gegensatz zum »weißen«, sichtbaren Sonnenlicht ist. Dass man bei UV-Lampen häufig dennoch ein tief-blaues, sehr schwaches Leuchten sieht, liegt daran, dass man es technisch nicht besser fertig bringt, den interessierenden UV-Licht-Bereich vom sich anschließenden, gerade noch sichtbaren blauen Farbbereich der Lampe zu trennen.

Wir können es drehen und wenden, wie wir wollen: Was wir aus physikalischen Gründen nicht wahrnehmen können, können wir nicht wahrnehmen, mit keinem Kunstgriff dieser Welt. Wir können uns zwar Bilder schaffen – mehr aber als eine Ahnung von dem bekommen, was ist, ist das nicht. Welchen *Farbeindruck* das Insekt hat, was es auf seinem Landestrahl fühlt und was die Pflanze funkt, wird uns immer verschlossen bleiben.

Aber ein bisschen theoretisieren können wir, und damit zumindest eine weitere Ahnung erhalten! Ähnlich wie sich einzelne Wellenlängen des für uns sichtbaren Spektrums zu bestimmten »Farben« zusammensetzen, »mischen« lassen, die wir dann als »olivgrün« oder »schweinchenrosa« bezeichnen (wobei wir einmal individuelle Unterschiede in der Farbdefinition außen vor lassen wollen), setzen sich die Wellenlängen des für Insekten sichtbaren Lichtes zu Farben zusammen, die wir nicht nachempfinden können – mit oder ohne UV-Licht. »Bienenpurpur« ist eine Farbe, die uns gelblich erscheint, weil wir den UV-Anteil nicht erkennen können. Für die Biene ist es eben – Bienenpurpur, nicht etwa Purpur!

Dafür sieht eine Biene schwarz, wenn wir rot sehen: Diese Wellenlängen kann sie, wie schon gesagt, nicht verarbeiten. Und so könnte es sein, dass Bienen Dinge tatsächlich nicht sehen können – nämlich dann, wenn sie ausschließlich Licht aussenden oder reflektieren, das im für sie nicht sichtbaren Bereich liegt. Und vielleicht ist das ein Grund, warum es so häufig zum Zusammenprall mit diesen Insekten kommt.

Dass sie Rot nicht sehen können, ist auch der Grund, warum sie unser »Purpur« nicht sehen können – es fehlen die roten Wellenlängen, die in Purpur enthalten sind. Und das ist der Grund, warum für uns unterschiedliche gefärbte Blüten einer Pflanze für Insekten gleich aussehen können. Und eben auch umgekehrt, warum Insekten Blüten, die für uns gleich aussehen, sehr wohl unterscheiden (können).

Kompliziert ist das aber auch! Vor allem, wenn man weiß, dass es »additives« und »subtraktives« Farbmischen gibt. Ersteres lässt Aussagen zu, was man empfindet, wenn einzelne »Grundfarben« gemischt werden, letzteres, wenn über »Filter« einzelne Farben aus einem Farbengemisch wie weißem Licht herausgefiltert werden. Aber lassen wir das, das führt uns zu weit weg vom Thema. Da haben sich schon ganz andere den Kopf darüber zerbrochen, einschließlich unseres Nationalgenies Goethe.

Aber da wir gerade einmal dabei sind: Was ist eigentlich die Farbe »weiß«? Es ist streng genommen keine Farbe, sondern das Gemisch aller im sichtbaren Spektrum vorhandenen Farben. Wir erleben also eine Wand dann »weiß«, wenn sie das gesamte (für uns wahrnehmbare) Spektrum des Lichtes, mit dem sie angestrahlt wird, in unser Auge zurückwirft. Und wir wissen nun auch, dass wir eigentlich »Menschenweiß« sagen sollten.

Denn folgt man dieser Definition, gibt es ein »Bienenweiß« – das Gemisch aller für Bienen sichtbaren Wellenlängen. Und da das im Spektrum bei Rot endet, erscheint uns bienenweiß Cyan – weil alle Wellenlangen abzüglich UV, was wir nicht sehen, und abzüglich Rot, was die Bienen nicht sehen, Cyan ergibt.

Merkwürdig ist das schon, mit der Wahrnehmung, und sehr individuell!

Das aber ist eine wesentliche Erkenntnis! Jede Art hat einen ihr eigenen Satz an Sensoren. Unter der Erde gibt es kein Licht, wozu also Augen? Maulwürfe, Blindschleichen, Regenwürmer und Nacktmulle haben so, wenn überhaupt, nur rudimentär angelegte Augen, mit denen sie nur hell von dunkel unterscheiden und so feststellen können, ob sie noch unter der Erde sind oder Gefahr laufen, auszutrocknen oder Lichtschäden – UV! – auf der ungeschützten Haut zu bekommen. Denn ein Fell haben die aus diesen Gründen auch häufig nicht!

Auch in der Tiefsee gibt es kein Licht. Warum also sollten die dort lebenden und nie in die Nähe der Oberfläche kommenden Lebewesen gefärbt sein und Farben sehen können? So sind sie fast alle weiß, wenn nicht eine Substanz, die sie für ihre Stoffwechselprozesse brauchen, »zufällig« gefärbt ist, z. B. rot. Ein wichtiges Element dieses Ökosystems, der Röhrenwurm Riftia pachyptila, nutzt ein dem tierischen Hämoglobin ähnliches Molekül, das aufgrund seines chemischen Aufbaus rot gefärbt ist. Nur dort dient es nicht, wie bei uns, dem Transport von Sauerstoff, sondern von Sulfid aus dem Schwarzen Raucher zu seinen Symbionten, den Schwefelbakterien, ohne die er nicht lebensfähig wäre.

Dort lebende Organismen sind in der Regel blind, zumindest aber farbenblind – es reicht, das Licht wahrnehmen zu können, das per Biolumineszenz erzeugt werden kann. Wieder so ein merkwürdiges Licht! Es ähnelt der Fluoreszenz von oben, nur dass die Anregung hier nicht über eingestrahltes Licht erfolgt, sondern anhand biochemischer Reaktionen. Wie bei den Glühwürmchen, bei denen ein Enzym, Luciferase, eine Substanz, Luciferin, mit Hilfe von Sauerstoff oxidiert. Das Produkt ist ein »angeregter« Metabolit, der zum Abregen wieder zerfällt und dabei Energie in Form von Licht abgibt.

Dafür gibt es Tiere, die Sinneszellen mit XL-Iodopsin haben – und damit Wärmestrahlung im Infrarot wahrnehmen können. Z. B. manche Fische und Vögel. (Schlangen nutzen in ihren Grubenorganen andere Phänomene.)

Brieftauben und andere Lebewesen, die sich am Magnetfeld der Erde orientieren, um die Orientierung nicht zu verlieren, haben einen Sinn, den wir nicht kennen. Wir wissen nun zwar inzwischen, dass es ihn gibt. Aber wie es sich anfühlt, wie das »ist«, wenn man Richtungen unterscheiden kann, wenn man seinen aktuellen Standort anhand der kleinsten Unterschiede im Erdmagnetfeld *spüren* kann, wissen wir nicht – und werden es nie erfahren. Wir brauchen einen Kompass oder, heute, GPS, ein im Vergleich minderwertiger Ersatz. Und daher erstaunen uns die Leistungen von Zugvögeln, wenn sie über Tausende von Kilometern hinweg metergenau an ihre Ziele finden. Wie Monarchfalter, die das anhand des »polarisierten Lichts« der Sonne machen.

Haie und andere Meerestiere jagen mit einem Organ, das kleinste elektrische Felder auswerten kann, wie sie bei jedem lebenden Wesen aufgrund seiner puren Existenz durch Stoffwechselprozesse und der Funktion von Nerven entstehen: den Lorenzinischen Ampullen. Könnten wir diese Felder wie sie fühlen, gäb's vermutlich keine mobilen Telefone oder Funkgeräte und schon gar kein WLAN mehr, da wir dann aufgrund der um Dimensionen energiereicheren Felder dieser elektronischen Geräte dauernd nur irgendein Rauschen »empfinden« würden, das die feinsten, kleinsten Unterschiede, die Haie wahrnehmen können, überlagert und uns daher vermutlich Übelkeit oder Schlimmeres vermitteln würde.

19

Andere Fische wie Messeraale verlassen sich nicht auf diese passive Art der Ortung von elektrischen Feldern, die die Beutetiere erzeugen. Sie erzeugen selbst und aktiv mit Hilfe von Elektroplaxen, Organen aus Elektrocyten, also stromerzeugenden Zellen, elektrische Felder. Diese werden durch Beutetiere verändert, was sie über spezielle Organe, die Tubulusorgane, registrieren.

Auch hinter dem Seitenlinienorgan der Fische und mancher Amphibien verbirgt sich ein Sinn, den wir nicht kennen – von dem wir aber vielleicht eine Ahnung bekommen können. Man bezeichnet ihn als »Ferntastsinn«, da die Fische mit ihm taktile Reize empfangen können, ohne das Objekt tatsächlich berühren zu müssen: Die Rezeptoren des Organs reagieren auf Druckunterschiede in der Umgebung, die ein vorbeischwimmender Fisch erzeugt. So könnte das »Gefühl« ähnlich dem sein, das wir empfinden, wenn wir vor einem Subwoofer stehen, der gerade AC/DC in Konzertlautstärke von sich gibt. Die besonders tiefen Töne erfassen wir auch eher taktil mit dem Körper als akustisch mit dem Gehör.

Oder denken Sie an das Sonar der Delphine und Wale oder das Echolot der Fledermäuse. Sie »erklicken« sich ihre Umgebung. Sie senden Ultraschall aus, eine Form von Schallwellen jenseits unserer Hörgrenze, für die wir keinen Sinn haben, und die ihnen ermöglicht, sich so gut in ihrer Umgebung zu orientieren, dass sie sogar auf Beutezug gehen können – in tiefrabenschwarzer Nacht. Sie erstellen sich ein akustisches Abbild ihrer Umwelt und ihrer jeweiligen Position so wie die Brieftaube sich ihr magnetisches erstellt – und wir unser »sichtbares«. Aber genau das sagt es: es ist jeweils »nur« ein Abbild!

Ratten und Mäuse können nicht besonders gut sehen, Ratten immerhin noch besser als Mäuse. Wenn sie in einem von Wissenschaftlern gebauten Irrgarten den richtigen Weg finden sollen, nutzen sie dazu nicht ihre Augen, sondern ihre Schnurrhaare. Diese sind so sensibel, dass sie sich damit ein taktiles Bild ihrer Umwelt schaffen, das dem unserer sichtbaren Welt in nicht viel nachsteht. Wussten Sie, dass die Schnurrhaare der Mäuse von 50 Muskeln im Gesicht einzeln angesteuert werden können und 14 Mal in der Sekunde vibrieren? Die Spitzmaus kann so innerhalb von 30 Millisekunden entscheiden, ob das, was sie beträllert, genießbar ist oder nicht. Machen Sie das 'mal nach: Die menschliche Reaktionszeit liegt bei 100 Millisekunden. In der Zeit, in der wir einen Wimpernschlag ausführen, hat die Maus drei Snacks identifiziert...

Elefanten, heißt es, seien Einzelgänger, zumindest die Bullen. Sie kämen nur während der Paarungszeiten mit dem Rudel der weiblichen Tiere zusammen. Ansonsten lebten sie alleine. Stimmt das? Nein, weit gefehlt! Wie sonst könnten Jungbullen das riesige wertvolle Wissen der Alten erfahren, das die in ihrem 60 Jahre und mehr langen Leben z. B. über die unverzichtbaren Wasserstellen und Nahrungsgebiete gewonnen haben? Bis vor kurzem wussten wir es nicht, da wir den Sinn nicht haben, über den sie kommunizieren. Und nun, nachdem wir es wissen, staunen wir nicht schlecht: Elefanten haben so etwas wie Internet und Facebook! Sie leben in einer extrem sozialen, vernetzten Gesellschaft und sind zu jedem Zeitpunkt darüber informiert, wie es der eigenen Gruppe geht. Über zig Kilometer. Wie das geht? Per Infraschall, dem Gegenteil von Ultraschall. Dieser wird nicht über die Luft übertragen, weshalb wir bis vor kurzem keine Ahnung davon hatten. Er wird, wie Erdbebenwellen, über den Boden übertragen. Und so befinden sich in den Füßen der Elefanten Sensoren und vielleicht sogar auch Aktoren, mit denen sie Infraschall empfangen und ggf. senden können.

Hunde sehen nicht besonders gut – sie verlassen sich abseits der Kommunikation mit dem Menschen, siehe oben, auf ihren Geruchssinn. Mit diesem aber sind sie zu geradezu unglaublichen Leistungen fähig, die wir noch nicht einmal im Ansatz nachvollziehen können. Sie erstellen sich ein olfaktorisches Abbild der Welt, in der sie leben. Bekannt ist, dass sie z. B. auf Drogen trainiert werden können und so zu den wichtigsten Mitarbeitern des Zolls gehören. Oder anhand von Geruchsproben die Spuren verfolgen können, die der Erzeuger des Geruchs, Täter oder Opfer, hinterlassen hat.

Ist das erstaunlich genug, geht das aber noch sehr viel weiter: Leichenhunde können Fleisch riechen, das in sechs Meter Tiefe und einem Meter Schlamm unter Wasser liegt. Und damit nicht genug: Sogar einen sich entwickelnden Krebs können sie aus dem Urin oder der Atemluft von Patienten bereits zu einem Zeitpunkt feststellen, an dem noch keiner unser sensiblen Tests anspricht – sofern wir überhaupt einen dafür haben. Und sie können bei Diabetikern anhand der Gerüche, die sie abgeben, feststellen ob er vor Über- oder Unterzuckerung steht – und warnen. Daher gibt es heute bereits Labors, die sich auf Hunde als »Analysegerät« verlassen, und Familien, die Hunde ähnlich wie »Blindenhunde« trainieren lassen, um diabetischen Kindern dabei zu helfen, rechtzeitig aktiv zu werden – wenn die wieder einmal in ihrer Spielwelt gefangen sind.

Sie können das, weil ihr Geruchssinn tausende Mal schärfer ist als unserer. Das liegt zum einen an der Größe der Fläche, die die Riechzellen einnehmen, die beim Hund fünfmal größer ist. Zum anderen an der Anzahl unterschiedlicher Geruchszellen. Der Mensch kann ca. 400 »Grundgerüche« unterscheiden, der Hund mehr als 1.000. Zusammen macht das eine im Vergleich zum Menschen ca. 1.000.000fach »feinere« Nase. Um einen Eindruck zu gewinnen: Hunde können Konzentrationen riechen, die denen entsprechen, würde man einen halben Würfel Zucker in einem Schwimmbecken Wasser lösen.

Ein schönes Beispiel dafür, wie sinnvoll es sein kann, sich die Natur auch in einer hochtechnisierten Umwelt und auf wissenschaftsdominiertem Gebiet wie Medizin nutzbar zu machen: Techniker versuchen, die Hundenase elektronisch nachzuempfinden (»eNose«). Dafür laufen derzeit Untersuchungen, die die Fähigkeiten der Hunde, aber auch von anderen Tieren wie Schweinen, die eine bis zu dreimal empfindlichere Nase als Hunde haben – Sie kennen »Trüffelschweine«! – auf ihre Nutzbarkeit in der Diagnostik untersuchen. Andere sollen klären, wie gut die natürliche Nase gegenüber der künstlichen abschneidet. Für mich wäre es kein Wunder, wenn dabei herauskommen wird: Kein technisches Gerät wird auch nur andeutungsweise schaffen, was zu optimieren die Natur Hunderttausende von Jahren Zeit hatte. Vergessen wir nicht: Die Nase ist evolutionsbiologisch der Leitsinn dieser Tiere und trotz der Domestizierung mit ihren oben geschilderten Konsequenzen noch immer eine für sie extrem wichtige Informationsquelle. Und die elektronische Erfassung und Auswertung olfaktorischer Informationen ist keine leichte Sache, vor allem, wenn es sich um eine individuell unterschiedliche Zusammensetzung von Gerüchen handelt, die die Tumorzellen produzieren, und von deren Existenz die Wissenschaft vielleicht noch nicht einmal etwas weiß.

Und so könnten Hunde vielleicht sogar in der Lage sein, etwas zu tun, was man in der Medizin »Differenzialdiagnose« nennt: aufwändige diagnostische Verfahren zur Unterscheidung von Erkrankungen mit ähnlicher oder nahezu identischer Symptomatik, bei denen zur Feststellung der richtigen Therapie neben der eigentlichen »Verdachtsdiagnose« andere Informationsquellen herangezogen werden müssen. In den Studien erfolgt das z. B. für COPD (chronisch obstruktive Lungenerkrankung; »Raucherlunge«), einer »Vorstufe« von Lungenkrebs, und Lungenkrebs selbst.

Daher zeugte es lediglich von unserer eigenen Intelligenz, wenn wir das biologische Superlabor Hund mit seinen komplexen Sensoren und seinem Hochleistungs-Auswertungscomputer Gehirn für unsere Bedürfnisse nutzten. Wenn also unsere Kostenträger einsichtig genug sind, könnte das heißen: Künftig werden bei Verdacht auf Krebs Hunde gefragt, ob die ihn im wahrsten Sinne des Wortes riechen können. Und wer sie bei ihrer Arbeit sieht, wird feststellen: Denen macht das sogar Spaß! Wer mehr zu diesem äußerst spannenden Thema wissen möchte, sei auf die Website der ISUS-Stiftung verwiesen, die diese Möglichkeit intelligenter diagnostischer Medizin jenseits schulmedizinischer Dogmen wissenschaftlich untersucht: www.isus-stiftung.de/projekte/diagnoseschnueffelstudie.

Doch das ist noch gar nichts! Insekten haben keine Nasen, sondern »Fühler« oder Antennen. Mit denen sind einige Falter in der Lage, *einzelne* Duftmoleküle zu registrieren, die ein paarungsbereites Weibchen auf seinem Flug hinter sich gelassen hat. Und so nutzt man heute schon Bienen wie Zollhunde, um kleinste Mengen von Drogen festzustellen!

Wenn wir auf unseren wichtigsten Sinn und damit optische Wahrnehmungen zurückkommen: Hunde können kein Rot sehen und damit Gelb (= Hellrot + Grün), Grün und Orange (Dunkelrot + Grün) nicht unterscheiden. Wie bei den Insekten. Weil sie keine Früchte fressen. Anders als Insekten aber können Hunde UV-Licht auch nicht wahrnehmen. Und so sehen Hunde ihre Umwelt anders als Insekten, aber auch anders als Menschen.

Und Greifvögel, die bekanntlich den schärfsten optischen Sinn auf diesem Planeten haben, würden sich sehr wundern, könnte man ihnen mitteilen, dass Menschen die Maus im hohen Gras, die sie aus bis zu 3 Kilometern Entfernung nicht nur sehen sondern auch orten, also bei einer Suche überhaupt erst ausmachen können, nicht wahrnehmen können, weil sie einen um Dimensionen schärferen Blick haben.

Fasst man alles zusammen, kommt heraus, dass wir nur 1% unserer Umwelt wahrnehmen *können*! Und wir glauben ernsthaft, wir erführen die reale Welt…

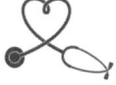

Wir sind der Meinung, was wir sehen, fühlen, riechen, schmecken *ist* die Realität! Oh, welche Arroganz, ganz im Sinne orthodoxer Glaubensrichtungen und deren

Begründer und Bewahrer, die den Anspruch erheben, die absolute »Wahrheit« zu kennen: Wir kennen den rechten Glauben, alles andere sind Ungläubige oder »verirrte Schäfchen«!

Nein, wir erfahren sie *nicht*, die Realität, wir können sie *nicht* erfahren! Denn vor eine tatsächliche, absolute Erkennung dessen, was die wahre Realität ist, hat die Natur zwei unüberwindbare Hürden gestellt:

• die Beschränktheit unserer Sensorik, gezeigt im vorangehenden Abschnitt dieses Kapitels anhand unseres wichtigsten Sinnes, dem Sehen, und

• die Filter in unseren Hirnen, die die teilweise vorverarbeiteten, eintreffenden Signale derart aufbereiten, dass sie überhaupt in Wahrnehmungen verwandelt werden können. Angesprochen im ersten Abschnitt, auch anhand des Sehens. Für all unsere anderen Sinne gilt analoges! (Ich bleibe im Folgenden daher bei unserem optischen als dem wichtigsten Sinn.)

Was wir also sehen, ist ein *Abbild* der Realität, und auch nur eines von Millionen und Abermillionen möglichen! Und, und das ist noch wichtiger, ein sehr individuelles. Es gibt auf diesem Planeten keine zwei Menschen, die ein identisches Abbild der Realität wahrnehmen *können*.

Denn die Filter in unserem Gehirn basieren, wie bereits gesagt, auf Erfahrungen, Sinneseindrücken und deren Bewertung, die wir irgendwann einmal in unserem Leben gemacht haben. Vielleicht sogar mehrmals mit unterschiedlichem Ergebnis, dann haben wir sogar möglicherweise einen »bias«, eine Verzerrung, eine »Unsicherheit« in der Wahrnehmung. Und selbst eineiige Zwillinge haben im Laufe ihres Lebens, egal wie wenig getrennt sie von einander jemals waren, unterschiedliche Erfahrungen gemacht.

Das ist der Grund, warum ich die Küchenrollen nicht sehe, oder die Staubflusen auf dem Schreibtisch, die meine Frau regelmäßig in Rage bringen: Sie sind für mich nicht wichtig! Was nicht heißen soll, dass sie meiner Frau »wichtig« sind. Nur »sieht« sie mein Arbeitszimmer, wenn sie es betritt, eben anders als ich. Ich komme hierher, um etwas zu tun. In der Regel natürlich etwas »Wichtiges« (mir zumindest) und Dringendes (was, zumindest vermeintlich, keinen Aufschub durch Putzen erlaubt): Filter #1. Da stört mich der Staub also nicht die Bohne, ich

»sehe« ihn nicht. Sie, um mich zu suchen oder aus anderen Gründen, aber in der Regel nicht, um hier zu arbeiten, schon gleich gar nicht an Dringlich-Wichtigem: Filter #2. Und da fällt ihr natürlich alles Mögliche auf, unter anderem auch der Staub – vielleicht, weil sie selbst gerade Staub gewischt hatte, oder es anschließend nolens volens vor hat; vor allem, wenn ich sage: »Moment noch« und vergesse, ihr eine Aufgabe zu geben, die sie ablenkt. Und so sieht sie den Gorilla zwischen den Handballspielern, während ich artig die Ballwechsel zähle, obwohl wir den gleichen Film sehen! Fragt man uns dann anschließend, wovon der Film handelte, ist das Ergebnis klar: Quatschkopf mit alberner Verkleidung bei meiner Frau, Sieg des MT Melsungen über Frisch Auf! Göppingen mit 24:22 bei mir.

Würde sich mein Hirn mit der Verarbeitung aller (für mich) unwichtigen Informationen beschäftigen, hätte es keine Zeit und Kapazität mehr, sich um die der (mir) wichtigen Dinge zu kümmern. Denn wir dürfen niemals vergessen: Die Verarbeitung unserer Sinneseindrücke erfolgt, im IT-Jargon ausgedrückt, in Echtzeit. Und das ist gut so. Stellen Sie sich vor, Sie stünden auf der Straße und sähen ein Auto, das auf Sie zugeschossen kommt. Mit der Verarbeitung dieser Eindrücke aber warteten Sie, bis Ihr Hirn die kurz zuvor gemachte Entdeckung vollständig verarbeitet hat, dass Sie, ganz wie Albert Einstein, heute eine gelbe und eine violette Socke tragen, und das zu einem dunkelbla … Ruhe in Frieden!

Und es geht sogar noch ein Stück weiter! Dieser Filter, durch den wir die Welt sehen, ist nicht starr. Er variiert von Situation zu Situation. Auf der Straße macht es keinen Sinn, philosophische Gedanken zu gelben und violetten Socken zum blauen Anzug anzustellen. Also ist dieser Filter nicht aktiv, wir »sehen« keine unterschiedlich gefärbten Socken. Sondern das heranrasende Auto! Wohl aber im Schlafzimmer beim morgendlichen Ankleiden – es sei denn, es ist noch zu früh für *jegliche* Wahrnehmung. Was man auch am Verhalten des weiblichen Teils unserer Gesellschaft erkennen kann. Hier, morgens im Schlafzimmer, ist dafür die Wahrscheinlichkeit, von einem auf einen zu rasenden Autofahrer überrollt zu werden, etwas geringer, der entsprechende Filter also deaktiviert. Und deshalb hört man den vorbeirauschenden Verkehr draußen auch nicht.

Vielleicht, liebe Geschlechtsgenossen, wird jetzt klar, warum Frauen *grundsätzlich* nichts anzuziehen und Millionen von Schuhen haben: Ihre Filter sind ähnlich gestrickt wie meine Küchenrollenfilter. Zum künftigen Ereignis, zu dem man sich anzieht, bestehen bestimmte Vorstellungen an Kleidung und Schuhen.

Danach wird gefiltert. Und da jedes Ereignis für eine Frau ein neues ist, ja wirklich *jedes*… ;-)

Und so sehe natürlich auch ich Küchenrollen in Küchenschränken und den Staub auf dem Schreibtisch – aber eben alles zu seiner Zeit *bewusst*; dann nämlich, wenn, zufällig oder von meiner lieben Frau getriggert, der »richtige« Filter aktiv ist, vielleicht, weil ich aufgrund Androhung schwerster Konsequenzen das Arbeitszimmer doch einmal putzen muss. Und Frauen sehen auch einen vollen Kleiderschrank. Wenn man ihnen z. B. sagt, wie gut ihnen doch dieses tolle, rote, enge Kleidchen mit dem tiefen Ausschnitt dort steht, das doch genial zu den Lieblings-Highheels im Schuhschrank passt. »Du hast das letzte Mal so hammerscharf darin ausgesehen!« »Meinst Du wirklich? Oder nicht doch besser das zarte Blaue da, das so gut zu meinen Haaren passt. Da könnte ich auch die Ballerinas zu tragen. Nein geht nicht, das hatte ich das letzte Mal schon! [Na und? Anm. d. Autors] Aber das freche rosa da…«

Unsere beschränkten Sinneswahrnehmungen, die auch noch individuell unterschiedlich sein können – man denke an Rot-Grün-Blindheit, Taubheit oder Thermhypo- oder -anästhesie, also die herabgesetzte oder nicht vorhandene Wahrnehmung von Temperaturunterschieden – setzen dem noch eins drauf. Versuchen Sie, einem Rot-Grün-Blinden die Eindrücke zu vermitteln, die Sie empfinden, wenn Sie zum Zeitpunkt des Indian Summer durch die Wälder von Vermont oder Massachusetts spazieren und die vielen feinen Farbabstufungen von Rot und Grün des sterbenden Laubs z. B. des kanadischen Zuckerahorns sehen. Er wird Ihnen nicht folgen *können*, egal, wie sehr er und Sie es versuchen.

Denken Sie also immer daran: Wenn Sie die Welt betrachten, nehmen Sie *Ihr persönliches, individuelles und einzigartiges Abbild* der Welt wahr, nicht die reale Welt! Und wenn Sie dies einmal erkannt haben, werden Sie feststellen, wie töricht es ist, wenn man sich darum streitet, wer die Welt nun »mit den richtigen Augen« *sieht*. Es ist genauso töricht, um ein sehr eingängiges Aborigine-Bild aus »Crocodile Dundee« zu benutzen, wie der Streit zweier Flöhe, wem von beiden der Hund gehört, auf dem sie sitzen…

So versuche ich zunehmend zu vermeiden, meine Sicht der Dinge kundzutun, auch wenn viele das als Haarspalterei bezeichnen. Es ist meine *Wahrnehmung* der Dinge und impliziert, dass andere, vollkommen gleichberechtigt, eine ganz andere haben können… Kleiner Nebeneffekt: Ein Streit, wer denn »Recht« hat, kann künftig vollständig unterbleiben. Denn das hieße ja, dass einer von den Betroffenen die »Wahrheit« kennte. Das aber kann er prinzipbedingt nicht. Und das ist übrigens auch der Grund, warum vor Gericht »Recht« gesprochen wird und nicht »Gerechtigkeit«. Denn Gerechtigkeit kann man nur absolut und damit filterlos feststellen. Dazu aber ist keiner von uns in der Lage. Keiner!

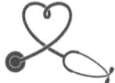

Was diese Filter in uns bewirken können, zeigen die folgenden Beispiele. Sie beweisen, dass es tatsächlich Filter sind, durch die wir die Welt betrachten. Denn wäre dies anders, dürfte es zu folgenden Phänomen nicht kommen:

Sinnestäuschungen

Wer kennt sie nicht, die Zauberer und Magier! Manche von ihnen haben es zu einer Perfektion gebracht, die einen tatsächlich glauben lässt, es wäre real, was sie da tun! Und doch: Es ist Illusion. Sie benutzen dazu u. a. das Prinzip, das wir oben schon mit dem Gorilla kennengelernt haben: Ablenkung.

Aber es gibt auch in der Natur Sinnestäuschungen. So erscheinen beispielsweise Mond und Sonne ungewöhnlich groß und damit nah, wenn sie tief am Rande des Horizonts stehen. Dies ist eine seit Jahrtausenden bekannte Täuschung; denn wenn man ihre Größe misst, stellt man fest: Sie sind an jedem Punkt des Himmels exakt gleich groß! Es liegt also nicht, wie viele meinen, an physikalischen Phänomenen wie Brechung des Lichtes oder Linseneffekt, die zum Rot-Ton der beiden Himmelskörper am Horizont führen.

Wie also kommt es zu diesem Phänomen? Es sind unsere Filter! Das Gehirn schätzt Größen und Entfernungen anhand von Erfahrungen ab, die es im Laufe des Lebens gesammelt hat. Wissen wir (und sei es nur aus unserer Erfahrung) um die Größe des Objektes, »berechnet« unser Filter eine »passende« Entfernung aufgrund der Größe des Bildes auf der Netzhaut. Wissen wir um den Abstand, entsprechend eine Größe. Und beide Berechnungen stimmen dann mehr oder weniger gut aber in der Regel ausreichend: So schätzen wir die Entfernung zu einem zweistöckigen Einfamilienhaus, das uns halb so groß erscheint wie ein anderes zweistöckiges Einfamilienhaus in unserem Blickfeld, als doppelt so groß ein, da die Höhe eines Geschosses nach unserer Erfahrung bei beiden etwa gleich sein dürfte. Das ist einfache, unbewusst angewandte Trigonometrie: $\tan(\alpha) = \text{Höhe}_1 \div \text{Entfernung}_1 = \text{Höhe}_2 \div \text{Entfernung}_2$.

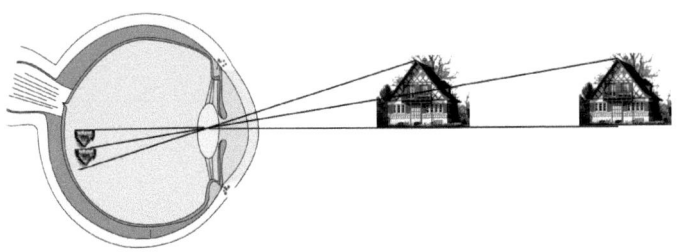

Schwierig wird es, wenn man weder die Größe des Objektes kennt, noch seine Entfernung; oder mit beiden keine tägliche Erfahrung hat. Das dürfte beim Mond der Fall sein. Denn können Sie sich eine Entfernung von 380.000 Kilometern vorstellen? Oder einen Durchmesser von 3.500 Kilometern? Sicher nicht: Das entzieht sich unserer täglichen Erfahrung. Die Strecke Hamburg – München, mit dem Auto oder dem Zug zurückgelegt – darunter kann man sich vielleicht etwas vorstellen. Mit dem Flugzeug wird's schon schwieriger, da seltsamerweise alle Flugverbindungen innerhalb Deutschlands ca. eine Stunde dauern. Aber auch das geht noch, wenn man es mit Flügen nach Athen, New York, San Francisco oder Sidney vergleicht. Aber 380.000 Kilometer? Wie viel ist 175mal Flensburg – Berchtesgaden (1089 km) hin und zurück? Dafür haben wir kein Gefühl, keine Erfahrung. Und so braucht der Filter zusätzliche Informationen, die ihm aus dem Problem helfen, im Falle des Mondes diesen wahrgenommenen Winkel α nicht interpretieren zu können: eine »Tiefeninformation«.

Diese Tiefeninformation bezieht der Filter üblicherweise aus Objekten in der Umgebung: Häuser, Telefonmasten, Bäume. Horizontal ist das kein Problem, denn da gibt es so etwas. Blicken wir aber senkrecht nach oben und wohnen nicht in Manhattan, ist da – nichts! Das bedeutet: Im Falle des senkrecht am Himmel stehenden Mondes müssen wir ohne zusätzliche Tiefeninformation schätzen; und da wir wissen, dass der Mond verdammt weit weg ist, unterschätzt der Filter die *Größe* des Mondes: Er erscheint uns kleiner als er ist, weil weit, sehr weit, unvorstellbar weit weg. Im Falle des Mondes am Horizont aber bildet dieser ein Stillleben mit Häusern, Bäumen und Telefonmasten. Und die stehen in gewohnten Entfernungen. Damit unterschätzt der Filter nun die *Entfernung* des Mondes: Er erscheint uns größer als er ist weil vermeintlich aufgrund der Tiefeninformation näher. Beides zusammen erzeugt nun den beobachtbaren Effekt, da beide Situationen niemals gleichzeitig auftreten.

Ein reiner Wahrnehmungsfiltereffekt! Der funktioniert sogar, wenn wir keine »direkte« zusätzliche horizontale Tiefeninformation wie Häuser oder Bäume haben, z. B. beim Sonnenuntergang am Meer. Der Horizont ist zwar nicht greifbar, und damit hätten wir eigentlich die gleiche Situation wie bei vertikaler Betrachtung. Aber er ist sichtbar und wir haben Erfahrung mit ihm! Unser Filter »weiß«, wie groß bekannte Objekte sind, wenn sie am Horizont stehen – aus der Erfahrung, dass wir sie, im Landesinneren, dort schon einmal gesehen haben. Und so erscheinen auch ohne Stillleben Sonne und Mond beim Auf- oder Untergang am Meer größer. Exakt dies ist der Beweis, dass das tatsächlich Leistungen eines *erfahrungsbasierten* Filters sein müssen. Und übrigens: Wenn Sie, in den Straßenschluchten von Manhattan stehend, einmal die Gelegenheit haben, den Mond senkrecht über sich zu sehen, erscheint er auch riesig...

Die genannten Effekte führen dazu, dass sich das Firmament für uns elliptisch über uns erhebt, ohne dass uns das bewusst wird: horizontal weiter weg als vertikal. Daher erscheinen auch Sternbilder am Horizont größer (also mit weiter empfundenen Abstand zwischen den Sternen) und Autos auf der 5th Avenue in New York von der Aussichtsplattform des Empire State Building oder vom Flugzeug in 3 km Höhe aus betrachtet wie Spielzeugautos. Ein weiteres Beispiel: Silvesterraketen. Gezündet, geht's schnell und vermeintlich *weit* senkrecht nach oben. Hoffentlich! Aber es sind »nur« maximal 60 Meter, da das gesetzlich geregelt ist. Und das merken wir erst, wenn wir, auf einer Anhöhe stehend, sehen, was sich über einer Stadt abspielt. Da haben wir wieder unsere Tiefeninformation, die uns beim Verfolgen der gestarteten Rakete fehlt. Gegen diesen Mechanismus können wir gar nichts tun, da die Filter in unserem Kopf sich nicht manipulieren lassen.

Dennoch gibt es einen Trick, wie Sie sie zumindest kurzfristig ausschalten können. Indem Sie die Welt aus einer Perspektive betrachten, die das Gehirn – und damit die Filter – nicht gewohnt sind. Z. B., indem Sie sich »auf den Kopf« stellen: beim Kopfstand oder indem Sie durch Ihre Beine schauen. Das ist, nehme ich auch bei Ihnen an, eine nicht alltägliche Ausnahme, und hier hat es keine Erfahrungen, die es heranziehen könnte. Probieren Sie's: Der Mond schrumpft auf seine »normale« Größe zusammen! Falls ihnen das gymnastisch zu herausfordernd erscheint: Halten Sie einfach den ausgestreckten Daumen neben den Mond: Auf diese Weise bekommt der Filter in beiden Fällen die gleiche Tiefeninformation. Und siehe da...

Unterschiede der weiblichen und männlichen Wahrnehmung

Es ist keine Mär, kein Vorurteil und auch keine Diskriminierung sondern wissenschaftlich nachgewiesene Tatsache, dass sich die Wahrnehmungen von Frauen und Männern unterscheiden. Zurück geht das, evolutionär betrachtet, einmal mehr auf das »Lebensalter«, in dem sich unsere Art befindet: In solchen Dingen sind wir immer noch gerade einmal 120.000 Jahre alte Kleinkinder.

Als damals unsere Filter begannen, sich zu dem zu entwickeln, was sie heute sind, waren wir Jäger und Sammler; und es herrschte die Arbeitsteilung, dass die Frauen dafür zuständig waren, Obst, Pflanzen und Wurzeln zu sammeln, die für die Ernährung des Clans große Bedeutung hatten, während die Männer als Jäger das Fleisch zu besorgen hatten, das benötigt wurde. Bei ihnen kam es also vor allem darauf an, die Orientierung nicht zu verlieren, wenn sie oft tagelang auf Jagd waren, sich in unbekannten Gegenden schnell zurechtzufinden und, was noch wichtiger war, auch sicherzustellen, die Beute mit dem Speer zu treffen, wenn man sie gestellt hatte. Wesentlich für den Erfolg der Männer war also, dass deren Hirn besonders gut räumliche Informationen verarbeiten konnte und zu keinem Zeitpunkt das Wissen um den aktuellen Aufenthaltsort verlor: Ihre Rückkehr zu Clan und Höhle und damit ggf. ihr Leben hing davon ab.

Das äußert sich heute darin, dass sich z. B. Männer beim Autofahren eher an Himmelsrichtungen orientieren und damit mit Weginformationen wie »3 km in nördlicher Richtung, dann rechts abbiegen und dem Verlauf noch weitere 5 km folgen« mehr anfangen können und sie bevorzugen als »fahren sie die Straße bis zur Tankstelle links und biegen sie unmittelbar vor ihr rechts ab. Nachdem sie das Kino auf der linken Seite passiert haben, haben sie ihr Ziel fast erreicht.« Distanzen und Himmelsrichtungen sind beim Mann aus den genannten Gründen »fest verdrahtet«, bei der Frau nicht. Daher fragt ein Mann auch nicht, wenn er ein Ziel nicht findet; eine Frau jedoch schon, um exakt die Zusatzinformationen wie »Tankstelle« und »Kino« zu bekommen. Das drückt sich in allen Dingen aus, in denen es um räumliche Angelegenheiten geht. Und so ist die Anzeige des Navis bei Männern in der Regel Richtung Norden eingestellt, bei Frauen in Fahrtrichtung. Probieren Sie es selbst aus! Das passiert ganz unbewusst!

Für das Überleben der Clanmitglieder war es aber ebenso lebenswichtig, dass die Beeren, Früchte und Wurzeln, die die Frauen sammelten, auch genießbar waren. Dies lässt sich sehr häufig an der Farbe erkennen, wir hatten das eben schon. Beeren und Früchte sind aber häufig rot gefärbt, und ihr Reifegrad lässt sich an unterschiedlichen Nuancen von roten oder rötlichen Farben erkennen. Dementsprechend haben Frauen die Fähigkeit, sehr viele Rottöne mehr als Männer voneinander unterscheiden zu können. Auch das lässt sich sehr leicht zeigen. Und auch hier: probieren Sie es selbst aus: Frauen sehen sieben klar unterscheidbare Rot-Nuancen, wo Männer drei, höchstens fünf Abstufungen identifizieren können. Kaum einer schafft alle sieben; Frauen allerdings schaffen sie in der Regel alle.

Das also ist der Hintergrund, warum ich während meiner Arbeiten an der Universität keinen Unterschied zwischen violett-rot und rot-violett feststellen und die einzelnen Verbindungen nicht anhand ihres Farbtons unterscheiden konnte, meine Freundin aber sehr wohl.

Savants

Savants sind Menschen mit außergewöhnlichen Begabungen. Man bezeichnet diese als »Inselbegabungen« (Savant-Syndrom), da die Betroffenen diese besonderen Fähigkeiten auf Kosten anderer Funktionen des Gehirns und von ihnen unabhängig ausprägen – also isoliert wie auf einer Insel. Praktisch jeder Zweite mit Inselbegabung ist ein Autist – wir sind im Vorwort bereits kurz auf sie und die Problematik, was »normal« ist, eingegangen. Ein weiteres Stichwort, unter dem Sie googeln können, ist das »Asperger-Syndrom«.

Es gibt Menschen, die im Filter-Kontext eine Rolle spielen. Man bezeichnet sie auch als »menschliche Kamera«, da ihnen die Fähigkeit fehlt, über Filter wichtige von unwichtigen Wahrnehmungen zu trennen. Stephen Wiltshire ist so ein Mensch, ich hatte ihn weiter oben bereits genannt. Er leidet unter dem Kanner-Syndrom, der frühkindlichen Form des Autismus. Er lernte erst spät, mit neun Jahren, sprechen – bis dahin waren Zeichnungen, äußerst ästhetische und detailreiche Zeichnungen, seine Art der Kommunikation gewesen.

Wiltshire ist heute angesehener Künstler. Seine Inselbegabung besteht darin, in kürzester Zeit alle Details aufzunehmen und im Gedächtnis abzulegen, die er sieht. Im Kontext unseres Themas hier: Er hat keinerlei visuellen Filter wie wir, die diese – ja ist es Begabung oder Fluch? – nicht haben; er erfasst alles, *jedes Detail*, und speichert es ab, da er nicht entscheiden kann, ob diese Details »wichtig« sind oder nicht. So kann er allein nach *einem einzigen* kurzen Hubschrauberrundflug über eine Großstadt auch nach Tagen noch ein äußerst präzises und extrem detailreiches Bild dieser Stadt *aus dem Gedächtnis* anfertigen. Er nutzt das in seinem Beruf, um Bilder zu malen, in denen er diese Szenen in unwirkliche Umgebungen integriert: Städte nach Erdbeben z. B.

Falls Sie nicht einen der vielen Berichte über ihn im Fernsehen gesehen haben, weil Sie sich lieber nicht im »Seniorenfernsehen« tummeln: Wir sprechen hier von Details jeder Fassade, jedes Brunnens, jedes Denkmals, von Gärten, Garagen und Litfaßsäulen usw. Also nicht einfach von einem groben Plan der Stadt mit markanten Gebäuden und Plätzen, was wir »Normalen« vielleicht noch irgendwie hinkriegen würden, wenn wir uns anstrengen – und trainiert haben. Und das in einer Präzision und Maßstabstreue, dass Sie Dias der Szenen darüber projizieren können – und keinen Unterschied feststellen werden. Es klingt wirklich surreal und kaum zu glauben. Aber es stimmt; man muss es gesehen haben! Wiltshire hat das mit Flügen über Rom, worüber es einen eindrucksvollen Filmbericht gibt, London, Frankfurt am Main und Hong Kong mehrfach bewiesen.

Er kann das aber nur auf Kosten der Fähigkeit, sich im normalen Leben allein zurecht zu finden: Da seine Filter ihm nicht helfen, Wesentliches von Unwesentlichem zu trennen, sind für ihn alle Wahrnehmungen gleich bedeutsam. Und das bedeutet, dass er sich nicht wirklich allein in einer Stadt bewegen kann: Es bestünde die Gefahr, dass er die Bedeutung eines heranrasenden Fahrzeugs nicht richtig einschätzen kann.

Sein Hirn ist nicht leistungsfähiger als das eines anderen Menschen. Das bedeutet, dass er Hirnleistung, die wir für unsere Filter benötigen, der Begabung widmen kann (und muss, da das keine steuerbare Fähigkeit ist). Das aber geht auf Kosten anderer Leistungen des Hirns, die in »Echtzeit« ablaufen, z. B. der Fähigkeit zur Kommunikation. Was sich häufig eben in Autismus äußert.

Sie sehen also: Es ist schon gut, wenn einem auf der Straße die violette und gelbe Socke zum blauen Anzug nicht stört oder die Unfähigkeit, Staub oder Küchenrollen zu sehen, wenn man mit den Gedanken woanders ist, dafür aber andere, auch und vielleicht vor allem soziale Fähigkeiten entwickeln kann.

Können wir »Normalen« das vielleicht lernen oder ist dazu eine »falsche Verdrahtung« des Gehirns erforderlich? Ja, mit technischen Hilfsmitteln können wir das auch, zumindest in Ansätzen! Es ist also *nicht* eine andersartige Verschaltung der Hirnzellen! In Australien wurden an Probanden Versuche gemacht, in denen diese die Anzahl von Punkten schätzen sollten, die in zufällige Weise auf einem Monitor erschienen – mehrere Hunderte. Den Versuch schloss erfolgreich ab, wer nicht mehr als 5 Punkte von der korrekten Anzahl nach oben oder unten abwich. Die Trefferquote der Probanden lag bei 10%, was bedeutet, dass im Durchschnitt nur bei jeder zehnten Schätzung die Zahl im erlaubten Bereich lag. Danach wurden für wenige Minuten schwache magnetische Felder in Form von kurzen Impulsen in die linke Hirnhälfte geschickt. Dort liegen die Filter, die das selektive Wahrnehmen gewährleisten, also die Reizüberflutung verhindern, indem unwichtige Informationen ausgesiebt werden. Durch die magnetischen Pulse wurden sie nun ausgeschaltet. Danach wurden die Versuche wiederholt. Ergebnis: Nun lag die Trefferquote bei 50%; das bedeutet, jede zweite Schätzung war korrekt. Erstaunlich! Und zwar beides: das Resultat wie auch die Einfachheit der Einflussnahme. Interessanterweise ging damit eine Steigerung der Kreativität einher: Die Probanden zeichneten nun erheblich detailreichere, realitätsnähere Bilder, wo sie vorher sehr »naive« Skizzen machten. Dieser Effekt hielt etwa eine Stunde an. Und so scheint man mittels Technik jeden in einen kleinen Stephen Wiltshire verwandeln zu können – wenn auch nur kurzfristig.

Lesen

Versuchen Sie sich einmal an folgendem Text, den ich aus dem Internet habe. Daniel Scocco schrieb 2008 in DailyWritingTips:

»fi yuo cna raed tihs, yuo hvae a sgtrane mnid too. Cna yuo raed tihs? Olny 55 plepoe out of 100 can
i cdnuolt blveiee taht i cluod aulaclty uesdnatnrd waht I was rdanieg. The phaonmneal pweor of the hmuan mnid, aoccdrnig to a rscheearch at Cmabrigde Uinervtisy, it dseno't mtaetr in waht oerdr the ltteres in a wrod are, the olny iproamtnt tihng is taht the frsit and lsat ltteer be in the rghit pclae. The rset can be a taotl mses and you can sitll raed it whotuit a pboerlm. Tihs is bcuseae the huamn mni

d deos not raed ervey lteter by istlef, but the wrod as a wlohe Azanmig huh? Yaeh and I awlyas tghuhot slpeling was ipmorantt!«

Das geht auch in Deutsch, wie meine Übersetzung zeigt:

»Wnen Sie das leesn knnöen, haebn Sie acuh eeinen aßuergwhölnihceen Veratsnd! Nur 55 von 100 Mnchesen köennn das
Ich knntoe kuam galbuen, dsas ich ttaäshcilch vrtseehen ktnnoe, was ich da gleeesn hbae. Agfrund der pähmonnaelen Fäighkiet des mesnchilhcen Verastdns speilt es ncah eenim Frochusngsrebegnis der Uinverisätt Cmabrdige kiene Rlole, in wlehcer Riehnefloge die Bachsbuten in eniem Wrot steehn, das enizig Wihticge ist, dsas der esrte und leztte Buhctsabe am ritchegin Paltz stheen. Der Rset knan vlolsägdtines Cohas sien, und man knan es denonch onhe Prebolme lseen. Der Gunrd ist, dsas das mnscheliche Gheir n nchit jdeen Bastchuben ezinln leist snodren das Wrod als Gaznes. Ertasulinch, oedr? Ja und ich dahtce imemer, Retscherchibnug wräe wtihicg!«

Lassen Sie über diesen Text einmal ein Korrekturprogramm laufen und den Computer feststellen, was da falsch ist. Das geht, wie man sieht:

»Wnen Sie das leesn knnöen, haebn Sie acuh eeinen aßuergwhölnihceen Veratsnd! Nur 55 von 100 Mnchesen köennn das → ↵
Ich knntoe kuam galbuen, dsas ich ttaäshcilch vrtseehen ktnnoe, was ich da gleeesn hbae. Agfrund der pähmonnaelen Fäighkiet des mesnchilhcen Verastdns speilt es ncah eenim Frochusngsrebegnis der Uinverisätt Cmabrdige kiene Rlole, in wlehcer Riehnefloge die Bachsbuten in eniem Wrot steehn, das enizig Wihticge ist, dsas der esrte und leztte Buhctsabe am ritchegin Paltz stheen. Der Rset knan vlolsägdtines Cohas sien, und man knan es denonch onhe Prebolme lseen. Der Gunrd ist, dsas das mnscheliche Gheir n nchit jdeen Bastchuben ezinln leist snodren das Wrod als Gaznes. Ertasulinch, oedr? Ja und ich dahtce imemer, Retscherchibnug wräe wtihicg!«¶

Aber wenn Sie ihn dann auffordern, doch einmal einen Korrekturvorschlag zu machen, erleben Sie außer bei den ganz einfachen Vier-Buchstaben-Wörtern so etwas:

»Wnen Sie das leesn knnöen, haebn Sie acun eemen anuergwhölnihc
Veratsnd! Nur 55 von 100 Mnchesen köennn (Keine Rechtschreibvorschläge)
Ich knntoe kuam galbuen, dsas ich ttaäshci | Ignorieren | was ich
gleeesn hbae. Agfrund der pähmonnaelen Fäi | Alle ignorieren | en Verast
speilt es ncah eenim Frochusngsrebegnis der l | Hinzufügen zum Wörterbuch | kiene Rl
in wlehcer Riehnefloge die Bachsbuten in | Sprache ▸ | das en
Wihticge ist, dsas der esrte und leztte Buhcts | Rechtschreibung... | stheen.
Rset knan vlolsägdtines Cohas sien, und mar | Nachschlagen... | he Prebo
lseen. Der Gunrd ist, dsas das mnscheliche | Einfügen | Bastchu
ezinlen leist snodren das Wrod als Gaznes. Ertasulınch, oedr? Ja und ich dal

Auch daran sind die Filter in Ihrem Hirn schuld: Wie der Text bereits aussagt: Sie
lesen Wörter immer nur als Einheit, so gut wie niemals aber als Ansammlung von
Buchstaben; nämlich nur dann, wenn Sie das Wort nicht kennen.

Wenn Sie daher Beginn und Ende eines »Wortes«, also einer Ansammlung
von Buchstaben, »sehen« (vgl. Konturen weiter oben!) und die Anzahl und Art
der Buchstaben dazwischen im Großen und Ganzen dem entsprechen, was Sie
einmal beim Lesen Lernen mühsam entziffert haben, erinnert sich Ihr Hirn an das
richtige Wort. Und wenn das nun im Lesefluss (vgl. »optischer Fluss«) im Kontext
passt, scheint es richtig gewesen zu sein. Was macht dann ein Buchstabenver-
dreher aus? Die Information bleibt die Gleiche! Häufig bemerken Sie den nicht
einmal; zumindest ich nicht! Und daher dürfte es trotz dutzender Male Korrek-
turleserei in diesem Buch immer noch Tippfehler geben...

Warum ist das so? Das Lesen geht schneller! Ich konnte den Text oben fast
so schnell lesen wie einen fehlerfreien. Und es ist ganz offenbar fehlertoleranter,
was von Vorteil ist. Und damit in 99,99% effektiver. So wie die roten Beeren im
grünen Blätterwald...

(Übrigens: Der Kontext scheint dabei eine wesentliche Rolle zu spielen! Lesen
Sie noch ein paar Absätze weiter, um ihr »Gedächtnis« zu überschreiben, und
gehen Sie dann in den Text zurück. Wichtig! Picken Sie sich nur ein, zwei Worte
heraus, ohne den Sinn erfassen zu wollen, und versuchen Sie, diese zu entschlüs-
seln. Das ist dann nicht mehr ganz so einfach als wenn Sie sie im Kontext lesen.
Denn dann antizipiert das Gehirn bestimmte Folgeworte und erwartet »nur« eine
Bestätigung durch die folgenden Buchstaben.. So fängt man z. B. kontextlos mit
»Cohas« nichts an. Aber im Kontext von »Der Rest kann vollständiges Cohas

sien« ist klar, dass es »Chaos sein« heißen muss. Auch eine erstaunliche Fähigkeit des Gehirns…

Informationaufbereitung

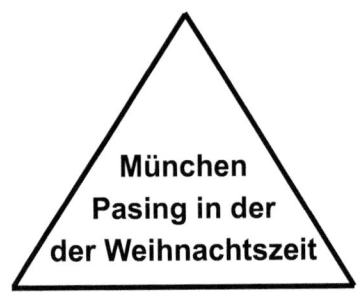

Bitte lesen Sie den Text im Dreieck vor! Was steht da? Lesen Sie laut!

Fällt Ihnen beim Lesen etwas auf? Lesen Sie ihn bitte nochmals vor!

Steht da nicht irgendetwas Besonderes?

Lesen Sie ihn nochmals.

Wenn Sie erneut nichts feststellen können, tun Sie mir bitte den Gefallen, und lesen Sie nochmals! Mit folgendem Hinweis: Ist da vielleicht etwas doppelt?

Na also! Wie viele Anläufe haben Sie benötigt? Ehrlich, keine Scham, denn das macht jeder falsch. Jeder! Es gibt niemanden, der nicht mindestens einmal nachlesen musste, auch wenn er um das prinzipielle Phänomen weiß – er kann nicht anders! Manche Probanden haben bis zu neun Versuche gebraucht, bevor man ihnen den Tipp gab.

Ein typisches Phänomen unserer Filter, die sehr effektiv in der Lage sind, die wesentlichen Informationen aus dem Informationsstrom herauszufiltern. Das hat hier nichts mit dem »wortweisen« Lesen von eben zu tun, da hier nichts falsch geschrieben ist. Es geht »nur« um Redundanzen. Das zweite »der« spielt im Zusammenhang mit der zu extrahierenden Information keine Rolle – es ändert ihren Inhalt in keiner Weise, ob es da ist oder nicht. Es ist also redundant – und damit überflüssig! Und so wird es zwar erkannt, aber einfach »ausgeblendet«!

Schade übrigens, dass Sie das nun wissen! Ich bin sicher, Sie werden ab jetzt nie wieder das zweite »der« übersehen, wenn Sie dieses Buch lesen werden. Denn nun haben Sie einen Filter, der immer dann aufgerufen wird, wenn Sie das Buch in die Hand nehmen, auf diese Seite kommen und das Dreieck sehen werden. Und der sagt Ihnen: Hier ist etwas falsch. Und Sie werden sich erinnern…

Out-of-Body-Erfahrung

Dieses Phänomen ist experimentell nachweisbar. Einem Probanden wird eine Cyberbrille aufgesetzt, deren beide Monitore von zwei Kameras bedient werden, die hinter der jeweiligen Person stehen und diese von hinten filmen. Der an der Seite des Probanden (und damit noch im Blickfeld) stehende Experimentator bewegt nun mit ausladenden Bewegungen einen Stift hinter dessen Körper von seinem Körper weg auf die Kameras zu, als wolle er deren Stativ treffen. Gleichzeitig berührt er mit der anderen Hand in gleicher Höhe das Brustbein des Probanden in dem Moment, in dem die andere Hand das Stativ berührt.

Der Proband sieht nun eine Person von hinten, hinter der sich ein Arm von ihr wegbewegt – auf sich zu. Gleichzeitig spürt er das Ende dieser Bewegung auf seiner Brust. Diese sich widersprechenden Informationen der beiden Sinne – optisch und taktil – kann das Gehirn nur in einer einzigen Weise »zusammenbringen«: Das »Ich« des Probanden muss sich hinter seinem eigenen Körper befinden – out of body! Und so gaukelt das Hirn uns vor, wir stünden hinter uns und betrachteten unseren eigenen Körper von außen.

Diesen Versuch gibt es in verschiedenen Variationen, wobei die filmende(n) Kamera(s) immer *hinter* dem Probanden steht/stehen. So auch hier: Ein Proband wird gefilmt, wie ihm der Experimentator über den Rücken streicht. Der Tastsinn nun vermittelt, dass dem Probanden selbst über den Rücken gestrichen wird. Der optische Sinn aber sagt, dass es eine Person ist, die (vermeintlich) vor ihm steht, da er sie ja von hinten sehen kann. Auch das führt zur Out-of-Body-Erfahrung: Nach kurzer Zeit bekommt man den Eindruck, man stehe selbst hinter sich. (Warum übrigens immer *hinter* dem Probanden? Weil die Kamera die Cyberbrille nicht filmen darf…)

Dreidimensionales Sehen

Warum können Sie »dreidimensional« sehen? Die Netzhaut in Ihren Augen ist zweidimensional! Sie kann daher keine Tiefeninformation und damit nur 2D-Informationen erfassen und weiterleiten. Wie wird daraus dennoch ein räumliches Empfinden, das immerhin so exakt ist, dass man mit unserer dreidimensionalen (ist sie wirklich »nur« 3D?) Welt bestens interagieren kann?

Natürlich wissen Sie: Wir können wegen unserer zwei Augen stereoskopisch sehen. Das führt dann zu einem dreidimensionalen Bild. Weil jedes Auge die Welt aus einem kleinen aber ausreichend großen anderen Blickwinkel betrachtet. Und die kleinen Unterschiede erlauben nun, ein dreidimensionales Bild zu rekonstruieren. Das ist trivial, und ein einfaches Experiment beweist das. Wir müssen nur eines der beiden Augen zu machen – und schon können wir unsere zwei Zeigefinger an den ausgestreckten Armen vor unseren Augen nicht mehr berührend zusammenführen – der klassische Alko-Test.

Aber ganz so einfach ist es dann doch nicht! Es ist nicht einfach nur die »Überlagerung« von zwei zweidimensionalen Bildern, die hier passiert. Prüfen Sie das einmal: Nehmen Sie ein Objekt aus zwei leicht verschobenen Positionen auf und drucken Sie beide Bilder auf Folie aus. Wenn Sie nun beide Folien »überlagern«, indem Sie sie über zwei sorgfältig ausgerichtete Overhead-Projektoren projizieren, entsteht immer noch kein 3D-Eindruck!

Das bedeutet: Das Hirn rechnet hier, und zwar nicht zu knapp. Die Filter, die es dazu nutzt, überlagern nicht einfach zwei Teilbilder wie die Projektoren; sie analysieren sie und berechnen aus den unterschiedlichen Informationen und Analysenergebnissen ein Bild, das einen räumlichen Eindruck vermittelt. Das heißt: Sie *errechnen* die fehlende Tiefeninformation *aus diesen Unterschieden*. Und, Sie werden es erahnen, auch hier fließt reichlich Erfahrung mit ein. Erfahrung, die im Laufe des Lebens erworben und immer mehr verfeinert wurde. Damit ist aber diese berechnete Tiefeninformation *nicht* mit der realen, die bei der Reizaufnahme verlogen ging, identisch. Das ist ein Grund, warum Babies zunächst noch nichts erkennen können – und auch das Sehen erst lernen müssen.

Wie sehr Erfahrung hierbei mitspielt, erkennt man, wenn man eine Maske betrachtet. Dreht man sie langsam, erkennt man zunehmend die konkave Innenseite der konvexen Maske. Und dann, wenn man genau von hinten in die Maske hineinschaut, passiert Erstaunliches: Das Gesicht der Maske ist wieder konvex, also nach außen gewölbt! Obwohl wir wissen, dass wir *in* die Maske schauen, haben wir den Eindruck, wir schauten *auf* sie. Allein aus einem Grund: Das Gehirn hat keine Erfahrung mit konkaven Gesichtern. Erkennt es also ein Gesicht, wenn auch nur in Form einer Maske, muss das konvex sein! Basta. (Das klappt auch mit Tiergesichtern und Gegenständen unserer Erfahrung.)

Wir können also aus rein physikalischen Gründen den Raum, in dem wir leben, nicht real erfahren! Wir »sehen« ein virtuelles weil berechnetes Bild dessen, was real ist. Und so dürfte die verblüffendste Erkenntnis, die dieses Buch vermitteln kann, die sein:

Wir leben alle in einer virtuellen Welt! Was wir von unserer Welt wahrnehmen, ist nicht real sondern das Ergebnis von Berechnungen!

Eine Welt, die ein extrem weit entwickelter Computer, unser Hirn, für uns zusammengebaut hat. Nicht nur, was das Optische betrifft. Auch unser Gehör und unsere akustischen Wahrnehmungen unterliegen solchen Phänomenen! Und, weniger dramatisch, die Wahrnehmungen der anderen Sinne ebenfalls. Daran mögen sich bitte alle erinnern, die Digital Natives oder unseren Teenagern vorwerfen, sie hielten sich im Internet nur in einer virtuellen Realität auf. »Unsere« Realität ist nicht weniger virtuell, wenn auch anders. Weshalb wir Training in Simulatoren auch so schnell als »real« empfinden können!

Und wenn wir nun so weit sind – zwei wesentliche Fragen:

- Wer kann sich anmaßen, seine Virtualität über die Anderer zu stellen? Mit welchem Recht gibt es Menschen, die für sich in Anspruch nehmen, die Welt so zu sehen, wie sie ist? Beispiel: Schulmedizin. Aber dazu kommen wir!

- Und: könnte es sein, dass unser Hirn, trotz all der erstaunlichen Fähigkeiten, die es hat, die Realität nur grob darstellt? Könnte es nicht sein, dass es Dinge in unserer realen Welt gibt, die wir mit unserem virtuellen Abbild gar nicht erfassen? Z. B. unerklärliche »Fern-Beziehungen« zwischen Menschen…

Fakten! Fakten! Fakten!

Da gibt es ein riesiges Gebäude. Größer als das Pentagon in den USA, und ähnlich autark. Dieses Gebäude hat viele Fenster und einige Ein- und Ausgänge. Einer dieser Ausgänge führt in einen großen, weiten, gepflegten und mit wunderschönen Bäumen und Sträuchern bepflanzten Park, durch den ein kleiner Bach rinnt. Die Sonne strahlt von einem wolkenlosen Himmel. Es ist angenehm warm. Bienen und Schmetterlinge fliegen auf bunte Blüten liebevoll gepflanzter Blumen in ihren Beeten und es riecht nach Wiese im Frühling nach einem reinigenden Gewitter.

In dem Gebäude gibt es viele fleißige Menschen, die dem eigentlichen Zweck des Gebäudes folgen. Sie gehen ihrer Arbeit gewissenhaft und sorgfältig nach. Einige sitzen in Bibliotheken und lesen in schlauen Büchern. Andere stehen an den Fenstern und beobachten. Die halbdurchsichtigen Gardinen vor den Fenstern sind zugezogen, da es draußen sehr hell, zu hell ist für die Augen derer, die an die gleichbleibenden Helligkeitswerte des Kunstlichts in den Räumen gewöhnt sind. Sie betrachten durch diese Gardinen, was draußen passiert, und notieren jede Kleinigkeit, jedes noch so unscheinbare Ereignis.

Eine andere Gruppe von Menschen hängt an den Telefonen und macht sich ebenfalls reichlich Notizen. Oder sie sitzen vor Monitoren und analysieren die Informationen aus anderen Quellen, die ihnen per Internet zur Verfügung gestellt werden. Und wieder andere nehmen solche Notizen und werten sie aus.

Regelmäßig setzen sich Vertreter aller dieser Gruppen zusammen, um in Arbeitsgruppen über das zu diskutieren, was sie herausgefunden haben, und die Erkenntnisse den Vorgesetzten mitzuteilen. Sie stellen Theorien auf, um eine Struktur in die zahlreichen Erkenntnisse zu bekommen, Gesetzmäßigkeiten zu finden, die ihnen erlauben, das Erfahrene für ihre Zwecke anwenden zu können. Und entwickeln daraus Verhaltensschemata für sich und die Allgemeinheit.

Für das Wohl der Menschen ist bestens gesorgt. Sie haben alles, was sie zum Leben und für Ihre Arbeit benötigen. Bäcker gibt es, Friseure, Einkaufsläden und jede

Menge Restaurants; und auch für die Freizeit ist gesorgt: Fitnessräume, Kinos, Schwimmbäder usw. Kein Grund also, das Gebäude zu verlassen. Und so können sie sich voll und ganz auf ihre Aufgaben konzentrieren. Das ist durchaus auch so von jedermann gewollt; und so wird akribisch versucht, möglichst abgeschlossen vom Rest der Welt zu agieren, um exakt arbeiten zu können.

Sie haben wenig Zeit. Was sie tun müssen, ist komplex und fordert ihre volle Aufmerksamkeit zu jedem Zeitpunkt. Sie wohnen in diesem Gebäude, denn abgesehen von der selbst auferlegten Kontaktsperre wäre die Zeit, die mit dem üblichen Hin- und Herfahren im Berufsverkehr vergeudet würde, viel zu kostbar. Die wenigen und kurzen Ruhe- und Erholungsphasen sind daher gerade einmal dazu geeignet, die Batterien für den nächsten Schritt aufzuladen. Es fehlt ihnen die Muße, einmal loszulassen, die Tür zum Park aufzustoßen und die Schwelle zu überschreiten: Es gibt einfach zu viel zu tun!

Eines Tages kommt ein Besucher. Er hat schon viele solcher Gebäude gesehen, und kennt die schönen Parks dahinter. Wahllos fischt er sich einen der so intensiv Beschäftigten heraus und überredet ihn nach langem und intensivem Zureden endlich, ihm zu folgen. Sie gehen zu einer Tür zum Park, öffnen sie und treten auf die Terrasse, die Park und Haus trennt. Der Bewohner erstarrt, weicht zurück! Wie hell das hier doch ist – heller sogar als hinter einem Fenster ohne Gardine. Er muss die Augen zusammenkneifen. Was sind das für Geräusche? Dieses Gurgeln und Glucksen, dieses Brummen und Summen. Das hatte er weder am Telefon, noch aus dem Monitorlautsprecher jemals gehört. Und was riecht da so ungewohnt – aber angenehm? Was sind das für Gegenstände da hinten, die man nur aus diesem Blickwinkel sehen kann?

Leichter Schweiß tritt auf seine Stirn. Gegenüber der konstanten, gewohnten Temperatur einer wohl eingestellten Klimaanlage ist es hier draußen ungewohnt heiß. In einem ersten Anflug drängt es ihn in das Haus zurück. Das muss ein Traum sein, ein Alptraum. Denn nichts ist so, wie er es aufgrund seiner Studien hinter den Gardinen, an den Telefonen und Monitoren gewohnt ist. Alles ist viel bunter, intensiver, klarer und wiederspricht jeglicher Erfahrung! Verschiedene, bislang nicht wahrgenommene Eindrücke scheinen in absolut unsinniger Beziehung zu einander zu stehen – einer Beziehung, die er in keinster Weise erwartet hätte. Und es gibt Dinge, die er noch nie zuvor gesehen hatte. Das kann doch nicht real sein! Und so wird er zunehmend unsicherer.

Der Besucher hat Geduld und erklärt es ihm: Das Gurgeln und Glucksen kommt von dem kleinen Bach dahinten. Und das Brummen und Summen sind die Bienen und Hummeln, die die Blüten bestäuben. Nein, Schmetterlinge machen keine Geräusche, bei denen kann es lediglich passieren, dass aufgrund ihres Flügelschlags in China ein Sack Reis umfällt! China? Das ist – ach später! Die Helligkeit und Wärme kommt von der Sonne, einem Stern, der unsere Welt mit Energie versorgt. Was das ist – Stern, Sonne, Welt?

Der Bewohner ist überwältigt. Langsam hat er sich an Lichtverhältnisse und Temperatur gewöhnt. Er sieht hinten in der Ecke des Parks den kleinen Geräteschuppen. Und den Springbrunnen dort in der Mitte. Langsam beginnt die Neugierde die Angst zu besiegen. Langsam öffnet er sich dem Neuen.

Sie gehen ein wenig im Park herum. Ein neues Geräusch erweckt seine Aufmerksamkeit: Was ist das für ein seltsames Ding, das sich da laut brummend auf einem merkwürdig aussehenden Teil der Landschaft bewegt? Er fragt den Besucher. »Das ist ein Auto«, antwortet dieser. »Es fährt dort die Straße entlang.« Auto? Straße? Was ist das?

Nach einer Weile mahnt der Besucher zur Rückkehr in das Gebäude. Schließlich möchte er nicht, dass die anderen besorgt sind oder Dinge liegen bleiben, weil der Bewohner seinen Aufgaben nicht nachkommt. Dieser aber kann sich kaum von der neuen Welt trennen, die der kennengelernt hat. Zu viel Neues, zu viel Interessantes gibt es hier zu entdecken. Nur widerwillig folgt er dem Besucher.

Zurück im Gebäude muss er sich erst wieder an die alten Bedingungen gewöhnen: Es ist alles viel dunkler hier. Und kälter. Und lauter: Die seit langen Jahren gewohnten Geräusche umher hastender Menschen und die leisen Zurufe, mit denen sie kommunizieren, schreien ihn förmlich an. Fröstelnd hält er sich die Hände vor die Ohren.

Nach einiger Zeit hat er sich an die neue, alte und doch so ungewohnte gewohnte Umgebung angepasst. Er ruft seine Kollegen und Vorgesetzten zusammen und erzählt ihnen aufgeregt von dem Erlebten. Die lachen, tippen sich an die Stirn und verlassen, ihn verspottend, den Raum. Autos? Straßen? Summende Bienen und gurgelnde Bäche? Springbrunnen und Geräteschuppen? So ein Quatsch! Niemand hat jemals gehört, dass fließendes Gewässer gurgelnde Geräusche erzeugt! Rauschende, ja, wie aus dem Wasserhahn im Bad. Aber gurgelnd? Und warum sollten Bienen summen? Das hat man noch nie gehört: Keine der Bienen, die man hinter dem Fenster aufmerksam beobachtet hat, hat jemals gesummt! Und warum tun Schmetterlinge das angeblich nicht, wenn es doch Bienen tun sollen? Ein Spinner! Seht ihr, liebe Freunde und Kollegen, es hat schon seine Richtigkeit, das Haus niemals zu verlassen! Tut man es, wird man verrückt.

Und so jagen sie den Besucher aus dem Haus. Den Bewohner sperren sie in ein kleines Zimmer unter dem Dach, wo selten jemand hinkommt, und wo er mit seinen Spinnereien keinen Schaden anrichten kann. Dann gehen sie wieder in der ihnen eigenen sorgfältigen, gewissenhaften und fleißigen Art ihrer gewohnten Arbeit nach.

(Wer an dieser Stelle an Geheimdienste im Allgemeinen und die NSA im Speziellen denkt – ein Schelm! Obwohl…)

Der eine oder andere von Ihnen wird es gemerkt haben. Für alle anderen: Lesen Sie den Abschnitt bis hierher noch einmal durch. Ersetzen Sie aber das Gebäude durch eine Höhle, die Bewohner des Hauses durch auf Stühlen fixierte Höhlenmenschen, die Tür zum Park durch den Höhleneingang und den Park selbst durch die reale Welt vor der Höhle. Und dann haben Sie das »Höhlengleichnis« von Platon (427–347 v. Chr.)!

Was das hier soll? Ganz einfach. Ich möchte Ihnen zeigen, wie weise Platon war; und dass sein Höhlengleichnis alles andere als altertümlich, lächerlich oder eine Spinnerei eines alten Griechen war und ist, die, wenn überhaupt, damals berechtigt gewesen sein mag – bei uns aufgeklärten, vernunftgelenkten modernen Menschen aber nicht.
Und dazu lesen nun bitte alle, auch die, die das bereits erkannt hatten, die entsprechende Textpassage vom Anfang des Abschnitts an noch einmal durch. Dieses Mal aber ersetzen Sie bitte das Gebäude durch »Schulmedizin«, die Bewohner durch »Mediziner und Wissenschaftler« und den Park durch »Krankheit und ihre Therapie«. Suchen Sie sich ruhig eine aus, die Ihnen passt: Krebs, Multiple Sklerose, Alzheimer, Parkinson – egal.

Wenn Sie das tun, werden Sie Erstaunliches feststellen: Platon hat mit seinem Gleichnis vor fast 2.500 Jahren die Medizin im 21. Jahrhundert vollkommen zutreffend beschrieben. Warum? Weil wir Menschen uns seither nicht wirklich verändert haben. Alles Neue, Ungewohnte ist suspekt und hält den Bildern von unserer Welt nicht Stand. Es ist für uns seit diesen Zeiten immer noch eine große Überwindung, die Höhle einmal zu verlassen; sowohl geführt, als auch viel mehr noch aus eigenem Antrieb. Eine so große, dass es nur sehr wenige tun.

Wir sind Gefangene, die, in Platons Höhle eingesperrt und auf Stühlen statisch fixiert, eine »Wissenschaft der Schatten« entwickeln – eine Wissenschaft anhand von Erkenntnissen, die wir durch unsere Sinne gewinnen können. Aus der Beobachtung der durch das Sonnenlicht oder ein Feuer auf die dem Höhleneingang gegenüberliegende Wand projizierten Schatten von Gegenständen und Figuren außerhalb der Höhle, die von nicht sichtbaren Trägern am Höhleneingang vorbeigetragen werden.

Und ganz analog sind wir »schmerzhaft vom Licht geblendet und verwirrt«, wenn wir, von einem Guide von unseren Fesseln befreit an den Höhleneingang gebracht, erfahren, was außerhalb der Höhle »tatsächlich« passiert. Zunächst können wir, aus dem Dunkel der Höhle kommend, ob der hellen Sonne nichts sehen. Wie Platons Höhlenmenschen halten wir die so vorgefundene Realität für weniger real als die gewohnten Schatten – wir kennen sie nicht.

Und auch, was Platon dann schildert, passt haargenau: In der Überzeugung, vor der Höhle nur die weniger reale, ja irreale Welt zu sehen, ziehen wir uns auf unsere vermeintlich reale, gewohnte Welt und damit tief in die Höhle zurück und begeben uns freiwillig wieder in Gefangenschaft und in die Fesseln. Unserem Befreier schenken wir dabei keinerlei Glauben. Nicht nur, aber eben auch, in der modernen Medizin. Der Schulmedizin.

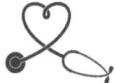

Vielleicht haben Sie den Begriff »evidence based medicine« einmal gehört. Er wird von vielen übersetzt als »auf Beweisen ruhende Medizin«. Gut, oder? Vorbei die Scharlatanerie des Mittelalters, als man aufgrund der herrschenden Humoralpathologie gegen alles Mögliche Schröpfen und Aderlass als angezeigte Therapie verwendete. Vorbei die Zeit, als für die Stimmungslage, aber auch den gesundheitlichen Zustand Galens Verhältnis der vier Körpersäfte zueinander mit dem Blut als wichtigstem zuständig waren – siehe *Close-up – der ganz alltägliche Blickwinkel.* Vorbei die vielen Seuchen, die ganze Landstriche und Generationen auslöschten. Und vorbei die Zeit, als man mit Beschwörungen, Handauflegen oder Auspendeln glaubte, Krankheiten heilen zu können. Wissenschaft hat Einzug in ein Gebiet gehalten, das früher der Kirche oder durch die Kirche akzeptierten Heilkundigen vorbehalten war. Oder das Metier von Hexen und Kräuterweibern: das Kurieren der Kranken. Gesichert ist heute nur, was man beweisen kann: *evidence based medicine!*

Das ist tatsächlich eine nicht hoch genug zu lobende Errungenschaft. Denn die katholische Kirche hat es fertig gebracht, die philosophischen Betrachtungen der Antike, die die wegbereitenden Vorstufen unserer modernen Erkenntnisse sind – nicht umsonst gelten die Naturwissenschaften als philosophische Disziplin –, niederzuringen, weitgehend auszulöschen und, über mehr als 1.500 Jahre, dafür zu sorgen, dass richtig ist, was in der Bibel, dem Youtube von damals, steht. Also Reiseberichte und Societyklatsch und -tratsch des Altertums. Jeder hat beim Twittern von damals, der mündlichen Weitergabe dieses Klatsches, ein bisschen übertrieben, um sich wichtig zu machen und die Zuhörer zu faszinieren – Lesen und Schreiben hat die Kirche ja erfolgreich einzelnen Bewahrern ihres Glaubensgebildes vorbehalten, um exakt kontrollieren zu können, welche Information der Gläubige bekommt, damit er nicht vom Glauben abfällt.

Und so geschehen eben noch heute Wunder, damit ein Papst oder eine sonst Theologen wichtige Person selig oder gar heiliggesprochen werden kann: Plötzlich sind Dank des wundersamen Handelns des zu Ehrenden alternde Glaubensfrauen, die zuvor niemand kannte, irgendwo in tiefster Provinz ausgegraben wurden und von denen und ihrem (vermeintlichen) Leiden zuvor niemand gehört hatte, von eben diesem befreit – nachhaltig oder auch nur gerade lang genug, um das Ritual durchzuführen. Wo ist hier *evidence*? Erinnert nicht auch Sie das an finsteres Mittelalter und die Schröpfkugeln samt Aderlass?

Wo stünden wir heute, hätte es die katholische Kirche und den von ihr, betrachtet man es objektiv, in jeder Hinsicht nicht weit weg stehenden Islam und deren gemeinsame Wissenschaftsfeindlichkeit nicht gegeben und die Generationen vor uns hätten auf den (vermutlich aus religiösen Motiven durch wen auch immer) vernichteten Aufzeichnungen in der damaligen Wissenschaftsmetropole Alexandria mit all den philosophischen und wissenschaftlichen Erkenntnissen vor allem der griechischen, ägyptischen und hebräischen Antike und damit auf echtem *evidence* aufbauen können? Man höre und staune: Damals – weit vor unserer Zeitrechnung – war, wie man inzwischen glaubt nachweisen zu können, bereits elektrischer Strom bekannt und wurde genutzt, sogar in der Medizin – und musste dank Kirche Mitte des 19. Jahrhunderts erst »neu« entdeckt werden.

Diese These basiert auf einem Fund, der »Bagdad-Batterie«, die von Archäologen in der Nähe des heutigen Bagdad im Irak gemacht wurde: Ein Tongefäß aus dem 1. Jh. v. Chr., in dessen Hals ein unten geschlossener Kupferzylinder mit Bitumen, also einem hervorragenden Isolator, eingeklebt war, der in das Innere des Topfes ragte. Der Zylinder wurde oben mit einem Stopfen aus Bitumen abgeschlossen, durch den mittig ein Eisenstab ins Innere des Zylinders ragte. Der Aufbau ist identisch mit dem eines »galvanischen Elements«, also einer modernen Batteriezelle. Und Versuche mit Zitronen- und Essigsäure oder Traubensaft zeigen, dass man damit tatsächlich mit damals bekannten Substanzen mit einer Spannung von 0,76 Volt Strom erzeugen konnte. Inklusive Anwendungen: So vermuten ernstzunehmende britische Historiker, dass damit elektrotherapeutische Behandlungen, sog. Reizstrom- oder Elektro-Stimulationen durchgeführt wurden.

Elektrizität ist seit Thales von Milet 600 v. Chr. in Form elektrostatischer Aufladung von Bernstein, gr.: Elektron, bekannt. Und dass man bereits lange vor Rom und selbst den ollen Ägyptern chirurgische Eingriffe vornahm, selbst am Gehirn, die Menschen auch überlebten, was anatomische Kenntnisse voraussetzt, wie man anhand der Spuren an den Skeletten nachweisen kann, dürfte sich inzwischen auch herumgesprochen haben. Man findet Belege dazu aus einer Zeit 10.000 Jahre vor der Zeitenwende. Wo war dieses (medizinische) Wissen über die Jahrhunderte geblieben?

Wo wären wir, hätte man im 11. Jh., Avicenna alias Ibn Sina und seinen »Kanon der Medizin« (Qanun al-tibb) konsequenter weiterverfolgt, in dem er über Embryologie schrieb, über Krebs, die Wirksamkeit von Medikamenten und die Anatomie des Auges? Dass das Herz eine Pumpe ist und die Wahrnehmung der Sinnesreize *nicht* dort erfolgte, wie Aristoteles dachte, sondern in den Kammern des Hirns. Fünf Bücher schrieb er, wobei auch er allerdings von Galens damals herrschender Theorie der Körpersäfte beeinflusst war.

Aber die Kirche hätte auch heute noch gerne, dass alles so bliebe, wie es war, in der guten alten Zeit, als Kirche noch Bedeutung hatte. Und so gibt es eben auch heute noch »Wunder«, die der Anlass zur Seligsprechung und Ähnlichem sind.

Glücklicherweise aber gab es auch die Aufklärung. Und Gutenberg. Und die Französische Revolution. Die modernen (aber auch die antiken) Philosophen. Und die grenzenlose Neugier der Menschen, einmal von ihren theologisch bedingten Fesseln befreit. So entstanden die Wissenschaften, insbesondere die Naturwissenschaften. Mit ihren Regeln und aus der Erfahrung der vergangenen 2.000 Jahre bitter gelernten Konsequenzen. Daher können wir heute zumindest für uns in Anspruch nehmen, *systematisch* und *nachprüfbar* an der Mehrung der menschlichen Erkenntnisse über die Natur zu arbeiten und sie, die Erkenntnisse, zu unserem Wohl zu nutzen – manchmal leider auch zum Gegenteil. (Denn das ist das Dumme, aber typisch Menschliche: Die revolutionärsten Entwicklungen entstanden seit je her, wenn es darum ging, Krieg zu führen…)

Das ist nicht wenig. Denn die Kirche hat es mit ihrem Glaubensgebäude niemals geschafft, Abgesandte zum Mond zu schicken und sie exakt und unbeschadet wieder zurückzuholen, selbst wenn es, bei Apollo 13, zu schwersten Zwischenfällen kam. Aber Wissenschaft und Technik, also Institutionen, die Galileo und Keppler *nicht* leugneten. Hätten wir diese beiden wichtigen Säulen unserer Kultur, Wissenschaft und Technik, nicht, drehte sich auch heute noch alles um den Petersdom in Rom: die Gesellschaft, die Erde, das Sonnensystem, die Galaxis, das Universum.

Eine dieser Regeln in der Naturwissenschaft ist, wie gesagt, das Prinzip der Nachprüfbarkeit von Experimenten. Erst dann, wenn ein Experiment, wiederholt, zu den gleichen Ergebnissen führt, und zwar unabhängig davon, zu welchem Zeitpunkt, an welchem Ort und von wem es gemacht wird, gelten diese als gesichert. Man sagt dann: »Der Beweis wurde erbracht« – Evidence!

Zu guter (Natur-)Wissenschaft gehören aber auch Zweifel – je näher an »Natur-«, umso mehr. Allein dies zeigt, dass Theologie keine Wissenschaft sein *kann* – Zweifel sind hier verboten! Wenn ein Papst einmal selig ist, und dazu reicht, dass ein paar Wenige aber Wichtige dies so sehen, bleibt er das, auch wenn sich bei der armen Ordensfrau, die für die Seligsprechung verantwortlich zu zeichnen hat, ein Rezidiv einstellen sollte – so wahr mir die Kurie helfe. Dann war das eben Gottes Wille, und man weiß ja: Gottes Wege sind unergründlich und nicht zu hinterfragen! Und wenn von dem/den mit dem Ritual Beauftragten festgestellt wurde, die Ordensfrau sei geheilt, so ist sie es eben! Ohne jeden Zweifel (zu erlauben). Gut also, dass Gott Autist ist und nicht mit uns Laien kommuniziert, sonst könnte man ihn ja fragen, ob das alles so stimmt. Und wie das dann ausginge…

Naturwissenschaftlicher Zweifel basiert auf dem »Methodischen Zweifel« nach Descartes: René Descartes, Philosoph, Mathematiker und Naturwissenschaftler in der ersten Hälfte des 17. Jh., zweifelt (zu Recht!) daran, dass wir die Welt so erfahren, wie sie ist. Nach dem damaligen Wissensstand geht er davon aus, dies könnte erfolgen, indem unsere Sinne von einem »bösen Dämon« getäuscht werden könnten – wohl gemerkt: rein hypothetisch; er sagt *nicht*, das sei so! Da er das aber nicht ausschließen kann, bestehen Zweifel – Zweifel, die in der Methodik liegen, an Erkenntnisse zu kommen. Konsequentermaßen zweifelt er auch an der Existenz aller Dinge und damit auch der eigenen. Allerdings auch wieder nur hypothetisch. Denn, und nun kommt sein berühmter Satz ins Spiel: Die Tatsache, dass er denkt, beweise, dass er existiert: »Cogito, ergo sum.« Der methodische Zweifel Descartes' fußt also auf Gedankenexperimenten, wie die Wirklichkeit, die wir eventuell (durch Filter!) »dämonifiziert« wahrnehmen, tatsächlich sein könnte. Er zweifelt somit nicht an der Wirklichkeit, sondern nur daran, wie wir sie aufgrund unserer Wahrnehmung beschreiben.

Und so ist das auch in der Wissenschaft und daher besonders ausgeprägt in der Naturwissenschaft. Ein Naturwissenschaftler glaubt, eine neue Erkenntnis gefunden und richtig beschrieben zu haben. Mehr noch: Er ist davon überzeugt. Da aber systembedingt ein methodischer Zweifel besteht, kann er nicht für sich in Anspruch nehmen, dass das tatsächlich auch so ist – immerhin könnten seine Beobachtungen auch falsch, wodurch auch immer »dämonifiziert« sein. Und daher tut er es auch nicht. Oder, anders ausgedrückt: Wer behauptet, etwas »Wahres« zu wissen, akzeptiert den methodischen Zweifel und damit die Basis der Wissenschaften und ihr Selbstverständnis nicht.

Daher ist die Rehabilitation von Galileo auch nicht wirklich ernst gemeint. Sie erfolgte, weil man den unhinterfragten Gehorsam der Gläubigen zunehmend verloren hatte und Gefahr lief, *alle* Schäfchen zu verlieren, die ein bisschen denken und Dank Aufklärung Eins und Eins zusammenzählen konnten. Und das wurden leider immer mehr! So ließ man sich zu dieser Geste nolens volens hinreißen. Man höre und staune: *350 Jahre* nach Galileos Tod, im Jahre 1992 (!), wurde er, was Kirche »rehabilitiert« nennt, nachdem, angewiesen vom damaligen Papst Johannes Paul II, den Fall Galileo nochmals aufzurollen, die Päpstliche Akademie der Wissenschaften (ist das nicht eine contradictio in adiecto, ein Widerspruch in sich? *Wissen*schaft in *glaubens*basierter Religion?) nach 13 (!) jähriger »*Prüfung*« zu einer Empfehlung kam, wie zu verfahren sei. Nicht etwa, dass man – wie Wissenschaftler dies täten – kurz und ehrlich sagt: Mist, da haben wir uns geirrt und einen Fehler gemacht. Denn dass das der Fall war, dürfte selbst dem gläubigsten Schäfchen und auch seinem borniertesten Schäfer inzwischen klar geworden sein. Nein, man musste erst noch sorgfältig, sehr sorgfältig *prüfen*, wie zu *verfahren* sei! Man bedenke: 23 Jahre nach der erfolgreichen Mondlandung, die nur möglich war, wenn Galileo Recht hatte…

Aber *echte* Glaubensmänner werden bestätigen: Galileo war und bleibt ein Ketzer! Stimmt's, liebe Kurie? Der Petersdom ist und bleibt das Zentrum unseres Universums! Nur nicht das Gesicht verlieren…

Ein (natur-)wissenschaftlicher Beweis dagegen gilt nur solange, bis ein Experiment zu Ergebnissen kommt, die im Widerspruch zu dem »Bewiesenen« stehen. Albert Einstein: »Zwei Dinge sind zu unserer Arbeit nötig: Unermüdliche Ausdauer und die Bereitschaft, etwas, in das man viel Zeit und Arbeit gesteckt hat, wieder wegzuwerfen.« Die erfolgreiche Mondlandung hätte, wenn nicht schon geschehen, bei Wissenschaftlern sofort das *geozentrische* Weltbild zerstört, da das mit der erfahrbaren »Realität« nicht in Einklang zu bringen gewesen wäre. In der gleichen Sekunde, in der die Fähre aufgesetzt hätte.

Dann wird er, der Beweis, zurückgezogen, zumindest aber auf Eis gelegt, bis man anhand neuer Experimente entweder seine Gültigkeit doch noch untermauern konnte oder aber endgültig widerlegen musste. Einstein fasst dieses zentrale Dogma der Naturwissenschaften treffend zusammen: »Keine noch so große Zahl von Experimenten kann beweisen, dass ich recht habe; ein einziges Experiment kann beweisen, dass ich unrecht habe.« Und exakt aus dieser wesentlichen Erkenntnis stammt die Bereitschaft echter Wissenschaftler zu Zweifeln. Das ist, wenn sie so wollen, eine der wesentlichen Voraussetzungen für Wissenschaft. Und das ist, was es so schwierig macht, Theologie und Wissenschaft unter einen Hut zu bringen. Zumindest für mich.

Man sollte diese Art des Zweifelns nicht mit der des Alltags verwechseln! Im Alltag zweifelt, wer nicht genau weiß, ob er Recht hat oder ob das, was er hört, richtig ist. Zweifel drückt hier eine Unsicherheit mit der Tendenz zur Ablehnung der Annahme aus: »Da habe ich so meine Zweifel!« Oder: »Im Zweifel für den Angeklagten«. Zweifel sind hier begründete und begründbare Überlegungen, nicht von der Richtigkeit einer Sache oder Aussage überzeugt zu sein.

Nicht so der wissenschaftliche Zweifel. Ein Wissenschaftler weiß, dass es immer Filter sind, durch die er die Welt betrachtet. Wenn ein Wissenschaftler also zweifelt, zweifelt er gemäß dem Ausspruch Sokrates, den Platon diesem in den Mund gelegt hat: »Ich weiß als Nichtwissender.« (Bekannt als falsch übersetztes »Ich weiß, dass ich nichts weiß«.) Er hinterfragt also, was er, als jemand, der nicht über der Natur steht und daher nicht endgültig wissen kann, herausgefunden hat: Stimmt das alles? Und stimmt das alles so? Dieses vermeintliche Wissen ist nach Platon nur ein beweisloses Für-selbstverständlich-Halten, unhaltbares Scheinwissen. Grundsätzlich gibt es für ihn sicheres Wissen bei Menschen nicht, weshalb man nur vorläufig überzeugt sein kann.

An dieser Stelle wird es nun schwierig, wenn man die Medizin ins Spiel bringt. Mediziner mögen mir verzeihen, wenn ich ihr Gebiet zwar, anders als Theologie, zweifelsfrei zu den Wissenschaften, nicht aber zu den Naturwissenschaften zähle. Denn, wie gesagt, Naturwissenschaft lebt davon, Theorien aufzustellen und diese anhand von *planbaren* Experimenten zu bestätigen (»verifizieren«) oder zu verwerfen (»falsifizieren«). Und so steht auf naturwissenschaftlicher Tagesordnung durchaus, Versuche durchzuführen, die nur einem Zweck dienen sollen: zu versuchen, eine Theorie zu widerlegen. Wozu? Denken Sie an Einstein: Ein einziges Experiment kann beweisen, dass ich unrecht habe. Man plant also Experimente mit dem Ziel, dass sie schief gehen – und freut sich dann umso mehr, wenn das der Fall ist. Das tut man immer dann, wenn man glaubt, dass der direkte Nachweis schwierig oder nicht möglich ist.

Wem das nicht klar ist: Ja, manchmal muss man um die Ecke denken. Es ist dann die »doppelte Verneinung«, die zum »Ja« führt. Dann kann schon mal ein Sektkorken knallen. Das ist zwar niemals ganz so schön wie ein direkter, positiver Beweis. Aber besser als das Glauben der Theologie, also gar nichts, ist es allemal.

Ein Beispiel: Manche glauben, Frauen könnten nicht einparken ;-) Somit stellt man die These auf: »Frauen können nicht einparken«. Um diese These mit Erkenntnissen aus Experimenten zu untermauern, bittet man nun Frauen, Autos in eine Parklücke einzuparken. Und zählt Erfolg und Misserfolg.

Nun tun Frauen das, stur wie sie von Natur aus uns Männern gegenüber sind, nicht deshalb, weil man sie darum bittet, vor allem, wenn sie den Grund kennen. Man muss sie schon »motivieren«. Und Motivation heißt: eine Sache positiv angehen – Frauen können also einparken; die Anti-These, die erste Verneinung, die man tunlichst für sich behält. Also sagt man ihnen, man wolle endlich das blöde Vorurteil entkräften. So motiviert machen Frauen dann vielleicht mit – und sie parken ein. Wenn sich nun dabei herausstellen sollte, was natürlich niemals der Fall sein kann, dass die überwiegende Anzahl von Einparkvorgängen entgegen der Anti-These schief geht, zweite Verneinung, ist das eigentliche Ziel erreicht: Indem die Versuche, die Antithese zu bestätigen, schief gegangen sind, hat man seine These, sie könnten es nicht, untermauert. Zwar nicht bewiesen, wie gesagt: Das geht grundsätzlich nicht. Aber eben einen weiteren Hinweis erbracht.

Nur damit keine Zweifel aufkommen – ich bin *natürlich* davon überzeugt, dass Frauen sogar sehr viel besser einparken können als Männer… Ehrlich! Aber, da es ja den methodischen Zweifel gibt … ;-)

So etwas kann die Medizin nicht! Aus ethischen Gründen, die spätestens seit den krankhaften und menschenverachtenden, verbrecherischen Handlungen deutscher »Ärzte«, man mag dieses Wort in diesem Zusammenhang gar nicht in den Mund nehmen, während der Nazizeit nicht nur ihre Existenzberechtigung haben sondern als primäres Argument *gegen* naturwissenschaftliche Versuche am Menschen herangezogen werden müssen, kann Medizin nur Informationen sammeln, also beobachten, nicht aber *generieren*. Oder können Sie sich vorstellen, klinische Studien zu planen, deren einziges Ziel ist, die Giftigkeit eines Stoffes nachzuweisen? Auch wenn dabei, wie oben, herauskäme, es ist ungiftig? Da denkt man doch gleich an Mengele, Zyklon B und eine Perversion menschlichen Seins! Also: Wer Erkenntnisse über das Hirn will und nicht die modernen Methoden nichtinvasiver Medizin verwenden kann/will, muss, ggf. lebenslang, warten, bis er ein geeignetes Studienobjekt gefunden hat, anstelle es maßzuschneidern. Z. B. Patienten, die nach Unfall, durch Schlaganfall oder nach tumorbedingten chirurgischen Eingriffen Teile ihres Gehirns verloren haben. Das ist übrigens ein Grund, warum es so schwierig ist, die Funktionsweise unseres Gehirns zu entschlüsseln.

Hier liegt auch der Grund für eine Unterscheidung zwischen »Experimenten« und »Studien«: In Experimenten werden Daten generiert, also aktiv erzeugt, in Studien gesammelt, also passiv beobachtet. Und so gibt es »klinische Studien«, aber keine »klinischen Experimente« – und das ist alles andere als Haarspalterei.

Der Naturwissenschaftler kann beides machen: Unsere nächsten Verwandten in freier Wildbahn *studieren*, wie die großen Primatologinnen Dian Fossey und Jane Goodall, ohne dabei »einzugreifen«. Und er kann *experimentieren*, indem er Umgebung, Voraussetzung und Ablauf des »Experimentes« und seiner Beobachtungen selbst schafft, also »eingreift«.

Letzteres zeigt sich z. B. in Untersuchungen von Primaten im Labor, die die Intelligenz dieser Tiere zeigen sollen. Dann zeigt sich anhand von *Experimenten*, dass Menschenaffen in der Lage sind, zu planen – ein Ergebnis, das durch reines Beobachten in freier Wildbahn, aber auch im Zoo, nicht so einfach zu realisieren ist, und unser Bild über unsere nächsten Verwandten noch ein wenig gerader rückt. So wurde ihnen in einem *Experiment* am Max-Planck-Institut für evolutionäre Anthropologie in Leipzig ein Werkzeug zur Verfügung gestellt, um eine Flasche Saft durch Gitterstäbe angeln zu können. Kein Problem für die Affen, dahinter zu kommen! Im weiteren Verlauf wurden sie in einen Raum geführt, in dem verschiedene Werkzeuge lagen, unter anderem das, das sie zuvor zum Angeln verwendet hatten. Aber es gab hier keinen Saft, der hätte geangelt werden können. Im nächsten Schritt wurde wieder der Raum gewechselt. Hier gab es zwar Saft, aber keine Werkzeuge: Der Affe kam nicht heran. Als man nun in einem zweiten Durchgang die Affen zunächst in den Raum mit Werkzeugen ohne Saft führte, bewaffneten diese sich fast ausnahmslos mit dem richtigen Werkzeug, in der Erwartung, dass sie nun in den zweiten Raum mit dem Saft geführt würden. Wenn das keine Planung ist…

Aber auch die rein beobachtenden Studien sind in der Tragweite ihrer Erkenntnisse nicht weniger bedeutsam, was unterstreichen soll, dass mit der oben gemachten Feststellung von mir keinerlei Wertung vorgenommen werden soll. So zeigten Studien in freier Wildbahn, dass Schimpansen über eine Reihe von Gesten und Laute verfügen, mit denen sie sich gezielt verständigen. Es heißt, sie verfügen über ein Repertoire von mindestens 66 Gesten und 18 lautlichen und mimischen Signalen. Und Jane Goodall konnte als Erste zeigen, dass Schimpansen Werkzeuge herstellen, benutzen und diese Fähigkeit an die nächste Generation weitergeben, indem sie kleine Ästchen von Bäumen abknicken, sie entblättern und glätten, um mit ihnen nach Termiten in deren Bau zu angeln, die sie dann genüsslich verspeisen. Und auch tierische Selbstmedikation konnte nachgewiesen werden; wir kommen im nächsten Kapitel darauf zurück. So etwas in einem geplanten

Experiment nachzuweisen, dürfte ebenso schwer sein wie der Beweis der Planfähigkeit oben in freier Wildbahn.

Kann ein Naturwissenschaftler also die Bedingungen seines Experiments nach Belieben und situationspassend festlegen, kann der Mediziner das nicht, um den Patienten/Probanden und dessen Gesundheit nicht (noch mehr als durch die Krankheit bereits erfolgt) zu gefährden.

Und selbst »Versuche am Menschen«, die im Rahmen der Zulassung eines neuen Medikamentes erforderlich sind und durchgeführt werden, ja durchgeführt werden müssen, um nicht wieder bei den Schröpfkugeln zu landen, unterliegen dieser Maxime und sind daher keine »Versuche« sondern »Beobachtungen«: Lassen sich im Verlauf der Studie auch nur kleinste Hinweise darauf finden, dass nicht tolerierbare Gefahr für den Patienten durch den »Versuch« besteht, muss dieser – und wird auch – sofort abgebrochen werden. Zum Schutz des Betroffenen und aller anderen.

Das aber ist etwas, das die Naturwissenschaft nicht kennt. Denn hier würde sofort der kriminalistische Instinkt jedes Forschers erwachen, herauszufinden, *warum* das so ist. Und das kann man am besten, wenn man das Ergebnis kennt – also weiter macht! Denn es gilt auch hier, vielleicht sogar *gerade* hier: Aus Fehlern wird man klug. Und so ist, vollkommen zu Recht, ärztliches Forschen an Voten einer als »Ethikkommision« bezeichneten Gruppe von Menschen gebunden, die sich bei ihren Entscheidungen primär nicht an der Wissenschaft, sondern am Menschen orientieren.

Das bedeutet aber, dass das englische *evidence*, zumindest in der Medizin, treffender mit einer anderen möglichen Bedeutung des Wortes übersetzt werden sollte als dem so gerne benutzten »Beweis«, nämlich mit »Hinweis« oder »Anzeichen«; die »evidence based medicine« ist also weniger eine »auf Beweisen ruhende« Medizin als eine, die Hinweisen nachgeht: Beweisen lässt sich, wie gesagt, in der Medizin nichts, solange der Betroffene lebt. Erst der Pathologe kann ggf. für Beweise sorgen. Der ist aber auch kein Mediziner mehr, sondern Naturwissenschaftler. (Obwohl beide das gleiche Grundstudium, Medizin, hinter sich haben!) Und exakt das ist es auch, was der englische Begriff ausdrückt. Leider hat sich aufgrund schlechter Übersetzung eines Artikels Mitte der 1990er Jahre im Deutschen der Begriff »Evidenzbasierte Medizin« eingebürgert. Evidenz ist im Deutschen als philosophischer Begriff »das dem Augenschein nach unbezweifelbar Erkennbare oder die unmittelbare, mit besonderem Wahrheitsanspruch auftretende vollständige Einsicht.« (http://de.wikipedia.org/wiki/Evidenz, 21. 08. 2014) Daher sollten wir hervorheben und festhalten:

Evidence based medicine ist Medizin, die auf Hinweisen gründet, nicht auf Beweisen. Denn es ist medizinisch schlichtweg nicht möglich, Beweise zu führen, da Erkenntnisse »nur« auf nicht verifizierbaren Beobachtungen beruhen.

Und so sollte man besser von »erkenntnisgestützter Medizin« sprechen! Das ist keine Haarspalterei, wie wir noch sehen werden. Denn es öffnet die Medizin, auch für Hardliner, für vollkommen neue Konzepte, wenn man denn will. Wenn nicht mehr bewiesen werden muss sondern nur noch *Hinweisen nachgegangen* wird, ist man frei, auch Unorthodoxes in seine Betrachtungen und Überlegungen einzubauen – und vielleicht einmal ohne Gesichtsverlust zuzugestehen, dass es Dinge zwischen Himmel und Erde gibt, die die Schulmedizin nicht erklären, »beweisen« kann. Spontangeheilte sind solche Fälle.

Allerdings relativiert dies im Umkehrschluss auch die Bedeutung eines »medizinischen Beweises«. Nun steht da – plötzlich – im Raum, dass die liebgewordenen Beweise vielleicht im konkreten Fall auch »falsch« sein könnten, weil es eben »nur« Hinweise waren; man also Spuren folgt – wie in der Kriminalistik. Das heißt: Folgt man dem *Hinweis*, der Patient sei nach den vorliegenden Erkenntnissen möglicherweise austherapiert, steht man dann nicht mehr fassungslos da, wenn er dennoch überlebt. (Als austherapiert gilt, wer auf die der Schulmedizin bekannten Therapiemaßnahmen nicht anspricht, ärztliches Bemühen also keinen heilenden Charakter mehr haben kann.) Dann war die Spur eben kalt! Tagesgeschäft unserer Kriminalbeamten. Warum nicht auch der Schulmediziner? Weil die, anders als Kriminalisten und Juristen, niemals zugeben dürfen, einen »Fehler« gemacht zu haben? Warum denn das nicht? Sind denn nicht auch Mediziner »nur« Menschen – und damit fehlbar?

Genau damit aber tut sich die Schulmedizin naturgemäß schwer. Und das ist absolut nachvollziehbar. Denn wir sind, wie gesagt, gerade dem Mittelalter mit seinen Schröpfkugeln entkommen und beginnen, über die albernen Rituale verschiedener Glaubensrichtungen, wie katholischen Exorzismus, Seelig- und Heiligsprechung oder schamanischen Zauber bis hin zu Voodoo, zu lächeln, sie als Selbstbefriedigung einer aussterbenden Kaste und ihren Anhängern zu sehen und, milde lächelnd, das Grabtuch andauernder Aufklärung durch fundierte wissenschaftliche Erkenntnisse darüber auszubreiten.

Die im Prolog genannten »Spontanheilungen« sind also für die meisten echten Mediziner nicht glaubhaft, sie irritieren sie und erinnern sie an die Wunder der Theologie – Lourdes lässt grüßen! Sie werden auch nur deshalb überhaupt wahrgenommen, weil es ja *nachweisbar* Menschen gibt, die die Schulmedizin anhand ihrer Kriterien, evidence, als »austherapiert« klassifiziert hat und zwangsweise, wohl dokumentiert, ihrem Schicksal überlassen musste; die aber die Unverfrorenheit hatten, sich nicht daran zu halten – und das trotzig und fröhlich durch ihre pure Existenz belegen. Das ist schon erheblich mehr als jedes theologische »Wunder«, da letzteres einer *wissenschaftlichen* Nachprüfung nicht standhalten kann. Die Spontanheilung aber schon – genau das ist ja das Problem!

Für jeden von (Natur-)Wissenschaft und deren Existenzberechtigung überzeugten Mediziner muss das aber dennoch Scharlatanerie sein! Wer, wenn nicht die Medizin, die sich ja ernsthaft um Erkenntnisse und Aufklärung bemüht und so naturwissenschaftlich wie nur irgend möglich vorgeht, kann denn dafür verantwortlich sein, den Menschen zu heilen? Die Alternativmediziner vielleicht, die noch nicht einmal das vorweisen können, was die Schulmedizin anhand von Studien zeigen kann: nachprüfbare Hinweise, wenn schon nicht Beweise?

Und so hat für viele Mediziner, glücklicherweise abnehmend, alternative oder komplementäre Medizin keine Existenzberechtigung, wird abgelehnt.

»Schulmedizin und Naturheilkunde: beides zusammen könnte die perfekte Heilkunst ergeben. Nur, mit dem Zusammengehen ist es so eine Sache. Beide Seiten tun sich damit schwer. Keiner mag viel auf die Konzepte und die Kompetenz des anderen geben. Argwöhnisch wird beobachtet, wer den Brückenschlag versucht; schnell gerät er in den eigenen Reihen unter den Verdacht der Abtrünnigkeit. Ich weiß, wovon ich spreche. Als ich vor Jahren begann, die medikamentöse Schmerzbehandlung von Fall zu Fall durch Akupunktur oder Pflanzenheilkunde zu ersetzen, fanden sich umgehend Kollegen, die mich aus der Gemeinschaft der Schulmediziner ausschließen wollten, weil ihnen das Ganze wie ein Verrat an den eigenen Prinzipien vorkam. Dabei hatte ich nur gewagt, das Übliche nicht länger als Dogma zu betrachten – wie auch schon beim frühen Einsatz von High-Tech. Warum, fragte ich mich damals, sollten wir ausschließlich die zwar wirksamen, aber stets auch belastenden Schmerzmittel einsetzen, wenn es noch andere Verfahren gibt, mit denen ein ähnliches Ergebnis, die Linderung oder gar die Befreiung vom Schmerz, viel schonender zu erreichen ist, nicht in jedem Fall, aber doch immer öfter.« Prof. Dr. med. Dietrich Grönemeyer, Inhaber des Lehrstuhls für Radiologie und Mikrotherapie des Departments Humanmedizin der Universität Witten und Gründer und Leiter des Grönemeyer Instituts für Mikrotherapie.

Wären diese Zweifler echte *Natur*wissenschaftler, weckte das in der Regel deren Killerinstinkt und sie kämen nicht darum herum, dem nachzugehen. Denn die pure Existenz Spontangeheilter zeigt, dass es etwas geben *muss*, das funktioniert, auch wenn man nicht weiß, wie und warum. Das Unvermögen, mit den eigenen Erkenntnissen und Theorien diese Einzelfälle zu erklären, sollte daher nicht dazu führen, dass sich Mediziner in Platons Höhle, ihre Schulmedizin, zurückziehen, weil sie glauben, sie wären dort im Besitz der wahren Realität, da die Welt vor der Höhle, nicht erklärbare Spontanheilungen, irreal sein muss.

Vielmehr sollten sie sich, analog Platons Gleichnis, langsam an das Neue gewöhnen und sich zunächst, um nicht geblendet zu werden, im Dunkel der Nacht außerhalb der Höhle mit dem sternengefüllten Himmel beschäftigen; mit Akupunktur und Akupressur. Es muss ja nicht sein, im übertragenen Sinn sofort der beste Akupunkteur werden zu wollen. Aber zumindest 'mal zu hinterfragen, ob nicht doch etwas daran sein könnte, stünde ihnen gut zu Gesicht. Wir werden im weiteren Verlauf noch den einen oder anderen Schulmediziner kennenlernen, der genau das getan hat. Aus solchen Überlegungen resultierende Zugewinne an Erkenntnis akzeptiert habend könnten sie sich dann später mit dem Tageslicht auseinandersetzen, um dann hinter die Geheimnisse von Sonne, Gegenständen und Schattenwurf zu kommen, und festzustellen, dass Schulmedizin eine wesentliche Errungenschaft ist, die mit ihren Prinzipien und Methoden aus unserer und kommender, modernerer Gesellschaften nicht mehr wegzudenken ist; aber eben nur eine Errungenschaft und *ein* Schatten dessen, was real und damit möglich ist.

Genau hier aber kommen die selbstgewählten Gründe ins Spiel, warum sich die Schulmedizin so schwer tut mit unorthodoxen Ansätzen: Keiner gibt sich gerne im Kreise von Gleichgesinnten der vermeintlichen Lächerlichkeit preis – umso weniger, je mehr er als »Vorbild« dieser angesehen ist, als »Experte«, und einen entsprechenden Status hat. Lieber jagt man den Besucher zum Teufel und besinnt sich eines »Besseren«. Platon lässt grüßen.

Und auch Aristoteles, auf den wir im nächsten Kapitel noch zu sprechen kommen werden! Wenn der Recht hat mit seiner Definition von »Wissen«, so *weiß* Medizin nicht viel. Denn auf wie viele Fragen »Warum?« kann Medizin schon Antwort geben? Vorsicht, nicht voreilig antworten! Denn die wenigsten Hintergründe von Krankheiten sind wirklich bekannt: MS (Multiple Sklerose), ALS (Amyotrophe Lateralsklerose), ALD (Adrenoleukodystrophie), Parkinson, Demenz, Krebs, Diabetes… Vor allem, wenn man sich von Descartes Maschine entfernt. Bei den meisten wirklich wichtigen Krankheiten bleibt das Warum in Ermangelung der Kenntnis über Hintergründe und Zusammenhänge auch heute noch schlichtweg unbeantwortet. Und so ist Schulmedizin, wenn man es provokant und genau nimmt, in weiten Bereichen nichts anderes als Erfahrungsmedizin: Gewonnen aus aristotelischem Wissen der Stufe II, also Erfahrungen – der Erinnerung an beobachtete Erkrankungen und deren Verlauf.

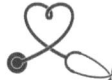

Wem das zu philosophisch ist: Es geht naturwissenschaftlicher! Vielleicht fällt Ihnen hier ein, was ich oben über die Wahrnehmung gesagt habe.

Für mich lässt sich die aktuelle Haltung in der Schulmedizin auch über Wahrnehmung erklären: mit dem für uns Menschen sichtbaren Bereich des Lichtes und dem Schulmediziner als einem typischen Vertreter eines Menschen, der dieses Spektrum sehen kann. In diesem Bereich des Spektrums, der Schulmedizin, kennt er sich gut aus, sieht (rein physikalisch) und nimmt wahr (interpretiert). Und weil jeder eine andere, wenn auch ähnliche Wahrnehmung dieses Spektrums hat, gibt es auch so viele Befunde wie Ärzte – die sich alle mehr oder weniger gleichen. Manchmal fällt einer der Befunde aufgrund der sehr individuellen Wahrnehmung des Spektrums (Rot-Grün-Blindheit?) aus der Reihe, was dann eine »Zweite Meinung« und einen Kollegen erfordert. Und der nordet dann meistens auf »das Übliche« ein.

Mit den Erkenntnissen aus diesem sichtbaren Spektrum sind wir schon recht weit gekommen, und für die Mehrheit aller Fälle reicht es durchaus aus, sich darauf zurückzuziehen. Aber es gibt eben auch den Teil des Spektrums, den die Insekten sehen: das UV-Licht. Und der liefert eine andere Art von Realität. Nun gibt es zwei Möglichkeiten:

- Wir grenzen aufgrund von übertriebener Wissenschaftshörigkeit oder in der irrigen Annahme, unser wissenschaftliches Wissen sei »ausreichend«, diesen Teil des Spektrums aus unserem Leben aus und betrachten ihn isoliert. Dann reduzieren wir ihn auf eine künstliche, irreale Pseudowelt aus Spermaspuren auf Bettlaken, die im UV-Licht fluoreszieren. Mit anderen Worten: unerklärbare Spontanheilungen am Rande der Scharlatanerie.

- Oder wir erlauben uns, die sichtbare Farbpalette um die Farben Bienenpurpur und Bienenweiß zu ergänzen, auch wenn wir sie nicht wahrnehmen können, unser Farbspektrum also zu *komplementieren*, zu ergänzen. Dann haben wir unsere Fähigkeiten erweitert. Das bedeutet: Spontanheilungen sind gar keine unerklärlichen Phänomene mehr sondern die natürliche und zwingende Konsequenz einer (um *Komplementär*medizin) erweiterten Schulmedizin, die mehr sieht als diese.

Spätestens seit Akupunktur und Akupressur, die – ich kenne die Situation noch aus eigenem Erleben! – einst verteufelt und als unwissenschaftlich abgetan wurden und heute von keinem ernstzunehmenden Mediziner mehr in Frage gestellt werden, sollte uns also klar sein: Es gibt mehr zwischen Himmel und Erde, als uns die Schulmedizin weiß machen kann und sollte – auch jenseits von Glauben und Hoffen. »Der Fortgang der wissenschaftlichen Entwicklung ist im Endeffekt eine ständige Flucht vor dem Staunen.«, so Albert Einstein.

Auch Paracelsus wusste schon: »Der ist ein Arzt, der das Unsichtbare weiß, das keinen Namen hat, keine Materie und doch seine Wirkung.« Wir finden uns also auch in der Medizin in der Situation der Physiker heute wieder, die erkennen müssen, dass wir nur etwa 5% der Phänomene in unserem Universum *prinzipiell* erkennen *können*. 95% entziehen sich als Dunkle Materie (27%) und Dunkle Energie (68%) den uns bekannten und für uns wahrnehmbaren physikalischen Phänomenen, und es ist zu befürchten, dass wir sie, analog unserer Unfähigkeit zum Wahrnehmen von UV-Farben, Ultraschall und Magnetismus, niemals werden *direkt* wahrnehmen können.

Das ist nicht weiter schlimm. Denn niemand zweifelt an, dass es Atome und Moleküle gibt. Und das, obwohl sie noch niemand tatsächlich gesehen, besser: wahrgenommen hat. Und es unmöglich ist, sie jemals sichtbar zu machen. Denn da ihre räumliche Ausdehnung mit im Schnitt 0,1 nm (Kalium als »größtes« Atom: 0,23 nm, Wasserstoff als »kleinstes« Atom 0,04 nm) um mehr als den Faktor 1.000 kleiner ist als die elektromagnetische Strahlung, die man zur Sichtbarmachung verwenden könnte, sprich: sichtbares Licht (380-750 nm), ist es prinzipiell unmöglich, sie optisch und damit für uns sichtbar darzustellen – dazu müssten sie mindestens 400 nm groß sein (etwas über der kleinsten sichtbaren Wellenlänge). Oder wir müssten elektromagnetische Strahlung von 0,2 nm oder darunter verwenden. Das ist mittlere bis harte Röntgenstrahlung, und für die haben wir keinen Sinn! Pech gehabt.

Ihre Existenz aber ist allein durch die Auswirkungen auf die Umwelt, die sie haben, und die unsere Theorien vorhersagen können, bewiesen. Und hier meine ich aufgrund der Menge an unterstützenden Ergebnissen von Experimenten und Anwendungen in der täglichen Praxis tatsächlich *bewiesen*! Denn irgendwann muss man selbst *Hinweise* als Beweis anerkennen, weil die Wahrscheinlichkeit, sich zu irren, mit der Anzahl der Bestätigungen sinkt. Früher oder später ist sie so klein, dass selbst ein Naturwissenschaftler, der gewohnt ist, Sicherheit, also eine Wahrscheinlichkeit von 100% (oder, wie er das ausdrückt: p[robability] = 1.0), als prinzipiell nicht erreichbar zu bezeichnen, zugeben muss: Das ist so! Und ich bin der Meinung, die Chemie, die die wissenschaftliche Disziplin ist, die sich mit Atomen und Molekülen und ihren Interaktionen auseinandersetzt, hat so viele überzeugende Hinweise im Laufe der letzten Jahrhunderte gesammelt, dass es extrem unwahrscheinlich ist, unsere Erkenntnisse auf diesem Gebiet über den Haufen schmeißen zu müssen. Und doch: ein klitzekleiner Zweifel bleibt noch… Und der drückt sich sehr schön in einem James-Bond-Titel aus: Never say never – sag niemals nie! Eine freie Übersetzung des Einstein-Zitates von oben.

Kein ernstzunehmender Mensch würde also einen Chemiker, der mit Dingen arbeitet, die er niemals gesehen hat und niemals sehen wird, als Scharlatan bezeichnen. Und er glaubt auch einem Physiker, wenn der von Erkenntnissen im noch »unsichtbareren« Teil des Mikrokosmos berichtet, den sub-atomaren Kernbestandteilen. Denn die vielen real fassbaren Ergebnisse im Umgang mit diesem Wissen, angefangen von Elektrizität über Mechanik und Thermodynamik bis hin zu Kernspaltung und Kernfusion beweisen, dass man nicht so ganz falsch liegen kann mit seinen Erkenntnissen und Schlüssen.

Warum also verteufelt man *ernsthafte* Menschen, die jenseits der Schulmedizin wirken, nur weil sie an und mit Dingen arbeiten, die die Schulmedizin nicht »sichtbar machen« kann? Denn das Problem ist nicht das aus der Schulmedizin Herausfallen. Es ist, dass es wenige *ernsthafte* Alternativmediziner gibt, da sich hier, weil eben *nichts* beweisbar ist, eine riesige Möglichkeit für zweifelhafte bis kriminelle Mitmenschen auftut, schnell und einfach an Geld zu kommen. Womit die nicht kleine Gefahr besteht, dass einem bestenfalls das Geld aus der Tasche gezogen wird, schlimmstenfalls ernste bis sehr ernste gesundheitliche Konsequenzen entstehen können, wenn z. B. ein »Heilpraktiker« die Einnahme von durch die Schulmedizin verschriebene Medikamente abändert, einschränkt oder absetzt. Und diese in meiner Wahrnehmung deutlich an Zahl überwiegenden Scharlatane zu identifizieren, ist keine leichte Aufgabe.

Und so sehe ich tatsächlich nur eine Möglichkeit: Den Alternativmediziner daraufhin zu prüfen, wie sein Selbstverständnis zur Schulmedizin ist. Fühlt er sich als »Unterstützer« (Komplementär), hat man vermutlich einen *echten* erwischt. Vorsicht dagegen ist geboten, wenn nicht. Und man sollte sich hier nicht nur von schönen Worten beeindrucken lassen: Wer bewusst billigend in Kauf nimmt, Menschen zu schaden, hat auch keine Probleme damit, sie zu belügen – er tut es ja in eigenem Interesse, was eine evtl. vorhandene Hemmschwelle senkt. Handlungen zählen: Will er Medikamente absetzen, die nicht von ihm kommen? Will er sich über Empfehlungen eines Schulmediziners hinweg setzen? Will er über die Schulmedizin dominieren? Sie gar *ersetzen*? Dann: Finger weg! Ich gebe zu, das herauszufinden ist nicht leicht. Aber es gibt keine allgemeingültige Lösung.

Allerdings noch ein Hinweis: Mehr oder weniger im Verborgenen gibt es durchaus gegenseitigen Respekt bei Schul- und Alternativmedizinern. Häufig sogar Kooperationen, besonders häufig an Universitätskliniken. Und es gibt sogar einen Lehrstuhl für Naturheilkunde und Integrative Medizin an der Universität Essen, geführt von Prof. Dr. med. Gustav J. Dobos. Es gibt sie also, die ernstzunehmenden Schulmediziner, die ihre Grenzen kennen und alternative Ansätze sogar aktiv einbauen, indem sie erfahrene, seriöse Alternativmediziner in ihre Strategien und Therapien einbeziehen – bis hin zu gemeinsamen Visiten.

Hingegen habe ich weniger Probleme mit der Art der Alternativmedizin. Zwar erscheinen mir viele Ansätze sehr fragwürdig, manche tatsächlich als Mumpitz. »Schreitherapien« außerhalb psychologischer Probleme zum Beispiel, da man mit Schreien zwar evtl. eigene Emotionen loswerden kann. Nachzuprüfen an vielen Menschen, die schreiend ihren Frust oder ihre Anspannung abbauen (müssen); ich meine nicht nur Tennisspielerinnen, bei denen mich das nervt. Ich kann aber keine große Wahrscheinlichkeit auf Erfolg erkennen, Tumorzellen austherapierter Krebskranker durch Anschreien in die Flucht zu schlagen. Oder durch »Pendeln«. Für mich ist hier die Kristallkugel nicht mehr fern. Das ist für mich Astrologie der Medizin und damit weit außerhalb dessen, was ich als »alternativ«, besser: »komplementär« akzeptieren kann. Es würde eher zu Paracelsus und seinen inneren Gestirnen passen. Der aber hatte eher einen frühen schulmedizinischen Ansatz, wie im Vorwort gesehen. Aber eben einen, der die Medizin in einem gesamtheitlichen Ansatz sah: »Ein Arzt muss durch der Natur Examen gehen.«

Aber wenn ein indianischer Medizinmann stunden- und tagelang um einen Patienten tanzt und mit monotonem Singsang und Tanzfiguren sich und den Patienten in einen Trancezustand versetzt, vielleicht sogar mit Drogen unterstützt – wie weit weg von einem »künstlichen Koma«, in das moderne Medizin heute viele Menschen versetzt, um Ruhe in den Heilungsprozess hineinzubekommen, ist das? Inklusive Drogen!

Der Begriff »künstliches Koma« erfreut sich großer Beliebtheit, ist aber falsch. Denn ein »Koma« ist eine *Bewusstseinsstörung*, in die prinzipiell nicht eingegriffen werden kann. Besonders dramatisch zu sehen beim »Wachkoma« (Apallisches Syndrom), einem komatösen Zustand, bei dem die größten Teile des Großhirns (und damit nach aktuellem Kenntnisstand das Bewusstsein) warum auch immer ausgeschaltet sind und nur noch die animalischen Teile Zwischenhirn, Stammhirn und Rückenmark funktionieren. (Ob das tatsächlich stimmt, ist nicht klar, wie wir in *Evidence* und *Rückzugslinien* noch sehen werden. Übrigens wen's interessiert: Das Gegenteil, dass das Großhirn voll aktiv ist, der Patient sich aber nicht durch kleinste Reaktionen, also weniger als ein Tetraplegiker, bemerkbar machen kann, nennt man Locked-In-Syndrom.) Ein Apalliker hat somit offene Augen (»wach«) und reagiert häufig reflexartig auf Reize; und zwar in einer Weise, die vielen Angehörigen den Eindruck vermittelt, er re-agiere. Wenn dies tatsächlich der Fall sein sollte, ist das aber vermutlich nur unbewusster Natur.

Bei einem »künstlichen Koma« dagegen wird durch die Gabe geeigneter Medikamente wie Schmerz-, Beruhigungs- und Schlafmittel bis hin zu Narkotika und ggf. Psychopharmaka ein mehr oder weniger »dämmernder« Zustand des Bewusstseins eingestellt, der nach Absetzen der Medikation unmittelbar und automatisch wieder endet: Der Patient wacht wieder auf. Es handelt sich hier also eher um eine Art Trance, Schlaf oder Narkose mit unterschiedlicher Tiefe. Und je tiefer diese »Sedierung« geht, desto mehr Aufmerksamkeit erfordert sie, da zunehmend Schutzreflexe wie Husten unterdrückt werden. Nicht selten müssen also auf diese Weise sedierte Patienten beatmet werden und liegen auf Intensivstationen.

Will man den aktuellen Bewusstseinszustand eines Patienten einschätzen, hilft ein EEG: ein Elektro-Enzephalogramm, also die Ableitung der Hirnströme. Deren Graphen, also die zeitliche Darstellung der aufsummierten Ströme, die die Nervenzellen im Gehirn produzieren, sind für die einzelnen Bewusstseinsebenen typisch. Im Wachzustand zeigen wir sog. Alpha- bis Gamma-Wellen. Bei reinen Gamma-Wellen, die sich durch eine hohe Frequenz der Hirnströme auszeichnen, sind wir sehr aktiv, hoch konzentriert. Sinkt die Anspannung auf ein »normales« Niveau, also den »Normalzustand«, sinkt auch die Frequenz der Hirnströme und es zeigen sich Beta-Wellen, die anhand ihrer niedrigeren Frequenz deutlich von den Gamma-Wellen unterschieden werden können. Schließen wir nun die Augen (Wahrnehmung! Keine Information mehr über den primären Sinn; s. o.: Thalamo-Corticale Schleife), sinkt die Frequenz der Hirnströme weiter: Es zeigen sich zunehmend Alpha-Wellen. Sie signalisieren einen zwar bewussten, aber sehr entspannten Zustand bei geschlossenen Augen.

Da ein EEG die Ableitung *aller* Hirnströme ist, ist dessen Interpretation aber nicht ganz einfach, weil sehr individuell und damit nicht immer eindeutig. So ist vor allem die Korrelation von Alpha- und Beta-Wellen mit einem bestimmten Bewusstseinszustand stark abhängig vom Individuum. Da dies aber keine Vorlesung in Neurologie werden soll, soll diese Klarstellung hier genügen.

Werden wir schläfrig, senkt sich gemäß der weiter abnehmenden Hirnaktivität auch die Frequenz der Hirnströme weiter. Wir betreten daher mit den Theta-Wellen den Bereich zunehmender Bewusstlosigkeit. Er reicht von besagter Schläfrigkeit über den leichten Schlaf kurz nach dem Einschlafen (Schlafphase I) bis zum »richtigen« Schlaf (Schlafphase II), der ungefähr die Hälfte eines »Schlafes«

in gewöhnlicher Bedeutung ausmacht. Wird er tiefer (Schlafphasen III und IV), dominieren Delta-Wellen. Und auch hier gilt: Die Zuordnung ist individuell und damit fließend.

Da in diesen Phasen praktisch keine Wahrnehmungen mehr erfolgen und auch Muskeltätigkeiten auf das absolut notwendige reduziert sind und daher vom autonomen Nervensystem und Reflexbögen des Rückenmarks kontrolliert werden (Atmung, Herz-Kreislauf), finden sich nur noch sehr niederfrequente Hirnstromwellen als Zeichen der geringen Hirnaktivität. Diese Wellen zeigen sich übrigens auch in Narkosen.

Eine Besonderheit ist die REM-Phase im Schlaf. Der Name kommt von *rapid eye movement* und bezeichnet eine Phase, die mit heftigen Augapfelbewegungen bei geschlossenen Augen einhergeht. Es ist die Phase, in der wir träumen. Und wie wir im nächsten Kapitel noch sehen werden, ist diese Phase für das Gehirn so etwas Ähnliches wie der »normale« Wachzustand: Die Traumbilder werden vom Gehirn genauso verarbeitet wie die wahrgenommenen Bilder bei geöffneten Augen. Dementsprechend zeigen sich in dieser Phase des Schlafes erneut Beta-Wellen. (Und auch hier der Hinweis auf die Thalamo-Corticale Schleife: Da Beta-Wellen gefunden werden, muss diese also, wie im wachen Zustand, aktiv sein! Mit allen Konsequenzen für die Verarbeitung optischer Wahrnehmungen.)

Halten wir also kurz und vereinfachend fest: Je höher die Frequenz der Hirnströme, desto aktiver ist unser Bewusstsein ($\gamma \to \beta \to \alpha$). Ist sie sehr niedrig, schlafen wir tief und entspannt ($\to \delta$). Die ϑ-Wellen weisen auf einen leichten Schlaf hin. Es ist der »Dämmerzustand« zwischen Bewusstsein und vollständiger »Bewusstlosigkeit«. Gerade auf sie, die ϑ-Wellen, werden wir im nächsten Kapitel noch zurückkommen. Sie spielen nämlich bei der Beurteilung von Behandlungen welcher Art auch immer eine nicht zu unterschätzende Rolle.

So finden wir diese Wellen beim Patienten auch, wenn ein Schamane stunden- und tagelang auf einer Trommel im gleichbleibenden Rhythmus den Herzschlag eines Menschen simuliert und damit erreichen will, bewusst oder unbewusst aufgrund alter überlieferter Traditionen, dass der Patient sich an den Herzschlag der Mutter erinnert, den er als Fötus und Säugling gehört hat. Er versucht somit, vermutlich ohne das jemals realisiert zu haben, diesen Dämmerzustand leichter Schläfrigkeit herzustellen, der nur möglich ist, wenn wir uns »geborgen« fühlen; so geborgen, dass wir unsere Wahrnehmung, unser Bewusstsein, glauben abschalten zu können: Keine Angst vor Feinden, keine Notwendigkeit zu Flucht. Mami passt auf! Sedierung durch Naturmedizin.

Was tut denn ein sich kümmernder Elternteil, wenn das Kleinkind hinfällt und vor Schmerzen laut schreit? Er nimmt es auf und drückt es an die Brust. Vollkommen unbewusst und als Reflex. Und der Herzschlag, den das Kleinkind jetzt hören kann, signalisiert ihm das Gleiche, was ein größeres Kind empfindet, wenn es Gesten und Rituale wie Berühren und Streicheln, kurz ein Sich-Kümmern empfindet, die es von Geburt an kennt: Ich bin in Sicherheit, mir wird geholfen – und es hört auf zu schreien. Damit ist das Problem, die Schürfwunde, noch nicht behoben. Aber man kann nun beginnen, es zu beheben.

Das ist auch im späteren Leben so: Egal ob als Teenager oder Jungerwachsener, als mitten im Leben stehender Erwachsener oder auch später als erfahrener Alter: Diese von frühester Kindheit erlebten Erfahrungen der Nähe, der Empathie, die uns als soziale Tierart ausmachen und die wir bereits im Mutterleib sammeln, indem der Fötus die Erlebnisse und Gefühle der Mutter direkt und hautnah miterlebt und darauf reagiert, bleiben ein Leben lang erhalten – bis zur letzten Stunde. Sie beeinflussen unsere Filter, mit denen wir unsere Welt wahrnehmen. Wir werden in den folgenden Kapiteln darauf zurückkommen, warum das so ist.

Und so ist es auch extrem wichtig, dass Frühgeborene auf den Stationen regelmäßig und ausgiebig Körperkontakt bekommen. Natürlich, wenn möglich, von der Mutter. Aber wenn dies nicht (ausreichend) möglich ist, von jedem anderen auch: Was hier versäumt wird, wird für den Rest des Lebens versäumt. Nicht selten lassen sich Verhaltensstörungen im späteren Leben auf in dieser Phase Unterlassenes zurückführen. Und das betrifft nicht nur die Phase der Schwangerschaft, sondern die ersten Jahre nach der Geburt genauso. Keine neue Erkenntnis für Eltern, die offenen Auges die Entwicklung ihres Kindes verfolgen/verfolgt haben und das »unbewusst« erlebt haben. Aber leider wird das allzu häufig »vergessen«. Bitte erinnern Sie sich an diese Stelle, wenn Sie das Kapitel *Mein Arzt bin ich!* gelesen haben werden.

Meine Erfahrungen im Rettungsdienst sagen mir, dass jeder Mensch, egal wie alt und »taff« er ist, in Situationen, in denen er Hilfe braucht, solcher Zuwendungen ebenso bedarf wie Kleinkinder oder Frühchen. Wenn Sie im Rettungswagen einen Patienten liegen haben, der an ein EKG angeschlossen ist, können Sie sehr eindrucksvoll *erleben*, wie sich die vitalen Parameter Puls und Atemfrequenz senken, wenn Sie auch nur die Hand des Patienten in die Hand nehmen. Und zwar unabhängig davon, ob dieser bei Bewusstsein ist oder nicht; unabhängig, wie alt er ist. Ich hatte Schläger nach Messerstechereien im Wagen, die sich verhielten wie Kinder! Der Körper reagiert auf diese kleinen, einfachen Zeichen von Zusammengehörigkeit, von Empathie, von Sich-Kümmern. Und auch auf deren Ausbleiben!

Kein ernstzunehmender Mensch würde einem Kleinkind diese Zeichen elterlicher, aber auch fremder Fürsorge vorenthalten. Warum tun wir es bei Erwachsenen? Weil die das »nicht brauchen«? Wer sagt das? Die Schulmedizin?

Analog zu der Entwicklung von UV-Detektoren, Geiger-Zählern und Kompassnadeln können wir Sensoren entwickeln, die uns dabei helfen können, für uns nicht wahrnehmbare Phänomene doch zu unserem Vorteil zu nutzen. Dazu muss man jedoch zuvor diese Phänomene als existent akzeptiert haben. Und so gibt es »Abbildungen« von Atomen und Molekülen, basierend auf »Rasterkraftmikroskopen«, also Maschinen, die die Anziehungskraft eines Atoms auf eine superfeine Spitze nutzen. Das ist aber so, als würden wir uns die Welt der Insekten mit UV-Kameras erfahrbar machen: Wir verschaffen uns Platons Schatten von Atomen, aber mehr auch nicht.

Ich bin davon überzeugt: Wir werden einmal mit Dunkler Materie und Dunkler Energie arbeiten und umgehen können – so wie heute mit Atomen und Molekülen. Vielleicht liegt ja hier sogar der Schlüssel zu intergalaktischen Reisen, die nach heutiger Auffassung wegen der prinzipiellen Nichterreichbarkeit der Lichtgeschwindigkeit unmöglich sind...

Übertragen auf unser Thema heißt das also: Moderner Medizin steht es gut zu Gesicht, links und rechts vom Tellerrand die Möglichkeiten zu nutzen, die dort warten. Kein Mensch käme auf die Idee, einen UV-Detektor als »unwissenschaftlich« zu bezeichnen. Und so sollte man auch nicht die zu schaffenden oder bereits vorhandenen Werkzeuge außerhalb der klassischen Schulmedizin als »nicht medizinisch« abtun. Denn die Definition, was »Medizin« ist und was nicht, kann und darf nicht von der »Schulmedizin« vorgenommen werden: Das hieße, den Bock zum Gärtner zu machen.

Naturwissenschaft als unverzichtbare Voraussetzung für Medizin und die Medizin als Wissenschaft werden auch künftig dafür sorgen, dass immer mehr und bessere Erkenntnisse auf dem wichtigsten Gebiet gewonnen und genutzt werden können, das den Menschen betrifft – seine Gesundheit. Und wir dadurch zu immer mehr *systematischen* und *nachprüfbaren* Erkenntnissen und damit erkenntnisbasierter Medizin kommen.

Es wird neue Medikamente geben, die schaffen, was man bis heute nicht schaffen kann: Intelligente Wirkstoffe, die sich das Ziel ihres Wirkens im Körper selbst suchen, z. B.; man kann schon erste Erfolge aufzeigen. Es werden neue diagnostische Methoden erarbeitet werden, mit denen feststellbar sein wird, was wir heute nicht feststellen können. Und es wird möglich sein, zu reparieren, was wir heute noch nicht reparieren können. Alles aufgrund der erfolgreichen und aus unserem Leben nicht mehr wegzudenkenden Art und Weise, wie Medizin und die Gewinnung neuer Erkenntnisse in ihr »funktioniert«: *evidence based!* Ich bin sicher, dass Scotty's Tricorder aus Star Trek keine Fiktion bleiben wird.

Aber das kann nicht alles sein. Und wird es auch nicht! Denn das hieße im übertragenen Sinne, dass Amerika auch heute noch unbekannt wäre. Im fünfzehnten Jahrhundert glaubte niemand an diesen Kontinenten – warum auch? Es gab ja keinen evidence. Gefunden wurde er, weil es Menschen gab, die evidence nicht mit Beweis sondern Hinweis übersetzten, sich nicht bequem in ihren Sessel vor dem Kamin zurückzogen und mit dem zufrieden waren, was sie hatten und kannten – darauf wartend, dass sich das Geld schon vermehre, was sie in Geschäfte investiert hatten; sondern versuchten, Neues zu entdecken, bislang Unerreichtes zu erreichen, unberührte Wege zu gehen.

Und dann kam Kollege »Zufall«. Indem eine neue Route nach *Indien* zwecks Ausbeutung der wirtschaftlich interessanten Ressourcen gefunden werden sollte, die den beschwerlichen Land- und den umständlichen und gefährlichen Seeweg um das Kap der Guten Hoffnung – den Suezkanal gab es damals noch nicht! – nach Osten überflüssig machen sollte, versuchte man »Neues«: nach Westen. Nur diesem »unüblichen« Verhalten ist es zu verdanken, dass wir zunächst die »*Westindischen*« Inseln (Karibik) und dann Amerika mit seinen *Indianern* entdeckten. Ich kenne niemanden, der dies nicht als Zugewinn bezeichnen würde. Warum also sollte nicht auch Komplementärmedizin ein Zugewinn sein?

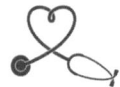

Natürlich ist es nicht immer einfach. Denn auch ich tue mich als ausgebildeter Naturwissenschaftler natürlich sehr schwer, will man mir *beweisen*, dass homöopathische Mittel wirksam sind. Das geht schief: Sie *können* es (nach derzeitigem naturwissenschaftlichem Kenntnisstand und anhand heutiger wissenschaftlicher Methoden) nicht sein, da aufgrund der Herstellung solcher Mittel mit an Sicherheit grenzender Wahrscheinlichkeit kein Wirkstoffmolekül enthalten sein kann! Und nach heutiger schulmedizinischer, aber auch naturwissenschaftlicher Überzeugung ist *Wirkung* gebunden an den stofflichen Charakter eines Wirkstoffes, zumindest aber an ein wissenschaftlich erklärbares Phänomen, wie elektrischer Strom (→ Nerven); für andere Wirkweisen fehlt der Schulmedizin und der Naturwissenschaft (noch) die Erklärbarkeit.

Das kann an *jedem* Wirkstoff gezeigt werden, der heute eingesetzt wird: Ohne eine wie auch immer geartete Wechselwirkung eines *Stoffes* mit dem Ziel seiner Wirkung kommt keine Wirkung zustande. Ob das die Verbindungen sind, die mit Rezeptoren welcher Art auch immer interagieren, oder Substanzen, die selbst Teil von Stoffwechselprozessen sind wie Enzyme oder ihre Inhibitoren – immer ist der stoffliche Charakter wesentlich. Wir dürfen nicht vergessen, auch wenn uns das zu wissenschaftlich banal und »kalt« erscheint: Alle Lebewesen basieren auf chemischen Reaktionen und physikalischen Prozessen. Der Mensch ist da keine Ausnahme. Und für beides ist Stofflichkeit Voraussetzung!

»Potenzierung« aber, also die Verdünnung jeder Stufe der »Verschüttelung« eines Wirkstoffes um den Faktor 1:100 (oder auch nur 1:10) reduziert im Verlauf der Herstellung homöopathischer Mittel die Menge des anfänglich tatsächlich in wesentlichen Konzentrationen enthaltenen Wirkstoffes jeweils um diesen Faktor. Und so lässt sich mathematisch exakt und daher nicht anzweifelbar nachweisen, dass bei vielen gängigen Mitteln statistisch höchstens *ein* Molekül in jeder zweiten Medikation sein kann, das eine solche Wirksamkeit vermitteln könnte; meistens aber noch weniger: gar keines. Oder, bei niedrigeren Potenzierungen, die Konzentration weit unter dem Wert liegt, der als wirksam anzunehmen ist.

Wer das nachvollziehen will: In der Chemie kennt man das »Mol«. Dabei handelt es sich um eine Mengenangabe, die unabhängig vom Gewicht der Substanz ist. So wiegt 1 Mol Wasserstoff 1 Gramm, da das Molekulargewicht von Wasserstoff 1 g/mol ist. 1 Mol Sauerstoff wiegt 16 Gramm wegen des Molekulargesichts von 16 g/mol für Sauerstoff. (Warum wiegt Sauerstoff 16 g/mol? Weil die gewichtsausmachenden Teilchen eines Atoms das Proton und das Neutron sind; und Wasserstoff 1 Proton hat, Sauerstoff aber 8 Protonen und 8 Neutronen. Da Neutronen und Protonen praktisch gleich viel wiegen, ist also Sauerstoff 16-mal schwerer als Wasserstoff.)

Warum aber dieses »Mol«? Weil sich damit unabhängig vom tatsächlichen Gewicht leicht »stöchiometrisch«, also reaktionsformelgerecht rechnen lässt: So verbinden sich nach der bekannten Reaktionsgleichung $2 H + O = H_2O$ 2 *Mol* Wasserstoff mit 1 *Mol* Sauerstoff zu 1 *Mol* H_2O, also Wasser. (Lieber Besserwisser. Ich bin Chemiker. Also traue mir bitte zu, dass ich die »korrekte« Formel und ihre Hintergründe kenne. Aber ich möchte es für Laien nicht zu kompliziert werden lassen! Genau das ist ja, weshalb so viele Chemie als schwer fehlinterpretieren). Würde man die Gewichte benutzen, hieße es 2 Gramm H + 16 Gramm O = 18 Gramm H_2O. Mathematisch und chemisch vollständig korrekt – aber wo ist der Bezug zu dem zunächst empirisch ermittelten und dann theoretisch bewiesenen Reaktionsverhältnis der Ausgangsverbindungen von 2:1? Im Molekül Wasser sind eben zwei Wasserstoff- und ein Sauerstoffatom vorhanden. Belegbar!

Und nun der Nachweis. Sie brauchen nur noch eine Information: Ein Mol besteht *immer* aus $6,022 \cdot 10^{23}$ »Teilchen«, also Atomen oder Molekülen. So, und nun verschütteln wir einmal. Gehen wir von einer in der Heilkunde bei technischer Verarbeitung gebräuchlichen 1 molaren (= mol/l) Lösung eines beliebigen Stoffes aus, also einer Lösung, die 1 Mol $\approx 6 \cdot 10^{23}$ Wirkstoffmoleküle im Liter Lösungsmittel, häufig Wasser, enthält. Jetzt verschütteln wir nach D1, indem wir die Lösung 1:10 verdünnen. Wie viele Wirkmoleküle haben wir nun statistisch gesehen? Richtig: $6 \cdot 10^{23} \div 10 = 6 \cdot 10^{22}$. Nun kommt D2: $6 \cdot 10^{22} \div 10 = 6 \cdot 10^{23} \div 100 = 6 \cdot 10^{21}$. Um also die Zahl enthaltener Wirkmoleküle in einer Verschüttelung zu ermitteln, braucht man nur die Zahl hinter dem »D« vom Exponenten der Teilchenzahl in der Stammlösung, hier eines Mols, abzuziehen: D2 bedeutet also $6 \cdot 10^{23-2} = 6 \cdot 10^{21}$. Wenn man nun bei einer von Homöopathen häufig verwendeten Verdünnungsstufe D24 ankommt, haben wir $6 \cdot 10^{23-24} = 6 \cdot 10^{-1}$. Es gibt aber kein $\frac{1}{10}$ Molekül, auch kein $\frac{6}{10}$ Molekül, was durch 10^{-1} ausgedrückt wird, denn dann wären wir im Reich der Atombausteine und damit der Physik. Und so ist statistisch gesehen nur in jeder zweiten, genauer: 6 von 10 Verschüttelungen ein einziges Wirkmolekül enthalten.

Die »übliche« Verdünnungsstufe D60 hieße: $6 \cdot 10^{23 \cdot 60} = 6 \cdot 10^{-37}$. Und das heißt, dass 37-mal eine Lösung, in der bereits kein Molekül mehr ist, 1:10 verdünnt wird. Was also ist in der Lösung drin? Nichts! Absolut nichts außer den nicht vermeidbaren Verunreinigungen des Lösungsmittels.

Und so könnte man als Kritiker bösartigerweise davon ausgehen, dass D24 und höher exakt aus diesem Grunde häufig gewählt wird: Egal wie giftig eine Substanz ist, mit der man »Gleiches mit Gleichem heilen« will – die anwendungsbereite Lösung kann bedenkenlos eingenommen werden, da alles Gift wieder entfernt wurde. Sie können 1 Mol Tetrodotoxin (Kugelfischgift, eines der stärksten natürlichen Gifte) auf diese Weise verschütteln und hätten keine gesundheitlichen Probleme zu befürchten. (Sie müssten dem Hersteller »nur« glauben, dass der sorgfältig genug verschüttelt hat!)

Ein Molekül in einem Liter Wasser – diese Verdünnung ist schlecht vorstellbar. Daher setzen wir einmal ein Wirkstoff- und ein Lösungsmittelmolekül einem jeweils anders gefärbten Tropfen gleich. Mit Tropfen haben wir Erfahrungen. Dazu müssen wir wissen, dass 1 Liter Lösungsmittel (Wasser) = 55,6 mol sind (1000 g ÷ 18 g/mol) und aus $55{,}6 \cdot 6{,}022 \cdot 10^{23}$ Molekülen/mol, also ca. $3{,}35 \cdot 10^{25}$ »Tropfen« besteht. Jetzt spielen wir einmal ein bisschen mit Zahlen! In der Pharmazeutik gibt man für das Volumen eines Tropfens ca. 50 µl, also 0,05 ml an. Falls sich also *ein* roter »Tropfen« Wirkstoff in einer Verdünnung D24 befindet, findet er sich somit in einer Umgebung von $3{,}35 \cdot 10^{25}$ blauen »Tropfen« Lösungsmittel wieder, also in einem Volumen von $0{,}05 \cdot 3{,}35 \cdot 10^{25} = 1{,}7 \cdot 10^{24}$ ml = $1{,}7 \cdot 10^{18}$ m³ = $1{,}7 \cdot 10^{9}$ km³ oder 1,7 Milliarden *Kubik*kilometer – das sind 1,3 Würfel mit einer Kantenlänge von je 1.089 km – der schon bekannten Strecke Flensburg – Berchtesgaden oder eine Kugel mit Durchmesser 1.480 km – etwa 3/7 (oder fast halb) so groß wie unser Mond (3.500 km).

Setzen wir das einmal in Relation zu einem mehr oder weniger anschaulichen Volumen, dem Volumen des Wassers unseres Planeten: $1{,}4 \cdot 10^{9}$ km³ – also alle Meere, Seen, Flüsse, Bäche, Wolken, Grundwasser. Bei D24 müsste *ein Tropfen* im 1,25fachen allen Wassers dieses Planeten entdeckt werden können. Nun ja, ist schon dünn, die Suppe! Denn um wirken zu können, müsste dieser Tropfen wegen der Notwendigkeit zur Wechselwirkung herausfischbar sein. Wer also in der Homöopathie an die Existenz von *Wirkmolekülen* in Verschüttelungen glaubt, kann gleich Lourdes' Wasser nehmen und Priester als Therapeuten…

Ich überlasse jedem selbst, das für D60 durchzurechnen… Spannende Frage: wird das mehr oder weniger sein als das Volumen einer Kugel mit der Sonne im Mittelpunkt, die bis zur mittleren Umlaufbahn des Pluto reicht: $2{,}9 \cdot 10^{27}$ km³? Oder ist das vielleicht doch ein bisschen hoch gegriffen – was meinen Sie?

Für Mitdenker: Die Erhöhung der Ausgangskonzentration über das oben angenommene 1 Mol/Liter, die rechnerisch zu in D60 verbleibenden Molekülen führen würde, bringt uns nicht weiter. Wollte man hier wie in D24 noch ein einziges Molekül finden wollen, müsste die Ausgangslösung 10^{38} molar sein. Das geht aber rein physikalisch nicht – solche Mengen, wir sprechen über mehrere 10^{34}, also Zehntausend Billiarden Billiarden Tonnen einer Verbindung, lassen sich nicht in *einem Liter* Lösungsmittel lösen! Wer's nicht glaubt, kann das ja 'mal mit einem sehr gut löslichen Stoff wie Kochsalz und erst einmal einem Kilogramm davon probieren. (Und wird scheitern: eine »gesättigte« Kochsalzlösung enthält 356 g = 6,1 mol Kochsalz im Liter! Mehr ist nicht!)

Das alles ist natürlich auch Homöopathen (inzwischen) klar, und sie sprechen daher seit einiger Zeit davon, dass sich die *Wirkung* des Wirkstoffes im Rahmen der Herstellung durch intensives Schütteln auf ein »Gedächtnis« des Lösungsmittels überträgt. Und damit fängt es an, »komisch« zu werden.

Erstens: Für *Wirkungen* gibt es, naturwissenschaftlich betrachtet und um naturwissenschaftliche Erklärungen und Akzeptanz scheint es Homöopathen ja zu gehen, kein »Gedächtnis«; man kann also nicht eine Wirkung »aus dem Gedächtnis« holen, wenn man ihrer bedarf. Das Wirkungen zugrunde liegende physikalische Prinzip heißt »actio = reactio« oder Wechselwirkungsprinzip oder Drittes Newton'sches Axiom und besagt, dass auf eine Aktion (actio) *unmittelbar* eine Gegenaktion (reactio) folgen muss. (Die auch darin bestehen kann, dass nichts passiert!) *Das* ist *Wirkung*! Oder umgekehrt: Für eine (medizinische!) Wirkung ist immer eine Wechselwirkung eines wie auch immer gearteten Agens mit »dem Körper« und eine Reaktion des Körpers darauf *Voraussetzung*. Es kann also keine Wirkung in einem wie auch immer gearteten Gedächtnis liegen, maximal das, was eine Wirkung hervorruft.

Irgendetwas müsste also das »Agens« zunächst aus dem »Gedächtnis« holen, bevor es wirken kann. Was? Wer? Wann? Wenn's naturwissenschaftlich bleiben soll, kann die Antwort nur lauten: Nichts, niemand, niemals! Und damit erübrigen sich auch die Folgefragen Wie? Und warum?

Und zweitens: *Welche* Wirkung? Und worauf? Atropin wirkt am Auge anders als am Herzen. Kann man einem Wirkstoff, der seine »Wirkung« auf einen anderen Stoff übertragen soll, prophetische Fähigkeiten zugestehen: Zu wissen, ob die Verschüttelung bei Herzproblemen oder bei Augenproblemen angewandt wird? Oder wird gar das »gesamte« Potential übertragen, sodass das Lösungsmittel anschließend wie der Wirkstoff »entscheiden« kann, wie es wirkt? Was ist denn dann der Unterschied zwischen Wirkstoff- und Lösungsmittelmolekül, das in dieser Weise »transformiert« wurde? Und warum muss dieser Umweg über das Lösungsmittel gegangen werden, wenn es sich doch offenbar annähernd gleich verhält wie das Wirkstoffmolekül?

Ich bin wirklich ein Mensch, der für vieles offen ist – auch und gerade für Dinge außerhalb des Mainstreams. Aber *diese* Erklärung ist Humbug! Es sei denn, man zieht homöopathische Dunkle Materie heran. Dann aber argumentieren wir auf einem ganz anderen, sehr viel sinnvolleren Niveau!

Manche versuchen, das Ganze über »Schwingungen« zu erklären, die sich vom Wirkstoff auf das Lösungsmittel übertragen, das sich die »Schwingungsmuster« dann »einprägt«. Sogar Gedanken sollen sich auf das Wasser übertragen lassen können und es »verändern«. (Wie? Was passiert da? Wie sieht »gedankenverändertes« Wasser aus?) Oder es werden andere halb- oder pseudowissenschaftliche Erklärungen bemüht. Fotografien werden angeführt, die diesen Sachverhalt nachweisen sollen, indem sie zeigen, dass es unterschiedliche »Wasserkristalle« gibt. (Wissenschaftlich: Eiskristalle, da Wasser definitionsgemäß flüssig ist und daher keine Kristalle bilden kann; und die Form, besser: der Zustand des Wassers, die/der Kristalle bilden kann, ist fest, weil ein Kristall per definitionem ein Festkörper ist, und wird als Eis oder Schnee bezeichnet. Wir müssen uns schon an die gültigen naturwissenschaftlichen Definitionen halten, wenn wir naturwissenschaftlich argumentieren wollen. Ansonsten können wir gleich wieder über schwarze und gelbe Galle reden, und jeder meint etwas anderes damit! Mit genau solchen schwachsinnigen Erklärungsversuchen, die aus der Wissenschaft stammen, aber nicht wissenschaftlich angewandt werden [können], bringen sich die Homöopathen selbst ins Aus!)

Gibt es natürlich! Nur – kein Schneekristall im Winter gleicht dem anderen. Auch ohne Homöopathie. Das liegt an der Art und Weise seiner Entstehung als Kristall im Rahmen von »self assembly«, also dem Selbstzusammenbau während der Kristallisation. Und der erfolgt nach wissenschaftlichen Gesetzen, wenn auch nicht vorhersehbar und damit chaotisch! Was also soll das, was beweist diese Feststellung? Und ein Foto? Gar nichts! Denn kein Homöopath kann beweisen, dass ein bestimmter, beliebig ausgewählter Schnee- oder Eiskristall exakt diese und keine andere Form bekommen hat, weil er sich was auch immer in welches Gedächtnis auch immer geprägt hat; und ohne diese Prägung vollkommen anders gewachsen wäre. Ein Kritiker das Gegenteil zwar auch nicht; allerdings will ja der Homöopath die Anerkennung, nicht der Kritiker. Die Bringschuld liegt also beim Homöopathen!

Natürlich kann ich mir weitere Krücken vorstellen, die nun der eine oder andere Unverbesserliche beitragen würde. Beispielsweise, dass Kristalle anders wachsen, wenn man sie beschallt. Das mag ja richtig sein. Nur: dann würde ja die Kristallform die Wirkung codieren. Und dann müssten sich doch einige Schneekristalle gleichen wie ein Ei dem anderen. Das aber hat noch niemand überzeugend gezeigt…

Wenn das alles nicht vor dem Hintergrund *evidence* nach Scharlatanerie klingt, was denn dann? Und so muss ich gestehen: Ob der hilflosen Versuche speziell der Homöopathen, zu erklären, was nicht erklärbar ist, kann ein wissenschaftlich ausgebildeter und denkender Mensch gar nicht anders als sie ablehnen… Denn all diese Ansätze zeigen, dass auch die meisten Alternativmediziner den Fehler begehen, rein stofflich zu denken! Wie die Schulmedizin. Wenn schon kein Wirkstoffmolekül mehr vorliegen kann, dann doch zumindest ein Lösungsmittelmolekül, das nun irgendwie dessen Rolle übernommen hat. Und so lassen sich, aus reinen Akzeptanzgründen, viele Alternativmediziner von der Schulmedizin in eine Sackgasse drängen, aus der sie nicht herauskommen. Auch denen sei gesagt: Schaut einmal aus eurer UV-Welt in die Welt des sichtbaren Lichtes, also über den Tellerrand!

Hier noch die Lösung der Aufgabe von oben. Das Volumen ist $10^{60-24} = 10^{36}$-mal so groß wie im D24-Fall. Nehmen Sie an, Sie hätten ein Raumschiff, das mit Lichtgeschwindigkeit ($9{,}46 \cdot 10^{12}$ km/Jahr) fliegen kann, und setzen sich damit auf die Sonnenoberfläche; den Weg ins Zentrum schenke ich Ihnen ob des Druckes dort. Dann müssen Sie aus dem Stand mit abrupter Bremsung 78 Jahre, 81 Tage, 19 Stunden und 7,3 Sekunden mit Lichtgeschwindigkeit fliegen; Sie befänden sich nun in der 83.146fachen Entfernung des Abstandes Sonne – Pluto (8,9 Mrd. km). Hier, $7{,}4 \cdot 10^{14}$ km von der Sonne entfernt, wäre die Grenze der mit Lösungsmittel gefüllten Kugel des Volumens $1{,}7 \cdot 10^{45}$ km^3, in der sich der eine Tropfen versteckt. Viel Spaß beim Suchen, ich geh' solange einen Trinken…

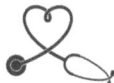

Soweit der Evidence-based-Ansatz sowohl in Schulmedizin als auch in der Alternativmedizin! Aber da war doch noch etwas! Was ist denn mit dem Plazeboeffekt? Ist der nicht inzwischen naturwissenschaftlich nachgewiesen?

Ja, aber bitte sagen Sie das nicht allzu laut. Die meisten Schulmediziner fallen dann nämlich in ernste Depressionen bis hin zu Selbstzweifeln, da sie ihn zwar akzeptieren müssen, aber nicht erklären können; oder sie fallen zurück auf theologische Rituale und lehnen ihn schlichtweg ab: Es kann nicht sein, was nicht sein darf. Und nur wenige scheinen ihn als das zu begreifen, was er ist: Ein Ausdruck dafür, dass der Körper sehr gut in der Lage ist, mit den meisten Problemen selbst fertig zu werden. Und man ihm manchmal nur ein bisschen dabei helfen muss. Ich verspreche: Wir werden noch ausführlich auf den Plazebo- und seinen Gegenspieler, den Nozeboeffekt, zurückkommen! Und auf »Spontanheilung«. Im Kapitel *Mein Arzt bin ich!*

Zuvor möchte ich noch ein wenig Bestandsaufnahme machen! Was mich an all den Erklärungen zur Wirkungsweise der Homöopathie stört, ist, dass man aus Akzeptanzgründen verzweifelt versucht, sie *naturwissenschaftlich* zu erklären: Wasserkristalle, Schwingungen, Gedächtnis… Das ist zunächst einmal logisch und nachvollziehbar, da wir Menschen dazu neigen, bei Erklärungsversuchen auf uns Bekanntes und Verstandenes zurückzugreifen. Siehe dazu die Filter von oben, mit denen wir unsere Welt wahrnehmen! Das mache ich in diesem Buch auch in nicht unerheblicher Weise. Wie eben mit den Tropfen. Dagegen ist zunächst auch nichts einzuwenden.

Wir haben in diesem Universum mit nichts mehr Probleme, als etwas nicht erklären zu können. Das drückt sich in der puren Existenz von Religionen aus, die nur einen Sinn haben: Unerklärliches zu erklären. Woher kommen wir? Wohin werden wir gehen? Warum gibt es uns? Und so orientieren sich alle Religionen an mindestens einem Gott und bei ihren Darstellungen göttlichen Verhaltens und Erscheinens am Menschen, zumindest aber der Tierwelt des Planeten: Beides kennen wir. Da gibt es cholerische Meeresgötter, betrunkene Lebegötter, fremdgehende Gottväter, aufreizende Junggöttinnen, göttliche Stutenbissigkeit und göttliche Lust am Kampf; besserwissende Populistengötter und ihre Göttergroupies oder Götterfreunde; niederträchtige und egoistische Demagogengötter und kriminelle Autistengötter; aber auch introvertierte Einsiedlergötter. Auf all denen wurden ganze göttliche Gesellschaften und Hierarchien aufgebaut, die nur allzu menschlich aussehen und handeln. Und selbst typisch Menschliches – Übersetzungs- oder Interpretationsfehler – kennen wir in Form von den 72 Jungfrauen des Islam, die eigentlich Trauben sind, da letztere offenbar das »Reine« selbst in diesem Kulturkreis besser symbolisieren können als erstere – ein Schelm, wer jetzt grinst!

Da gibt es einen »Elefantengott« und einen dicklichen Buddha, Mischwesen aus Mensch und Vogel oder Hyäne, Schlangengötter und Götter mit mehr als zwei Armen bis hin zu menschlich aussehenden Göttern im alten Griechenland oder Rom oder, besonders »revolutionär«, abstrakter wie Augen in Pyramiden, Strahlenkränze mit und ohne Flügel oder einfach strahlenkranzbehaftete oder strahlenkranzfreie, irdische Symbole. Der Heilige Geist wird als Taube dargestellt, weil man sich trotz Hui Buh und Bulli Herbig einen Geist nicht so recht vorstellen kann, denn Hui ist ein Gespenst und kein Geist. Und so nahm man eine den Tauben zugeschriebene Eigenschaft, die auch dem Heiligen Geist eigen sein soll, Empathie, als Begründung für diese Art der Darstellung. Dass im Juden- und Christentum Gott als alter Mann dargestellt wird, dürfte logisch sein. Denn immerhin hat er uns ja nach seinem Ebenbild erschaffen. Da er zu diesem Zeitpunkt aber schon existiert haben muss, muss er eben älter sein als wir alle – ein alter, sehr alter Mann also. Und wenn ich richtig informiert bin, gilt im Islam das gleiche: »Wahrlich, Allah hat Adam nach seinem Bild erschaffen«.

Und so musste es sich auch das Weltall gefallen lassen, dass menschliche Erfahrungen herangezogen werden, es zu beschreiben – in Form von Sternbildern, die es ziemlich irdisch miteinander treiben. Da gibt es den *Großen Bären*, der die *Jungfrau*, die Freundin von *Orion* mit dem Schwert, jagt, die aber lieber mit ihrer *Waage* prüfen möchte, ob der *Skorpion* des *Fuhrmanns* schwerer ist als der *Adler* des *Schützen*. Inzwischen zanken sich der *Bildhauer* und die *Zwillinge* um den *Kleinen Wagen*, auf dem neben einem *Becher*, einem *Grabstichel* und dem *Kreuz des Südens* auch ein *Haar der Berenike* liegt. Der *Bärenhüter* versucht zu schlichten und schlägt vor, dass die Zwillinge sich mit dem *Chemischen Ofen* zufrieden geben könnten. Doch erst, als er noch eine *Luftpumpe* drauf legt, stimmen die zu. Aber er hat die Rechnung ohne den *Wassermann* gemacht! Denn der hat auch ein Auge auf den Kleinen Wagen geworfen, weil er seinen Fang mit dem *Netz* aus dem *Eridanus*, der aus einem *Walfisch*, um den bereits *Fliegen* kreisten, einem *Südlichen Fisch*, einem *Schwertfisch*, einem *Krebs*, einem *Fliegenden Fisch*, einer *Kleinen Wasserschlange*, einer *Wasserschlange* und ein paar *Fischen* bestand, transportieren wollte. Daher schoss er einen *Pfeil* auf den Bärenhüter ab, traf aber unglücklicherweise nur den *Maler*, der auf das *Segel des Schiffs* ein paar mythische Bilder von einem *Drachen*, einem *Einhorn*, einem *Paradiesvogel*, dem *Pegasus*, dem *Phoenix* und dem *Zentaur* malte. Dank eines *Schildes* wird der nicht verletzt, hetzt aber sofort seine *Jagdhunde*, den *Großen Hund* und den *Kleinen Hund* auf den Wassermann. Durch das *Teleskop* sieht dieser, dass er sein Ziel verfehlt hatte und flieht aus Angst vor der Rache des Bärenhüters und den Hunden des Malers auf den *Tafelberg*, der aussieht wie das *Achterdeck des Schiffes*. Von dort bestimmte er regelmäßig aufgrund eines während der Flucht abgegebenen Gelübdes für den Fall, dass er unbeschadet blieb, mit seinem *Schiffskompass*, einer *Pendeluhr* und wahlweise dem *Sextanten* oder dem *Oktanten* die aktuelle Position der *Indianer*, um sie *Andromeda* übermitteln zu können. Die suchte sie nämlich im Glauben, dass ihre Mutter, *Kassiopeia*, von denen gekidnappt worden war und sich in deren Gewalt befände. Das war allerdings ein Irrtum, denn *Herkules* und *Perseus* hatten sie bereits befreit und zu *Kepheus*, Andromedas Vater und Kassiopeias Ehemann, zurückgebracht, wofür dieser dem einen die *Nördliche Krone* schenkte, dem anderen die *Südliche Krone*. Als der Wassermann auf dem Tafelberg davon hörte, legte er Sextanten, Oktanten, Pendeluhr und Schiffskompass beiseite und nahm *Zirkel, Winkelmaß, Südliches Dreieck* und *Dreieck* zu Hand, um einen *Altar* für ein *Mikroskop* zu bauen, das er als Opfer für die Erlösung von seinem Gelübde darbot. Als er damit fertig war, zog er sich mit seiner *Leier* an den Kiel des Schiffes zurück, auf dem Noah zwei *Adler*, zwei *Chamäleons*, zwei *Delphine*, zwei *Eidechsen*, zwei *Füchse*, zwei *Füllen*, zwei *Giraffen*, zwei *Hasen*, den *Kleinen Löwen* und den *Löwen*, zwei *Kraniche*, zwei *Luchse*, zwei *Pfaue*, zwei *Raben*, zwei *Schlangen*, aber ohne ihren *Schlangenträger*, zwei *Schwäne*, zwei *Stiere* und zwei *Steinböcke* versammelt hatte, um sie vor der drohenden Sintflut in Sicherheit zu bringen. Ganz zum Schluss gesellten sich gerade noch rechtzeitig zwei *Tauben*, zwei *Tukane*, zwei *Widder* und zwei *Wölfe* hinzu. Und wenn sie nicht gestorben sind, dann treiben sie's noch heute irdisch!

Das waren die 48 Sternbilder, die aus dem Altertum stammen, 23 weitere aus dem 17. Jahrhundert und 17 aus dem 18. Jahrhundert. Macht die 88 Sternbilder, die von der Internationalen Astronomischen Union verbindlich festgelegt wurden.

Und dann dürfen wir die Planeten nicht vergessen, zu denen alter katholischer Tradition folgend und Galileo zum Trotz nach guter, alter geozentrischer Vorstellung auch Sonne und Mond gehören und die mit ihren Aszendenten um die Häuser ziehen oder sich aufreizend in welche Position auch immer zueinander bringen um sich häufig ärgerlicherweise, manchmal glücklicherweise zu verschiedenen, stetig variierenden Zweckbündnissen zu verbrüdern, deren einziger Sinn ist, *unser* Schicksal zu beeinflussen – je nachdem, wer gerade mit wem besonders gut kann oder auch nicht, positiv oder negativ. Was haben die davon? Warum also tun sie das?

Was ich dabei nicht verstehe: Die vier großen Gasriesen am Ende unseres Sonnensystems haben viel mehr Monde als die Erde; Jupiter z. B. mindestens 67. Und die sind teilweise selbst fast so groß wie die Erde (Masse: $6 \cdot 10^{24}$ kg; Durchmesser: 12.700 km) oder zumindest der Mars (Masse: $6,4 \cdot 10^{23}$ kg; Durchmesser: 6.700 km). Haben die denn keinen Einfluss auf uns? Und, wenn nein, warum nicht? Denn Pluto, als er noch Planet war, hatte ihn, nachdem man ihn entdeckt hatte, auch wenn er sehr viel weiter weg war als diese Monde und sehr viel kleiner ist. Und seit er kein Planet mehr ist – hat er seinen Einfluss verloren? Wenn ja, führt sich Astrologie selbst ad absurdum, da sie dann abhängig ist von der jeweiligen menschlichen Definition eines »Planeten«. Wenn aber nicht, fällt mir schwer zu verstehen, warum Pluto (Masse: $1,3 \cdot 10^{22}$ kg; Durchmesser: 2.300 km) aber nicht der Jupitermond Ganymed (Masse: $1,5 \cdot 10^{23}$ kg, also 10mal schwerer; Durchmesser: 5.300 km, also 12mal so groß), der uns sehr viel näher ist! Auch Titan, einer der mindestens 62 Saturnmonde (Masse: $1,3 \cdot 10^{23}$ kg; Durchmesser: 5.150 km), bleibt unberücksichtigt, nicht aber der Erd-Mond (Masse: $7,3 \cdot 10^{22}$ kg, etwa halb so schwer; Durchmesser: 3500 km, etwa 1/3 so groß)... Warum? Könnte es daran liegen, dass, als die Astrologie entstand – zu Zeiten des geozentrischen Weltbildes – von denen noch nichts bekannt war? Und warum werden mit Ceres (Masse: $9{,}4 \cdot 10^{20}$; Durchmesser: 950 km) und Vesta (Masse: $2{,}6 \cdot 10^{20}$ kg; Durchmesser: ca. 550 km) einzelne *Asteroiden* berücksichtigt, andere aber nicht? Was macht die so besonders? Was sind die Kriterien, anhand derer einzelne Mitglieder unseres Sonnensystems als wesentlich für den Einfluss auf den Menschen betrachtet werden, andere nicht? Liebe Astrologen: Räumt erst einmal ein bisschen auf, bindet ein paar neuere Erkenntnisse, die seit dem Mittelalter entstanden sind (Sonne und Mond sind keine Planeten!), ein – und dann schau'n 'ma 'mal!

Aber eines gibt es in der Aufzählung von dem Menschen Bekannten nicht: einen superintelligenten, riesigen Wackelpudding, da der sich menschlicher Erfahrung entzieht. Nicht als Erscheinung, spätestens seit Dr. Oetker, aber als Ursprung transzendentaler Wirkung: Wackelpuddings sind nicht gut oder böse, neigen nicht zu Intrigen, Gruppensex oder Mordlust, lassen sich nicht als Boten oder Verkuppler nutzen und interagieren weder mit Ihresgleichen, noch mit uns – es sei denn, man verzehrt sie. Kurz: Sie sind im religiösen und gesellschaftlichen Umfeld zu nichts zu gebrauchen, da sie dem menschlichen, zumindest aber tierischen Wesen oder Erscheinungsbild und Verhalten so fremd sind! Trotz des bösen Pizza the Hutt, den uns Mel Brooks in Spaceballs geschenkt hat.

Und dank der bereits geschilderten Korsettstangen für die katholische Kirche sind heute Naturwissenschaften und wissenschaftliche Erkenntnisse als Glaubwürdigkeitskriterium ganz weit oben angesiedelt, ein göttlicher Wackelpudding also genauso wenig akzeptiert wie das FSM. Und so wird auch die Persiflage des Physikers Bobby Henderson auf den Kreationismus schnell als solche entlarvt und seine Intention klar: Kaum ein Mensch hat Erfahrungen mit dem *Fliegenden SpaghettiMonster!* Außer Bobby, einigen Glaubensbrüdern – und mir. Und daher stellen sich sogar streng gläubige Mitmenschen ihren Gott inzwischen nicht mehr in Menschen-(ähnlicher) Gestalt vor. Immerhin!

Im Fall von Homöopathie wird dieser Versuch der Erklärung über Bekanntes kläglich nach hinten losgehen – nein ist er schon, da das systembedingt nicht funktionieren kann und wird und sich somit jeder lächerlich macht, der es versucht. Und weil ihre Protagonisten im verzweifelten Kampf um Akzeptanz exakt das immer wieder und immer wieder neu versuchen, bezeichnen viele sie als Scharlatane. Denn das hat selbst die katholische Kirche den Homöopathen und ihren Sympathisanten voraus: Sie versucht *nicht*, naturwissenschaftlich zu erklären, was nicht erklärbar ist. Und spricht daher vom »Glauben«. Glauben aber heißt: »nicht wissen«! Und so verlangt sie ab einem bestimmten Punkt *bedingungslosen* Glauben, um nicht erklären zu müssen. Homöopathie dagegen weiß, wie man behauptet – und *muss* damit erklären. Und ist so zum Scheitern verurteilt.

»Schwingungen« als Erklärung kamen wohl auf, da spätestens nach der Beweisführung oben niemand mehr an *materielle* Zusammenhänge einer homöopathischen Wirkung glauben *kann*. Man will aber, warum auch immer, vermutlich im Hinblick auf die Schulmedizin, nicht auf die immaterielle Ebene ausweichen. Und so *muss* es eben eine andere naturwissenschaftliche Erklärung geben, so wie es für die Schulmedizin immer eine physische Ursache geben *muss*. Schwingungen sind generell beliebt, da sie einerseits »fassbar« (anderes Wort: wahrnehm- und damit wissenschaftlich erklärbar) sind – jeder kennt schwingende Gitarren-, Geigen- oder Klaviersaiten, oder auch Pendel und Wasserwellen, und selbst elektromagnetische Wellen können wir uns, obwohl wir sie nicht wahrnehmen können, zumindest anhand ihrer Wirkung vorstellen. Somit kann man mit »Schwingung« etwas Akzeptiertes weil Bekanntes verbinden. Sie sind aber auch »fremd« genug, dass sie mysteriös bleiben und damit für unerklärliche Dinge verantwortlich sein können.

Mit der »Stringtheorie« sind nämlich Schwingungen, die nicht akustischer oder elektromagnetischer Art und daher nicht wirklich erfassbar sind, sogar naturwissenschaftlich hoffähig geworden: Es gibt ernsthaft diskutierte Theorien, bei denen sub-mikroskopische, ja sub-atomare Strings in Dimensionen weit über unseren vier bekannten (man braucht für eine Theorie bis zu 11!) aber in unermesslich kleinen Ausdehnungen (unermesslich viel kleiner als selbst die kleinsten Atombausteine: 10^{-35} m) eine wesentliche Rolle spielen. Kommen Sie damit klar? Ernst gemeinte Gratulation: Ich nicht!

Was also liegt näher, als solche oder ähnliche »Schwingungen« für alles zu bemühen, was schwer oder nicht erklärbar ist? Wie in der Religion: Sie sind so eine der wenigen Möglichkeiten, um nicht zu sagen: hilflosen Versuche, Erklärungen zu geben, die man nicht widerlegen kann – wie denn auch?

Elektronen können »schwingen« und wechseln je nach Bedarf zwischen dem Teilchen- und dem Wellen-Modus, wie man schon seit langem weiß (»Welle-Teilchen-Dualismus«, Schrödinger, Maxwell, Bohr, Pauli, Einstein), und der schottische Botaniker Brown hat die nach ihm benannte »Molekularbewegung« (engl.: Brownian Motion) wieder entdeckt, die Teilchen in Flüssigkeiten und Gasen als Folge von Wärme chaotisch an den Tag legen. Und dank Heisenberg schwingt's sogar am absoluten Nullpunkt (»Nullpunktsschwingung«)!

Selbst die Quantenmechanik nutzt Schwingungen reichlich, da damit Phänomene erklärbar sind, die selbst für die meisten Naturwissenschaftler hard-core und damit schwer zu goutieren sind: Elektronen können sich an verschiedenen Orten gleichzeitig aufhalten, ja sogar durch unüberwindbare Barrieren »tunneln«! Und sie sind noch komischer: Schaut man sie an, sind es Teilchen, schaut man weg, Schwingungen. Merkwürdig, dieser Quantenzoo…

(Interessiert Sie, warum? Es ist eigentlich logisch! »Beobachten« heißt, irgendwie mit einem Ding in Kontakt zu treten. Lässt man nun ein Elektron *unbeobachtet* auf einen Doppelspalt zu fliegen, kann es sich verhalten, wie es will. Und dann »entscheidet« es sich für die Wellennatur – und zeigt nach Passage beider Spalten als Welle eine Interferenz auf dem Schirm. Wenn ich aber an den Spalten Detektoren aufstelle, die Teilchen-Eigenschaften erforderlich machen, zwinge ich es dazu, seinen Teilchencharakter auszuprägen. Indem ich also beobachte, durch welchen Spalt es fliegt, mache ich es zum Teilchen! Einer der beiden Detektoren *muss* es ja registrieren, denn es passiert ja den Spalt.)

»Verschränkte« Teilchen (googelbares Stichwort: Quantenverschränkung) haben Kontakt zueinander selbst über große Entfernungen hinweg; und sie kommunizieren miteinander. Ändern wir an einem etwas, weiß es das andere sofort und reagiert entsprechend. Keine Spinnerei, es gibt in der Kryptologie (Verschlüsselung von Daten) bereits erste Anwendungen dafür, wenn auch alles wie die Quantencomputer noch (lange) nicht marktreif ist!

Solche Erkenntnisse und die menschliche Fähigkeit zu Abstraktion und Fiktion führen dann zu einem vollkommen neuen Weltbild, dem Multiversum. Auch nicht erfassbar, aber, glaubt man Fachleuten, durchaus möglich. Ja, mehr noch: Es verdichten sich Hinweise, dass das höchst wahrscheinlich sein könnte.

Ist da nicht klar, dass die armen Schwingungen, so es sie wirklich gibt, auch für Homöopathie herhalten müssen? Und nun gibt es zwei Möglichkeiten:

1. Die Schwingungen sind naturwissenschaftlich erklärbar wie die Strings. Dann gilt unsere »naturwissenschaftliche Sicht« der Dinge. Und dann hätte ich gerne eine vernünftige, nach naturwissenschaftlichen Regeln erfolgte Beweisführung inklusive Methodischer Zweifel. Nicht das Wischi-Waschi, das ich bisher zur Kenntnis nehmen musste. Ich befürchte, die Homöopathen werden das genauso wenig hinkriegen wie Schulmediziner Spontanheilungen und Plazeboeffekt wegdiskutieren können.

2. Die Schwingungen sind naturwissenschaftlich nicht erklärbar. Dann erhebt sich allerdings die Frage: Warum versucht man es dann?

Schwingungen sind Energie. Und nach den Gesetzen der Thermodynamik, denen sich auch Homöopathie nicht entziehen kann, kann Energie weder erzeugt noch vernichtet werden, sondern nur in ihrer Erscheinungsform verändert. Alle Energie dieser Welt ist beim Urknall »entstanden« und wird nur in einem einzigen Ereignis »vernichtet«: dem Big Crunch, dem Großen Zermalmen, so es dies geben wird. Was wohl nicht der Fall sein wird: Das derzeit vermutete Ende unserer Welt, der Big Rip, das Große Zerreißen, besteht darin, dass letztlich alles in Wärmestrahlung umgewandelt wird, die dann die Temperatur eines ansonsten leeren Universums um winzigste Bruchteile über den absoluten Nullpunkt erhöht! Das wird dann immer so bleiben. Trostlose Aussichten… Tröstlich nur, dass nicht nur wir, sondern auch unsere Kinder und Enkel nicht, ja nicht einmal das Leben selbst, das werden miterleben müssen. Man geht davon aus, dass das in ca. 10^{100} Jahren, vielleicht auch erst in 10^{1000} Jahren der Fall sein wird. Zuvor haben aber andere Ereignisse alles Leben, und nicht nur das, vernichtet.

Schwingungen als Rechtfertigung hat die Homöopathie auch weder nötig noch verdient. Vielleicht bin ich als in solchen Fragen berufsbedingter Skeptiker schon einen Schritt weiter als alle Homöopathen dieser Welt: Ich brauche nicht eine *naturwissenschaftliche* Erklärung dafür, dass etwas wirksam sein könnte.

Warum nicht? Weil es, wie ich ja bereits oben dargelegt habe, Dinge zwischen Himmel und Erde gibt – UV-Licht, Magnetismus, Radioaktivität –, die sich unserem direkten Erleben grundsätzlich entziehen; und darüber hinaus, weitere, die mit unseren beschränkten Fähig- und Möglichkeiten (heute noch) naturwissenschaftlich nicht erklärbar sind: Dunkle Materie und Energie. Und das akzeptiere ich einfach, genau, wie ich akzeptiere, dass es uns gibt und ausnahmsweise nicht frage: Warum? Denn eine Antwort darauf werde ich nie bekommen. Von wem auch? Der, der angeblich dafür verantwortlich sein soll und mir als einziger diese Frage glaubwürdig beantworten könnte – er redet nicht mit mir! Und so verbringe ich meine Zeit lieber damit, zu versuchen, Licht in das akzeptierte Dunkel zu bringen als damit, mir alberne bis lächerliche Methoden und Begründungen auszudenken, die nachweisen sollen, dass das Dunkel ja eigentlich Licht ist, auch wenn man's nicht so empfindet.

Will die Homöopathie tatsächlich aus dem Ruch der Scharlatanerie entkommen, täte sie besser daran, sich über einen *indirekten* Nachweis zu definieren. So wie Dunkle Materie und Dunkle Energie, deren Existenz aufgrund ihrer Wirkung von Wissenschaftlern zunächst gefordert wurde: Am Anfang standen unwiderlegbare Betrachtungen, nämlich, dass sich das Universum beschleunigt, also immer schneller ausdehnt. Das kann naturwissenschaftlich unanfechtbar anhand der Analyse der Spektren der sich relativ zu uns bewegenden Himmelskörper nachgewiesen werden. Stichwort: »Doppler-Effekt«. Sie kennen die Diskussion, ich muss sie hier also nicht wiederholen. Dann versuchte man, unsere aktuellen Erkenntnisse über »die Welt« auf diese Beobachtungen anzuwenden. Ergebnis: Geht nicht, das kann nicht sein: Die gesamte Materie und Materieverteilung kann nicht erklären, warum sich das Universum nicht nur immer weiter ausdehnen wird, sondern das auch noch beschleunigt erfolgt.

Also griff man auf ein bewährtes Konzept in der Naturwissenschaft zurück: Man *postulierte* ein Phänomen, das bislang bei den verschiedenen Modellen unberücksichtigt geblieben war. Und das kann, nach unserem Verständnis der Welt, nur auf zwei in einander überführbaren ($E = m \cdot c^2$) Phänomenen beruhen, Energie und Materie, die aber allen derzeitigen (Er-)Kenntnissen widersprechen und daher die »dunkle Seite« der Macht – äh der Welt darstellen. Das war die Geburtsstunde der Dunklen Energie und der Dunklen Materie. (George Lucas wusste das wieder einmal früher als alle anderen!)

Solche »indirekten« Beweise sind naturwissenschaftliche Praxis!

Erneut ein Beispiel aus der Astronomie: Schwarze Löcher. Auch die kann man nicht sehen, da ihre Gravitation so groß ist, dass selbst Licht ihnen nicht entfliehen kann. Und so sind sie im wahrsten Sinne des Wortes unsichtbar – und können nur über ihre Wirkung auf ihre Umgebung nachgewiesen werden: den Umlaufbahnen von nahestehenden Sternen und Planetensystemen und dem »Linseneffekt«, mit dem sie das Licht hinter ihnen liegender Lichtquellen verzerren.

Es gab diese indirekten Beweise zu Zeiten der alten Griechen, und es gibt sie heute, wissenschaftlich anerkannt. Einstein hat solche Postulate (»Forderungen«) benutzt, die dann mühsam in den folgenden Jahrzehnten von Heerscharen von Physikern bestätigt werden mussten; und wurden, als man aufgrund der Versuche, sie naturwissenschaftlich exakt zu falsifizieren oder zu verifizieren, zu neuen Erkenntnissen und im Gefolge zu neuen Methoden und Technologien kam, die dann ermöglichten, was Einstein in deren Ermangelung noch nicht selbst machen konnte.

Jüngstes Beispiel: Das Higgs-Boson. Seit den 1960er Jahren, als man Atome in ihre Elementarteilchen zu zerlegen begann, fragten sich die Wissenschaftler: Woher kommt eigentlich die Masse? Die bis dahin gefundenen Teilchen konnten alle bekannten Phänomene erklären: elektrische Ladung, Spin, Licht, etc. Es gab mit den Gluonen sogar sub-atomaren Klebstoff, der die Teilchen zusammenhielt. Nur die Masse war das Problem; keines der bis dahin beobachteten Teilchen schien Masse zu haben! Das Standardmodel der Elementarteilchenphysik wurde dann dennoch aufgestellt und konnte in vielen Versuchen sehr eindrucksvoll bestätigt werden. Schönheitsfehler blieb allerdings die fehlende Masse.

Und so forderte ein schottischer Physiker, Peter Higgs, damals ein Teilchen, das Masse vermitteln konnte. Es sollte nur diese eine Eigenschaft haben: »schwer« sein. Keine Ladung, keinen Impuls, nichts – nur Masse; wenn auch nicht sehr viel: $2,3 \cdot 10^{-25}$ kg; aber das ist immerhin weitaus mehr, als gar nichts! Und da es schwer ist, Teilchen nachzuweisen, die nicht geladen sind und keinen Impuls haben, dauerte es in Ermangelung sub-atomarer Waagen bis Juli 2012, also über 50 Jahre, bis dieses Teilchen, das Higgs-Boson, am CERN nachgewiesen werden konnte – und Higgs sehr zu Recht ungewöhnlich schnell nach der Bestätigung des Postulats (nämlich schon im folgenden Jahr; üblicherweise kann das schon mal 30 oder gar 40 Jahre dauern, bis Neuigkeiten die Juroren der Nobelgesellschaft erreicht haben!) den Nobelpreis dafür erhielt.

Aber fragen Sie mich nun bitte nicht, was das Higgs-Boson genau ist. Denn es ist sehr kurzlebig und existiert nur 10^{-22} Sekunden, also 100 Quadrillionstel Sekunden. Das ist wirklich nicht lange, weshalb ich selbst es bisher auch nicht gesehen habe: Ich bin schon etwas älter und daher nicht mehr so schnell... Und auch hier kommen wieder Schwingungen ins Spiel. Und Felder. Und Quanten. Und mir schwirrt der Kopf, ich bin bloß armer einfacher (Bio-)Chemiker. Vielleicht fragen Sie besser Stephen Hawking. Der weiß das!

Analoges gilt auch für die Dunkle Energie/Materie. Nimmt man ihre Existenz an (= postuliert man sie), führen Rechnungen mit den beobachteten Daten dazu, dass unser Universum zu 95% aus ihr bestehen muss: Dann wäre die beobachtete Expansion erklärbar. Also wird es nun, wie üblich, Aufgabe von Heerscharen von Astronomen und Physikern sein, ihre Existenz zu beweisen – oder zu widerlegen (oder ggf. die Theorie zu modifizieren). Und, wie es aussieht, spricht einiges dafür, dass es sie tatsächlich gibt. Können Sie diese Feststellung in ihrer Bedeutung ermessen? *Die von uns erfassbare Welt umfasst nur 5% der realen, und von diesen 5% nehmen wir nur einen Bruchteil wahr...*

Fällt Ihnen die Parallelität auf? Naturwissenschaftlich ist Dunkle Materie nicht erklärbar. Aber sie ist offenbar da! Also brauchen wir eine »dunkle Materie« der Homöopathie, die existent aber nicht notwendigerweise erklärbar ist. Und jede Menge Beobachtungen und Nachweise, die das Gebäude stützen. Bis wir in der Lage sein werden, zu erklären, was wir heute nicht erklären können. Oder feststellen, dass doch nichts dran ist und andere Ursachen für die Phänomene verantwortlich sind. Dieses Verhalten erwarte ich von Homöopathen, die ernst genommen werden wollen: Man muss fähig dazu sein, zugeben zu können, dass man sich geirrt hat, will man seriös sein. Sie erinnern sich an Einsteins Zitat.

Man kann sogar weiter gehen und Homöopathie selbst als »Dunkle Materie« bezeichnen: die Dunkle Materie, die die Schulmedizin benötigt, zu erklären, was sie ansonsten nicht erklären kann: Spontanheilungen, Plazeboeffekt und anderes. Nun hätten wir einen Fall analog zu den »Schwingungen«: Da gibt es etwas Exotisches, was zur Erklärung herangezogen werden muss. Aber in diesem Fall wird eben nicht etwas »Bekanntes«, Schwingungen, zur Erklärung herangezogen sondern etwas, das sich unserem Verständnis (noch) entzieht.

Folgt man diesem Ansatz, haben Homöopathen aber eine Kröte zu schlucken: den bereits angesprochenen Plazeboeffekt. Es könnte sich nämlich herausstellen, dass dieser wissenschaftlich nachweisbare Effekt, der aber selbst nur sehr schwer wissenschaftlich erklärt werden kann, identisch mit homöopathischer Wirkung ist oder zumindest ihre Grundlage.

Mit diesem Gedanken können sich aber offenbar viele Homöopathen nicht anfreunden – ich weiß nicht, warum! Es ist doch letztendlich egal, wie man das Kind nennt, das zum Erfolg geführt hat: Plazeboeffekt oder Homöopathie. Ich bekomme immer ein ungutes Gefühl, wenn jemand darauf besteht, dass beides auf keinen Fall zusammengebracht werden kann, da ich dann annehmen muss, dass es dem Betreffenden weniger auf das Ergebnis, Heilung, ankommt als auf das eigene Glaubensgebilde. Und wer als Homöopath das tut, handelt in meinen Augen nicht anders als ein Schulmediziner, der Homöopathen als Scharlatane bezeichnet. Vielleicht aber denkt auch der eine oder andere Orthodoxe dieser Art nach der Lektüre dieses Buches, vor allem der folgenden Kapitel, etwas anders.

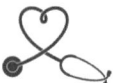

Also – Homöopathie wirkt! Zumindest manchmal. Offenbar. Denn lässt sich auch nur *ein* Fall darstellen, in dem die Schulmedizin versagt, die Homöopathie aber Erfolg gehabt hat, ist es an niemandem mehr, diese Methode in Frage zu stellen. Im Sinne von Naturwissenschaft und Einstein: »Keine noch so große Zahl von Patienten kann beweisen, dass die Schulmedizin recht hat; ein einziger Patient kann beweisen, dass sie unrecht hat.« Die Spontangeheilten tun das eindrucksvoll. Zumindest, sofern es sich um die Grenzen dieser Medizin handelt und wenn diese behauptet, dass es keine Heilung gibt. Offenbar gibt es eine Menge Menschen, die, austherapiert, nach homöopathischer Behandlung nicht nur überlebt haben sondern augenscheinlich geheilt sind. Und genau das ist Schulmediziners Ärgernis.

Die Sache hat aber zwei Haken: Erstens, ein überzeugender Zusammenhang zwischen Homöopathie und Heilung ist bis heute nicht erbracht worden. Das ist sicherlich ein großes Problem. Allerdings nur vordergründig. Denn auch in der Schulmedizin wird vieles erfolgreich getan, von dem man die Zusammenhänge nicht kennt. Auch darauf werden wir noch zurückkommen.

Und zweitens: Ein solcher Zusammenhang kann *prinzipiell* nicht erbracht werden. Wenn schon die Schulmedizin darunter leidet, dass keine planbaren Experimente gemacht werden können, leidet die Homöopathie umso mehr darunter. Das heißt: Niemand kann zeigen, dass der Patient, hätte er nicht homöopathische Therapien über sich ergehen lassen, nicht auch überlebt hätte.

Im Umkehrschluss gilt aber auch: Es hat noch niemand einen überzeugenden Beweis erbracht, dass es *keinen* Zusammenhang zwischen Homöopathie und Heilung gibt. Und so leidet die Homöopathie unter den gleichen Problemen wie die Theologie: Nachdem man weder für noch gegen sie Beweise anbringen kann, bleibt nur ein Ausweg: Glaube (was sich als Schlüssel erweisen könnte. Wir kommen beim Plazeboeffekt darauf zurück). Das bedeutet: Wer Religion eine Existenzberechtigung gibt, der *muss* auch Homöopathie eine geben, will er sich nicht den Vorwurf der Scheinheiligkeit gefallen lassen müssen. Beide, Religion und Homöopathie, leiden unter den gleichen prinzipiellen Einschränkungen namens Nichtüberprüfbarkeit und setzen daher beide »Glauben« voraus.

Natürlich ist die Methode durch den möglichen Ausweg, indirekter Nachweis, nicht wissenschaftlich validiert. Die Lösung dieses Dilemmas kann aber nun nicht in ihrer Verteufelung als solches stecken sondern muss im Versuch gesehen werden, mit sauberen Mitteln das Bienenpurpur zu untersuchen. Das aber verlangt von allen Beteiligten, auch Homöopathen, die Bereitschaft, sich auf gesicherte Erkenntnisse zurückziehen zu können und nicht, aus purem Trotz, Eitelkeit oder verletztem Stolz, auf Lächerlichkeiten zu bestehen. Das gilt aber, wie wir am Beispiel Arthroskopie noch sehen werden, auch für Schulmediziner!

Bei Akupunktur hatte dieses Vorgehen Erfolg – es gibt inzwischen nur noch wenige, die das als Scharlatanerie bezeichnen. Und die, die es dennoch tun, mögen damit glücklich aussterben. Denn was Schulmediziner zunächst störte, war, dass es zu den *Meridianen*, die nach der chinesischen Tradition an den »Akupunkten« durch die Nadeln gereizt werden können, keine morphologischen Strukturen gibt, also nichts »Fassbares«, Materielles, das für eine Erklärung herangezogen werden könnte. So wie in der Homöopathie.

Dazu muss man allerdings wissen, dass die (traditionelle) chinesische Medizin eine reine Erfahrungsmedizin ohne jeden (natur-)wissenschaftlichen Nachweis, ja selbst Hinweis ist. Denn aus den gleichen Gründen, Glauben, aus denen die katholische Kirche Leichenöffnungen zu wissenschaftlichen Zwecken lange untersagte, gab es auch in China bis weit in unsere Zeit keine Sektionen. Und so erklärt sich das so transzendente Qi (lies: »Chi«), der »zentrale Energiefluss«. Es gibt dazu keinerlei (natur-)wissenschaftlich erklärbares Pendant.

Wer jetzt lacht oder auch nur milde lächelt, sollte sich klar machen, dass es noch nicht lange her ist, dass sich die westliche Medizin auf die Betrachtung der vier grundlegenden »Säfte« beschränkte, die alles erklären mussten: Von den durch Störungen ihrer ausbalancierten Mengen resultierenden Krankheiten über das grundlegende Temperament des Betroffenen – sanguinisch (Blut), cholerisch (gelbe Galle), melancholisch (schwarze Galle) und phlegmatisch (Schleim) – bis hin zu seiner aktuellen Stimmung, ja sogar seines Geschlechtes. Und selbst einen Apostel bekamen die jeweiligen Säfte… Das war bei uns 1.700 Jahre lang »moderne« Medizin! Denn erst 1850 schufen Robert Remak und Friedrich Günzburg die Grundlagen, die Rudolf Virchow dann als »Zellularpathologie« weiterentwickelte, die schließlich der Humoralpathologie den verdienten Garaus bereitete. Ob jene besser als das Qi war, überlasse ich nun jedem selbst zu entscheiden.

Und doch: Jahrtausende Praxis und Erfahrung mit Akupunktur können nicht irren! Wenn wir zu Arroganz und Überheblichkeit neigenden, »aufgeklärten« und wissenschaftsverliebten westlichen »Wissenden« ehrlich zu uns selbst sind, können wir nicht leugnen, dass an Akupunktur etwas dran sein muss, wenn in China sogar heute noch damit ganze Operationen, sogar bei vollem Bewusstsein am offenen Herzen, durchgeführt werden. Und siehe da: Es scheint so zu sein, dass man eine Erklärung hat, die auch hartgesottene Schulmediziner überzeugen kann (weshalb diese Methode auch zunehmend akzeptiert wird).

So ist die heute allgemein anerkannte Theorie, dass durch das Reizen der »Meridiane« (TCM, traditionelle chinesische Medizin) via Nervenreizleitung (Naturwissenschaft) das Gehirn mit so vielen »kleinen Schmerzen« überflutet wird (weshalb niemals *eine* Akupunkturnadel ausreicht), dass es Endorphine ausschüttet (Naturwissenschaft), die das Gehirn vor Schmerzwahrnehmung schützen und damit »große« Schmerzen unterdrücken.

Diesen Effekt kennen wir alle! Wer hat nicht schon erlebt, dass er sich ziemlich schwer verletzt aber keine oder vergleichsweise geringe Schmerzen dabei empfunden hat. Z. B. weil er, bei einem Autounfall, genügend damit zu tun hatte, andere zu retten, also »keine Zeit« für Schmerz. (Ich habe das an mir dutzendfach erlebt!) Oder der Schmerz so groß war, dass das Gehirn von sich aus gesagt hat: Es reicht, ich schalte dann einmal ab. (Auch das habe ich, dutzendfach, an Patienten erlebt.) Und wer hat nicht schon einmal erstaunt festgestellt, dass er blutet, ohne sich daran erinnern zu können, wie und wo er sich verletzt hat – weil er zu engagiert in einer Sache war, um es zu bemerken.

Damit hat man aber den gleichen Effekt wie bei einer Narkose. Denn man narkotisiert einen Patienten ja nicht, um sein Bewusstsein »auszuschalten«. Das ist nur ein Begleitumstand (s. Thalamo-Corticale Schleife im letzten Kapitel): Manche Operationen, z. B. am geöffneten Schädel, werden bei vollem Bewusstsein ausgeführt, da das Hirn selbst keinen Schmerz *erzeugen* kann und man auf diese Weise die Nebenwirkungen und Risiken einer Vollnarkose vermeidet. Man narkotisiert ihn also, um den *Schmerz* auszuschalten, den er empfindet (empfinden würde), wenn man im Rahmen von Operationen seinen Körper öffnet oder Extremitäten amputiert.

Eventuell kommt noch ein weiteres Prinzip hinzu, da ja die Meridiane anhand des vorliegenden Problems ausgesucht werden. So nimmt man an, dass durch das Setzen der Akupunkturnadeln bestimmte Nerven so stimuliert werden, dass sie im Hirn wahrgenommen werden, allerdings unbewusst und nicht als Schmerz. Da dadurch die dazugehörigen Reizleiter »belegt« sind, wie eine Telefonleitung, kann der eigentliche, »große« Schmerz, z. B. bei einer Operation, nicht mehr wahrgenommen werden, da er nicht weitergeleitet werden kann: Die Leitung ist »besetzt«.

Ich will nun nicht weiter auf die Akupunktur eingehen und versuchen, sie »wissenschaftlich akkurat« zu erklären. Das machen schon andere, und deutlich besser als ich. Mir geht es ums Prinzip. Daher möchte ich noch ein Phänomen ansprechen, das die Akupunktur tatsächlich auf das Niveau »ernstzunehmender« Methoden hebt. Und das ist der bereits mehrfach erwähnte Plazeboeffekt.

Man hat auch die Akupunktur daraufhin untersucht. So wurden bei einer Gruppe von Patienten echte Akupunkturnadeln verwendet, bei einer zweiten Teleskopnadeln, die sich zurückzogen, wenn man sie in die Haut stechen wollte. Der Patient bekam das nicht mit, für ihn waren die Eindrücke die gleichen.

Und siehe da: Es gibt auch bei Akupunktur den Plazeboeffekt, wie sich über ausgeschüttete Endorphinmengen zeigte. Es gab Endorphin-Freisetzung ohne Stechen, aber in weitaus geringerem Umfang als mit. Damit steht diese Methode in gutem Einklang mit der Medikamentenwirkung in der klassischen Schulmedizin, eine weitere Untermauerung, dass an ihr etwas dran ist.

»Wenige wagen es heute noch, die Akupunktur als Hokuspokus in Zweifel zu ziehen. Wissenschaftliche Untersuchungen (initiiert übrigens von zwei deutschen Krankenkassen, nicht von den Ärzten) haben ihre Wirksamkeit bestätigt. Im Alltag der schulmedizinischen Praxis jedoch spielt sie nach wie vor eine untergeordnete Rolle, wenn sie nicht wie viele andere Verfahren alternativer Medizin von vornherein ausgeschlossen bleibt. Hier hat sich über die Jahre wenig bewegt, zu wenig. Immer noch stehen sich Schulmedizin und Naturheilkunde skeptisch, meist unversöhnlich gegenüber.« sagt Grönemeyer.

Übrigens: Es gibt solche Hinweise auch für die Homöopathie, so sie das will. Wir werden im Kapitel *Mein Arzt bin ich.* noch sehen, dass es selbst für den Plazeboeffekt einen Plazeboeffekt gibt. Wenn Homöopathie mit Plazeboeffekt gleich gesetzt werden kann, hat sie, analog zur Akupunktur, die Hürde genommen, die da heißt: Bei jeder wirksamen Methode gibt es einen Plazeboeffekt. Also, liebe Homöopathen, ganz locker bleiben…

Man kann also für das transzendente »Beeinflussen des Qis« plausible, wissenschaftlich akzeptable Begründungen anbringen. Kommt nun noch hinzu, dass man Akupunktur im »richtigen« Umfeld – *Nervenreizleitung* – diskutiert, gibt es nichts mehr, was man als Scharlatanerie bezeichnen könnte.

Glaubt man aber, Akupunktur könnte auch bei Infektionen mit MRSA, *m*ulti-*r*esistenten *S*taphylococcus-*a*ureus-Infektionen, helfen, darf man sich nicht wundern, wenn man als Scharlatan bezeichnet wird. Denn Infektionen haben nichts mit Schmerz und Reizleitung zu tun, die man akupunktieren könnte. (MRSA wir oft auch mit Methicillin-resistentem SA »übersetzt«; Methicillin ist ein häufig verwendetes und wichtiges Antibiotikum, seine resistenzbedingte Wirkungslosigkeit somit mit einer Multiresistenz gleichzusetzen, da viele andere der gebräuchlichen Antibiotika nach dem gleichen Prinzip wirken und daher Resistenz gegen das Eine Resistenz gegen die Anderen bedingt.)

Es wird aber wiederum ein Schuh daraus, wenn es um Fragen der Verdauung geht oder des Immunsystems. Denn hier spielen erneut Nerven eine Rolle, wie wir in einem der folgenden Kapitel noch sehen werden. Stichwort: Autonomes Nervensystem. Das bedeutet: Man muss schon sehr genau hinsehen, wann Akupunktur eingesetzt werden kann und wann nicht. Und auch das teilt sie mit der Schulmedizin: Bei Diabetes ist das Skalpell wenig wirksam. Und so muss sich auch die Homöopathie damit abfinden, dass sie nicht bei allem wird eingesetzt werden können. Wer, als Homöopath, das annimmt, hat den Begriff »Homöopathie« und die Grundlagen nicht verstanden oder ist einer der oben genannten Vertreter, vor denen ernsthaft gewarnt werden sollte.

Daher ist bei aller Sympathie für alternative Ansätze in der Medizin nicht nachvollzieh- und akzeptierbar, wenn es »Homöopathen« und ihre Jünger gibt, die in unverantwortlicher Art und Weise glauben, besser sein zu müssen als die Schulmedizin. Wenn (z. B. in Afrika) versucht wird, Malariaprophylaxe mit Globuli zu betreiben. Oder Ebola, HIV kuriert werden sollen. Das ist nicht nur Scharlatanerie, das ist Mord, sofern jemand dadurch stirbt.

Denn Akzeptanz von Alternativmedizin heißt *nicht*, sie *vor* die gesicherten Erkenntnisse aus der Schulmedizin zu stellen. Es gilt immer noch und immer mehr: Zunächst kommt, was erklärbar ist. Erst dann kann man versuchen… Schulmedizin und Homöopathie sind daher *keine* Wettbewerber! So wenig, wie Dunkle und »Helle« Materie es sind: Einer ergänzt den anderen. Und so möchte ich betonen, dass für mich Alternativmedizin nur dann akzeptabel ist, wenn sie sich als Komplementärmedizin auffasst und danach handelt.

Daher muss, wollen wir nicht zurück ins Mittelalter, in jedem Fall folgende Reihenfolge gelten:

1. Schulmedizin! An der erkenntnisgestützten Medizin führt kein Weg vorbei, und es gibt, wenn es nachgewiesenermaßen effektive Therapieformen gibt und die auch im vorliegenden Fall funktionieren, keinen Grund, Alternativen ihr vorzuziehen. Es sei denn, von ihnen kommen Lösungen, die, bei gleicher Wirksamkeit, wesentlich patientenfreundlicher sind. Das aber müsste mit den üblichen wissenschaftlichen Methoden nachgewiesen werden. (So etwas gibt es durchaus: z. B. Schmerzbehandlung durch Akupunktur.)

2. Erst wenn die *sinnvolle* Anwendung der Schulmedizin zu keinem Ergebnis führt (Therapieversager!), kann über alternative Möglichkeiten nachgedacht werden. Es ist auch nichts dagegen einzuwenden, wenn die Alternative als »Ergänzung« *zusammen* mit Schulmedizin eingesetzt wird. Schließlich darf

es nicht um einen Wettstreit gehen, wer Recht hat. Es geht um Leben und Gesundheit eines Menschen. Dem hat sich alles andere unterzuordnen, vor allem die Arroganz mancher Schulmediziner, aber auch das überzogene Selbstverständnis mancher Alternativer.

Allerdings gilt diese Reihenfolge nur solange, wie sich Schulmedizin nicht um ihrer selbst willen von der Realität entfremdet. Nicht bei allen Ereignissen muss mit voller Macht der modernen Medizin zurückgeschlagen werden, manchmal ist auch »sanfte Medizin« angesagt. Und manchmal hilft auch das gesprochene Wort, das in unserem heutigen Gesundheitssystem leider jegliche Bedeutung verloren hat! Dass dieses »manchmal« eher »praktisch immer« heißen sollte, werden wir noch eindrucksvoll sehen. Ideal aufgehoben ist man, wenn man an einen Arzt kommt, der beides macht, und damit Integrative Medizin. Und dann situationsbedingt entscheidet. Denn wenn er das verantwortungsvoll macht, wird er jeden seiner nächsten Schritte sorgfältig daraufhin überprüfen, ob der noch sinnvoll ist oder doch besser andere Maßnahmen ergriffen werden müssen. Oder ob überhaupt die Zeit bleibt, es alternativ zu versuchen…

Übrigens: Im deutschen Sprachraum wird leider selten zwischen »alternativer Medizin« und »Komplementärmedizin« unterschieden: Hier spricht man im Allgemeinen von Alternativmedizin als Sammelbegriff. Die Angelsachsen sind da genauer: Als Alternativmedizin definieren sie Praktiken, denen heilende Effekte wie in der Medizin nachgesagt werden, ohne sich wie die Schulmedizin auf wissenschaftlich erbrachte Erkenntnisse (»evidence«) beziehen zu können, und zwar *alternativ* zur Behandlung durch Schulmedizin nach dem Prinzip »entweder oder«. Beispiele sind Akupunktur, Chiropraxis und Homöopathie, aber auch Vitamine, Heilkräuter und die von der Werbung so geliebten »Nahrungsergänzungsstoffe« u. ä., deren medizinische Wirkung nicht *wissenschaftlich* nachgewiesen ist.

Komplementärmedizin dagegen ist Alternativmedizin, die die Schulmedizin unterstützen soll; hier geht es also um ein *und* anstelle des *entweder oder*. Von Komplementärmedizin spricht also ein »Alternativmediziner«, der sich seiner Verantwortung bewusst ist, indem der die Schulmedizin akzeptiert und einbindet. Der zunehmend häufiger werdende Fall eines Schulmediziners, der die Alternativmedizin akzeptiert und berücksichtigt, praktiziert dann *integrative* Medizin.

»Eine neue Art von Denken ist notwendig, wenn die Menschheit weiterleben will.« sagte Einstein einmal. Das ist nicht überholt und kann als Leitgedanken zu jedem beliebigen Zeitpunkt unserer Existenz herangezogen werden. Denn wir neigen dazu, es uns in unserer gewohnten Umgebung, und sei sie »nur« in unseren Köpfen, bequem zu machen. Siehe Platon.

Lass Wissen regnen!

»Um ein tadelloses Mitglied einer Schafherde sein zu können, muss man vor allem ein Schaf sein.« Albert Einstein. Das kann man in viele Richtungen interpretieren: Wir sind alles Schafe, und ebenso dumm. Diese Feststellung wäre Einstein durchaus zuzutrauen, kennt man noch weitere Zitate von ihm: »Es gibt nur zwei Sachen, die unendlich sind: das Universum und die Dummheit der Menschen. Allerdings bin ich mir bei dem Universum noch nicht sicher.«

Es könnte aber auch bedeuten, dass Einstein Menschen für Herdentiere hielt, und dass, wenn man erfolgreich sein möchte, man danach trachten muss, ein besonders gutes Herdenmitglied zu sein. Auch das halte ich bei ihm für möglich. Denn betrachtet man Menschen in Massen, zwängt sich einem eine Herde geradezu auf. Beobachten Sie ein Flugzeug, wie es nach der Landung seinen Inhalt in die Terminalfinger ausspeit. Alles, was diesen wieder verlässt, folgt dem Ersten, auch wenn der die falsche Richtung einschlägt oder als Transitreisender nicht zum Ausgang will – ohne großartig nachzudenken. Dies erfolgt umso eher, je weniger Hirn man dabei einschaltet. In Paniksituationen zum Beispiel. Dann lässt sich, trotz unseres so großartigen Großhirns, auf das wir doch so stolz sind, eine Herde Menschen nicht von einem Schwarm Heringen unterscheiden, der von einem Hai angegriffen wird. Oder von einer Rinderherde während einer *stampede*. Egal, welchen IQ jedes Individuum hat.

Aber ich habe noch eine andere mögliche Interpretation, die aber auf dem »Herdengedanken« aufbaut: Wenn du mit einer Herde umgehen möchtest, musst du Mitglied dieser Herde sein, sonst geht das nicht. Und nicht nur irgendeines, sondern ein tadelloses! Das aber setzt voraus, dass du dich als Herdenmitglied empfindest und dich nicht über die einzelnen Mitglieder der Herde und die Herde selbst erhebst: Du musst selbst Schaf sein in einer Herde Schafe!

Diese Interpretation halte ich für sehr wichtig, da sie erstens dramatisch unterschätzt wird und zweitens etwas begründet, was ich im Folgenden als Schwarmverhalten bezeichnen werde. (Wenn ich ehrlich bin, glaube ich allerdings, Einstein hätte die erste Interpretation autorisiert! Mit Recht.)

Ja, wir sind Herdentiere, auch wenn uns das nicht gefällt. Wir sind zwar stolz auf Individualität und legen großen Wert darauf, sie entfalten zu können. Nichts ist uns mehr zuwider, als »egal« zu sein – beliebig austauschbar mit einem Anderen, der sich nicht von uns unterscheidet. *Das* ist die Triebkraft, an Castingshows teilzunehmen! So fühlen wir uns nicht nur mehr gedemütigt, wenn uns jemand ignoriert als wenn er uns hasst, worauf eine Weisheit der Werbeleute aufbaut: Egal, ob gut oder schlecht über dich geredet wird, Hauptsache, du bist überhaupt im Gespräch. Sondern wir haben auch größte Angst vor Klonen, Gleichmacherei durch Kommunismus und Robotern mit ihrem standardisierten Verhalten und Aussehen. Es lebe die individuelle, gesetzlich verbriefte freie Meinungsäußerung und die Selbstbestimmung des Menschen. Jeder ist ein Unikat.

Das ist ja auch richtig! Jeder Mensch ist etwas Besonderes und Einzigartiges. Aber jeder Hering, jedes Rind, jede Ameise auch! Wir leiten zu viel von dem ab, worauf wir so stolz sind: unserer Intelligenz, die wir mit keinem anderen Wesen dieses Planeten teilen müssen. Einer Intelligenz, die uns planen, kommunizieren und uns selbst erkennen lässt. Eine Konsequenz der wunderbaren Entwicklung unseres Großhirns. Genau diese Intelligenz hebt uns aus der Masse der anderen Lebewesen dieses Planten heraus. Glauben wir!

Nur: hat einmal das Großhirn *nicht* das Sagen, und das ist weit häufiger der Fall als man gemeinhin annimmt, dann war's das mit der Einzigartigkeit. Dann sind wir nicht nur alle gleich, sondern in unserem Verhalten nicht mehr weit weg von den Lebewesen, von denen wir uns so gerne abheben. Mehr noch: Dann rasten wir derart aus, dass wir tun, was außer uns nur noch wenige andere Spezies machen: Seinesgleichen töten. Aus Lust am Töten, nicht zur Verteidigung, Förderung der Selbstreproduktion oder der Ernährung durch Kannibalismus, wie es im restlichen Tierreich erfolgt. Wenn zwei Tiere in freier Wildbahn, warum auch immer, unter Einsatz ihres Lebens in den Kampf gehen, reicht meist eine einzige Demutshaltung des einen aus, den anderen zu hindern, weiter zu machen – der Kampf ist beendet. Liegt bei uns Menschen einer schwer angeschlagen auf dem Boden, wird nur noch umso intensiver auf ihn eingetreten und -geprügelt und dessen Tod billigend in Kauf genommen.

Wenn dieses Ausrasten nicht im Einzelfall passiert, sondern in der Gruppe (anderes Wort: Herde), dann haben wir sie, die *stampede*. Und dann reagieren wir irrational und unvorhersehbar wie eine Herde durchgegangener Rinder in Texas. Zu erleben bei jedem Ereignis, bei dem gerade unsere Intelligenz gefragt wäre, um Schlimmes zu vermeiden. Bei Schiffsunglücken, Schlägereien in Fußballstadien oder Problemen in Kinos oder bei Demonstrationen.

Wenn wir uns also betrachten, dann sollten wir uns zwar als Individuen sehen, jeder einzelne wertvoll und unersetzlich. Aber wir sollten auch akzeptieren, dass wir uns nur in der Gruppe wohl fühlen, in der Herde, im Schwarm. Zeigen Sie mir den Individualisten, der ringsum zufrieden und glücklich in selbst gewählter Einsiedelei lebt. Es mag ihn vereinzelt geben; aber die Regel ist das nicht. Wir lieben unsere Familie, Freunde, Bekannten. Wir feiern gerne Partys, gehen in Konzerte und Kinos – trotz DVD bequem zuhause. Wir gehen in Stadien, obwohl wir an der Glotze mehr und besser sehen. Und wir gehen zum Public Viewing, was auch nicht wesentlich mehr ist als Fernsehen im Freien und im Rudel. Wir urlauben in Ferienclubs oder am Ballermann unter Gleichgesinnten und meiden menschenleere Landstriche. Ja, wir sind auch Schwarmwesen. Und verhalten uns so. La ola, olè!

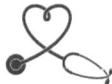

Ich bin sicher: Wenn uns Aliens aus einem Orbit betrachteten, wie wir so ohne sichtbaren Eingriff von »außen« unseren Straßenverkehr bewerkstelligen, durch Fußgängerzonen hasten und uns in Einkaufstempeln, Kinos und Bahnhöfen tummeln, er hätte einen ähnlichen Eindruck von uns wie wir von den Ameisen. Und das wäre wohl auch gerechtfertigt, denn bei diesen »sichtbaren« Aktivitäten unterscheiden wir uns nicht wesentlich von diesen Tierchen: Unsere Intelligenz hat zu einem früheren Zeitpunkt Auswirkungen gehabt, als es darum ging, die Gebäude zu errichten, Rolltreppen bedarfsgerecht aufzustellen, Fußgängerzonen auszuweisen und die Logistik für die richtigen Bahngleise auszuarbeiten. Inklusive einer geeigneten Verkehrsleitung und Signalgebung auf den Straßen. (Allerdings: Manchmal frage ich mich, ob da wirklich jemand intelligent war…)

Und so zeigen wir meistens ausschließlich Schwarmintelligenz wie Ameisen: Niemand stößt zusammen (mit Ausnahmen), keiner rennt den anderen um (mit Ausnahmen) und alles läuft mehr oder weniger geregelt und damit unfallfrei ab (mit Ausnahmen). Ohne dass jemand darüber nachdenkt. Und ohne Grund oder Notwendigkeit zu weiterer »Intelligenz«.

Und nun kommt ein Analogieschluss: Wenn wir also zu Schwarmintelligenz *und* Intelligenz fähig sind und beides ganz selbstverständlich in unser Leben einbauen – warum machen wir das nicht auch mit unserem Wissen? Warum nutzen wir nur unser »intelligentes« Wissen, Wissen, das aus intelligenten Verhalten resultiert, z. B. aus Forschung und Wissenschaft, nicht aber das »Schwarmwissen« – das Wissen aus dem täglichen Leben und Erleben?

Unsere moderne Welt und speziell auch die Medizin fußt auf wissenschaftlichen Erkenntnissen. Und das ist, wie weiter oben schon gesagt, gut so! Aber wir wissen mehr! Erheblich mehr. Wir nennen es »Erfahrung«. Und die nutzen wir nicht in dem Maße, wie wir könnten, und wie es sinnvoll wäre.

Denn Erfahrung ist konkretes Wissen Einzelner. Und dieser Einzelne bestimmt, wie er sein Wissen einsetzt. Betrifft es seinen Job, hilft es ihm, diesen erfolgreich auszuüben. Wenn es gut geht, sogar so gut, dass man unentbehrlich wird. Und wenn man dann noch nicht frustriert ist und im Interesse der Gesellschaft handelt, wird man sein Wissen, seine Erfahrung, an den Nachfolger oder Kollegen weitergeben. So funktioniert unsere Gesellschaft. »Mit jedem Greis, der in Afrika stirbt, verbrennt eine Bibliothek.« hat Amadou Hampâté Bâ 1960 in einer Rede vor der UNESCO einmal gesagt. Ohne diesen berühmten Ausspruch in seinem Inhalt berühren zu wollen: Das gilt nicht nur für Afrika! Mit *jedem* Menschen, der stirbt, geht wichtige Information unwiederbringlich verloren! Wertvolle Information aus einem ereignisreichen Leben. Denn leider hat die Natur nicht vorgesehen, das individuelle Wissen wie die Erbmerkmale an seine Nachkommen weitergeben zu können. Wo wären wir heute, ginge dies?

Aristoteles (384 – 32 v. Chr.), Schüler Platons, großer Philosoph und einer der Begründer der Wissenschaften, auch und gerade der Naturwissenschaften, unterschied vier Formen von Wissen:

1. Wahrnehmung, die unterste Ebene; es ist das »Wissen« um eine konkrete Entität (»Ding«). Das »wahrgenommene Wissen« ist, in den Wissenschaften, das Ergebnis forschender Aktivitäten zu und an diesem Ding: Wir beobachten, was dieses Ding macht und was mit ihm passiert.

2. Erinnerung; das ist das Wissen um und des zuvor Wahrgenommenes/n, also die nächst höhere Stufe. Es ist die Grundlage dafür, aus Erkenntnissen in der Vergangenheit Rückschlüsse für Gegenwart und Zukunft ziehen zu können.

3. Erfahrung; es ist das Wissen um und von verschiedene(n) Erinnerungen an verschiedene Situationen, in denen etwas wahrgenommen wurde. Also die Summe der Erinnerungen und somit die nächst höhere Stufe. Und

4. Wissen im eigentlichen Sinne, die höchste und anzustrebende Stufe; es ist die Fähigkeit zur Abstraktion und der Übertragung von Erkenntnissen aus einem Bereich in einen anderen.

Aristoteles unterscheidet Erfahrung von Wissen hauptsächlich in zwei Punkten: Erfahrung betrifft einen einzelnen Aspekt, Wissen ist allumfassend. Und: Erfahrung ist das Wissen um das »Dass«, Wissen darüber hinaus auch um das »Warum«. Solange wir also das Warum nicht kennen, haben wir kein Wissen sondern »nur« Erfahrung. So muss menschliche Forschung nach Aristoteles darauf abzielen, aus der Erfahrung über die Welt zum Wissen zu gelangen, das »von sich aus«, »von Natur aus« vorhanden ist und entschlüsselt werden muss.

Problematisch wird's daher, folgt man zumindest Aristoteles, wenn das Wissen (= Erfahrung) Einzelner *nicht* weitergegeben wird. Wenn entweder der Einzelne sich weigert, aus welchen Gründen auch immer, seine Erfahrungen zu teilen. Oder wenn er nicht dazu aufgefordert wird, das zu tun. Beides ist in unserer Gesellschaft heute der Fall und leider die Regel: Selten wird in Unternehmen und Institutionen eine Kultur gepflegt, in der es möglich ist und die es gestattet, Erfahrung zu teilen, ohne dass dem Teilenden daraus Nachteile entstünden. Das führt dann dazu, dass zwar die Weitergabe von Erfahrung an Jüngere nicht unterbunden, ja sogar gefordert wird. Dann aber wird der Erfahrene bald aufs Abstellgleis geschickt, in welcher Form auch immer. Man unterstellt, dass der

Junge »leistungsfähiger« und »belastbarer« ist und damit »effektiver«. Und natürlich auch »billiger«. Und so gibt man ihm nach dem Wissenstransfer den Vorzug. Das »motiviert« Alte natürlich, ihr Wissen und ihre Erfahrung zu teilen.

Auf der anderen Seite geht die Entwicklung in allen Bereichen so schnell voran, dass viele Entscheider glauben, auf das Wissen der Erfahrenen verzichten zu können. Vor allem die Revolution im IT-Sektor in den letzten Jahren hat dazu beigetragen: Da viele ältere Mitarbeiter in Computer und Internet »nur« eine bequeme Schreibmaschine, eine riesige Enzyklopädie und eine schnelle Post sehen, kann sich niemand vorstellen, welchen Nutzen deren Wissen haben könnte: es ist vermeintlich trivial. Und so werden viele ältere Mitarbeiter nur noch »mitgeschleppt«. Der Drang, deren Wissen zu kultivieren, ist dann gering ausgeprägt.

Was dies für ein Problem sein kann, lässt sich an der Entwicklung der Naturwissenschaften und der Medizin zeigen. Heute wissen wir, dass viele für uns heute normale medizinischen Erkenntnisse und Methoden schon zu sehr früher Zeit bekannt waren und praktiziert wurden – wir haben in *Fakten! Fakten! Fakten!* die Elektrotherapie mit der Bagdad-Batterie und chirurgische Eingriffe angesprochen, die auf anatomischen Kenntnissen basieren mussten. Dieses Wissen wurde damals geteilt, was sich z. B. in der berühmten Bibliothek in Alexandria ausdrückt. Nachdem aber diese zerstört worden war, niemand mehr systematisch Erkenntnisse weitergegeben hat, jeder glaubte, er kennte die Wahrheit alleine und man sich auf eine kleine ausgewählte Elite von Wissenden beschränkte, stagnierten naturwissenschaftliche Erkenntnisse über Jahrhunderte.

Das ist kurzsichtig und gefährlich! Zur Begründung ein zugegebenermaßen extremes, wenn auch mehr als realistisches Gedankenexperiment. Seit einiger Zeit wird, vor allem in den USA und das aus nachvollziehbaren Gründen, heftig über »EMP« diskutiert – den »Elektro-Magnetischen Puls«. Er wird erzeugt, indem man eine Atombombe geeigneter Größe am Rande der Atmosphäre zündet. Die dabei freiwerdende Energie kann sich in Ermangelung von Teilchen in der Umgebung der Explosion, All, nicht wie nach bodennaher Zündung in Form von zerstörerisch hohen Temperaturen und Drucken, dem Ziel eines »normalen« Atomwaffeneinsatzes, abbauen – Sie wissen ja: Temperatur ist die Bewegungsenergie – ungeordnete kinetische Energie – von Atomen und Molekülen. Fehlen die, wird stattdessen eine große Menge hochenergetischer Strahlung, Gammastrahlung, erzeugt – irgendwie muss sich die freiwerdende Energie ja entladen. Diese tritt in die Atmosphäre mit ihren Teilchen ein und schlägt nun hochenergetische Primär- und in der Folge energiereiche Sekundär-Elektronen aus den Luftmolekülen. Diese Elektronen bewegen sich in der gleichen Richtung weiter wie die Gammastrahlen: als Kaskade in Richtung Oberfläche. Das klingt harmlos: Ein Elektronenregen, na und? Haben wir in jedem Gewitter! Sich bewegende Ladungsträger wie Elektronen aber sind Strom. Und Strom erzeugt elektrische Felder und damit elektromagnetische Strahlung. Und zwar, energetisch betrachtet, breitbandig, da die Energie der Elektronen je nach Art und Häufigkeit der Zusammenstöße mit Luftmolekülen einen weiten Bereich abdeckt. Und sehr viel energiereicher ist als in jedem Gewitter!

Diese elektrischen Felder müssen nun für den Einzelnen nicht unbedingt schädlich sein, schließlich arbeiten Mobiltelefone, Radio und andere Geräte auch damit. Inzwischen an der Erdoberfläche angekommen, wechselwirken sie aber mit allem Möglichen, das selbst mit Strom zu tun hat: Stromleitungen, Kabeln, Telefonleitungen – und Computern. Und erzeugen darin durch Induktion einen Strom. Das Problem: Mögen die dabei auftretenden Spannungen und Ströme auch relativ niedrig und damit harmlos sein: Die extrem kurze Zeit, in der das erfolgt, wird zum Problem. Nicht umsonst spricht man von »Puls«. Je nachdem, wie anfällig die Geräte nun gegen solche Pulse sind und je nach der Stärke dieser Felder treten nun mehr oder weniger starke Schäden auf. Und daher sind am gefährdetsten Computer, Kommunikations- und Stromnetze.

Um es kurz zu machen: Es reicht vermutlich *eine* Atombombe, die, von wem auch immer, in ca. 450 km über den USA gezündet wird, um dort *alle* Lichter ausgehen zu lassen, im wahrsten Sinne des Wortes – und alle auf Computern und Telefonnetz basierende Gegenstände zu zerstören: Vermittlungsstellen, Computer, etc. Das Land bleibt intakt, kein Mensch wird getötet (zumindest durch die Bombe) und es gibt auch keinen radioaktiven Fallout, da der im Orbit bleibt und sich langsam verteilt. Nur zerstörte Infrastruktur, die auf Strom und Chips aufbaut. Wenn man nun bedenkt, dass heutzutage selbst Toaster und Kühlschränke über einen Mikrochip verfügen, kann man erahnen, dass da so einiges nicht mehr funktionieren wird. Und der Rest auch nicht, da kein Strom vorhanden ist. Nicht transient, wie man hoffen mag, sondern endgültig, da die Chips und Transformatoren regelrecht geschmort werden und alle betroffenen Systeme, inklusive Vermittlungsstellen und Umspannwerke, erneuert werden müssen. Man bedenke: Auf Jahre bis Jahrzehnte hinweg keine Infrastruktur: Kein Telefon, egal ob ortsgebunden oder mobil, kein Internet, kein Industrie- oder Haushaltsstrom, kein öffentlicher oder individueller Verkehr, nichts!

Manche umschreiben das Szenario damit, dass das betroffene Land in die Steinzeit zurückgebracht würde. Soweit würde ich nicht gehen, sondern »nur« ins Mittelalter, wo es noch keine Elektrizität und davon abhängige Systeme gab. Aber so weit schon! Man kann sich vorstellen, welche Auswirkungen, innerhalb von Sekunden, das hätte. Der Wiederaufbau nach dem Weltkrieg wäre ein Unterhaltungsspiel dagegen! Und so gibt es nicht wenige, die sich ernsthaft darüber Gedanken machen, wie man sich vor einem EMP schützen könnte, wenn auch deren eigentliche Motivation die Angst vor nicht mehr möglicher Börse mit ihren Nanodeals und damit vor Verlust eigener Interessen ist.

Denn es mag unmöglich sein, die USA mit einem »normalen« atomaren Erstschlag vollständig zu zerstören. Aber eine kleine Bombe ins All schicken, traut man neben den bekannten »Schurkenstaaten« auch Terrororganisationen zu. Die haben, wie man an Al Qaida sieht, durchaus die Mittel, kommen dank der zerfallenen Sowjetunion und Staaten, die die Atombombe haben und damit nicht unbedingt zimperlich umgehen, die Möglichkeit. Und die haben allemal ein Interesse an einem mittelalterlichen Amerika…

Und warum nicht gleich in einem Aufwasch eine zweite Bombe über Europa? Zwei Bomben, drei, wenn man denn das boomende Asien mit Japan, Korea und neuerdings auch China dazurechnen will – und die industrialisierte Welt sitzt auf Jahrzehnte wieder bei Kerzenlicht als Selbstversorger…

Da heutzutage aber kaum noch Leute über das Wissen und die Erfahrung verfügen, wie man in diesem Szenario überlebt und aus diesem Überleben einen Neuaufbau hinkriegt, ist es geradezu eine verantwortungslose Unterlassung, das Wissen und die Erfahrung der Alten so zu missachten wie es passiert. Das fängt bei ganz kleinen und alltäglichen Dingen an: Wie kühle ich mein Bier? Und überhaupt: Wie komme ich dran? Denn Supermärkte können nicht mehr beliefert werden. Und der eigene SUV funktioniert nicht, so wenig wie die Transporter der Hersteller. Apropos: Woher das Wasser zum Zähneputzen? Denn die Pumpstationen funktionieren nicht mehr, und Bäche im Garten haben wenige. Bis zu: Wie baue ich ein Kommunikationsnetzwerk auf, das den Wiederaufbau koordinieren soll? Die USA (und auch Europa, sollte es jemals so weit kommen) wären über Jahrzehnte mit sich selbst beschäftigt. Und das hätte daher auch Auswirkungen auf die Länder, die in irgendeiner Art und Weise von einer intakten und funktionierenden USA abhängig sind – also alle, außer den »Schurkenstaaten«. Und die Leben noch im Mittelalter, wissen also, wie's geht.

Das hat man inzwischen erkannt, wenn es auch solch drastischer Szenarien bedurfte. Denn im Kleinen gilt das auch für jedes Industrieunternehmen. Und so gilt es heute als Zeichen modernster Strategie, »Schwarmwissen«, wie ich es bezeichne, zu nutzen. Nicht nur im militärischen Bereich, der doch ach so stolz war auf seine Hightech-Präzisionswaffen, sondern auch in der Wirtschaft.

Es gibt einen Ausspruch von Markus Bentele, Chief Information Officer (CIO) und Chief Knowledge Officer (CKO) bei Rheinmetall, Automobilzulieferer und Rüstungskonzern: »Wertschöpfung wird von der Fähigkeit bestimmt, verteiltes Wissen überall im Unternehmen generieren und anwenden zu können.« Was verbirgt sich dahinter? Eben dieses persönliche Wissen und die persönliche Erfahrung der Mitarbeiter. Das »verteilte« Wissen. Wenn man das über das betreffende Unternehmen und dessen Betätigungsfeld hinaus ausdehnt, also das »Schwarmwissen« einer Gesellschaft.

Schwarmwissen gibt es schon lange, ohne dass wir das zur Kenntnis genommen haben oder auch nur in geringster Weise würdigen. Mehr noch: Es gibt einen gesamten Bereich, der auf Schwarmwissen basiert, ohne den Wissen nicht denkbar wäre. Und das ist ausgerechnet der Bereich, der so sehr von der Intelligenz und Genialität Einzelner abhängt und profitiert: Unsere Wissenschaft, insbesondere die Naturwissenschaft!

Wissenschaft – ist das kollektive Wissen aller Wissenschaftler vergangener, aktueller und noch kommender Generationen. Und sogar über Ländergrenzen hinweg. Wissenschaft lebt davon, auf dem Wissen anderer, vor allem auch vorangegangener Kollegen aufzubauen. Es wäre undenkbar, Wissenschaft zu betreiben, wenn man erst einmal entdecken und ggf. nachprüfen müsste, was andere vor einem bereits entdeckt hatten. Somit sind, per definitionem, wissenschaftliche Erkenntnisse Schwarmwissen.

Wenn wir also Wissenschaft betreiben, vermehren wir Schwarmwissen. Allerdings nur von ganz bestimmten Menschen – Wissenschaftlern – und nur auf ganz bestimmten Gebieten – denen, mit denen sich Wissenschaft heute eben beschäftigt. Das ist zwar mehr als verständlich! Denn das Wissen um die Natur ist so groß, dass wir nur an wenigen Stellen kratzen können. Vor allem, wenn wir, was angezeigt ist, planmäßig und systematisch vorgehen wollen. Und das hat uns bereits eine Menge an Wissen eingebracht.

Und dennoch: Trotz unseres gewaltigen Wissens über unsere Welt wissen wir noch verdammt wenig, z. B. über unser Zuhause. Was wir wissen, wissen wir nur, weil es »einfach« war, das Wissen zu generieren. Auch wenn es für viele unüberwindliche Strapazen und schier menschenunmögliche Anstrengungen und teilweise große Risiken auch für Leib und Leben des Forschers bedeutet hat, in entlegene Teile Amazoniens oder des Urwalds auf Borneo zu gelangen; oder sich zu Nord- oder Südpol durchzukämpfen, die Sahara und andere Wüsten zu durchqueren; in ausbrechende Vulkane zu schauen oder sich in das Auge eines Hurrikans zu begeben; Tsunamis zu erforschen oder Höhlensysteme; oder in große Tiefen oder Höhen vorzustoßen und hierbei zu Erkenntnissen zu gelangen. Viele Kollegen sind dabei ums Leben gekommen, viele gescheitert. Aber auch wenn dabei ein hoher Blutzoll entrichtet worden ist: das war alles »einfach«. Einfach, weil wir »nur« ein bisschen beobachten mussten. Was wir beobachteten, passierte ganz offen und ohne unser Zutun.

So mussten wir, provokant ausgedrückt, nur »aufheben«, was die Natur uns vor die Nase setzte. Die Formulierung drückt buchstäblich aus, was bislang passierte: Es wurden Informationen (ein)*gesammelt* – ein schönes Bild für das, worauf unser heutiges Wissen beruht, da es in unsere Entwicklungsgeschichte als Jäger und *Sammler* passt.

Ich will das nicht kleinreden! Ich habe selbst eine wissenschaftliche Ausbildung, und so weiß ich aus eigener Erfahrung, was es bedeutet, Wissenschaft zu betreiben. Das ist langwierig, mühsam und setzt Geduld, Schweiß, Tränen und Hartnäckigkeit voraus. Festgelegte Arbeitszeiten gibt es nicht, ebenso wenig wie Wochenenden und Feiertage: Wer mit belebter Materie arbeitet, wie ich damals, wird von ihr regiert; nicht umgekehrt. Sachzwänge in anderen Bereichen (Nachtarbeit der Astronomen, freie Beschleunigerslots bei Kernphysikern) bewirken dort Ähnliches. Und so braucht man als Wissenschaftler auch ein erhebliches Maß an Leidensfähigkeit, Selbstaufopferung und Liebe zum Beruf selbst bei herben Rückschlagen: Wer nicht bereit ist, seine Person hinter die Wissenschaft zu stellen, sollte nicht mit dem Gedanken spielen, Wissenschaftler zu werden.

Und doch: Das Objekt seiner Forschung lag bisher für jeden Forscher direkt vor der Nase. Ob es der Gen- oder Biotechnologe ist, der das Genom der Arten untersucht und verändert – das Objekt findet er ohne Mühen in seiner Umgebung, spätestens in der eigenen Vene. Ob es der Astronom ist, der das Universum erforscht und zu Erkenntnissen kommt, die uns auch hier auf der Erde helfen – die Informationen, die er auswertet, bekommt er mit Lichtgeschwindigkeit frei Haus in sein Observatorium geschickt, ja eventuell sogar via Internet ins Labor an seinem Arbeitsplatz. Ob es der Kernphysiker ist, der Phänomene wie den Quanten-Hall-Effekt untersucht, aus dem völlig neue Anwendungen resultieren können – das Objekt seiner Forschung findet sich in jedem einigermaßen ausgestatteten Labor; denn sehr tiefe Temperaturen und starke Magnetfelder herstellen kann man heute sogar in jedem Kreiskrankenhaus in der Provinz dank flüssigem Stickstoff und Kernresonanztomographie. Oder ob es der Chemiker ist, der neue Werkstoffe mit neuartigen Eigenschaften entwickelt – sein Labor ist zwei Türen weiter, die Chemikalienausgabe um die Ecke und spätestens am nächsten Tag liefern ihm Spezialisten auch den ungewöhnlichsten Rohstoff. Und auch die Bioniker, die der Natur über die Schulter gucken, können das bequem vom Schreibtischstuhl aus: Die Natur liefert die Ideen in Form von Dokumentationen über die Natur auf jeden Fernseher und jeden Monitor.

Das soll nicht heißen, dass Forschung einfach ist! Im Gegenteil: Zur Entschlüsselung des Genoms mussten extrem teure Apparaturen entwickelt, Computer schneller und leistungsfähiger gemacht und neue Maschinen konstruiert und gebaut werden. Nicht zu haben ohne Geld und Schweiß. Um an immer weitere Informationen über unser Universum zu kommen, reicht das kleine Selbstbauteleskop auf dem Dachboden schon seit Langem nicht mehr aus. Und so sind Observatorien an entlegensten Punkten dieses Planeten erforderlich, ja ganze Netze von Observatorien und sogar Observatorien im All – von den Sonden ganz zu schweigen, mit denen Planeten, ihre Monde oder Asteroiden angeflogen werden. Nicht für 'n Appel und 'n Ei zu haben, und nicht von der Stange! Auch Beschleuniger, wie sie die heutigen Kernphysiker wie Higgs und seine Kollegen benötigen, sind kein Kinderkram, den man sich aus dem Supermarkt holt. Und wer sich ein wenig mit Nanotechnologie beschäftigt hat weiß, dass die Zeiten, wo man nur ein paar Lösungen zusammenkippen musste, um damals revolutionäre Damenstrumpfhosen aus Nylon und Perlon herstellen zu können, auch langsam vorbei sind. Selbst wenn Lotus und seine Blätter im Botanischen und der Hai im Zoologischen Garten um die Ecke besucht werden können, so ist es noch ein weiter und mühsamer Weg von der Beobachtung des wasserabweisenden Charakters des Lotusblattes oder der positiven Effekte der rauen Haihaut auf Strömungsbremsen in Form von Wirbeln bis zur Entwicklung schmutzabweisender Textilien oder kerosinsparender Folien, mit denen Flugzeuge beklebt werden können.

Aber unsere Entwicklungsgeschichte zeigt schon: Wir sind Sammler, aber auch *Jäger*! Und das bedeutet, dass wir nicht nur passiv sammeln können, sondern auch aktiv auf die Jagd gehen; und somit auch ein gerüttelt Maß an Erfahrung darin haben, uns die Beute erst einmal zu suchen und dann ihr nachzustellen, bevor sie »eingesammelt« werden kann.

Übertragen auf Forschung heißt das, dass es eine weitere Möglichkeit gibt, unser Wissen zu vermehren, die wir bislang nicht oder nur unzureichend genutzt haben. Und die besteht darin, dass wir zunächst einmal dafür sorgen müssen, das Objekt unserer Untersuchungen zu generieren, nicht irgendwo vorzufinden. Und konkret übertragen auf Medizin heißt das: Die Maschine Mensch zu untersuchen ist einfach – sie liegt narkotisiert und bewegungslos auf dem OP-Tisch vor uns. Aber um den Menschen zu erforschen, müssen wir zunächst aktiv werden, das herauszuarbeiten, das als »Software« auf der Hardware läuft: Unsere Psyche!

Ein Beispiel: Wir kennen unsere Heimatgalaxie so wie keine andere. Wir wissen viel über unsere galaktische Nachbarschaft. Wir finden inzwischen Erden, die wir nicht sehen können. Ja wir können sogar feststellen, ob auf diesen Planeten, die wir nicht sehen können, Leben existieren kann! Wir können zurück in die Vergangenheit bis extrem kurz – einige Nanosekunden – nach dem Urknall blicken. Und wir haben eine recht gute Vorstellung dessen, was mit unserem Universum passieren wird – auch wenn wir im Detail noch nicht wissen, nach welcher Theorie es ablaufen wird.

Und was wissen wir von unserem Heimatplaneten? Nur das, was einzusammeln uns nicht schwer gefallen ist. Aber schon, wenn's ein wenig komplizierter wird, so wie bei den chaotischen Vorgängen, die unserem Wetter zugrunde liegen, wird's dünn. Wir können ganze Supernovae berechnen oder was passiert, wenn eine Kernschmelze eintritt. In den späten 1970er Jahren war das eine Aufgabe, an der damalige Höchstleistungsrechner, von denen es auf der Welt zu diesem Zeitpunkt nur eine Handvoll gab, wochenlang gerechnet haben – und auch nur mit grobem Raster zu einem Ergebnis gekommen sind. Heute kann das jeder etwas bessere PC in wenigen Stunden. (Zum Vergleich: Die Cray 1 Ende der 1970er Jahre, 6 Tonnen schwer, wäre heute 37 Mio. Dollar teuer und schaffte in einer späteren Ausbaustufe 133 Mega-FLOPs [Floating Point Operations pro Sekunde]; der aktuelle [März 2015] Aldi-Laptop mit Core¨i3-5010U, 2,2 kg schwer für 399 Euro, mit 8 Giga-FLOPs das 60fache.)

Aber mit dem Wetter der nächsten drei Tage tun wir uns immer noch schwer. Warum? Wir fliegen zum Mond und haben gelernt, ein Stückchen Erde in Form einer Raumkapsel, die uns das Leben außerhalb unseres Planeten ermöglicht, mitzunehmen. Und wir planen schon den Besuch eines Menschen auf dem Nachbarplaneten Mars. Aber wir haben bis heute keine Maschine, die es uns erlaubt, systematisch das Gebiet zu erforschen, das über siebzig Prozent unseres Planeten ausmacht: Die Meere.

Was wissen wir über das Leben auf diesem Planeten? Nur, was wir leicht beobachten können! Flora und Fauna an Land. Im Wasser wird's schon schwieriger. Bis in 10 Meter Tiefe vielleicht noch einiges, darüber hinaus aber immer weniger, ab 50 Meter Tiefe, der Grenze »einfachen« Tauchgeräts, so gut wie nichts mehr. Wir wissen zwar, dass unsere ursprüngliche Annahme, dass da nichts ist, weil kein Licht hinkommt – Licht als Grundlage für Leben – nicht mehr richtig ist. Weil Sonden von uns »zufällig« das eine oder andere Getier vor die Linse bekam, als man sie stichprobenartig in etwas größere Tiefen herabließ. Und mithilfe dieser Sonden haben wir zumindest gelernt, dass da unten alles andere als Nichts ist. Ja wir haben sogar ein neues, bis dato nicht bekanntes Ökosystem gefunden, das vollständig ohne lebensspendendes Licht auskommt – ein Glücksfall für Exobiologen, die nun auch nach »Erden« suchen können, auf denen die vom Zentralgestirn abgegebene Lichtmenge nur schwer oder gar nicht ausreicht, Leben entwickeln zu lassen. Und so diskutiert man, ob nicht auch auf dem einen oder anderen Mond eines der Gasriesen unseres Sonnensystems, auf dem flüssiges Wasser unter einer kilometerdicken Eisschicht existiert, vielleicht auch solche Ökosysteme bestehen könnten. Der Jupitermond Europa könnte so ein Kandidat sein…

Wir kennen Riesenkalmare, wissen von ihnen aber buchstäblich nichts. Wir hielten den Quastenflosser, ein wichtiges Bindeglied zwischen Meeres- und Landtieren, seit 70 Mill. Jahren für ausgestorben – obwohl afrikanische Fischer ihn schon seit langem fingen. Zufall war es 1938 und erneut 1997, der uns diese Erkenntnis bescherte, nicht systematische Forschung. Warum? Er lebt in großer

Tiefe: 200 Metern. Wir kennen Wale; wie sie aber leben, wie sie jagen, was sie machen, wenn sie die größte Zeit des Tages abgetaucht sind, wissen wir nicht.

Und wir wissen nicht, was im Wostoksee passiert. Es ist ein 250 km langer, ca. 50 km breiter und bis zu 1 km tiefer See, der seit 420.000 Jahren von der restlichen Welt abgeschlossen unter dem Eis der Antarktis in der Nähe der russischen Antarktisstation Wostok (russ.: Osten) liegt, die ihm den Namen gab. In ihm herrschen extreme Bedingungen: Absolute Dunkelheit, da kein Licht durch den Deckel aus Eis dringen kann; ein Druck von 355 bar, erzeugt von dem ca. 4 km dicken Eispanzer; eine 50-fach höhere Konzentration des Zellgiftes Sauerstoff als in normalem Süßwasser; und gleichbleibende Temperaturen von -3°C.

Das Problem: An solches Wissen heranzukommen, heißt, Neuland zu betreten, ausgetretene Pfade zu verlassen. Denn es ist nicht einfach, will man es »richtig« machen. So wurde in der Vergangenheit sehr viel falsch gemacht beim Sammeln von Wissen. Hermetisch abgeschlossene Pyramiden und Sarkophage wurden gemäß des jeweiligen Standes von Wissenschaft und Technik im Rahmen wissenschaftlicher Untersuchungen geöffnet, dadurch von unserer heutigen Umgebung kontaminiert und können nun von folgenden Generationen, die evtl. über bessere Möglichkeiten verfügen werden, nicht mehr genutzt werden.

Es ginge auch anders: Röntgen und Magnetresonanz lassen Wissenschaftler Mumien untersuchen, ohne sie auspacken zu müssen; sie gewähren ihnen darüber hinaus mehr und detailreichere Erkenntnisse als es das freigelegte Gerippe selbst könnte. Dazu aber bedarf es der entsprechenden Technologie, und die gab es zur Hochzeit der ägyptischen Archäologie noch nicht. Ein generelles Problem der Wissenschaft: Forschung und damit die Ungewissheit, unkorrigierbare Fehler zu machen – oder die Gewissheit, nichts zu verändern aber auch zu keinen neuen Erkenntnissen zu kommen. Man sollte sich dessen bewusst sein, was ein gerüttelt Maß an realistischer Einstellung zu sich selbst und der Technologie voraussetzt, die man einsetzt.

Übertragen auf den Wostoksee heißt das: Wollen wir das sich dort (vermutlich) etabliert habende Ökosystem, und entgegen aller Erwartungen und allen extremen Bedingungen zum Trotz gibt es da Leben, möglichst intakt erhalten als einmalige Chance, Evolution in Aktion zu beobachten, und vor allem, *diese Möglichkeit auch folgenden Generationen erhalten*, dürfen wir nicht eingreifen.

Das bedeutet: »Wasch' mich, aber mach' mich nicht nass!« Also: Wie komme ich an die Information, wenn ich den Träger der Information nicht berühren darf?

Indirekt! Was beweist, dass indirekte Methoden (hier: wissenschaftliche Untersuchungen, im Kontext des Buches: nicht-klassische Medizin) nicht nur ein gangbarer Weg sind, sondern manchmal sogar der bessere, ja einzig mögliche. Denn glücklicherweise haben wir unsere Intelligenz. Und inzwischen auch die erforderliche Einsicht, zumindest manchmal. So haben russische Forscher einen Weg gefunden, erste Untersuchungen durchführen zu können, ohne direkt in das System eingreifen zu müssen. Sie bohrten durch den 4 km mächtigen Eisschild ein Bohrloch bis kurz vor die Wassergrenze. Die letzten Meter benutzten sie nicht, wie bis dahin, einen mechanischen, sondern einen thermischen Bohrkopf, sodass kein »Bohrmehl« entstehen konnte, das hätte kontaminieren können. Da der See unter dem Druck von 4 km Eis steht, schoss nun nach Durchstoßen der letzten Meter Wasser aus dem See in das Bohrloch – und gefror sofort. Eine Probe dieses indirekt gewonnenen Wassers konnte nun »klassisch« geborgen werden, ohne das Ökosystem des Sees zu gefährden.

Diese Probe hat es in sich: Es wurde die DNA hauptsächlich von Bakterien, aber auch von Pilzen gefunden. Gut, das ist zwar eine Sensation, aber seien wir ehrlich: Es war zu erwarten, denn das Leben ist älter als 420.000 Jahre; und wenn Ökosysteme mit Bakterien und Pilzen an Schwarzen Rauchern in der Tiefsee und sogar in Gesteinsschichten tief unter der Erde bestehen können – ohne Licht und unter ähnlichem Druck! – warum nicht auch im Wostoksee? Wenn man dann noch weiß, dass der Eispanzer über dem See ein Gletscher ist, der wandert, und daher an seiner Unterseite an der einen Stelle des Sees auch Sedimente einbringt, wäre es auch nicht verwunderlich, stellte man fest, dass der See vor 420.000 Jahren noch »steril« gewesen und erst später »kontaminiert« worden sein muss.

Aber jetzt kommt's: Es fanden sich auch DNA-Spuren von Parasiten. Und das legt, vor allem, wenn man so »einfach« an die Probe kam, den Schluss nahe, dass da wohl tatsächlich ein gesamtes Ökosystem wie bei den Schwarzen Rauchern existieren muss mit höheren, vielzelligen Lebewesen wie – denken wir an die Schwarzen Raucher – Würmern, Seeanemonen, Fischen und Krebsen. Wow! Und das alles erfahren aus dem, was bildlich gesprochen herausprudelt, wenn man eine Sektflasche zu schnell entkorkt… Chapeau vor unseren Wissenschaftlern! Und so viel zu »indirektem« Forschen.

Das heißt in der Konsequenz, will man die Vorgehensweise am Wostoksee auf andere Weiße Bereiche unseres Wissens ausdehnen, dass zunächst die erforderlichen Voraussetzungen zu schaffen sind, an Daten heranzukommen. Wir müssen also vom Sammler zum Jäger mutieren, der aktiv wird. Und das geht nicht von der Stange, das muss an die jeweilige Situation genau angepasst werden. Was wir auf diesem Gebiet bislang getan haben, ist, bildlich mit einem Stöckchen in einen gigantischen Heuhaufen zu stechen in der Hoffnung, es könnte daran etwas kleben bleiben, was interessant ist. Und weil wir nichts wussten, war bisher alles interessant, was kleben blieb. Das ändert sich langsam! Es gilt also, den Heuhaufen systematisch zu durchsuchen – so, wie wir es in der Wissenschaft gewohnt sind.

Und das bedeutet Arbeit. Denn nun ist der Biologe nicht mehr auf sich allein angewiesen, wenn er forschen will. Er braucht andere, um an das Objekt seiner Forschung heranzukommen: den Physiker, der die Bedingungen beschreiben kann, unter denen das Equipment arbeiten wird, den Materialwissenschaftler, der das Wissen hat, die entsprechenden Materialien vorzuschlagen; ggf. sogar den Chemiker, der neue Werkstoffe herstellen muss; den Techniker, der das Ganze dann in brauchbare Technologie umsetzt; den Kapitän des Schiffes, der den Forscher und sein Equipment dahin bringt, wo geforscht werden soll; den Informatiker, der den Wust an Daten kontrolliert und aufbereitet, die Bootsbesatzung, die das ermöglicht; bis hin zum Matrosen, der dafür zuständig ist, dass das Geschirr sauber und intakt bleibt – bei all dem Seegang. Denn gegessen werden muss auch. Nicht zu vergessen den Eigner des Schiffes und den Investoren, der das Ganze bezahlt – die Forschungsgelder, die vom Staat kommen, reichen da häufig genug nicht wirklich!

So kommt Forschung von heute immer mehr in die Situation, mit anderen Bereichen des täglichen Lebens zusammenarbeiten zu müssen, was nicht von jedem Forscher immer gerne gesehen wird. Und das manchmal sogar zu Recht, denn Grundlagenforschung, für viele gleichzusetzen mit »der Forschung«, ist ein sehr wichtiger Teil unserer wissenschaftlichen Aktivitäten: Das Sammeln von Informationen um der Information und nicht ihrer Anwendung willen. Um mit Aristoteles zu sprechen: Es geht darum, zu Wissen zu gelangen, also nicht nur Erfahrung zu bekommen, sondern auch zu wissen, warum. Denn wir dürfen nicht vergessen: Angewandte Forschung, die zu Anwendungen führt, basiert, wie der Name schon suggeriert, *immer* auf der Anwendung von Erkenntnissen aus der Grundlagenforschung, also Wissen, in der täglichen Praxis. Ohne Elektrizität und die grundlegenden Forschungen keine Glühbirne, kein Computer, kein Internet und kein Smartphone.

Aber je mehr ein Forschungsthema zur Grundlagenforschung gehört, umso weniger potente Investoren gibt es und umso schwieriger wird es, die benötigten Mittel zur Durchführung des Vorhabens zu generieren. Denn warum sollte ein Investor in eine Sache investieren, die kein ROI, *return of investment*, Rendite bringt? Schließlich ist ja Motor unseres Wirtschaftssystems, dass Geld gemacht und nicht verbrannt wird. (Und wie wir noch in einem folgenden Kapitel sehen werden, führt das zu nicht erwünschten Effekten.)

Das bedeutet: Wenn nicht ein wie auch immer geartetes wirtschaftliches Interesse besteht, die Weltmeere systematisch zu erforschen, wird es vermutlich nicht passieren. Denn die Mittel von Seiten der Staaten werden dazu nicht ausreichen, da sie die Budgets selbst komplexer Raumfahrtprogramme wie Marsbesuch oder ISS um Dimensionen übersteigen würden. Und die kann ja heutzutage schon keine Nation mehr alleine stemmen…

Genau das ist das Dilemma: Da gibt es einen Riesenschatz an Quellen, aus denen wir Erkenntnisse gewinnen können: All die weißen Flecken dieser Erde, an denen es schwierig und teuer ist, zu forschen. Oder unbequem. Erkenntnisse aus diesen zu gewinnen, erfordert eine Investition, von der heute noch nicht bekannt ist, ob und, wenn ja, wie viel sie wann bringen wird. Bringen wir diese Mittel aber nicht auf, bleiben wertvolle Ressourcen ungenutzt. Und wir können noch nicht einmal ermessen, welchen Schaden wir daraus ziehen.

Forschung ist heute nicht mehr Sache einzelner wissenschaftlicher Disziplinen – in der Astronomie lange Routine: Astronomen arbeiten mit Astrophysikern, Exobiologen und Astrochemikern zusammen, Hilfe von Mathematikern, Technikern und Ingenieuren ist eh »normal« – sondern zunehmend in einem Gesamtzusammenhang, »interdisziplinär«, zu sehen. Und das betrifft nicht nur die Naturwissenschaften, sondern vornehmlich auch die Medizin.

Das haben Naturwissenschaftler und Mediziner an Universitätskliniken, die eine große Nähe zu Forschung haben und auch selbst forschen, inzwischen erkannt, und so sind Disziplinen, wie Biochemie, die, auf den Menschen begrenzt, Physiologische Chemie heißt, Biophysik, aber auch andere inzwischen die Motoren der modernen Hightech-Medizin geworden. Und mehr: Wir werden im weiteren Verlauf noch häufiger von Psychologie, Psychoneuroimmunologie und Psychoneuroendokrinologie hören…

Machen wir also den zweiten Schritt, indem wir auch unorthodoxe Lösungen einbinden! Und vor allem: Gewinnen wir auch die dazu, denen das alles noch ein Gefühl des Unwohlseins bereitet: die vielen Ärzte in der täglichen Praxis, die noch allzu fixiert sind auf die klassische Schulmedizin.

Grönemeyer: »Während die einen, getragen von den großartigen Erfolgen naturwissenschaftlicher Forschung, dazu neigen, die überlieferten Methoden nicht schulmedizinischer Behandlung hochmütig zu belächeln, verharren die anderen, die Verfechter der Erfahrungsheilkunde, oftmals in einem Fortschrittszweifel, der ebenso bedenklich ist. Denn am Ende hilft uns der Glaube, jedes Leiden ließe sich mit Kräutern, Bädern oder Massagen behandeln, so wenig wie die Verheißung einer Apparatemedizin, die schon alles irgendwie richten wird. Natürlich brauchen wir die Hochtechnologie, etwa High-Tech-Verfahren zur Diagnostik, die auch minimalinvasive Eingriffe erlauben, zum Beispiel Bandscheibenoperationen, bei denen der Rücken nicht mehr chirurgisch geöffnet werden muss. Niemand kann die Notwendigkeit pharmazeutischer Forschung ernsthaft in Abrede stellen. Ihre Ergebnisse haben geholfen, viele Krankheiten zu besiegen; und wir alle hoffen, dass bald etwas gefunden wird, womit auch Aids oder die Vogelgrippe geheilt und verhindert werden können.

Ebenso brauchen wir aber auch das Wissen der Naturheilkunde. Der Fortschritt hat es nicht überflüssig gemacht. Im Gegenteil, vieles, was er uns gebracht hat, wäre ohne naturheilkundliche Erfahrung und Beobachtung nicht denkbar, das Aspirin unter anderem. Und wer wollte schließlich bestreiten, dass wir Schulmediziner hinsichtlich der menschlichen Zuwendung noch manches von den Vertretern der alternativen Medizin lernen können. Weil sie sich die Zeit nehmen, die wir selbst immer weniger zu haben glauben, gehen die Patienten zu ihnen. Diese Bereitschaft, »sich einzulassen«, ist das Entscheidende. Sie heilt oft mehr als die verschriebenen Pillen. Sogar Placebos zeigen danach erstaunliche Wirkung, wie die Forschung nachgewiesen hat. Mit Zuwendung verordnet, machen sie aus einem chemischen Nichts einen biologischen Vorgang. Spontanheilungen bei Krebs und anderen Erkrankungen sind keine Ammenmärchen, sondern Tatsachen, die man ernst nehmen muss, so selten sie vorkommen mögen. Wer dies als Arzt nicht glauben kann, sollte lieber Pathologe werden…« Er nimmt mir die Worte aus dem Mund!

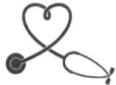

Ein ähnliches Dilemma haben wir im Gesundheitssektor und damit in der »angewandten« medizinischen Forschung auch. Es gibt eine »Forschungsfront«. Das sind Gebiete, die vor allem mit Nachdruck von der (bio-)pharmazeutischen Industrie beforscht werden, da hier riesige Gewinne winken. So wird natürlich, entsprechend des jeweiligen Produkt-Portfolios, versucht, neue Erkenntnisse zu generieren, um »stetig zu wachsen« und zu »gewinnen«.

Das passiert auf zwei Wegen: Entweder, die entsprechenden Unternehmen haben, traditionell oder durch Zukauf entsprechender Institute, Mitbewerber oder interessanter Startups oder Hightech-Klitschen, eine eigene Forschungsabteilung zu diesem Zweck. Das sind dann die »forschenden« Pharmaunternehmen, eine elitäre Kaste von meist internationalen Pharmagiganten, deren weltweite Zahl man an zwei, drei Händen abzählen kann und in deren Verband man nur hineingelassen wird, wenn man als Unternehmen selbst auch forscht – und es sich leisten kann. In ihren Augen ist das eine Form von »Qualitätssicherung«, da dadurch ungeliebte Trittbrettfahrer wie Generikahersteller oder »Phytopanscher« – Hersteller von Naturheilmitteln – vor der Türe bleiben: Man bleibt unter sich im Club der »echten« für »Innovation zuständige« Pharmahersteller, die auch Entwicklungen in Milliardenhöhe selbstfinanziert auf den Markt werfen können.

Oder es passiert, indem man einem Institut oder einer Klitsche die Forschung überlässt, die man dann entweder vollständig oder teilweise finanziert. Das sind dann die »Kooperationen«, von denen man hin und wieder hört, und die gerade im Sektor Pharma-Biotech gerne durchgeführt werden: So wartet man ab, bis ein Biotech-Unternehmen, das auf dem interessierenden Gebiet arbeitet, einen interessanten »Meilenstein« seiner Entwicklung hinter sich gebracht hat. Sind die Ergebnisse positiv, steigt man ein, ansonsten nicht. Steigt man ein, freuen sich die Investoren des Biotechs, da dies ein eleganter Exit für ihr Engagement mit in der Regel hohem *return of investment* ist. Für den Biotech-Gründer dagegen ist das, ist er nicht nur auf Kohle aus, in der Regel nicht so geil, da er dadurch zunehmend zu einem Mitarbeiter des Konzerns degradiert wird, der irgendwann einmal nichts mehr zu sagen hat.

Interessant ist dieser Weg für Pharma, da er das Risiko und die Kosten der heikelsten Phase im Lifecycle eines Hightech-Medikamentes auf andere abwälzt: den *proof of concept*, also die »Machbarkeit«. So werden die Biotechs in der Regel aus einer Mischung aus öffentlichen und privaten Engagements finanziert: Investitionen von Venture-Capital-Unternehmungen (Exit-Strategie, s. o.), Unterstützungen kleiner und mittelständiger Unternehmen durch den Staat (KMU-Fördermaßnahmen; billiges Geld), Zuschüsse aus Forschungstöpfen des Staates (kostenloses Geld), nicht rückzahlbaren Darlehen aus Länderbudgets (ebenfalls kostenlos). Mit diesem Mix wird heute ein Biotech dazu gebracht, besagten proof of concept zu erbringen: Den Nachweis, dass die Laborergebnisse aus der Forschung in die tägliche Praxis in Form erster klinischer Studien gebracht werden könnten. (Man beachte bitte den Konjunktiv!)

Frühestens jetzt interessiert sich Big Pharma dafür und steigt in der Regel zunächst als »Kooperationspartner« ein. So kann das Biotech auch weiterhin an Finanzen herankommen, die Big Pharma nicht so einfach bekäme; man spart bares Geld. Aber wer schon einmal »Kooperationspartner« ist, kann sich auch gleich schon als dessen Forschungsabteilung auffassen. Denn geht alles gut, gehen die Biotechs dann irgendwann im Giganten auf, wenn nicht gehen sie ein. Und dazu sind, dank der ROIs der Investoren, durchaus Milliarden vonnöten. Prima vista also wäre es egal, ob die Giganten dieses Geld in eigene Forschung steckten. Bei genauerem Hinsehen ist es das nicht: Im einen Fall hat man das Risiko, Geld auszugeben, ohne dass es klappt. Im anderen gibt man zwar das gleiche Geld aus, weiß aber, *dass* es klappt!

Egal, welcher Weg gegangen wird: Hier geht es um Forschung an vorderster Front, wenn auch nicht um Grundlagenforschung, sondern um angewandte. Und die machte eine erstaunliche Entwicklung durch!

Alles begann mit Erkenntnissen und neuen Möglichkeiten aus der Grundlagenforschung auf dem Gebiet der Gentechnologie in den 1980er Jahren. Schnell erkannte die Industrie, dass sich hier etwas machen ließ. Bis dahin hatte es nur Hersteller von »klassischen« Medikamenten aus der Retorte und wenige in der Regel belächelte, manchmal abfällig behandelte Hersteller gegeben, die Wirkstoffe aus pflanzlichen und tierischen Quellen isolierten: Das zeigt die Arroganz der Fachleute, die auch heute noch auf Paracelsus Auffassung von Medizin fußt und ihre Überlegenheit darstellen will. Häufig hatten sie dabei recht, denn allzu viele Schwarze Schafe machten, vor allem im Phyto-Bereich, ziemlich viel Geld damit, Dinge zu verkaufen, deren Wirksamkeit, freundlich gesprochen, nicht nachgewiesen war. Aber es gab eben auch andere Hersteller, die schon früh damit begonnen hatten, menschliche und tierische Wirkstoffe wie Hormone u. ä. aus tierischen und menschlichen Quellen zu isolieren: Schwangerschaftshormone aus dem Urin von Frauen, Wachstumshormon aus den Hirnanhangdrüsen Verstorbener, Mediatoren wie Interferone aus menschlichen Vorhautzellen und andere Verbindungen, z. B. aus Eiern, Insulin beispielsweise aus Schweinepankreas oder Heparin aus Rinderdarm.

Die Erkenntnisse in der Gentechnologie ließen dann Ende der 1980er Jahre solche Unternehmen zunehmend auf dieses Gebiet setzen. So entstand die Rote Biotechnologie, die industrielle Nutzung der Gentechnologie in der Medizin. Durch sie konnte auf die Isolierung von Wachstumshormonen aus Verstorbenen, was zu schweren Problemen geführt hatte, Fertilitätshormonen aus Urin und Insulin aus Schweinen, verzichtet werden: Nun konnten sie, frei von Gefahr der Kontamination mit für Menschen gefährlichen Erregern, in beliebiger Menge und einfach hergestellt werden. Der tatsächlich eintretende Erfolg, den zunächst Firmen hatten, die – warum auch immer – früh auf dieses Pferd gesetzt hatten, veranlasste nun andere, sich auch mit dieser Thematik zu beschäftigen: Die Rote Biotechnologie begann, interessant zu werden und zu boomen.

Der Biotech-Hype entstand, weil Menschen, die Geld mit Geld machen woll(t)en, private und institutionelle Investoren, begannen, sich zunehmend für das Gebiet zu interessieren. Nicht der Thematik wegen sondern des ROIs, der Rendite! Inzwischen in der Mitte der 1990er Jahre angekommen, bemerkte auch die Politik, dass da etwas war, von dem sie nichts wusste. Immerhin schien das so interessant zu sein, dass Länder wie die USA und England, aber auch andere, ziemlich viele Anstrengungen in verschiedenster Form, auch pekuniär, in diese Thematik steckten. Daher führte die Bundesregierung 1996 den »BioRegio«-Wettbewerb durch, der allein ein Ziel hatte: festzustellen, was Biotechnologie ist, wer sie bei uns betreibt und was man daraus machen könnte.

Und so erklärt sich, was dann zunächst ab ca. 1997, das exponentielle Gründen biotechnologischer Firmen, und dann ab ca. 2003 kommen musste: das große Biotech-Sterben! Frei nach dem Motto: »Wie viel brauchen sie? Zwei Millionen? Wollen sie nicht lieber drei haben?« wurden zunächst Start-ups finanziert, deren Geschäftsmodell auf einer reinen Idee basierte, die in der Regel naturwissenschaftlicher Nachwuchs im Rahmen seiner Diplom- und/oder Doktorarbeit hatte. Oder deren Institutsleiter, die leider oft genug nach dem Prinzip »probieren wir einmal« handelten – ohne ins eigene Risiko zu gehen, da sie ja weiterhin ihren unkündbaren Beamtenjob behielten. Das ist nicht unbedingt verwerflich, wenn auch feige, weil andere diese Möglichkeit nicht hatten! Denn in einzelnen Fällen hat das ja durchaus zum Erfolg geführt. Aber eben nur im Einzelfall. Ich habe damals viele Finanzierungsanträge und Geschäftsmodelle mit geprüft. Mein Filter war: Ist das wirtschaftlich machbar und interessant? Wird es wirtschaftliche Bedeutung haben? Werden die Kosten, die dabei anfallen, irgendwann gedeckt werden können? Also ein Filter mit der Überschrift: »Ist das unter marktwirtschaftlichen Gesichtspunkten sinnvoll?«, wobei es mir nicht um die Höhe der Rendite ging, sondern darum, die Entwicklungskosten auch wieder hereinholen zu können – alles andere wäre komplett verrückt!

Mir gegenüber, obschon im gleichen Gremium, standen Wissenschaftler. Mit deren Filter. Und die waren: »Ist das *wissenschaftlich* interessant? Wird es *wissenschaftliche* Bedeutung haben? Können wir durch eine Firmengründung mehr Mittel hereinholen als über die üblichen Forschungsetatquellen?« Also einem Filter mit der Überschrift »Wie kann ich meine Forschung am einfachsten weiterfinanzieren?« Leider wurde ich damals in dem Gremium, in dem ich war, regelmäßig von der Mehrheit überstimmt. Grund: Das waren honorige Wissenschaftler, ich kleiner Wirtschaftsangehöriger.

Das Ergebnis kennen wir: Weit über die Hälfte der Projekte, die damals angeworfen wurden, versiegten mehr oder weniger langsam, nachdem das Geld verbrannt war. Das machte auch nicht vor den wenigen renommierten deutschen Biotechs halt, die teilweise bereits Anfang der 1990er Jahre und noch früher begonnen hatten – also weit vor dem Hype. Die Gründe sind vielfältig. Sie gehen von »das Projekt war in einer noch zu frühen Phase« über »die zugrunde liegende Idee erwies sich als nicht realisierbar« bis zu »die Entwicklung dauert mir zu lange, ich steige aus«. Gerade die letzte hat vielen sehr erfolgversprechenden Ansätzen den Garaus geliefert: Von den Erfahrungen im IT-Bereich verwöhnt, dachten die Investoren, im Gesundheitsbereich geht's genauso. Und was war im IT-Bereich die Regel? Gib einem IT-Nerd 500.000 EUR, dann wird der, wie Mark Zuckerberg aber auch Bill Gates das vorgemacht haben, nach sechs Monaten in seiner Garage eine App entwickelt haben, die er im Internet bewirbt. Dann werden Google und Co. aufmerksam und kaufen einem nach weiteren sechs Monaten das Ding für 500 Mio. ab. Rendite: 100.000% pro Jahr. Na gut – lassen wir's nur 50 Mio. sein und drei Jahre dauern. Sind dann immer noch 3.333% Rendite pro Jahr… Und auch Größenwahn einiger Biotechs, die nach ersten Erfolgen dachten, wie Big Pharma andere Biotechs aufkaufen zu können, spielte eine Rolle.

Das war wirklich so. Mir hatte während der Hype-Zeit einmal ein Vertreter eines der größten Investoren der Welt gesagt: »Wir bekommen ca. 1.000 Anträge auf Finanzierung pro Jahr herein. Personell begleiten können wir maximal 10. Das bedeutet: Es muss gerankt werden. Und nun haben ca. 750 dieser 1.000 Anträge IT als Hintergrund.« Und dann kam genau das mit der Rendite. Und seine Frage: »Nachdem wir, im Auftrag *unserer* Investoren, nur dazu da sind, Geld zu machen – was würden Sie an meiner Stelle machen?« Er gab mir dann auf meinen Weg mit: »Wir wissen, dass auch im Bereich IT 7 von 10 Engagements floppen werden. Einer wird pari ausgehen und einer ein bisschen Geld bringen. Aber der zehnte: Der wird ein Blockbuster. Und mit dem verdienen wir richtig Geld.« Nachdem man diesen Blockbuster aber nicht vorhersehen konnte und kann, musste und muss man streuen. Je mehr, desto besser. Und je mehr man streut, desto geringer ist der mögliche finanzielle Einsatz. So kommt es, dass wir heute da stehen, wo wir sind: Jede Menge Apps, deren Sinnhaftigkeit manchmal über die Befriedigung des Spieltriebs des Menschen nicht hinaus gehen, die aber billig in der Realisierung waren und, manchmal nach gutem Marketing, manchmal durch Überzeugung, eine weite Verbreitung fanden und finden.

Und so war die »Konsolidierung« der Biotechszene, wie es so schön heißt, unausweichlich: Da im Gesundheitssektor Entwicklungszeiten von fünf Jahren als extrem schnell gelten – gehen sie lieber von 15 aus! – und Investitionen erfordern, die um mehrere Größenordnungen über den aus IT gewohnten liegen, begannen sich die Investoren nach dem Motto »Lieber ein Ende mit Schrecken als ein Schrecken ohne Ende« aus der Biotechnologie zurückzuziehen, als sie exakt das bemerkten. Zwar gibt es auch heute noch »genügend« Investoren, die man ansprechen kann. Diese aber sind der Biotech inzwischen, ebenso wie die pharmazeutische Industrie, sehr zurückhaltend gegenüber eingestellt.

Aber es gibt auch noch diese »Allesriskierer«. Die man mit Entwicklungen im Gesundheitssektor hinter dem Ofen hervorlocken kann. Nur: Nachdem sich die Biotechnologie nicht derart entwickelt hatte, wie man das gedacht hatte, folgen sie seit einiger Zeit dem Motto: »Die Karawane zieht weiter!«. Allerdings immer noch mit dem Credo, das sie bei IT gelernt haben: »Viel hilft viel«.

Und so war eine Zeit lang das Genom der Hype. Man dachte, dass die Entschlüsselung des (nicht nur menschlichen) Genoms zu neuen Blockbustern führen würde. Krebs war und ist ein Riesenthema, weil man damit Geld verdienen konnte und immer noch kann. Nicht nur, wie man ihn besiegen kann, das Genom also als Ansatzpunkt für Therapieansätze, sondern auch wie man ihn entdecken kann: Das Genom als Quelle für Diagnostika. Und so begann der Hype, mit neuem Ziel, von vorne! Eng verknüpft mit dem Genom-Hype ist der Name Craig Venter. Fragen Sie ihn einmal, was wirklich aus seinen Aktivitäten und den 7.000 (!) Patenten geworden ist, die er sich auf Gene hat erteilen lassen. Ich sage es Ihnen: Nichts!

Ein anderes Beispiel: Ende 2013 stellte die Firma 23andMe, ein Start-up von ehemaligen Google-Mitarbeitern, von Google finanziert, ihr Geschäftsmodell, die Auswertung von Speichelproben von Interessierten im Hinblick auf Hinweise auf genetisch bedingte Erkrankungen, ein, nachdem sie eine Warnung von der amerikanischen Zulassungsbehörde FDA erhalten hatten. Es waren einfach zu viele falsche »Gutachten« auf dem Genom basierend entstanden, die zu unschönen Begleiterscheinungen wie unnötig erfolgten Brustamputationen bei Frauen mit einem »Krebsgen« im Genom bis hin zu Selbstmorden geführt hatten. Und dann kam die FDA. Mit dem Ergebnis: »23andMe provides ancestry-related genetic reports and uninterpreted raw genetic data. We no longer offer our health-related genetic reports. If you are a current customer please go to the health page for more information.« Kernsatz: Wir bieten nicht länger unsere gesundheitsbezogenen Gutachten an. Sondern: abstammungsbezogene, nicht interpretierte genetische Analysen. Machen sie heute also etwas anderes? Nein, nicht wirklich. Nur erfolgt das jetzt als 23and*We* unter dem Deckmantel der Forschung: 23andMe/Research. Und seit März 2015 steht unter der URL etwas modifiziert (www23andme.com/health): »[…] We intend to add some health-related genetic reports in the future once we have a comprehensive product offering. At this time, we do not know which health reports might be available or when they might be available. […]«. Man will also wieder, weil's zu geldbringend ist! Man muss nur noch den Trick finden, wie man die FDA umgeht.

Wir kennen auch das Ergebnis *dieses* Hypes: Die Karawane ist erneut weitergezogen. Nach dem Genom nun das Proteom. Man musste nämlich erkennen, dass es zwar schön und recht ist, mit dem Genom. Dass aber das Genom offenbar nicht das Einzige ist, was zählt – eine Erkenntnis, zu der man auf zwei Wegen kommen kann: (1) indem man aktionistisch vorprescht, versucht, viel Geld verbrennt und dann schlauer ist. Oder (2) indem man sich hinsetzt, und in Ruhe nachdenkt. Das kostet kein Geld. Bringt aber auch keinen ROI. Denn offenbar ist wichtiger, zumindest mindestens genauso wichtig, welchen Einfluss das Proteom, also die Gesamtheit aller Proteine, auf das Genom hat. *Das* macht das Genom eines Menschen individuell: Die individuelle Regulierung aufgrund der Wechselwirkung mit Körper, Psyche und Umgebung! Nicht die ererbten Gene. Das hat man aber noch nicht realisiert, weshalb der betrachtete Fokus leider der gleiche geblieben ist: die Zelle, in der das Genom steckt. Und so versuchen heute Heerscharen von Wissenschaftlern und Firmen, diesem Proteom seine Geheimnisse zu entlocken.

Man muss kein großer Prophet sein, um vorherzusagen, dass auch das nicht den erwarteten Durchbruch bringen wird! In einem so komplexen System wie einem mehrzelligen Lebewesen wird eben nicht alles nur durch das Genom einer einzelnen Zelle gesteuert und durch ihr Proteom umgesetzt und reguliert. Wir werden in den folgenden Kapiteln noch sehr ausführlich darauf zurückkommen.

Nochmals: Das kann man sich eigentlich auch denken, wenn man sich ein wenig Zeit nimmt, seine Scheuklappen beiseitelegt – und einfach nur überlegt. Wir teilen mit unserem nächsten Verwandten, den Bonobos (Zwergschimpansen), 98,7% des Genoms; mit dem Schimpansen 98,63%, mit dem Gorilla 98,25% und mit dem Orang-Utan 96,6%. Immerhin sind wir bei 1,5% der Gene dem Bonobo ähnlicher als der Schimpanse, auch wenn sich beide viel mehr ähneln. Und bei weiteren 1,5% ähneln wir dem Schimpansen mehr als der Bonobo. Das bedeutet: Die Unterschiede zwischen Bonobo und Mensch bzw. Schimpanse und Mensch sind geringer als die zwischen Bonobo und Schimpanse! Erstaunlich, oder?

Bedeutet das, die zweifellos vorhandenen und sichtbaren äußeren Unterschiede zwischen uns Menschen und den anderen Primaten sowie Unterschiede in unseren »inneren Werten« resultieren aus maximal 2% unterschiedlichen Genen des Genoms!??

So ist es! Es zeigt, dass Gene allein nicht dafür verantwortlich sein können, dass wir uns doch so erheblich voneinander unterscheiden. Es muss also sehr viel bedeutender sein, was die Genprodukte im Laufe der Ontogenese, also der Entwicklung von der befruchteten Eizelle zum Menschen, für Wirkungen entwickeln (→ Proteom). Aber auch das reicht nicht. So kommt auch noch die

Reihenfolge zum Tragen, in der sie wirksam werden, sowie die Dauer, in der sie wirken. Welche Genprodukte gleichzeitig wirken und welche die Voraussetzung für andere darstellen. Das alles läuft darauf hinaus, dass sehr viel wichtiger als die Gene selbst ihre Regulation ist. Und die ist extrem komplex. Denn die Faktoren, die zur Regulation erforderlich sind, müssen ebenfalls im Genom stecken, aber nicht nur da! So müssen auch Signale von außerhalb der Zelle berücksichtigt werden, denn die lebt ja nicht im luftleeren Raum. Damit ein Fötus richtig entsteht, kann eine Zelle nicht losgelöst von anderen tun, was sie will. (Ich werde darauf in *Long-shot - ein neuer Blickwinkel* noch einmal zurückkommen.) Das ist später, wenn alles ausgebildet ist, nicht anders: nach der Geburt. Und da soll die einfache Entschlüsselung des Genoms und/oder Proteoms die Lösung bringen? Die Existenz eines »Krebsgens« einen Krebs vorhersagen können? Lächerlich!

Was heißt das also?

Derzeit bewegen wir uns in die falsche Richtung! Da inzwischen die Wirtschaft und in ihr, wie in den meisten anderen Branchen auch, die Investoren das Zepter in die Hand genommen haben und entscheiden, was getan wird und was nicht, hat sich auch im Bereich der Forschung das amerikanische Verständnis von freier Marktwirtschaft eingestellt: Es geht nur noch darum, Geld zu »machen« – egal, womit. Was wir heute an »angewandter Forschung« betreiben ist in Wahrheit volkswirtschaftlich bezahlte Grundlagenforschung mit Exitstrategie, in der Nutznießer eine kleine Riege von Investoren ist, die Kosten und evtl. Schäden aber die Gesellschaft trägt. Denn so wird Geld verbrannt, das man sinnvoller einsetzen könnte.

Diese Entwicklung ist sehr gefährlich! Wenn in der Grundlagenforschung ein Forscher einen Fehler macht, wird die Publikation zurückgenommen, relativiert, korrigiert, kommentiert oder von Kollegen in Grund und Boden gestampft. Dann gibt es *letters to the editor*, Klarstellungen in den nächsten Ausgaben der Periodika oder mehr oder weniger öffentliche Schelte. Ist es ein verzeihlicher Fehler, bleibt noch nicht einmal ein Kratzer im Ansehen: Welcher Forscher hätte sich noch nie geirrt? Ist es ein unverzeihlicher Fehler, ist das Schlimmste, was passieren kann, dass man das Ende seiner wissenschaftlichen Laufbahn erreicht hat. Auch dafür gibt es Beispiele. Irrt sich aber ein Forscher in der angewandten Forschung, heißt das leider oft Leiden, lebenslange Einschränkungen, Schmerzen, ja sogar Tod.

Contergan ist so ein Fall, und in *Long-shot - ein neuer Blickwinkel* werde ich einen anderen schildern.

Auf der Stecke bleiben durch diese Entwicklung viele Ansätze, die Erfolg hätten, würden sie konsequent weiterverfolgt. Und hätte man einen längeren Atem. Denn in der Forschung ist das Motto »viel hilft viel« selten richtig: Man kann Forscher, auf deren guten Einfällen ihre Erfolge beruhen, nicht mit Geld dazu bringen, noch bessere Einfälle und das auch noch schneller zu haben! Sie brauchen eher Ruhe, über Fehler nachdenken und diese so ausmerzen zu können. Dazu fehlt aber den Geldgebern die Einsicht – und, solange das IT-Prinzip, das den Irrglauben ewigen Wirtschaftswachstums unterstützt, an das wir alle (noch) glauben, Erfolg bringt – die Geduld und damit die Bereitschaft. Wo stünden wir heute ohne eine Bertha Benz, Ehefrau von Carl Benz, die auch in ausweglosen Situationen an die Sache glaubte – und durchhielt? Ich bin sicher: Heute hätten Daimler, Benz & Co. ob des Verhaltens der Investoren keine Chance! Und der Witz ist: Spricht man diese darauf an, stimmen sie sogar zu – unverhohlen und mit den Achseln zuckend: Die Zeit habe sich eben geändert!

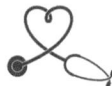

Doch die Ergebnisse unserer wissenschaftlichen Aktivitäten sind nur ein Teil des Schwarmwissens, das wir haben, da Wissenschaftler nur ein Teil des Schwarmes sind! Zugegebenermaßen der weitaus größte und sicherlich auch bedeutendste Teil unseres Wissens. Aber wir vergessen auch hier, dass abseits dieser Quelle sehr viel Wissen um Gesundheit bislang ungenutzt vor sich hin schlummert: Das Wissen derer, die letztendlich unsere wissenschaftlichen Bemühungen betrifft. Der Patienten und der Menschen, die sich um sie kümmern. Das sind die Weltmeere von oben, die unermessliche Schätze bergen, von denen wir so gut wie nichts wissen!

Deutlich wird das vor allem bei chronischen Erkrankungen. Und hier ist dieses Wissen auch von besonderer, ja vielleicht sogar entscheidender Bedeutung. Wir hatten im Kapitel *Von unsichtbaren Landebahnen* das Thema Wahrnehmung. Als Patient sind wir die einzigen Menschen auf der Welt, die die Wirkung und damit den Erfolg einer Behandlung wahrnehmen können! Mag sein, dass sich der Arzt anhand von Messungen bestimmter Parameter ein »objektives« Bild machen kann. Aber das sind letztlich nur Hinweise darauf, dass sie erfolgreich sein könnte! Ob sie es dann tatsächlich ist, weiß nur der Patient. Denn seine subjektive Einschätzung sagt sehr viel genauer, was Sache ist, als es jeder medizinische Test es tun könnte: Der Mensch ist eben nicht eine Ansammlung von messbaren Parametern. Wir werden das ein paar Abschnitte weiter unten in diesem Kapitel noch sehr viel eingehender erörtern. Die Psyche des Menschen spielt eine ausschlaggebende Rolle.

Wie ausschlaggebend sie ist, zeigt die Existenz des Plazeboeffektes. Die Erfahrung, die der Patient im Rahmen seiner Erkrankung macht, wie eine Behandlung anschlägt, was sich bei Therapiewechsel zeigt, wie Stimmungen seine Genesung beeinflussen – das bleibt in der Regel unberücksichtigt: Wir sind Messwert-orientiert! Stimmt der Blutdruck, ist der Hypertoniker gut eingestellt und alles in Ordnung. Aber – stimmt das auch, wenn man ihn fragt, wie er sich fühlt? Denn man darf nicht vergessen: Nach Meinung der Fachleute ist etwas therapeutisch wirksam, wenn es gegenüber Plazebo eine Verbesserung von 10-30% bringt. Man stelle sich das vor! Platt und schulmedizinisch formuliert heißt das: Wirksam = Unwirksam + 30%. Hätten Sie gedacht, dass der Plazeboeffekt offenbar derart ausgeprägt ist? Denn hätten wir flächendeckend nur eine therapeutische Wirksamkeit von 30%, hätten wir wohl ein nicht kleines Problem!

Den Plazeboeffekt kann man bei allen Krankheiten nachweisen! Allerdings ist die Ausprägung nicht überall gleich groß. Am größten ist nach derzeitigem Wissen der Einfluss bei Migräne, Gelenkschmerzen, Arthrose, Depression, Bluthochdruck, Asthma und Multiple Sklerose. Und bei Übelkeit.

Man sollte den Patienten nicht unterschätzen. Auf anderen Gebieten habe ich die Erfahrung machen können, dass, wenn man auf seinen Körper hört, der einem schon sagt, was los ist. Es begann mit meiner Tochter. Als Kleinkind legte sie ein bemerkenswertes Verhalten an den Tag: Es gab Tage, da aß sie so gut wie nichts. So wenig, dass meine Frau und ich irgendwann einmal in Sorge kamen und intervenieren wollten. Daher beschlossen wir, den nächsten Tag abzuwarten. Und siehe da: Am nächsten Tag aß sie ganz normal. Zu anderen Zeiten aß sie mehr als ich. Auch tagelang. Und auch hier begannen wir, uns zu fragen, ob man das nicht ein wenig kanalisieren sollte. Und unmittelbar bevor wir das in die Tat umsetzen konnten, war die Fressphase vorbei.

Wir beobachteten das daraufhin genauer. Und stellten fest: Es gab Perioden, da mochte sie kein Fleisch. Sie aß dann nur Gemüse und Salat. Zu anderen Zeiten konnte man sie mit Salat jagen, sie haute beim Fleisch rein. Manchmal mochte sie Fisch, manchmal nicht. Manchmal aß sie für drei, manchmal gerade das Notwendigste. Nachdem sie sich aber ziemlich normal entwickelte, griffen wir nicht ein. Und wir sind der Überzeugung, das Richtige getan zu haben: Sie hat sich dadurch erhalten, genauer auf ihren Körper zu hören. Nicht nur beim Essen! Bewusst? Nein, ich glaube nicht. Das passiert unbewusst.

Ich habe daraus gelernt, genauer auf meinen Körper zu hören – bewusst. Er sagt mir schon, was gut für mich ist. Dies musste ich aber erst wieder lernen. Denn durch die Erziehung, gesellschaftliche Gepflogenheiten, sozialen Druck und andere Umwelteinflüsse sowie Technologiegläubigkeit und, nicht zu vergessen, Werbung und Modeerscheinungen, verlernen wir das üblicherweise noch in der Kindheit. Seither merke ich sehr früh, wann mein Lippenherpes mich wieder plagen wird. Es ist eine merkwürdige »Spannung« in der Lippe, die Tage vor dem Auftreten der Bläschen spürbar ist – wenn man darauf achtet. Und so kann ich seit einiger Zeit erfolgreich verhindern, dass die Bläschen überhaupt entstehen – weil ich sehr rechtzeitig etwas dagegen tun kann. So merke ich regelrecht, dass eine Erkältung im Anmarsch ist – und kann etwas dagegen tun, dass sie mich nicht so heftig erwischt wie sonst. Z. B., indem ich etwas länger schlafe und ein paar hochdosierte Vitamin-C-Drinks zu mir nehme.

Auf den Körper besser zu hören, ist also auch angezeigt, wenn es um unsere Gesundheit geht. Weil es etwas sehr Natürliches ist, das wir mit anderen Tieren teilen. Denn es ist wenig bekannt, dass auch Tiere Medikamente kennen und anwenden! Es ist nicht übertrieben, zu behaupten, dass sie sich selbst behandeln, und zwar sehr gezielt und erfolgreich.

Das fängt bei vorbeugenden Maßnahmen an – Prophylaxe! – und hört bei medikamentöser Therapie auf. Erste Hinweise darauf wurden erst vor 25 Jahren vom Primatologen Michael Huffman von der Universität in Kyoto gefunden; das Wissen um tierische Medizin ist daher noch sehr neu und nicht bis in die Allgemeinheit vorgedrungen. Man nennt die Forschungsrichtung, die dem nachgeht, Zoopharmakognosie – übersetzt etwa »tierische Drogenkunde«.

So ist eine der Heilpflanzen, die Schimpansen anwenden, der Bitterspinat. Huffman beobachtete eine Schimpansin mit Baby, die sehr schwach war und sich, was sehr unüblich ist, kaum um ihr Baby kümmerte. Sie kaute auf den Stengeln des Bitterspinats herum, um an den sehr bitteren Saft bzw. das Mark der Pflanze zu gelangen. Einen Tag lang fraß die Schimpansendame außer dem Spinat nichts. Danach ging es ihr wieder besser, sie nahm wieder Nahrung zu sich – und das Baby war wieder Mittelpunkt. In den folgenden fünf Jahren sammelte Huffman Beweise dafür, dass das eine ganz gezielte Selbstmedikation gewesen war. In den Exkrementen von Tieren, die Bitterspinat zu sich nahmen, fand er zahlreiche Parasiten, die zu den Verdauungsproblemen geführt hatten. Untersuchungen des Bitterspinats zeigten, dass dieser tatsächlich Wirkstoffe enthielt, die gegen diese Parasiten wirkten. Und zwar besonders konzentriert im Mark der Stengel, die die Affen aussaugten. Dieses Verhalten konnte häufig dokumentiert werden. Schimpansen haben also das Wissen, dass eine ganz bestimmte Therapie mit einer ganz bestimmten Heilpflanze bei ganz bestimmten Erkrankungen hilfreich ist – und sie nutzen sie.

Dies ist nicht das einzige »Medikament«, das die Affen kennen! Bei Befall mit einem Darmparasiten machen sie das, was wir mit Aktivkohle machen: Sie verschlucken unzerkaute, sorgsam gefaltete Blätter mit rauer Oberfläche – an der der Parasit »hängen« bleibt und mit den unverdauten Blättern ausgeschieden wird. Apropos Aktivkohle: Stummelaffen auf Sansibar ernähren sich u. a. von Pflanzen, die bestimmte Toxine enthalten. Um deren Wirkung zu neutralisieren, fressen sie tatsächlich Kohle, die z. B. bei einem Buschbrand entstanden war. Und auch Tonerde, die auch wir Menschen benutzen (»essigsaure Tonerde«), ist den Affen bekannt.

Auch viele andere Tiere betreiben Selbstmedikation – von Insekten bis zu Elefanten, von Vögeln bis zu Nashörnern. Sehr interessant, aber darum soll es ja in diesem Buch nicht gehen! Es zeigt nur, dass wir Menschen nicht allein sind, wenn es um Medikamente geht – und dass viele »Hausmittel« das vergleichbare, Jahrtausende alte Wissen um die Heilkräfte der Natur sind: Pharmakognosie.

Weshalb ich auf die Selbstmedikation von Tieren zu sprechen gekommen bin, hat einen bestimmten Grund. Die traditionell lebenden Bewohner der Regionen, in denen Schimpansen leben, kennen die von den Affen benutzten Heilpflanzen auch – und nutzen sie in ganz ähnlichen Situationen. So auch den Bitterspinat. Der Primatologe Volker Sommer hat eine Liste mit insgesamt 309 Pflanzenarten zusammengestellt, die in Afrika von Menschen, Schimpansen und Pavianen als Medikament eingenommen werden.

Das führte dazu, dass man diese Pflanzen genauer untersuchte. Und so fand man im Fall des Bitterspinats heraus, dass Vernodalin, ein Inhaltstoff, Wirkung bei dem Erreger der Malaria, dem einzelligen Parasiten Plasmodium, zu zeigen scheint. Bewahrheitet sich das, könnte dies zu einem vollkommen neuen Medikament gegen Malaria führen. Und mehr noch – es scheint auch bei bestimmten Krebsarten zu wirken. Nachgewiesen ist das bei Brustkrebszell-Kulturen. Ob sich das als Therapeutikum nutzen lässt, wird derzeit untersucht.

Wäre dies der Fall, so hätte man einen schlagenden Beweis dafür, dass Erfahrungsmedizin den technischen Entwicklungen der Menschen haushoch überlegen sein kann und oft auch ist: Gegen Malaria haben wir aus der Retorte nicht viel zu bieten, und auch gegen Brustkrebs nicht. Aber aus der Naturmedizin: Der diesjährige Nobelpreis für Medizin ging u. a. an Tu Youyou von der Universität Peking und der Akademie für Traditionelle Medizin Chinas für die Entwicklung von Artemisin aus dem Einjährigen Beifuß, einem Wirkstoff der TCM, zur Behandlung von Malaria.

Es zeigt sich also eindrucksvoll, dass wir noch sehr viel lernen können aus dem, was oft als »Heilkräuter« belächelt wird. Wir scheinen sehr viel mehr Wissen zu haben, als uns selbst klar ist – weil wir die Möglichkeiten, die uns »altes Wissen« bietet, bewusst und gegen alle Vernunft nicht nutzen. Dieses Wissen ist Teil des »Schwarmwissens« – brach liegendes Schwarmwissen aufgrund der Arroganz der Wissenschaft, dass wirksam nur sein kann, was der Mensch aufgrund von Forschung und Wissenschaft entwickelt hat.

Zwischen Krebs und Parasiten scheint ein Zusammenhang zu bestehen, wenn ein Wirkstoff tatsächlich gegen beides wirkt. Mancher Forscher sieht in dem Verhalten von Krebszellen ein ähnliches Verhalten wie das von einzelligen Parasiten. Das könnte sogar sehr viel wahrer sein, als man glaubt. Denn wenn Parasiten zu Erkrankungen führen, zeigt das, dass sie vom Immunsystem, das ja schließlich dazu da ist, sie aufzuspüren, nicht erkannt und eliminiert werden (können). Wenn Vernodalin wirkt, heißt das wohl, dass es irgendwie Einfluss auf das Immunsystem nimmt. Und wenn es nun auch gegen Brustkrebs wirkt, was, wie gesagt, noch bewiesen werden muss – liegt da nicht die Vermutung nahe, dass auch Krebs etwas mit dem Immunsystem zu tun haben muss? Diesem Aspekt ist ein ganzes Kapitel gewidmet: *Chemiecocktails und Strahlendusche.*

Ich bin absolut sicher, dass in den Daten, die uns heute bereits vorliegen oder vorliegen könnten, die wir aber nicht systematisch auswerten oder erfassen, große Schätze verborgen sind. Würde man das, was sich während der Hypes um die Biotechnologie, das Genom und nun das Proteom angesammelt hat, eingehender untersuchen – und vor allem in einen größeren Zusammenhang bringen – so würden wir viele der Probleme lösen können, die wir heute noch haben. Nicht nur auf dem Gebiet neuer Medikamente, sondern auch, wie man mit ihnen optimal und nachhaltig umgeht. Und somit auch in unserem Gesundheitssystem. Dazu aber hat offenbar keiner Lust, solange man auf die bekannte und »bewährte« Weise noch viel Geld machen kann. Und der Patient? Kollateralschaden freier Marktwirtschaft!

Und so ist der Gesundheitssektor mit unseren Ozeanen vergleichbar. Wir geben viel Geld aus, auf Mond und Mars zu fliegen (Genom, Proteom) und neues zu erfahren in der Hoffnung, mehr ist das nicht, damit Geld machen zu können: Mond und Mars als Rohstoffquelle, die eine immer weiter und ewig wachsende Wirtschaft erfordert. Weil es einfach erscheint: Schnell viel Geld investieren, schnell den Erfolg genießen.

Dabei liegt die Lösung unserer Probleme in den Ozeanen, dem terra inkognita, dem unbekannten »Land«. Hier liegen die Ressourcen, die wir tatsächlich benötigen. Die aber zu nutzen, setzt ein Umdenken voraus. Es setzt die Bereitschaft zur Nachhaltigkeit voraus. Und Bereitschaft zu Langem Atem. Das ist verbunden mit weniger Rendite. Und damit (noch) uninteressant.

Genauso, wie Offshore-Ölbohrungen, egal wie aufwendig sie sein müssen, heute »normal« sind, weil »klassische«, einfache Bohrungen an Land ausgereizt sind, und je mehr aufgrund der sinnlosen Verschwendung unserer Ressourcen Techniken wie Fracking erforderlich werden, die nur unter großem Aufwand und hohem Risiko förderbaren Ölreserven in Gesteinsformationen zu nutzen, die man vor wenigen Jahrzehnten noch als zu teuer zur Nutzung betrachtete, ist es nur noch eine Frage der Zeit, bis man sich diesem Thema nachhaltiger Forschung wird widmen *müssen*, da die Karawane nicht endlos weiterziehen kann: Irgendwann ist sie an einem Ziel angekommen. Fragt sich nur, an welchem?

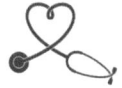

Da es in meinen Augen sehr wichtig ist, möchte ich noch einmal darauf zu sprechen kommen. Es gibt ein Pendant zu den Spontanheilungen, das dem aktuellen Selbstverständnis der Medizin auch nicht Recht sein kann: Altes Wissen! Also Wissen um Zusammenhänge, das die Medizin lange verpönt hat, da es keinen evidence im Sinne von »Beweis« gibt – nur die oftmals über lange, sehr lange Zeiten tradierten Kenntnisse von Nichtmedizinern, sog. »Heilern«. Oder auch von Laien. Das sind dann häufig die in der Regel verspotteten »Hausmittelchen«, siehe letzter Abschnitt. Aber auch Rituale. Also, so ein neuer Begriff, Erfahrungsmedizin. Banale Beispiele: Meine Generation ist mit kalten Wadenwickeln und Kartoffelumschlägen aufgewachsen. Mit Wick-Vaporup und Hustinetten: »Nimm den Husten nicht so schwer, es kommt der Hustinettenbär – mit Kräuterhustinetten, Hustinetten.« Ich kann Ihnen das Liedchen aus der Werbung noch heute vorsingen! Kennt man heute nicht mehr – zu Recht?

Etwas, das ich erst seit kurzer Zeit mit Medizin in Verbindung bringe, ist ein Ausspruch meiner Großmutter als ich noch Kind war, wenn ich von einem Lehrer oder einem anderen Erwachsenen blöd abgekanzelt wurde: »Stell dir den mit herunter gelassenen Hosen auf dem Klo vor! Dann sieht der auch nicht besser aus als du!« Damals, als Kind, musste ich dann immer grinsen, weil ich toll fand, dass ein Erwachsener, eine Respektsperson per se, auch nicht besser aussehen könnte als ich. Die Vorstellung, wo das sein könnte, auf der Toilette, trug noch zu einem breiteren Grinsen bei. Wenn meine Großmutter das sagte, musste das stimmen. Denn der vertraute ich. Und – Schwupps! – war der Stress weg, die Welt wieder in Ordnung: Ist halt ein blöder Typ, mehr nicht. Heute würde ich, dem Ort entsprechend, ergänzen: »Scheiß' drauf!«

Ganz unbewusst, selbst lange Jahre nach dem Tod meiner Großmutter und schon erwachsen, drängte sich mir dieser Spruch unwillkürlich auf, wann immer ich mich ungerecht behandelt fühlte. Dann kam ganz automatisch das Bild des Betreffenden, wie »menschlich« der auf dem Klo aussieht. Und dann musste ich wieder in mich hinein grinsen.

Das löste zwar in der Regel nicht das eigentliche Problem, das ich mit dem Betreffenden hatte. Aber es half mir bei der Lösung. Denn es ließ mich auf einem anderen Niveau mit meinem Widersacher stehen. Auf dem Niveau eines Gleichberechtigten. Eines Menschen, der sich in keinster Weise vor einem anderen verstecken muss. Auf Augenhöhe! Und das war immer ein saugutes Gefühl. Es half mir, meinen Weg zu finden, auch wenn der nicht immer sehr geradlinig verlief, weil das auch häufig zu unlösbaren Konflikten führte und einschneidende Aktionen erforderlich machte. Vielleicht ist meine heutige Persönlichkeit zu einem großen Prozentsatz von diesem Rat beeinflusst worden. Ich bin meiner Großmutter jedenfalls sehr dankbar.

Bis vor kurzem habe ich das als nettes Hilfsmittel abgetan, seinen aktuellen Frust los zu werden. Als Anekdote, als Beispiel, wie man Kindern helfen kann, mit Problemen mit Erwachsenen fertig zu werden. Aber es ist mehr, weit mehr! Seit ich mich seit einiger Zeit darum kümmere, zu verstehen, wie unser Körper und Medizin *tatsächlich* funktionieren, stelle ich fest: Das ist Heilung durch Selbsthypnose. Ein »Medikament«, ein »Wirkstoff«, der dabei hilft, mit einem psychischen Problem fertig zu werden, das teilweise gravierende Auswirkungen auf den Körper und die Gesundheit hat.

Diesen Rat hatte natürlich meine Großmutter nicht »erfunden«. Auch sie wird es von ihren Eltern oder Großeltern gelernt haben, und die von deren. Und so dürfte dieses »Medikament« alt sein, sehr alt. Es ist also »Erfahrungsmedizin«.

Und exakt diese Erfahrungsmedizin erlebt heute, dass sie wissenschaftlich zunehmend bestätigt wird. Ich kenne wie wohl die Meisten den Begriff des »Inneren Auges«. Auch den habe ich aus meiner Kindheit. Wie oft habe ich den Satz gehört: »Stell' dir einmal vor… Hast du das Bild vor Augen?« Oder, wenn ich gedankenversunken auf Fragen meiner Mutter nicht reagierte, sie dann fragte: »Welcher Film läuft da gerade vor deinen Augen ab?« Ich bin damit groß geworden. Und es hat mich beeinflusst. Vielleicht ist das der Grund, warum ich gerne mit Bildern arbeite, die man vor seinem »inneren Auge« erscheinen lassen kann. Und vielleicht ist das der Grund, warum man mir nachsagt, ich könne gut komplizierte Sachverhalte erklären. Ja mehr noch: Vielleicht ist das sogar der Grund, warum ich mir selbst komplizierte Sachverhalte gut verständlich machen kann, besser als viele andere – und so zum Autodidakten wurde. Möglicherweise sogar, warum ich Dinge akzeptieren kann, für die ich keinen »wissenschaftlichen Nachweis« erbringen kann. Sofern ich mir ein »inneres Bild« davon machen kann. Es mag auch sein, dass das der Grund ist, warum ich bei meinen Studenten so beliebt war. Nicht selten hörte ich nach einem Semester mit Praktikum und Seminaren: »Danke, Trutz, endlich habe ich einmal etwas verstanden!« Von Medizinstudenten im allseits verhassten Fach Physiologische Chemie – ein Lob, wie man es größer wohl nirgendwo her bekommen kann!

Das Stichwort heißt »Assoziation«. Schon seit Längerem weiß man, dass man umso besser lernt, je mehr man das zu Lernende mit etwas Bekanntem verbinden, assoziieren kann. Viele »brauchen« Musik, um zu lernen, andere Bilder. Reale oder im Hirn selbst erzeugte. Das heißt: Wir haben ein assoziatives Gedächtnis! Wenn wir wissen, dass wir etwas Spezielles sehr wohl wissen, aber nicht darauf kommen, suchen wir unbewusst in unseren Erinnerungen danach, wann und/oder wie wir dieses spezielle Wissen erlangt haben könnten. So kam mir bei dem Hinweis auf die Bedeutung der Bibliothek von Alexandria im vorangehenden Kapitel in den Sinn, dass diese ja auch sehr viel medizinisches Wissen beinhaltet hatte, das unwiederbringlich verloren ging. Und da war dann das unbestimmte Gefühl, dass ich dies irgendwo her hatte. Bloß woher? Alexandria – Mittelmeer – Ägäis. Und dann schweiften meine Gedanken ganz automatisch und ungewollt ab, mein Autopilot, mein Unterbewusstsein, übernahm die Kontrolle:

War da nicht etwas in unserem Urlaub auf Ägina gewesen? Und schon erschienen vor meinem inneren Auge die Tage in Griechenland. Die Fahrt von Piräus mit dem Schnellboot nach Ägina. Die malerische Kulisse des Hafens des Ortes Ägina. Unsere Unterkunft, die im Ferienhaus einer deutschen Familie war, das diese laut Gästebuch liebevoll »Unser Haus auf Ägina« nannte, und in der man den ganzen Tag über das Geräusch hörte, das entstand, wenn die Uroma im Haus gegenüber im Innenhof Pistazien knackte. Das nervende Knattern der Mofas und Roller, mit denen die Inseljugend jede Nacht erst zur und später dann von der einzigen Disco der Insel fuhr. An Schlaf war dann erst am frühen Morgen zu denken. Das rührende Bemühen der Einheimischen im Supermarkt, zu verstehen, wenn zwischen stolz artikuliertem »Kalispera« und »Yasou« nur noch Gesten kamen, die ich mit »Parakalo« und »Efcharisto« untermalte. Und das verzeihende Grinsen, wenn ich wieder einmal »Kalimera« mit »Kalispera« verwechselt hatte – ich muss heute noch überlegen, wann was. Ich »sah« und »roch« das geniale griechische Essen, das noch griechischer schmeckt als beim besten Griechen hier und wohl, egal was es ist, zu 90% aus Knoblauch besteht. Der nach (nicht nur) einem Ouzo schreit. Ich schmeckte den harzigen Geschmack des Retsina, den ich, obwohl unverbesserlicher Rioja-Fan, hier jedem Rotwein vorzog.

Ich fühlte mich wieder auf der abenteuerlichen Fahrt in einer dachlosen gemieteten Blechbüchse, die ein entfernter Verwandter des Kübelwagens aus den 1940er Jahren sein musste, den Namen Auto auch nur hier verdient hatte, wo es ansonsten nur Mofas und Roller gab, und so viel kostete wie bei uns ein Mittelklassewagen, über enge, gewundene Straßen zum Tempel der Aphaia am anderen Ende der Insel. Und der sah tatsächlich so aus wie das Modell in der Münchener Glyptothek, die die Giebelfiguren dieses Tempels, die Ägineten, ausstellt, nachdem König Ludwig I sie den Griechen abkaufen ließ. Der schöne Strand, der aber ein Stück weit weg lag, und der etwas weniger schöne, der näher lag und von uns aufgrund der urlaubsbedingten Faulheit häufiger frequentiert wurde, obwohl hin und wieder ein Dieselfilm auf dem Wasser ausfindig gemacht werden konnte: Der Hafen war nicht weit weg. Der nachmittägliche Imiglykos in dem Kafeneion auf dem Weg nachhause. Und die Berühmtheiten von Ägina, von denen ich dort hörte: Nikos Kazantzakis, der u. a. den Roman »Alexis Sorbas« schrieb, dessen Verfilmung mit Anthony Quinn heute Kult ist. Inklusive dessen »Sirtaki«, den viele als Inbegriff griechischer Folklore bezeichnen, der aber in Wahrheit ein Kunstprodukt ist, das extra für diesen Film geschaffen wurde. Bis dahin gab es ihn schlicht und ergreifend nicht!

Und da war es! Richtig: Paulos von Ägina! Von Ägina stammend, lebte er im 7. Jahrhundert als Arzt in Alexandria. Er war in meiner Erinnerung hängen geblieben, weil er der Verfasser einer der wenigen verbliebenen Dokumente des hohen Niveaus der Wissenschaften und der (medizinischen) Kenntnisse damals war: Einer medizinischen Enzyklopädie, die, was die Themen betrifft, moderner nicht sein kann: Er schrieb Bände zu Hygiene (!), etwas, das man im Mittelalter in Deutschland nicht kannte, und Lebensweise, Fieber, Krankheiten, und zwar innerliche (Innere Medizin), äußerliche (Orthopädie) und sogar Hautkrankheiten (Dermatologie), Toxikologie, Chirurgie, medikamentösen Therapien und Gynäkologie. Klingt das nicht mega-modern?

Mal im Ernst! Wenn unser Gedächtnis assoziativ funktioniert und Assoziativität offenbar so erfolgreich ist, dass sie sich in der Evolution ohne Konkurrenz durchgesetzt hat – ist es da wirklich weit hergeholt, dass das gleiche Prinzip von der Natur, eben weil so erfolgreich, auch auf anderen Gebieten eingesetzt wurde und wird? Ist es wirklich so unwahrscheinlich, dass auch unsere Psyche so »funktioniert«? Und, wenn das so ist, Assoziationen unsere Stimmung beeinflussen und umgekehrt? Ich jedenfalls fühlte mich nach dem Gedankenblitz Paulos von Ägina fast in entspannender Urlaubsstimmung. Voila!

Und ein Schritt weiter: Wenn auch das stimmt – und ich meine, da kann jeder genügend Beispiele aus eigenem Erleben anführen – endet das bei der Psyche? Oder geht das bis in das Organische, das Somatische? Ja, wie wir sehen werden! Aber noch ein Schritt weiter: Hört das bei Inneren Bildern auf oder geht da mehr? Bilder sind optische Informationen. Unsere Hauptinformationsquelle und daher auch die wichtigste. An Position zwei: unsere Akustik. Können wir etwas Ähnliches tun, indem wir ein »Inneres Gespräch« führen?

Eine Schwangere stand im sechsten Monat kurz davor, erneut ihr Kind zu verlieren. Die Schwangerschaft davor hatte im siebten Monat geendet, da der Fötus unzureichend mit Blut versorgt worden war und sich daher nicht normal entwickelt hatte. Es folgte eine Totgeburt. Und das sollte sich, wie Messwerte (!) unmissverständlich zeigten, in dieser Schwangerschaft wiederholen: Es gab kein Fruchtwasser in der Fruchtblase, das Nabelschnurblut floss nach jedem Puls zurück anstelle zum Fötus, der Fötus wurde daher erneut nur unzureichend versorgt. Entsprechend hatte auch dieser Embryo sein Wachstum eingestellt. Die Prognose: Hoffnungslos, das Kind hatte keinerlei Überlebenschance.

Die Mutter überredete jedoch den Arzt zu einer Tag und Nacht dauernden Dauer-Infusionstherapie, die bei dieser Diagnose aussichtslos erschien und daher nicht angezeigt war. Sie wollte kämpfen und ließ sich auch nicht abbringen, als die Werte sich unter dieser Therapie nicht änderten. In ihrer Verzweiflung, erneut ein Kind zu verlieren, begann sie ein inneres, zorniges Streitgespräch, das darin gipfelte, dass sie ihrem Gott trotzig und bestimmt das zweite Kind verweigerte, nachdem er schon eines hätte.

Lassen wir einmal alle religiösen Erklärungen und Deutungen außen vor und verlassen uns auf Belastbares. Denn ich habe keine Lust, dass die Kirche, hier indirekt, erneut eine Entwicklung behindert, indem sie ihr Glaubensgebäude für Erklärungen heranzieht. Wohin das führt, zeigen die letzten 2.000 Jahre! (Ich habe nichts gegen Religion und Glauben sondern gegen Institutionalisierung von Glauben in Form von Religion und Kirche. Einer Kirche, die seit Jahrhunderten in weiten Bereichen nur noch bloßer Selbstzweck ist.)

Das Ergebnis: Nach diesem Inneren Gespräch verbesserten sich die Werte nach einer Woche dramatisch. Der Embryo wurde nun normal mit Blut versorgt, die Durchblutung des kindlichen Herzens und des Hirns waren normal. Bis zur Geburt blieb allerdings die Frage offen, ob und welche Schäden zurückbleiben würden. Die Eltern wollten das Kind in jedem Fall austragen. Das Ergebnis: bis auf ein deutlich zu geringes Geburtsgewicht, das bei einem Fünftel des normalen Gewichts eines Neugeborenen lag, fehlte dem Mädchen nichts – es hatte keinerlei Behinderung, weder körperlich noch geistig, und war vollständig entwickelt. Fünf Jahre später ist sie ein sehr intelligentes, gesundes, normales Mädchen. Der behandelnde Arzt: »Mit Medizin allein ist das nicht begründbar, mit Medizin allein müsste man sagen: ›Das geht gar nicht!‹ « Punkt.

Und weiter: »Auf der anderen Seite müssen wir erkennen: Es gibt so viele Faktoren, von denen wir nicht wissen, wie sie funktionieren, welchen Einfluss sie haben, welchen Einfluss die Psyche, die Hoffnung, der Wunsch, der Wille, die Lebensbejahung – und was sie im Körper und im Geist auslösen. Solange wir das nicht wissen, müssen wir einfach konstatieren: Das gibt's.« Prof. Dr. Frank Louwen, Pränatalmediziner, Uniklinik Frankfurt.

Wissenschaftlich gesichert ist, und das kann jeder selbst erfahren, der ein Kind groß gezogen hat: Der Kontakt zwischen Mutter und Kind ist, zu jeder Phase, essentiell, ja existenziell. Berührungen wie Streicheln, die vertraute Stimme der Mutter, beruhigende Ansprachen, das Klopfen des mütterlichen Herzens haben eine unmittelbare, beruhigende Wirkung auf das Kind: Es fühlt sich nicht allein und hilflos den Gefahren ausgesetzt, die es nicht kennt und einschätzen kann. So kommt es schnell und effizient aus dem Stress heraus, in das eine Erkrankung es bringt. Wir hatten dies im vorangehenden Kapitel bereits angedeutet.

Diese Beziehung besteht schon sehr früh während der Schwangerschaft. Der Fötus hört die Stimme der Mutter, merkt rein physisch den Herzschlag der Mutter, empfindet das Streicheln und bemerkt, ob die Mutter gelassen ist oder im Stress. Und darauf reagiert er – mit Ruhe oder Stress!

Was war in dieser Schwangerschaft anders als in der vorangehenden? Das innere Gespräch der Mutter! Das Kapitel *Von unsichtbaren Landebahnen* handelt von unserer Wahrnehmung. Und Filtern. Und dass es Filter gibt, die auf der niedrigsten Stufe, unmittelbar nach der Reizaufnahme z. B. durch Stäbchen und Zäpfchen, aufsetzen. Das bedeutet: Die Bilder, die wir sehen, wenn wir unsere Umwelt wahrnehmen, sind Bilder, die das Gehirn selbst erzeugt hat! Es sind nicht physikalische Bilder auf lichtempfindlichen Chips heutiger Digitalkameras, die als Ergebnis physikalischer Gesetzmäßigkeiten durch Linsen abgebildet werden. Sie sind das

Ergebnis individueller Filterung von Sinneseindrücken, die das Gehirn erzeugt und damit virtuell *entstehen*.

Wer sagt uns, dass solche Bilder nur das Ergebnis des physikalischen Sehens sein können? Wenn wir träumen, haben wir die Augen geschlossen. Es kann also kein physikalischer Reiz aufgenommen werden. Und doch sehen wir im Traum Bilder. Bilder, die so realistisch sind, dass wir eventuell sogar schweißgebadet aufwachen, weil ein Alptraum so real erschien, dass wir fliehen wollten.

Und exakt solche Bilder entstehen bei verschiedenen Arten der Meditation. Z. B. bei den tiefen Versenkungen, in denen sich Nonnen und Mönche verlieren können – also nicht beim rituellen sonntäglichen oder allabendlichen »Gebet«, das nur Sekunden dauert. Neurowissenschaftler konnten zeigen, dass bei dieser Meditation die gleichen Hirnregionen aktiv sind, wie wenn die Person mit ihrer Umwelt kommuniziert. Das bedeutet: das Gehirn und damit das Bewusstsein unterscheidet *nicht* zwischen einem Gespräch mit einem realen Gesprächspartner oder einem inneren Gespräch mit einem imaginären, und nicht zwischen Bildern, die vom Sehnerv kommen, und solchen, die in bestimmten Arealen des Hirns im Traum erzeugt werden. Das lässt sich auch medizinisch nachweisen: Die Beta-Wellen im EEG, von denen bereits im letzten Kapitel die Rede war, erscheinen, wenn der Mensch die Augen öffnet – oder in der REM-Phase träumt!

Und das ist bedeutungsvoll. Glaubt man an die Wirkung eines intensiven Gesprächs, positiver oder negativer Art, kann man eine entsprechende Wirkung auch im Gespräch mit sich selbst herbeiführen: Wohlbefinden oder Stress!

Je intensiver dieses Gespräch wird, egal ob intern oder extern, desto mehr kann sich nach Erkenntnissen der Neurologen die Aktivität des Gehirns in den frontalen Bereich ausdehnen. Dort sitzt, wir werden es weiter unten im Kapitel *QA/QC* noch genauer ansprechen, das Zentrum für Disziplin, Aufmerksamkeit, Fähigkeit zur Planung, Motivation – und Selbstkontrolle. Und ein Logbuch. Durch die objektivierende Funktion dieses Areals verlieren Ängste, Sorgen und Schrecken ihre Bedeutung. Durch ein intensives Gespräch – mit einem Anderen oder sich selbst – kommt der Mensch in eine bestimmte Situation, die großen Einfluss auf seinen Körper hat. Und das funktioniert nicht nur mit inneren und äußeren Bildern sondern eben auch mit inneren und äußeren Gesprächen.

Diese Erkenntnis ist nicht neu! Seit einigen Jahrzehnten gibt es den Begriff der Psychosomatik. Diese Disziplin versucht, eine Beziehung zwischen einer Erkrankung (»somatisch« = körperlich) und der Psyche herzustellen. Sie steht bis heute in einem gewissen Spannungsfeld mit der klassischen Schulmedizin, da diese davon ausgeht, dass nach den Vorstellungen von Descartes vom Menschen als »Maschine« einer Krankheit immer eine *physische* Ursache zugeordnet werden kann – *und muss*. Findet man die nicht, muss man nach ihr suchen. Und so gelten viele Patienten als austherapiert, weil man exakt diese physische Ursache nicht finden kann. Wir werden im übernächsten Absatz ein solches Beispiel anhand von Wundheilung sehen.

Psychosomatisch wird daher leider allzu häufig nur als Synonym zu »psychogen« verwendet, also dass die Krankheit eingebildet ist. Das ändert sich inzwischen glücklicherweise, und so gibt es seit den frühen 1990er Jahren die medizinische Richtung »Psychosomatische Medizin«. Übrigens: Auch das Umgekehrte gibt es, die Somatopsychologie, die eine ursächliche Verbindung zwischen einer Erkrankung und der Psyche herstellen will.

Das Neue ist, dass man zunehmend erkennt, dass das psychische Gleichgewicht einen bislang unterschätzten Einfluss auf die Gesundheit und die Genesung nimmt. Und dass die inneren Bilder, die in Meditation oder dem inneren Gespräch wie einem intensiven Gebet entstehen, hier eine bedeutende Rolle spielen. Und so erscheint es vor diesem Hintergrund nicht mehr merkwürdig und unerklärlich, wenn meine damalige Kollegin ihren Brustkrebs überwunden hat und die schwangere Frau ein gesundes Kind zur Welt bringen konnte – entgegen den Erwartungen der Medizin.

Wie weit das gehen kann, zeigt folgendes Beispiel: Eine junge Patientin hatte postoperativ das Problem, dass ihre Wunde nicht verheilen wollte. Selbst nach elf Monaten intensivem Wundmanagements (schulmedizinischer Begriff) schloss sich die OP-Wunde nicht. Da die Patientin sich nicht erneut einer OP unterziehen wollte, in der die Ursache dafür festgestellt werden sollte, da es ja eine geben *musste*, konsultierte sie ihren Hausarzt, der sie seit Jahren kannte und zu dem sie ein großes Vertrauensverhältnis entwickelt hatte. Der wusste, dass sie in früher Jugend bei einem Krankenhausaufenthalt verschüttet worden war und seither unter panischer Angst vor Krankenhäusern litt.

Als für Komplementärmedizin offener Schulmediziner hatte dieser sich seit kürzerer Zeit für eine sehr alte Heilungsmethode interessiert: Das Auflegen. Trotz großer eigener Zweifel wendete der Arzt diese von vielen skeptisch betrachtete Methode an. Nach der dritten Behandlung gab es einen Durchbruch: Die Patientin erlebte nach eigener Aussage ein Gefühl, als würde ein Schalter umgelegt, und war davon überzeugt, dass die Wunde nun endlich heilen würde. In der Nacht träumte sie von dem traumatisierenden Ereignis in ihrer Kindheit. Sie wachte mit dem Gefühl auf, dass nun alles gut sei. Drei Tage später war die Wunde vollständig geschlossen. Hausarzt und Facharzt waren überrascht.

Ein »Wunder«? Spontanheilung? Ja – für Schulmediziner, die nur die Maschine sehen. Aber das ist zu einfach! Denn die Sache ist viel komplizierter, als es auf den ersten Blick erscheint: Es ist nicht nur die Wundheilung, die hier im Vordergrund steht. Warum nicht, werden wir im Kapitel *Mein Arzt bin ich* noch genauer betrachten.

Das klingt alles sehr fragwürdig. Und doch: die geschilderten Patienten sind Patienten von erfahrenen und angesehenen *Schulmedizinern*, die keinerlei Grund haben, Dinge zu behaupten, die nicht stimmen. Allerdings Medizinern, die die Schulmedizin nicht als Götzen betrachten, sondern Alternativen mit einbinden. So wie das »Therapeutische Berühren« (TT für *therapeutic touch*, eine Variante des Handauflegens), das an manchen Krankenhäusern angewandt wird – und in den USA zur Regel gehört.

Und so lässt sich inzwischen anhand erster Erkenntnisse selbst streng wissenschaftlich nachweisen, dass diese Form des Sich-Kümmerns eine Wirkung hat: An der State University von New York, die nicht unbedingt für Okkultismus und Scharlatanerie bekannt ist, konnte gezeigt werden, dass Gewebekulturen einer Wunde, die in der Petrischale gezogen wurden, nach intensiver Berührung Botenstoffe freisetzten, die üblicherweise die Wundheilung in Gang setzen und unterstützen. Wer also in Erkenntnisse aus Versuchen mit Gewebekulturen, die Tierversuche ersetzen sollen, Vertrauen setzt, sollte dies auch hier tun!

Und so kommen wir wieder zu den Erfahrungen aus dem letzten Kapitel, die so wesentlich für unsere Entwicklung sind: Der Kontakt zu Vertrauenspersonen wie der Mutter, die Berührung, das Gefühl der Geborgenheit. Warum glauben wir, dass wir Menschen auf dieses Gefühl umso weniger angewiesen sind, je älter wir werden? Warum heißt »erwachsen sein«, dass man in der Lage ist und sein muss, sich über grundlegende soziale Verknüpfungen in sozial lebenden Gesellschaften wie den Primaten und anderen Säugetieren mit Brutpflege hinwegzusetzen? Die Pubertät, ist, wie wir noch sehen werden, ein einschneidendes Erlebnis im Leben eines Menschen, in dem alles Mögliche im Hirn umgekrempelt wird. Das heißt aber nicht, dass *alles* umgekrempelt wird – die Basis menschlichen Seins bleibt unangetastet. Und damit seine animalischen, grundlegenden Gefühle und Bedürfnisse. Es ist kein Zeichen von »Männlichkeit«, wenn Männer Gefühlen keinen Raum geben dürfen, und es ist nicht das alleinige Recht der Frauen, das zu tun! Gerade Frauen, die ich persönlich für viel härter im Nehmen halte – ich wüsste nicht, wie sich Männer bei Geburten verhielten –, zeigen eindrucksvoll, was Stressabbau durch und nach Gefühlsäußerungen zu leisten vermag.

Vielleicht erinnern Sie sich noch an den indianischen Medizinmann und den Schamanen aus dem letzten Kapitel. Ist das Humbug? Nein! Wissenschaftler fanden heraus, dass die Rituale und die monotonen Trommelgeräusche die Hirnströme in den Theta-Rhythmus verschieben. Das Hirn zeigt, wie Sie aus dem vorangehenden Kapitel wissen, im EEG ϑ-Wellen, wenn der Mensch in leichten Schlaf, aus dem heraus dann die Träume erfolgen, oder in leichte Trance gefallen ist. Das bedeutet: Hier – in diesem Zustand des Bewusstseins – werden innere Bilder geschaffen. Und diese Bilder scheinen nach den Erkenntnissen der Wissenschaftler tiefe Reaktionen auslösen zu können, die eben bei der Heilung eine Rolle spielen könnten. Die Methode, für diejenigen, die das weitergehend interessiert, heißt »Schamanische Reise«. Und es ist nachgewiesen, dass auf dieser »Reise« Parameter des Immunsystems positiv beeinflusst werden.

Der Physiker und Psychologe Günter Haffelder vom Institut für Kommunikation und Gehirnforschung in Stuttgart hat eine Methode entwickelt, mit Hilfe einer bildgebenden, dreidimensionalen EEG-Spektralanalyse Einblicke in funktionelle und dynamische Prozesse des Gehirns zu erhalten, wenn es um Zusammenhänge von Emotionen, Lernen und Gedächtnis geht. Bei dieser Methode werden Graphiken erzeugt, in denen auf der X-Achse die Frequenz der Hirnströme aufgetragen wird, auf der Y-Achse die Intensität des abgeleiteten Hirnstroms bei der entsprechenden Frequenz und auf der in das Blatt hinein gehenden Z-Achse der zeitliche Verlauf. Das bedeutet, diese Methode ist eine bestimmte Art der Analyse eines ganz normalen EEGs, wie wir es aus dem vorangehenden Kapitel bereits kennen – und nichts Mystisches!

Mit diesem Verfahren kann er nicht nur sichtbar machen, was im Hirn eines Patienten abläuft, sondern auch, was gleichzeitig im Hirn eines »Heilers« erfolgt, wenn der aktiv wird – und beides miteinander vergleichen. Indem er bei beiden ganz normale EEGs ableitet und dann über seine Methode grafisch sichtbar macht.

Haffelder hat nun das folgende Experiment durchgeführt. Einer Patientin, die seit Jahren unter schwerer Arthritis (Gelenkentzündung) litt und der durch die Schulmedizin nicht mehr geholfen werden konnte (»austherapiert«), sollte ein Heiler per »Fernheilung« helfen. Als ich davon hörte, war die erste, reflexhafte Reaktion: Mumpitz! Handauflegen, ja – OK. Schamanisches Getrommel, auch akzeptiert. Aber Fernheilung? Das ging mir dann doch ein wenig zu weit!

Man stelle sich vor: Da sitzen Patient und Heiler in zwei unterschiedlichen Räumen ohne jeden Kontakt miteinander. Sie können sich nicht sehen, riechen, hören oder sonst irgendwie in Kommunikation miteinander treten. Und dann nimmt der Heiler durch pure geistige Aktivitäten Kontakt mit der Patientin auf. Nicht nur, dass er offenbar diesen Kommunikationskanal, von dem wir praktisch nichts wissen und der sich naturwissenschaftlicher Erklärung entzieht, herzustellen vermag – wie erfolgt das? Hat die Patientin eine psychische IP-Adresse? Der Heiler kann offenbar, genauso wenig erklärbar, Informationen in Form innerer Bilder übertragen und abrufen. Mit dem Ergebnis, dass, laut Aussage der Patientin, während der Sitzung immer wieder einmal im ganzen Körper etwas weh tat, besonders aber da, wo es sonst immer schmerzte. Und danach sei der Schmerz weg gewesen.

Zugegeben: Es gehört verdammt viel Bereitschaft zur Akzeptanz von Unerklärlichem dazu, das zu goutieren. Nur: Wenn man den Plazeboeffekt und Spontanheilung, Dunkle Materie und Energie und Schwarze Löcher akzeptiert; wenn man akzeptiert, das es vieles gibt, das sich menschlicher Wahrnehmung entzieht; muss man dann nicht zumindest zugestehen, dass so etwas möglich sein *könnte*?

Und das scheint es! Nachvollzogen werden kann das, laut Haffelder, anhand der EEG-Spektralanalysen der beiden und deren zeitlichem Vergleich. Bei dem Heilungsversuch befinden sich offenbar beide in tiefer Trance – zu merken an den Delta-Wellen des jeweiligen EEGs. Wann der Heiler mit der Behandlung begann, wusste die Patientin nicht, und bekam das aufgrund der räumlichen Trennung auch über uns bekannte Wege nicht mit. Anhand der nachträglichen EEG-Analysen allerdings hat der Heiler dann mit Beginn der Behandlung der Patientin Delta-Wellen »gesendet«, auf die sie zeitgleich mit Alpha-Wellen antwortete: Sie war nun zwar in einem sehr entspannten, aber immerhin wachen Zustand. In diesem Zustand konnte er dann offenbar innere Bilder von der Patientin abrufen, diese in seinem Hirn verändern und, verändert, der Patientin wieder übermitteln.

Ich weiß! Auch ich hatte zunächst heftigste Bedenken. Das klang auch mir zu sehr nach Voodoo. Aber dann kam eine mögliche Erklärung hinzu, die mich dann doch nachdenklich machte. Und zwar aus einem Bereich, der naturwissenschaftlichste Naturwissenschaft ist: der Physik und hier dem Bereich der Atombausteine. Und damit zweifellos aus gut gesicherten Erkenntnissen, die über Zauberei erhaben sind, selbst wenn es danach aussieht.

Im vorangehenden Kapitel hatten wir das Thema Quantenverschränkung kurz gestreift. Und dass »verschränkte Elektronen« existieren, die man sich z. B. bei kryptologischen Methoden zunutze machen kann.

Als Prinzip der gut gesicherten Quantenmechanik ist Quantenverschränkung ein allgegenwärtiges und ubiquitär erlebbares Phänomen in der Natur und nicht auf Elektronen beschränkt. Und so erhebt sich allerdings die Frage: Wenn Elektronen sich verschränken und sogar tunneln können – nachweisbar –, warum sollte das auf Elektronen und den subatomaren Teil unserer Welt beschränkt bleiben? Gibt es da vielleicht auch makroskopische Effekte? Kennen Sie nicht auch jemanden, mit dem Sie »auf gleicher Wellenlänge« sind? Sind nicht auch Ihnen manche Menschen auf Anhieb sympathisch, andere ebenso auf Anhieb unsympathisch? Lässt sich das wirklich nur damit erklären, dass Sie den anderen im wahrsten Sinne des Wortes »nicht riechen« können – also über Pheromone? Gibt es mehr?

Vielleicht besteht das Akzeptanzproblem in unserer uneingeschränkten Wissenschaftsgläubigkeit und der Tatsache, dass das Ganze für uns aufgeklärte Menschen zu sehr nach Fantasy und Spiritismus klingt – bar jeder beobachtbaren Erfahrung und wissenschaftlichen Erklärbarkeit. Vielleicht aber haben wir mit unserem beschränkten Wissen auch nur noch nicht genügend und richtig analysiert, was da um uns herum passiert. Auch Quantenverschränkung musste schließlich erst entdeckt werden – verstanden haben wir sie noch nicht.

Ich jedenfalls gehe heute davon aus, dass es durchaus möglich ist, dass zwei oder mehr Menschen eine »Einheit« bilden können, die analog zu verschränkten

Elektronen miteinander »verschränkt« sind und somit, wie die Elektronen, den Zustand des Gegenübers zu jeder Zeit wissen und ggf. sogar ändern können. In der Quantenmechanik wissen wir von diesem Phänomen, da die beobachteten Phänomene, zwei Elektronen und deren Verhalten, vergleichsweise simpel und leicht beobacht- und nachvollziehbar sind. In der makroskopischen Welt wissen wir davon (noch) nichts, weil die Systeme unermesslich viel komplexer sind und sich somit unserem aktuellen Können und Wissensstand geradezu entziehen *müssen*: Wie sollen wir verstehen, was auf psychischer Ebene zwischen zwei Individuen abläuft, wenn wir noch nicht einmal wissen, was da innerhalb *eines* Menschen passiert?

Aber es gibt noch ganz andere Hinweise darauf, dass daran etwas sein könnte. Z. B. aus der Zwillingsforschung, der sehr viele, teils unglaublich erscheinende Phänomene bekannt sind, die aber nachweislich da und auch nicht so ohne weiteres erklärbar sind. Und wenn ich nachdenke, fallen mir aus dem eigenen engeren Umfeld und Erleben auch viele Beispiele ein, die, unerklärbar, auf diesem Phänomen aufbauen könnten: zwischen Menschen, die, warum auch immer, eine besonders innige geistige Verbindung zueinander aufgebaut haben. Z. B. zwischen meiner Frau und mir oder meiner Frau und unserer Tochter!

Aber was machen wir dann vor diesem Hintergrund mit Voodoo? Und anderen Religionen, bei denen Heilung einen großen oder gar religionsstiftenden Stellenwert hat? Stimmen also all die überlieferten Berichte über die kurative Kraft der Protagonisten religiöser Überzeugung? Ist das mehr als der Glauben an ein wenig dick aufgetragene, analog der »stillen Post« über Jahrhunderte immer weiter ausgeschmückter Anekdoten?

Dann wäre das schlecht für die Kirchen, weil nun göttlicher Einfluss zur Erklärung der »Wunder« nicht mehr nötig ist und diese irgendwann einmal naturwissenschaftlich erklärbar sind. Denn dann kann das jeder Sterbliche, wir brauchen kein göttliches Prinzip. Schluss mit Seelig- und Heiligsprechung, da, wenn nicht der Geheilte selbst, jeder andere dieses »Wunder« herbeiführen kann. Aber es wäre gut für Heiler, die so aus dem Ruch herausgeholt würden, Spinner oder Scharlatan zu sein. Bleibt zu hoffen, dass das dann nur die fundiert tätigen Komplementärmediziner betrifft und nicht auf die Trittbrettfahrer abfärbt, die nur Geld machen wollen. Ich glaube, es wird Zeit, dass sich erstere deutlicher sichtbar von letzteren abgrenzen. Was wir brauchen ist eine Kammer der Komplementärmediziner mit Statuten und Qualitätskontrolle – und eine Approbation – nicht nur eine Prüfung vor dem Gesundheitsamt...

Gehen wir einen Schritt weiter! Ist das, das Innere Gespräch, vielleicht sogar der Hintergrund für Religionen überhaupt? Sind Religiosität und damit alle Religionen dieser Welt, egal ob mono- oder polytheistisch, ob Naturreligion oder Pantheismus, »nur« unbewusster Ausdruck des Bedürfnisses des Menschen, über Innere Bilder und Gespräche mit seinem Unterbewusstsein in Kontakt zu treten?

Man geht heute davon aus, dass Religion spätestens vor 120.000 Jahren, der Zeit der Neandertaler, entstanden ist, als man begann, Verstorbene rituell zu bestatten. Ist sie somit eine Folge der immer komplexer gewordenen Psyche der Frühmenschen? In meinen Augen spricht vieles dafür. Denn so unterschiedlich die Ausprägungen religiöser Überzeugungen und Rituale in den Religionen heutzutage auch sein mögen: Alle haben diesen gemeinsamen Kern, der damals gelegt wurde. Und bei allen spielen »Heilung« und »Heiler« eine bedeutende Rolle: Heiligsprechung und Medizinmann, Druide und Schamane. Der Rest dient nur der praktischen »Organisation« von Religion im Alltag, der Bildung und Aufrechterhaltung einer Struktur, in der sich Religiosität abspielen soll.

Religiosität scheint etwas dem Menschen immanentes zu sein! Es gibt und gab keine Bevölkerungsgruppe, die nicht in irgendeiner Weise religiös ist bzw. war, selbst Atheisten und Agnostiker nicht! Haben sich somit Religionen und ihre Rituale nur gebildet, um einen Weg zu tiefer Meditation zu finden? Ist daher eine Zwiesprache »mit Gott«, das Gebet, in Wirklichkeit eine Zwiesprache mit sich selbst – ohne dass man sich dessen bewusst ist? Wohnt Gott aus diesem Grunde in vielen Religionen »in uns«?

Warum hat sich global nicht eine bestimmte Religion durchgesetzt? Weil es, was das Ziel betrifft, keinen Unterschied macht, über welche man es erreicht! Was ist allen Religionen auf dieser Welt, noch bestehenden wie vergangenen, gemein? Die Kommunikation mit einem oder mehreren immateriellen Wesen, genannt Gott/Götter. Dazu bedient man sich, sofern es sich nicht um bloße Rituale z. B. im Rahmen eines Kirchgangs handelt, intensiver Beschäftigung mit sich selbst; ja im Gebet steht man selbst in der Regel im Mittelpunkt, ist somit nicht nur Ursprung, sondern auch Grund des Gebetes – und sein Ziel. Nicht selten begibt man sich hierzu, allein oder in Gesellschaft, in einen tranceartigen Zustand, in dem man so gut wie nichts von seiner Umgebung wahrnimmt – Voraussetzung für ein intensives Inneres Gespräch, wie es sich an den Mönchen und Nonnen in Klöstern aller Religionen wissenschaftlich zeigen lässt. Das bedeutet: betet man, spricht das Bewusstsein mit seinem Unterbewusstsein. Wie bei Meditation!

Wäre das so, wären nicht theologische Spiritualität und auch nicht das Bedürfnis, unerklärliche Phänomene erklärbar zu machen, Hintergrund von Religion, wie die Psychologie meint. Es könnten Begleiterscheinungen, Rechtfertigungsgründe sein, die die Akzeptanz von Religion erhöhen, ja sie vielleicht sogar begründ- und erklärbar machen. Weil wir Menschen dazu neigen, alles begründen zu wollen oder müssen. So wie die Zehn Gebote der monotheistischen Religionen, die ein frühes Gesetzeswerk darstellen, um ein reibungsloses Zusammenleben der religiösen Gemeinschaft zu erreichen. In anderen Religionen wird das Verhalten anderer Menschen und/oder der Natur gegenüber zum Grund für Reinkarnation gemacht – als Belohnung oder Bestrafung, je nach Glaubensmodell. Und besonders eifrige Gläubige haben häufig »im Jenseits« Vorteile – man denke an Garten Eden, Fegefeuer oder die 72 Trauben.

Wie bereits gesagt: Die oben angesprochenen Heilungsmethoden sind Methoden, die auf Wissen beruhen, zu dem es (noch) keinen *evidence* gibt, zumindest wenn man evidence mit »Beweis« übersetzt. Aber es ist sehr altes Wissen. Und jahrhundertealte Erfahrung und Praxis. Wir stehen gerade erst am Anfang, sie neu zu entdecken, nachdem wir sie in unserer arroganten Selbstüberschätzung, Dinge zu verschmähen, für die unsere moderne Wissenschaft keine Erklärung hat, allzu lange nicht genutzt hatten.

Wenn es tatsächlich so ist, dass man mit Handauflegen Wundheilung betreiben, Schmerzen lindern und Narkosemittel reduzieren kann – was spricht dann dagegen, es zu tun? Wenn ich mit inneren Bildern Herr über meinen Krebs werde – wer könnte etwas dagegen haben? Und wenn es Menschen gibt, die mir solche Bilder auch noch faxen können – Verzeihung für die platte Formulierung, ich brauche selbst noch ein wenig, das vollständig zu akzeptieren – warum nicht? Warum ist nur »gut«, was »hightech« ist, damit vermeintlich wissenschaftlich und von einem Schulmediziner angeordnet wurde? Wenn wir heute mit den High-tech-Produkten aus den vordersten Fronten medizinischer Forschung auf das Immunsystem Einfluss nehmen, wissen wir auch nicht mehr: Wir haben nicht die Andeutung von Wissen darüber, was wir tun und warum es funktioniert. Es basiert auf Versuch und Irrtum. Ist das wissenschaftlicher?

Und so möchte ich hier noch von einem weiteren Beispiel berichten. Ein junger Mann, international anerkannter Cellist, erkrankte an einem lebensbedrohenden Hirntumor. Nach zwei Operationen und Verlust eines Viertels seines Großhirns war er halbseitig gelähmt. Er schildert selbst, dass er nach dem Aufwachen aus der letzten OP gespürt hatte, dass »etwas nicht gelungen war – diesmal. Ich fühlte die Hälfte meines Körpers nicht.« Die Ärzte machten ihm keine Hoffnung – weder, was die Ausfallerscheinungen betraf, noch, was die Prognose eines Rezidivs anging: ob der Tumor weiter wachsen würde. Sie ließen ihn als austherapiert gezwungenermaßen allein!

In dieser Situation hörte der Cellist eine seiner Lieblings-CDs die ganze Nacht lang ununterbrochen immer wieder: Bach. Bei der morgendlichen Visite spürte er, dass er plötzlich sein Bein bewegen konnte. »Ich hatte das vorher nicht überprüft, aber als sie mich betrachteten und mich fragten, wie es mir geht, wusste ich in dem Moment, dass ich es kann, und ich hob mein Bein in die Höhe.« Bitte behalten Sie diese Aussage für das Kapitel *Mein Arzt bin ich!* im Hinterkopf: Er hoffte nicht, er *wusste*, dass er sein Bein bewegen konnte, ohne es versucht zu haben! Nach dem darauf folgenden monatelangen täglichen Training gelang es ihm schließlich, sich wieder eigenständig fortbewegen zu können – wenn auch nur mühselig und mit Gehhilfe. Das jedoch schien das Maximum zu sein, was nach Schulmedizin erreichbar war. Weitere Verbesserungen wollten sich einfach nicht einstellen, so hart er auch trainierte.

Da wurde er zufällig auf einen Psychologen aufmerksam. Dieser verbindet zwei Methoden miteinander: Hypnose, die darauf aus ist, die innerliche Haltung eines Menschen zu ändern, indem sie Innere Bilder erzeugen und verknüpfen lässt, und eine besondere Strategie, Bewegungen neu zu erlernen: die Feldenkrais-Methode. Diese, aus intensiver Beschäftigung von Mosché Feldenkrais, einem Physiker mit Interessen an Kampfsporttechniken und Neuropsychologie, mit dem »organischen Lernen«, also dem sich bewusst werden aktiver Bewegung bei Kleinkindern entstanden, baut auf Schulung der *Wahrnehmung* von Bewegungen sowohl auf sensorischer Seite (durch Dehnungsrezeptoren an Muskeln und Meldungen des Gleichgewichtsorgans) wie auch ihrer Bewusstwerdung auf.

Die Kombination beider Methoden soll nun erreichen, dass dem Bewusstsein vermittelt wird, welches Ziel erreicht werden soll, indem Bilder dieses Ziels mit dem zu erreichenden Bewegungsmuster verknüpft werden. Weil erklärtes Ziel des Cellisten war, wieder laufen zu können, konnte dieser Weg versucht werden. Ergebnis: Er kann es heute wieder, und zwar *ohne* Gehhilfe. Möglich ist das auf physischer Ebene, weil Hirnteile die Funktion derer übernommen haben, die während der letzten OP entfernt werden mussten. Das ist ein langwieriger Prozess, der tatsächlich an das Laufen Lernen von Kleinkindern erinnert. Und hie wie dort ist der Wille ein entscheidender Faktor: Auch Kleinkinder lernen Laufen, weil sie unbedingt selbstständig an das Ziel ihrer Wünsche kommen möchten. Dass es auch im erwachsenen Zustand möglich ist, Nervenzellen des erwachsenen Gehirns neu zu verschalten – wie hier erforderlich –, ist eine relativ neue Erkenntnis.

Interessant ist, dass offenbar Trance eine bedeutende Rolle dabei zu spielen scheint. Das *Wissen* um die Tatsache, dass zwischen Körper und Geist keine Grenzen bestehen, beides also zwei Seiten der gleichen Medaille sind, hilft nach Erkenntnissen von Wissenschaftlern nicht, dass das Gehirn das auch genau so akzeptiert; das muss offenbar *erlebt* werden. Und so lässt sich im »bewussten« Zustand diese Einheit nicht herstellen. In der Trance dagegen verschwimmen diese Grenzen; und erst nachdem in diesem Zustand die neue Beweglichkeit über den Aufruf der inneren Bilder *erfahren* werden konnte, scheint das Gehirn sie zu akzeptieren – und die neu erlernten Bewegungsabläufe auszuführen.

Verzichtet das Gehirn auf bestimmte Fähigkeiten, schafft es Raum für Erfahrungen und Gedanken. Besonders einfach geht das, wenn sie mit Gefühlen und/oder Bewegung verbunden sind. Das ist keine neue Erkenntnis: So etwas ist bekannt aus dem »Assoziativen Lernen« (was etwas anderes ist als Lernen durch/mit Assoziation oben!): der neuronalen Verknüpfung eines Reizes mit einem Stimulus. Iwan Petrowitsch Pawlow ist durch Versuche dieser Art berühmt geworden. Wir werden ihn im Kapitel *Mein Arzt bin ich!* wieder treffen. Das Gute daran, was man künftig vermehrt nutzen sollte: Solche neuen Nervenverschaltungen bleiben dauerhaft erhalten, solange man sie künftig nutzt.

Doch die Geschichte des Cellisten ist damit nicht zu Ende. Unmittelbar bevor er die Behandlung begann, die ihm seine Mobilität zurückgegeben hat, wurden zwei neue, diesmal inoperable Tumore festgestellt. Durch diese Entwicklung galt er als austherapiert, ohne jegliche Hoffnung zumindest darauf, dass es nicht noch schlimmer wurde.

Von den Erfahrungen mit den inneren Bildern beim Laufen lernen motiviert, begann er nun, den Tumor mit Hilfe eines anderen inneren Bildes zu bekämpfen. So stellte er ihn sich als Felsbrocken vor, auf den er dann jede Nacht mit unterschiedlichen Werkzeugen einschlug, damit dieser zu Staub zerfallen und verschwinden würde. Leider ohne Erfolg, alles blieb beim Alten. Der Therapeut, der ihm schon bei der Wiedergewinnung seiner Gehfähigkeit geholfen hatte, gab ihm den Tipp, es anders herum zu versuchen. Denn solange der Tumor oder sein Bild Ziel der gedanklichen Aktivitäten war, stand der im Mittelpunkt, und Geist und Körper konzentrierten sich auf *ihn*.

Daher riet er ihm, das gesunde Gewebe drum herum in den Mittelpunkt zu stellen. Und sich vorzustellen, dass man dieses gesunde Gewebe dazu bringen kann, schnell zu wachsen; schneller als der Tumor. Und ihn somit zu verdrängen. Genau so, wie es der Tumor in der Realität tun würde. (Es geht hierbei um das Innere Bild! Physiologisch gibt es erstens für das gesunde Gewebe keinen Grund, überhaupt zu wachsen; zumal, wenn es sich um Nervengewebe handelt. Und zweitens könnte gesundes Gewebe höchstens ebenso schnell wachsen wie das Tumorgewebe, wenn es selbst entartete. Den Grund werden wir im Kapitel *Chemiecocktails und Strahlenduschen* erfahren.)

Der Cellist nahm diesen Rat an. Und so unwahrscheinlich und »wunderbar« es klingen mag: Fünf Wochen später waren die beiden Tumore nachweislich und von dem behandelnden Schulmediziner bestätigt verschwunden, der dies nur als Spontanheilung klassifizieren – und sich wundern konnte.

Diese Beispiele sind keine religiösen Wunder, wie man sie bei Seligsprechungen vermeldet! Es sind Beweise dafür, dass die Medizin von heute zu sehr auf eine von Descartes auf den Plan gerufene »Maschine Mensch« fixiert ist. Teile dieser Maschine, die defekt sind, werden ausgetauscht. Und das geht umso besser und erfolgreicher, je besser die ausgetauschten Teile an die Originale herankommen und damit passen. Ziel moderner Medizin ist es daher, sie so zu perfektionieren, dass die Maschine keinen Unterschied zwischen vorher und nachher feststellen kann. Ein zwar plausibler, aber nicht zwingend richtiger Ansatz.

Denn das ist kurzsichtig und nicht zielführend! Der Komplexität, mit der Gehirn, Nervensystem, Immunsystem und Drüsensystem verbunden sind und sich gegenseitig beeinflussen, wird bei diesem Ansatz keine Rechnung getragen.

Und so wird nicht genügend berücksichtigt, welche Interaktionen Psyche und Krankheit und Krankheit und Psyche haben. Es heißt, der Mensch sei *nicht* die Summe seiner Einzelteile. Warum macht ihn Schulmedizin dann dazu? Denn nie war dieser Satz richtiger als in diesem Zusammenhang. Der Mensch ist eben nicht die Maschine, der Roboter, um die sich die moderne Hightechmedizin mit ihren Ersatzteilen kümmert. Er ist mehr.

Und insofern ist es geradezu ein Verbrechen, wenn sich die Gespräche von Patienten und Ärzten auf maximal sechs Minuten beschränken müssen. Laut Gebührenordnung für Ärzte [GOÄ], »Ziffer 1: Beratung - auch mittels Fernsprecher - #P 80 #€ 4,66«, wird diese Beratung mit rund 4,60 € honoriert. Setzt man nun z. B. an, was ein Elektriker an Stundensatz mit dem Auftraggeber abrechnet, 46 € – und das ist noch harmlos: ein Monteur neulich hat 85 € die Stunde verlangt –, heißt das: die Beratung darf nur $^1/_{10}$ einer Elektrikerstunde oder $^1/_{20}$ einer Monteurstunde dauern: 6 Minuten.

Sie meinen, 46 € und selbst 85 € Stundenlohn seien für einen Arzt nicht angemessen, zumal, wenn er damit noch seine Mitarbeiter und seine Praxis finanzieren muss? Willkommen im Club! Aber dann sehen Sie einmal, was die Kostenträger (GOÄ) dazu sagen: »Ziffer 3: Eingehende, das gewöhnliche Maß übersteigende Beratung -auch mittels Fernsprecher- #P 150 #€ 8,74. Die Leistung nach Nummer 3 (Dauer mindestens 10 Minuten) ist nur berechnungsfähig als einzige Leistung oder im Zusammenhang mit einer Untersuchung nach Nummer 5,6,7,8,800 oder 801«

Das bedeutet: *Als einzige Leistung* abgerechnet kostet eine Arztstunde mit »eingehender, das gewöhnliche Maß übersteigender« Beratung maximal (6·10 Minuten à 8,74 € =) 52,44 €. Ich gehöre wirklich nicht zu den Menschen, die Standesdünkel folgen und ihre Umwelt anhand von (Aus-)Bildung klassifizieren. Aber mir erscheint doch ein Unterschied zwischen einer Elektriker- und/ oder Monteur- und einer Facharztstunde liegen zu müssen, vor allem, wenn daran noch andere Arbeitsplätze hängen. Denn der Aufwand in jeder Hinsicht – aus-und fortbildungsmäßig wie auch technisch – dürfte nicht vergleichbar sein...

Dauert ein Gespräch länger, reduziert sich das bei 30 Minuten Beratung auf 17,48 €, da maximal 8,74 € pro Gespräch erstattet werden. Zum Vergleich: Der Stundenlohn einer ungelernten Kassiererin, die außer den üblichen Abgaben wie Steuer und Krankenversicherung etc. nichts weiter abführen muss, liegt bei durchschnittlich ca. 12,50 €. Nimmt der Arzt sich einmal eine Stunde Zeit, um auch 'mal den Patienten zu Wort kommen zu lassen, erhält er 24 Cent über dem neuen Mindestlohn von 8,50 €. Kann es das sein?

Medizin kann nur gewinnen, wenn sie zulässt, dass es neben wissenschaftlichen Erkenntnissen gleichberechtigt auch Erkenntnisse gibt, die auf altem Wissen basieren, das uns seit der »Menschwerdung« mit Homo sapiens vor ca. 50.000 Jahren, vielleicht sogar länger, begleitet. Auch, wenn wir naturwissenschaftlich derzeit nicht erklären können, warum es wirkt.

Und unser Gesundheitssystem kann nur gewinnen, wenn diese unsägliche Praxis der Gebührenabrechnung, die noch strikter auf den Menschen als Maschine abzielt als es die Schulmedizin tut, da die Abrechnungspauschalen der Kostenerstatter keinerlei Individualität zulassen, endlich aufhört und durch ein System ersetzt wird, dass den Erkenntnissen gerecht wird, die wir zunehmend machen: Der Mensch ist eben *nicht* eine Maschine – eine von 7,1 Milliarden, die derzeit »in Betrieb« sind. Er ist weitaus mehr, und das noch nicht einmal in religiösem Sinne! Auch und gerade dann, wenn er krank ist. Dann braucht er nicht Behandlungsmodule und Abrechnungspauschalen sondern das Vertrauen in den Arzt, die persönliche, individuelle Ansprache, und die Umgebung und Motivation, bei seiner Genesung aktiv mitzuwirken.

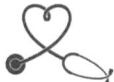

Wer von inneren Bildern spricht, kommt nicht um Hypnose herum! Hypnose ist, als *Aktivität*, ein Verfahren, den *Zustand* Hypnose zu erreichen. Hierunter versteht man eine Form von Trance, die wie bei dem Cellisten oben häufig im Zusammenhang mit anderen Therapieformen eingesetzt wird. Doch was kann Hypnose und die Nutzung der inneren Bilder tatsächlich erreichen?

Die Therapie durch Hypnose zielt auf unwillkürliche und unbewusste Prozesse im Körper. Im Unbewussten und jenseits des willkürlich Kontrollierten läuft erheblich mehr ab, als man gemeinhin annimmt: Jeder Autofahrer kann das bestätigen. Stellen Sie sich vor, der gesamte Verkehr erfolgte mit Fahrschülern, die ihre erste oder zweite Fahrstunde haben. Dann haben Sie einen Eindruck, wie es auf unseren Straßen aussähe, würden wir ausschließlich bewusst und willkürlich Auto fahren.

Mehr noch: Machen Sie sich Gedanken darüber, welche Muskeln wann und wie zu erregen sind, um vom Schlafzimmer zum Bad zu gelangen? Noch schlaftrunken. Bestimmt nicht! Das passiert »automatisch« – anhand eingeübter Standardaktionen, die Sie nur ändern müssen, wenn Sie die Wohnung wechseln. Ansonsten erfolgt das unbewusst. So wie das Erkennen von Freund oder Feind anhand nonverbaler Kommunikation, das in Sekundenbruchteilen abläuft.

Das Gehirn erinnert sich in solchen Fällen an Erfahrungen, die dem Bewusstsein grundsätzlich verschlossen bleiben, damit es nicht zu Problemen kommt: Können Sie sich bewusst machen, welche Muskelbewegungen Sie wann durchführen müssen, nur um vom Sitzen aufzustehen? Sie können es nicht! So sehr Sie auch nachdenken! Aber geben Sie Ihrem Unterbewusstsein den Befehl: »Steh auf«, machen Sie das in der Regel perfekt. Indem das Unterbewusstsein das »implizite« Gedächtnis bemüht, zu dem nur es selbst Zugriff hat, und das im Fall des aufrechten, sicheren Gehens in der langen frühkindlichen Phase des Gehen Lernens die entsprechenden Erfahrungen gemacht hat, wie das geht. Forscher meinen, dass nur ca. 0,1% der täglichen ca. 100.000 Entscheidungen eines Menschen ins Bewusstsein gelangen: 100, eine alle 10 Minuten.

Das bedeutet: der überwiegende Teil unserer täglichen Aktivitäten beruht auf antrainierten Standardreaktionen auf Standardreize. Also klassische Aktivitäten, die man einem Autopiloten übertragen kann. Und so steuert uns in weiten Teilen des Lebens eben dieser Autopilot: das Unterbewusstsein. Wie das Bewusstsein auch, nimmt es wahr und nutzt die gleichen Filter wie das Bewusstsein, um die gleichen (Re-)Aktionen auszuführen, die das Bewusstsein auch ausführen kann. Meistens, ohne dass einem das (auch im Nachhinein) bewusst wird. Fragen Sie einmal einen Autofahrer, an welchen Ampeln und Schildern er auf einer längeren Fahrt vorbei gekommen ist. Und trotzdem hat er, hoffentlich ;-), alle Verkehrsvorschriften eingehalten, muss sie also irgendwie wahrgenommen und darauf reagiert haben.

Dazu ein Selbstversuch! Füllen Sie zwei Tassen fast randvoll mit Wasser. Und so schwer es Ihnen fällt, tragen Sie diese nun je eine in jeder Hand in Ihrer Wohnung herum, ohne auf sie zu achten – so wie es Bedienungen im Restaurant machen. Mit normaler Geschwindigkeit, treppauf, treppab, wenn möglich. Ich bin mir fast sicher, dass Sie keinen oder kaum einen Tropfen vergießen werden. Wiederholen Sie das Experiment nun mit gleicher Flüssigkeitsmenge, wobei Sie darauf *achten*, möglichst keinen Tropfen zu verlieren. Was wird passieren? Entweder werden Sie sich nur noch sehr langsam fortbewegen – kein Vergleich zur Geschwindigkeit zuvor – oder Sie werden mit Sicherheit eine große Lache produzieren. Vielleicht sogar beides!

Warum? Wenn Sie darauf achten, sehen Sie, wie bei jedem Schritt die Flüssigkeit bedenklich nahe an den Tassenrand kommt. Um das zu verhindern, versuchen Sie nun, die Haltung der Tasse so zu korrigieren, dass das nicht mehr der Fall ist. Durch das Einschalten Ihres Bewusstseins aber kommt diese Korrektur um ein paar Zehntel Sekunden zu spät: Der Flüssigkeitsspiegel hatte sich schon wieder normalisiert. Ihre Korrektur nun bewirkt, dass er jetzt auf der anderen Seite ansteigt. Was Sie erneut bemerken und korrigieren. Konsequenz: Es schaukelt sich auf, was Wissenschaftler als Resonanzkatastrophe bezeichnen: Die vermeintlichen Korrekturen regen, da sie nicht gegen sondern aufgrund der Zeitverzögerung mit dem Schwappen erfolgen, das schaukelnde System nur noch mehr an. Ergebnis: Sauerei auf dem Boden – oder eben extrem langsame Bewegungen, um die Frequenz des Schaukelns zu reduzieren.

Warum nun sollte das auf Autofahren, ins Bad wanken, zum Termin hetzen, Tastaturquälen (»Zehnfingersystem«!), Saftjonglieren und Ballspielen beschränkt sein? Dafür gibt es keinen Grund. Und so hat auch jeder einen unsichtbaren Knopf, den man nur kennen und auf den man nur drücken muss, um ein bestimmtes standardisiertes Verhalten abzurufen. Das Auf-die-Palme-gehen nach einem Vorwurf oder das Theater der Teenies, wenn es nicht nach ihnen geht.

Ist es nun weit hergeholt, dass auch unbewusst machbar ist, was man bewusst machen kann? Wenn durch ein (bewusstes!) Inneres Bild im Körper Reaktionen herbeigeführt werden können – warum nicht auch durch ein unbewusstes Inneres Bild, wie es in/durch Hypnose erzeugt wird?

Allerdings müssen wir aufpassen! Hypnose ist nicht, was uns der eine oder andere Entertainer heute oder noch häufiger früher im Fernsehen weißmachen möchte: Monotoner Singsang mit eindringlichen Befehlen, die Augen zu schließen, tief zu atmen – und auf ein Schnippen mit dem Finger ist der Kandidat »weggetreten«, nur noch eine Marionette. Dann tut er das, was der Hypnotiseur will, egal wie lächerlich es ist. Bis dieser ihn durch ein zuvor »vereinbartes« Signal, ein erneutes Schnalzen oder ein Stichwort, aus der »Hypnose« erlöst.

Das ist nicht Hypnose, das ist Show! Und dient schlicht der Unterhaltung. Wie das Löffelverbiegen eines Uri Geller in den 1980er Jahren. Es hat nichts, gar nichts mit Hypnose zu tun. »Hypnose findet bei vollem Bewusstsein statt. Der Patient bekommt nur manches nicht mit. Der Zustand, in dem man sich unter Hypnose befindet, ist mit der Alltagstrance vergleichbar, die wir beispielsweise vom Tagträumen oder bei hochkonzentrierten Tätigkeiten wie ein spannendes Buch lesen oder Autofahren kennen.« sagt der Diplom-Psychologe und Psychologische Psychotherapeut Norbert Loth.

Und das bedeutet: Der Hypnotisierte ist zu jedem Zeitpunkt ansprechbar und bewusst »da« – man kann mit ihm vollkommen normal kommunizieren, und man benötigt kein »Signal«, um ihn aus der Trance zurückzuholen. Er behält zu jedem Zeitpunkt die Kontrolle über sich – und das unterscheidet eben »echte« Hypnose von der Unterhaltungsgaudi. Zwar ist richtig, dass sich häufig und bewusst die Stimme des Therapeuten ändert. Aber sie passt sich nur der jeweiligen Phase des zu Therapierenden an. Sind wir bei Bewusstsein, »nervt« uns monotoner, leiser Singsang; in der Phase der Schläfrigkeit aber beruhigt er uns.

Hypnose soll langfristige und dauerhafte Veränderungen herbeiführen. Viele Phobien gründen auf Erlebnissen, meist in der Kindheit, und meist ungute. Sie resultieren also aus Filtern, die von diesen Vorkommnissen beeinflusst wurden; Filtern, die sowohl das Bewusstsein wie auch das Unterbewusstsein nutzen. Hypnose versucht nun, das angstauslösende Bild, das mit dem entsprechenden Filter verknüpft ist, durch ein anderes zu ersetzen, das diese Angst nicht mehr auslöst. Als Ergebnis wurde der Filter »umprogrammiert«: Er ist nun nicht mehr mit dem Auslöser der Ängste verbunden, löst diese also nicht mehr aus. Erinnern sie sich hierbei an die Thalamo-Corticale Schleife aus dem Kapitel *Von unsichtbaren Landebahnen*?

Die Journalistin Karin Guse drehte darüber einmal einen Film. Neben anderen Patienten stellte sie dabei ihren eigenen Fall vor: Sie litt seit ihrer Kindheit unter Klaustrophobie – Angst vor geschlossenen Räumen, besonders vor Fahrstühlen.

Das Interessante, was sie dabei erfuhr, war, dass die Fahrstuhlangst bereits das Ergebnis einer Hypnose war – einer Selbsthypnose. Wie sich im Rahmen der Therapie herausstellte, war Grund der große Bruder der Patientin, der sie, wie große Brüder eben so sind, aus Spaß häufiger in der Gästetoilette eingesperrt hatte. Das Problem: Der Lichtschalter war außen. Und so musste sie häufig längere

Zeit im Dunkeln verharren – und hatte, als kleines Kind, natürlich Angst. (Meine Schwester hatte mehr Glück: Der Lichtschalter war innen…)

Dies führte zu Klaustrophobie. Und nachdem ein Aufzug von den Dimensionen her ähnlich einer Gästetoilette ist, erzeugte seither das Bild des Aufzuges, das sie über ihre erfahrungsbasierten Filter wahrnahm, die Angst aus der Kindheit. Unbewusst. Und, aufgrund der Assoziation, mit den typischen Symptomen: schnellem Puls, flacher Atmung. Das heißt: Die Patientin erlebt die Situation von damals psychisch *und physisch* heute noch einmal – ausgelöst durch den Filter, der beim Betrachten des geschlossenen Raums geschaltet wird.

Durch Hypnose versuchte der Therapeut zunächst, die Patientin in die damalige Situation zurückzuführen, die Bilder vor das innere Auge zu holen, die sie damals »real« gesehen und assoziativ abgespeichert hatte. Dann versuchte er, das Bild zu ersetzen, indem er andere Bilder anbot, wobei er der Patientin überließ, selbst eines zu finden. Einzige Bedingung: Es sollte sich um einen sehr großen Raum handeln. Guse entschied sich für die Weite, die sie als Erwachsene erlebt hatte, als sie mit dem Motorrad in einer Wüste unterwegs war. Durch die sich daran anschließende Ansprache des Therapeuten, der dieses Bild aufnahm, zeigte er ihr einen Weg, das alte Bild zu ersetzen. Damit sie dadurch die Angst der Kindheit mit der Kompetenz der Erwachsenen verknüpfte. Das Ergebnis: Der nächste Fahrstuhl verursachte zwar immer noch ein Gefühl der Unsicherheit. Was aber neu war, war, dass sie sich nun an die Therapie erinnerte und sich ins Bewusstsein holte, dass sie selbst es ist, die über ihre Ängste entscheidet. Und während ihr diese Gedanken im Kopf herumgingen, war sie schon am Ende der Fahrstuhlfahrt angekommen – ohne das wahrgenommen zu haben.

Denken Sie daher bitte künftig an diese Beispiele und die Erkenntnisse, die man aus ihnen erlangen kann, wenn sie über alte Rituale von Druiden, Schamanen und Medizinmännern hören. Das Handauflegen, der monotone Singsang, das Getrommel sind nicht die Heilmittel! Es sind *Hilfsmittel*, um die allen Menschen (und vermutlich auch vielen Tieren) verfügbaren, körpereigenen Möglichkeiten zu aktivieren, die heilsame Prozesse einleiten und damit eine Selbstheilung bewirken können. Wenn dann irgendwie das Immunsystem bei der Heilung eine Rolle spielt oder spielen kann, haben wir über die nachweisbare Verknüpfung von Psyche und Physis eine ziemlich machtvolle Waffe, auch mit den schlimmsten Krankheiten fertig werden zu können. Da ist keine Scharlatanerie im Spiel, kein transzendentes Spektakel, keine lächerlichen Verhaltensweisen. Lächerlich ist nur, all dies als lächerlich abzutun!

Die Höhe der Augen

Chef sein ist geil! Da kann man bestimmen. Die anderen haben zu tun, was man sagt. Und so basiert unsere Gesellschaft seit tausenden von Jahren auf Hierarchien, Kasten und Ständen. Wer nun glaubt, in unserer »modernen« Gesellschaft sei das anders, ist naiv, Träumer oder naiver Träumer.

Man trifft Hierarchien überall: Im täglichen Job, wo man einen Gruppenleiter hat, der einen Chef, Abteilungsleiter genannt, hat, der sich wiederum dem Bereichsleiter unterordnen muss, dessen Boss der Firmenchef ist. Klare Strukturen, klare Ansagen. Jede eingezogene Ebene der Befehlspyramide steht für Machtzuwachs. Und nur darum geht es: möglichst viel Macht zu haben. Wird das in der freien Wirtschaft üblicherweise geleugnet, bekennt sich jeder Politiker dazu: Geil ist, die Macht zu haben, etwas bewegen zu können. Wenn sie es denn auch wenigstens täten….

Oder in der Familie. An der Basis der Pyramide steckt das jüngste Kind, das sich von seinen älteren Geschwistern sagen lassen muss, was es in bestimmten Situationen zu tun und zu lassen hat. Manchmal sogar von Eltern sanktioniert: »Hör' auf deinen großen Bruder!« Dieser aber hat auch nicht viel zu lachen, denn auch die Eltern üben Macht aus: »Wenn du nicht hören willst,…«. An der Spitze dieses kleinen Universums steht – der »Familienvorstand«, häufig genug der »Herr im Haus«. Der lässt sich seine Macht nicht nehmen. Zumindest nicht in der Familie. Und neigt dann häufig dazu, die fehlende Macht im Beruf durch Ausübung von Macht zuhause zu kompensieren.

Auch in der Gesellschaft ist das nicht anders: Hierarchien, wo man nur hinschaut. Und so dürfte folgende, tatsächlich erlebte Geschichte, die allerdings schon ein wenig her ist, niemanden ernsthaft wundern. Eines Tages, ich war wieder einmal Hobbyretter, wurden wir zu einer Messerstecherei gerufen. Zwei betrunkene GIs hatten sich in einer amerikanischen Kaserne ein bisschen mit den Messern gekitzelt. Nachts um 3 Uhr, wann auch sonst! Der eine der beiden Kämpfer sah übel

149

aus: Verletzung eines lebenswichtigen Organs (Leber), er musste dringend ins Krankenhaus und unters Messer. Wir waren zuständig, nicht das Militär, da wir Sonderrechte in Anspruch nehmen durften, die nicht. Denn zwischen Kaserne und Militär-Krankenhaus lagen gut 25 Kilometer. Und so folgten uns zwei Armee-Jeeps auf Schritt und Tritt – mit Rotlicht, aber ohne Sirene. Ganz lege artis war das nicht! Aber wollen Sie sich mit einem bis an die Zähne bewaffneten amerikanischen Militärpolizisten anlegen?

Der Patient war zunächst soweit stabil, dass er ins Auto geladen werden konnte. Wir fuhren los. Kurz nach Fahrtbeginn aber ging dann plötzlich der Blutdruck des Patienten rasant in den Keller. Anhalten! Reanimation! Dank tatkräftiger Unterstützung der MP aus den Jeeps schafften wir es, den GI »wiederzuholen«. Puls und Blutdruck »normalisierten« sich nach ein paar kreislaufstützenden Medikamenten und Infusionen, die wir verabreichten. Der Notarzt war woanders im Einsatz, konnte uns also nur indirekt und über Funk helfen. Also ab ins nächste Krankenhaus. Glücklicherweise lag eines etwa fünf Kilometer weiter auf unserem Weg. Wir baten die Rettungsleitstelle, den diensthabenden Arzt zu alarmieren.

Am Krankenhaus angekommen, war alles dunkel und verrammelt. Kein Empfangskomitee wie üblich in solchen Situationen! Ich rief die Leitstelle. Man sagte mir, das Krankenhaus sei verständigt. Nichts passierte. Ins nächste Krankenhaus hätten wir eine gute viertel Stunde benötigt, und der Patient war alles andere als transportfähig.

Ich klingelte an der Glocke mit der Aufschrift »Notaufnahme«. Nichts! Nochmal. Nichts. Dauerklingeln. Nichts. Also eine kurze Folge des Martinshorns: »Tatü, Tata!«. Licht! Na endlich.

»Was fällt Ihnen ein?« Ein verschlafener Arzt mit hochrotem Kopf machte mich zur Minna! »Sind Sie verrückt? Um diese Uhrzeit und vor einem Krankenhaus?«

»Auf unser Klingeln haben Sie ja nicht reagiert und auf die Anmeldung der Leitstelle auch nicht.«

»Wir haben auch keine Notaufnahme!«

»Weiß ich, aber wir haben einen Patienten im Schock, eben reanimiert, nicht transportfähig.«

»Interessiert mich nicht!«

»Bitte schauen Sie ihn sich an, er stirbt mir weg!«

»Fahren Sie ins nächste Krankenhaus mit Notaufnahme!«

»Wie bitte? Ich sagte Ihnen doch: Der verreckt mir!« Wortlos drehte sich der Arzt um und schickte sich an, die Türe zu schließen. Die MP sah mich fragend an, sie verstand nichts! Ich beließ es dabei, denn die hatten Maschinenpistolen – und ich wusste nicht, wie die drauf waren, wenn jemand Hilfe verweigerte…

»Ich werde Sie wegen unterlassener Hilfeleistung anzeigen! «, quetschte ich noch durch den Türspalt. Wie von der Tarantel gestochen öffnete der Arzt die Tür.

»Wissen Sie eigentlich, mit wem Sie reden? Ich bin Oberarzt Doktor Schulze.« Ich habe seither selten erlebt, dass man noch mehr Betonung auf einzelne Worte legen konnte.

Kennen Sie das? Haben Sie auch schon einmal einen ähnlichen Satz gehört? Ich sehr häufig! Vielleicht, weil ich mir nicht alles gefallen lasse. Aber damit drückt man bei mir auf genau den Knopf, den man nicht drücken sollte.

»Das interessiert *mich* nun nicht! Unter Zeugen – « Ich sah ostentativ meinen Fahrer und die MP an. »Sie weigern sich also, den Patienten anzuschauen?« Wortlos bestieg er unseren Wagen. Und dann ging es los.

»Holen Sie Schwester Hilde.« Ich schickte meinen Kollegen. Überprüfung der vitalen Funktionen. »Was hat er schon bekommen?« Spritzen verschiedener Bordmedikamente, verschiedene Volumenersatzmittel. Ich hatte mir während der Reanimation vorsichtshalber die Erlaubnis der MP eingeholt. Man weiß ja nie… »Eine Trage!« »Umlagern!« »In den ersten OP.« Die Anweisungen kamen präzise und verrieten den Profi. Einige Minuten später war der Patient unter fachmännischer Versorgung in der Notaufnahme und ein OP-Team benachrichtigt. Wir mussten warten, um den Papierkram zu erledigen.

»So, und nun zu Ihnen.« Klar, dass er nun seine Drohung wahr machen musste, schließlich war er ja »Oberarzt Doktor«, ich kleiner Sani, wenn auch Rettungssani. Er schielte auf mein Namensschildchen, das an meinem Anorak hing. Ohne Titel, natürlich, ich brauche den nämlich nicht für mein Selbstwertgefühl. »Ihnen ist klar, dass ich mich über Sie wegen Nötigung beschweren werde, Herr Podschun!«

»Bitte, Herr Schulze, wenn Sie meinen. Dann erstatte ich Anzeige wegen versuchter unterlassener Hilfeleistung.«

»Für *Sie* immer noch *Herr Doktor* Schulze, *Herr* Podschun.« Er legte all die Arroganz und Missachtung in seine Worte, die ihm gemäß seiner vermeintlichen hierarchischen Stellung angemessen erschien.

151

»OK, dann aber für Sie immer noch Herr Doktor Podschun, Herr Doktor Schulze!«, konterte ich, das Niveau wieder auf Augenhöhe rückend, auch wenn ich länger war. Ich sah in einen tiefen, schwarzen Schlund. Er bekam einfach seinen Unterkiefer nicht mehr hoch. War ja auch gemein von mir! Ich hätte ja auch, wie er, meinen Titel auf das Namensschildchen drucken lassen können. Woher soll ein armer Oberarzt wissen, dass es promovierte Rettungssanitäter gibt?

»Sind Sie Kollege?« Ich hasse solche Fragen! Als ob es aus mir einen besseren Menschen macht, wenn ich jemandes Kollege bin. Ich ließ die Frage unbeantwortet. »Wollen wir das Kriegsbeil begraben, Herr Schulze?« Er wollte. Ich auch! Denn ich hasse auch Papierkram.

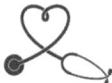

Vermutlich wird der eine oder andere, wenn auch nicht so drastisch, eine ähnliche Erfahrung mit Ärzten gemacht haben: Sie verhalten sich »arrogant«. Nicht, dass ich hier generalisieren will. Oder doctor bashing betreiben. Denn häufig genug sind sie sich darüber gar nicht im Klaren, wollen das eventuell gar nicht – es wurde ihnen antrainiert. Und natürlich spielen eine Menge anderer Faktoren mit in diese Problematik hinein. Schließlich muss doch der Arzt dem Patienten gegenüber zeigen, dass der bei ihm richtig aufgehoben ist! Muss er das wirklich? (Wir werden im Verlauf dieses Buches noch feststellen: ja! Nur fragt sich: Wie?) Und vor allem: Was passiert, wenn ein forsch auftretender Arzt, ohne das zu wissen, auf einen informierten Patienten trifft? Besteht dann nicht die Gefahr, dass der Schuss nach hinten losgeht? Latein, hinter dem man sich verstecken könnte, gibt es spätestens seit *www.washabich.de* nicht mehr – ein Portal, erfunden und realisiert von ärztlichen Digital Natives.

Drei junge Menschen, eine Ärztin, ein Medizinstudent und ein Informatiker, starteten 2011 ein Projekt, das dazu dient, medizinische Informationen laiengerecht zu übersetzen. Sie haben einen Befund ihres Arztes, den Sie nicht verstehen und den Ihr Arzt Ihnen nicht klarmachen kann? Wenden Sie sich an das Portal – Sie bekommen verständlich zurück, was Ihnen fehlt.

Das Portal ist nicht kommerziell ausgerichtet und trägt sich aus zwei Quellen: Spenden und der ehrenamtlichen Tätigkeit junger Medizinstudenten und Mediziner. Schauen Sie sich bitte einmal unter *www.washabich.de/team* an, wer da aus idealistischen Gründen seine Freizeit opfert: Eine eindrucksvolle Liste, die täglich wächst. Und sie haben Anerkennung verdient! Chapeau!

Doch das sind noch Ausnahmen! Die Regel ist: der Patient ist uninformiert und dumm. Und so kommt sie dann regelmäßig – die Frage: »Sind sie Kollege?«, wenn man auf einen Patienten trifft, der sich um sein Problem gekümmert hat. Wenn ja, dann ist Vorsicht geboten!

Und so lernt er, wie ich aus erster Hand erfahren durfte, als ich an einer Universität für Seminare, Praktika und Prüfungen in Physiologischer Chemie bei Medizin- und Zahnmedizinstudenten zuständig war, als eine der ersten Maßnahmen im Studium, sich einem Patienten »richtig« zu nähern: distanziert, den Patienten als »Objekt« betrachtend und daher so zu behandeln, immer die Kontrolle habend, auch wenn man sie *nicht* hat – nur keine Unsicherheiten zeigen, komme, was da wolle. Zumindest war das bis weit in die 90er Jahre durchaus noch die Regel. Das klassische Klischee: Der Doktor irgendwo da oben, der Patient unmündig seinem Handeln ausgesetzt, weil unwissend. Solches Verhalten musste trainiert werden, da viele das Studium mit anderer Motivation und anderen Idealen begonnen hatten. Und so kam es, dass ich nach nur wenigen Semestern meine Studenten nicht mehr wiedererkannt habe. Und zwar fast ausnahmslos, und jedes Semester neu.

Wir werden darauf noch eingehender zurückkommen: Ein wesentlicher Aspekt in Medizin und Heilung ist das besondere Verhältnis zwischen Patient und Arzt. Und so ist es für Heilung wichtig, dass der Arzt seinem Patienten in einer Weise gegenübertritt, wie *der* das erwartet. Und das wird zunehmend komplizierter. Denn es gibt (noch) Menschen, die es gewohnt sind, den Arzt als Halbgott zu betrachten. Und entsprechendes Verhalten von ihm erwarten. Das mag die »Zielgruppe« der geschilderten Ausbildung sein. Aber es gibt (inzwischen) auch z. B. mich, der als medizinisch gebildeter Laie und Naturwissenschaftler eher die Ansprache auf Augenhöhe erwartet. Und dann sind gottähnliche Attitüden eher kontraproduktiv. Und es gibt mit den Digital Natives einen Teil der Gesellschaft, der eben diese Augenhöhe voraussetzt, nicht erwartet. Diese aber auch zeigt, so sie selbst Mediziner sind.

Grönemeyer hierzu: »[…] Zu konstatieren ist, dass Ärzte und Patienten einander aus den Augen verloren haben, dass sie nicht so zusammen wirken, wie es erfolgreich praktizierte Heilkunst verlangt. Verführt von den ungeahnten Möglichkeiten expandierender Apparatemedizin, sind wir der Illusion erlegen, dass sich alles schon irgendwie technisch beheben ließe. Manchmal will es fast scheinen, dass wir uns geradezu an diesen Glauben klammern, weil wir uns das andere, das ganzheitliche Verständnis des Menschen und seiner Leiden, nicht mehr zutrauen – nicht auf Seiten der Ärzte und nicht auf Seiten der Patienten. Der Mensch ist aber keine seelenlose Maschine, kein Motor, den man, wenn er ›stottert‹, durch den bloßen Austausch der ›Komponenten‹ wieder instand setzen könnte. Wer sich mit dieser Erwartung in die Behandlung begibt, überfordert die Medizin von vornherein, zumal die globalisierte Industriegesellschaft auch eine Quelle immer neuer Krankheiten ist: unverhoffter Allergien, neuer Infektionskrankheiten wie BSE oder Vogelgrippe, MP3-Player-Hörschäden bzw. Burn-Out-Syndrome, die den Arzt häufig vor neue Rätsel stellen.

Um sie zu lösen, braucht er die Mithilfe des Patienten. Beide müssen bereit und im Stande sein, sich wirklich auf Augenhöhe zu begegnen. Der ›Doktor‹ ist kein Halbgott in Weiß. Weder darf er sich so gerieren, noch sollte er so betrachtet werden. [...] Die Medizin ist keine Geheimlehre, über die nur Eingeweihte verfügen dürften, sondern ein Kulturgut, das uns allen gehört, eines der ältesten überhaupt. Schon Paracelsus, der große Arzt der Renaissance, sagte dem Kranken: ›Du bist der Arzt. Wir Ärzte sind nur deine Gehilfen.‹ Daran sollten wir uns beiderseits erinnern, mit Respekt vor einander.

Die Kunst der Lebensführung muss hierbei primär vom Patienten selbst geleistet werden, die Motivation hierzu und die Kunst des Behandelns obliegt dem Arzt. Diese Einsicht würde am Ende sehr viel mehr helfen als die modisch gewordene Mediziner-Schelte, würde freilich auch wieder einiges mehr von den Ärzten verlangen. Nur es führt aus meiner Sicht kein Weg daran vorbei. Die Heilkunst braucht das gegenseitige Vertrauen, eine belastbare Verantwortungsgemeinschaft. Anders wird es uns nicht gelingen, die faszinierenden Fortschritte der medizinischen Wissenschaft – auch hinsichtlich der Integration von traditionellen Heilweisen – für alle nutzbar zu machen. Die Technik und die Apparate allein werden es nicht richten, schon gar nicht in einem bezahlbaren Rahmen. Die sprechende und zuhörende Medizin gilt es zu rekultivieren. Verständliche Informationen gehören zur Vorsorge und Therapie. Das sind wir uns gegenseitig schuldig.«

Wie Recht Grönemeyer hat und wie sehr die Heilkunst das gegenseitige Vertrauen benötigt, werden wir anhand des Plazeboeffektes im Kapitel *Mein Arzt bin ich!* noch überzeugend sehen.

Natürlich wandelt der Arzt auf einem schmalen Grad. Er muss, wie ich es auch im Rettungsdienst selbst lernen musste, eine Distanz aufbauen, wenn er sich nach den Regeln der Kunst um den Patienten kümmern soll – allein schon aus Selbstschutz. Und das bedeutet, dass Emotionen auf ein gewisses Maß reduziert werden müssen: Kein Chirurg ist zu seinen Aktivitäten fähig, wenn er in jeder Sekunde das Schicksal des Patienten vor Augen hat – und, noch schlimmer, was passieren könnte, wenn er einen Fehler macht. Auch Ärzte sind nur Menschen, keine Übermenschen.

Ob wir das wollen oder nicht, beruflich betrachtet ist der Patient für einen Arzt (und Rettungssanitäter, Krankenschwester/-pfleger,...) das zu zerlegende Rind eines Fleischers, die kaputte Abwasserleitung eines Klempners oder der zu knetende Teig eines Bäckers: das *Objekt*, um das er sich professionell zu kümmern hat. Kein Bäcker verfällt in Depressionen, wenn der Teig nicht gegangen ist; kein Klempner braucht einen Psychiater, weil er ein Rohr falsch verlegt hat; und kein Fleischer muss vor den Kadi, weil er ein Filet verschnitten hat. Warum nicht? Weil der entstandene Schaden repariert werden kann! Und das ist beim Menschen nicht immer möglich: Eine falsch vergrößerte Brust mag ja noch zurückverkleinert werden können, wenn vielleicht auch mit einer bleibenden Narbe. Ein Versicherungsfall wie das Abflussrohr, das in den Pool mündet. Auch ein fälschlich entfernter, gesunder Blinddarm ist nicht schön, aber nicht tödlich. Muss halt, wie der neue Teig beim Bäcker, eine neue Operation her, weil das Problem ja noch besteht. Aber das zu Unrecht amputierte Bein kann, anders als beim Fleischer, nicht wiederhergestellt werden. Und das ist genauso wenig entschuldbar wie der Tod eines Patienten infolge eines sorglosen Handelns. Z. B. der Verweigerung ärztlicher Hilfe im Fall oben.

Das ist Unterschied, wenn auch der einzige: Wir Menschen sind noch ein wenig mehr als die reine Materie, das reine Objekt. Nur darf dieser Unterschied nicht von der zu fordernden Professionalität und der damit verbundenen Objektivierung des Menschen ablenken: Auch ein Autodesigner darf nicht *permanent* daran denken, was passieren könnte, wenn er die Bremsen falsch auslegt! Oder ein Pilot, wenn er den falschen Hebel zieht...

Aber das heißt nicht, dass *alle* Emotionen ausgeschaltet werden dürfen. Im Gegenteil: Empathie ist eine wesentliche Voraussetzung für ein gutes Arzt-Patienten-Verhältnis! Und damit haben Arroganz und klassische ärztliche Attitüden, vor allem, sich über den Patienten zu erheben, in unserer modernen, aufgeklärten Gesellschaft keine Existenzberechtigung mehr – obschon sie weit verbreitet sind, wenn auch manchmal gut versteckt!

Die Generation der Digital Natives, also die der ab 1980 Geborenen, die mit Internet, Tablet und »Apps« groß geworden sind, wird vermutlich ungläubig den Kopf schütteln, denkt und handelt sie doch vollkommen anders. Aber wir Alten kennen ihn noch, den »Halbgott in Weiß«. Und – Hand aufs Herz – wer tritt einem Arzt wirklich mit dem Gefühl der Gleichwertigkeit gegenüber? Wie im Vorwort schon geäußert: Gleichwertigkeit heißt *nicht* Ebenbürtigkeit. Ebenbürtig hieße: »mit gleichen Fähigkeiten«. Und die hat man nur, ist man selber Arzt. Und auch dann gibt es Unterschiede, je nachdem, welches Fachgebiet man hat und welche Erfahrung. Gleichwertigkeit dagegen hat nichts mit Fähigkeiten zu tun. Sondern mit Augenhöhe, Humanismus.

Nur – warum tritt man einem Arzt eigentlich nicht gleichwertig gegenüber? Natürlich ist klar, dass ein Arzt auf medizinischem Gebiet der Fachmann ist – schließlich hat er das ja studiert, und es ist sein täglich ausgeübter Beruf. Aber das macht ihn nicht zu einem Gott, noch nicht einmal zu einem halben! Und Weiß trägt »man« heute in diesen Kreisen auch nicht mehr unbedingt.

Allerdings: Auch der Patient ist Fachmann. Denn er, und *nur* er, kennt seine eigene *Manifestation* der Erkrankung, erlebt am eigenen Leibe die Erfolge der Therapie, oder deren Misserfolg! Ein Arzt ist aufgeschmissen mit Anamnese, Diagnose und Therapie, wenn der Patient ihm nicht die richtigen Angaben über seinen aktuellen Zustand macht oder machen kann. Mit anderen Worten: Ein Arzt ist nur so gut in seinem Job, wie der Patient ist, der ihm die erforderlichen Informationen geben muss. Das wusste schon Hippokrates (ca. 460 – ca. 370 v. Chr.): »Der Arzt muss nicht nur bereit sein, selber seine Pflicht zu tun, er muss sich auch die Mitwirkung des Kranken, der Gehilfen und der Umstände sichern.« Warum also treffen sich Patient und Arzt nicht auf Augenhöhe? Immerhin wollen doch beide das Gleiche: Den Patienten von seinem Leid befreien, zumindest aber, es so erträglich wie möglich machen. Wenn auch aus anderen Gründen: Der Patient muss *damit* leben, der Arzt kann *davon* leben.

In der Naturwissenschaft nennt man so etwas Symbiose. Da schließen sich zwei Individuen unterschiedlicher Art zu einer Zweckgemeinschaft zusammen. Der eine bringt etwas ein, was der andere braucht, aber selbst nicht kann. Stickstoff aus der Luft fixieren, wie die Knöllchenbakterien. Und der revanchiert sich, indem er einbringt, was der eine braucht und nicht kann. Die Bohnen, Erbsen und Linsen, die einen Stoff produzieren, Leghämoglobin, der die Bakterien vor dem für sie tödlichen Sauerstoff schützt. Und so haben beide etwas davon.

Vielleicht ein ungewöhnlicher Vergleich. Aber ein richtiger. Übertragen auf unser Patient-Arzt-Verhältnis heißt das: Was machte ein Arzt, wenn er keine Patienten mehr bekommt? Ziemlich dämlich aus der Wäsche blicken und sich nach einem neuen Job umsehen, was bei seiner Ausbildung nicht so einfach ist. Es gibt also für ärztliche Arroganz überhaupt keinen Grund.

Das muss der Patient lernen. Zu viele Jahrhunderte hat er nicht nur klaglos hingenommen, dass sich Ärzte hinter ihrem Latein verstecken, weil man den Patienten damit so schön auf Distanz halten kann, ihm nicht erklären muss, was man selbst vielleicht nicht verstanden sondern nur auswendig gelernt hat; er hat es sogar honoriert, indem er ihn wenigstens teilweise in einen gottähnlichen Rang als Herrscher über Leben und Tod erhob.

Und der Arzt muss das auch lernen. Die Zeiten, in denen er angehimmelt wurde ob seiner Kunst sind vorbei! Umso mehr, je weniger mystisch und je mehr wissenschaftlich fundiert sein Handeln ist und klar wird, dass er nur assistiert – dem Patienten, der sich selbst heilt.

Die Konsequenz daraus: Das optimale Patienten-Arzt-Verhältnis ist eines, in dem sich Arzt und Patient gegenüber sitzen und auf Augenhöhe und jeweils wohl informiert über die Krankheit im Allgemeinen und die individuellen Manifestation im Speziellen samt möglicher Therapiemaßnahmen unterhalten. Das setzt einen mündigen, selbstbewussten Patienten voraus, der sich mit seiner Situation aktiv auseinandersetzt, und einen Arzt, der seine Aufgabe darin sieht, sich um einen solchen Patienten zu kümmern. Dazu ist ein Paradigmenwechsel dringend erforderlich!

Die *Digital Natives* haben diesen erforderlichen Paradigmenwechsel bereits vollzogen: Sie handeln danach. Nicht nur, wenn es um die Gesundheit geht, aber eben bereits auch da, wie das Portal oben zeigt. Dies geschieht vom Rest der Gesellschaft weitgehend unbemerkt, da, bedingt durch Internet und die neuen Möglichkeiten, sich etwas eingestellt hat, was die *Digital Naives* (beachten Sie bitte das fehlende »t« in »Naives«) niemals verstehen werden: Die ganz selbstverständliche Nutzung aller verfügbaren Ressourcen zum eigenen Wohl. Und die sind heute fast alle via Internet abrufbar. Wir Alten tun das meist lächelnd als »digitale Sucht« ab. Weil wir es einfach nicht verstanden haben. Wir haben eben eine andere Wahrnehmung!

Frau Bittner von WasHabIch: »Arzt und Patient begegnen sich auf Augenhöhe, um ein gemeinsames Ziel zu erreichen: die Heilung einer Krankheit. Die neue Patientengeneration geht dazu einen wichtigen Schritt in die richtige Richtung – sie wird mündig. Der Patient von heute will seine Erkrankung verstehen, möchte an der Entscheidung über seine Behandlung teilhaben. Aus dieser Entwicklung resultieren zwei Fragen. Wie erhält der Patient die passende, für eine gemeinsame Entscheidungsfindung essenzielle Gesundheitsinformation? Und wer bringt Ärzten bei, mit der neuen Generation der mündigen Patienten umzugehen? ›Was hab´ ich?‹ möchte nicht nur eine Antwort auf diese Fragen geben, sondern die Lösung gleich mitliefern – in einer bisher einmaligen Synergie: Medizinstudenten übersetzen ärztliche Befunde in eine für Patienten leicht verständliche Sprache. Damit soll nicht nur ein Zeichen gesetzt werden für ein Umdenken in der Beziehung zwischen Arzt und Patient – es soll gleichzeitig eine neu entstandene Lücke in dieser Beziehung geschlossen werden, um unser Gesundheitssystem spürbar und an grundlegender Stelle zu verbessern.« (washabich.de/ueber; 28.08.14)

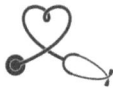

Aber es geht noch weit über das Patienten-Arzt-Verhältnis hinaus. Auch die Kostenträger müssen lernen, umzudenken. Und das wird schwieriger als bei den Ärzten. Es ist zwar durchaus nachvollziehbar, dass sich die privaten und gesetzlichen Krankenkassen gegen den stetig wachsenden Kostendruck wehren. Aber sie tun es erstens an falscher Stelle und mit falschen Methoden und zweitens über das Prinzip Druck. Und das ist nicht nur falsch, es erzeugt nur unnötigen Gegendruck und dadurch Verschleiß, der auf dem Rücken dessen ausgetragen wird, um den es geht und gehen sollte: des Patienten.

Auch ist ihr Verweis auf die stetig wachsenden Kosten pures Lippenbekenntnis. Denn bei genauerem Hinsehen sind sie nicht die Preisdrücker, die sie so gerne sein wollen: Wenn man ihnen ein Konzept vorstellt, wie sie wirklich und nachhaltig Kosten senken könnten, winken sie in der Regel uninteressiert und mit fadenscheinigen Begründungen ab. Das heißt: Sie setzen sich noch nicht einmal mit Vorschlägen auseinander, die nicht von ihnen selbst oder Mitgliedern aus Politik und Wirtschaft stammen.

Das ist nachvollziehbar wenn auch nicht entschuldbar, wenn man die Gründe kennt; dies aber erfordert ein Gespräch mit einem Insider; z. B. mit einem pensionierten Vorstand einer gesetzlichen Krankenkasse. Der sagte mir einmal vor einigen Jahren, als ich noch naiv war: »Mach' die Augen auf, Junge! Warum sollten die Kostenträger ein Interesse haben, Kosten zu senken? Sie bekamen, bekommen und werden immer bekommen, was sie wollen, sie müssen nur dauernd laut genug klagen und drohen. Entwder über dann nach langem ›Ringen‹ um Für und Wider durch Beitragserhöhung oder durch Zuschüsse des Staates aus welcher Kasse auch immer, wenn die Politik der Auffassung ist, es wäre gerade nicht sinnvoll, den Bürger zu stressen. Vor Wahlen zum Beispiel. Warum also sollten sie Kosten sparen wollen?«

Interessant in diesem Zusammenhang eine Studie des weltweit tätigen Analysten und Beratungsunternehmens A.T. Kearney. Sie »zeigt erstmals auf, dass die Verwaltungskosten im öffentlichen deutschen Gesundheitssystem im Jahr 2010 tatsächlich 40,4 Milliarden Euro betragen haben. Das bedeutet konkret, dass von jedem einzelnen Euro Beitragszahlung höchstens 77 Cent für direkt am Patienten wertschöpfende Tätigkeiten ausgegeben werden konnten. Die 23 prozentige Verwaltungskostenquote des Gesundheitssystems ist um den Faktor 3,8 höher als der durchschnittliche Wert in deutschen Industrieunternehmen, der 6,1 Prozent beträgt.« (Deutsches Gesundheitssystem auf dem Prüfstand – Kostenfalle Komplexität, A. T. Kearney, Dezember 2011)

Ich übersetze das einmal: Während die freie Industrie 6,1% ihrer Einnahmen für die eigene Verwaltung ausgibt, was viele als schamlos ansehen, wenden die Kostenträger das Vierfache, nämlich knapp ein Viertel dafür auf. Da erhebt sich doch die Frage: Wozu? Und: Ist das nicht noch schamloser?

Es geht weiter: »Darüber hinaus kommt die Studie zu dem Ergebnis, dass 68 Prozent der gesamten Verwaltungskosten bzw. 27,5 Milliarden Euro durch die GKV verursacht werden. Das entspricht einem tatsächlichen Verwaltungsaufwand von 15,6 Prozent bezogen auf die 176 Milliarden Euro Gesamtausgaben.

Dieser Verwaltungskostenanteil ist um den Faktor 2,9 größer als die von der GKV offiziell berichteten Verwaltungskosten von 5,4 Prozent bzw. 9,5 Milliarden Euro.«

Auch hier meine Übersetzung: $^2/_3$ von $^1/_4$ oder 16% der Einnahmen gehen an eigenen Kosten drauf, obwohl das aufgrund der eigenen Veröffentlichungen nur 5% sein dürften. Wo bleiben die restlichen 11%?

Für den Beitragszahler heißt das im Ergebnis: »Die Studie hat bezogen auf die Verwaltungskosten ein Einsparpotenzial von mindestens 13 Milliarden Euro identifiziert. Von jedem Beitrags-Euro können mindestens 8 Cent eingespart werden und der heutige Beitragssatz von 15,5 Prozent auf 14,2 Prozent gesenkt werden. Das Einsparpotenzial beträgt somit konkret 252,90 Euro pro Beitragszahler pro Jahr oder 1,3 Prozentpunkte des Beitragssatzes. Das deutsche Gesundheitswesen verfügt über ein signifikantes und bislang ungenutztes Effizienzsteigerungs- und Kostendämpfungspotenzial. Im Rahmen der unabhängigen und eigenfinanzierten Studie wurde im Zeitraum Juni bis August 2011 eine Marktforschungsanalyse mit 6.000 Leistungserbringern durchgeführt.«

In diesem Kontext eine Information, die ich vor Monaten per Postwurfsendung erhielt. Es handelte sich um einen Spendenaufruf der DKMS – der Deutschen Knochenmarkspenderdatei, einer gemeinnützigen GmbH in Tübingen. Darin ging es um einen vierjährigen Jungen mit Blutkrebs, dem Dank Registrierung bei der DKMS geholfen werden konnte. Und dann liest man da: »Doch die Kosten für jede Registrierung betragen 50 Euro, die von den Krankenkassen nicht übernommen werden.« Rechnen wir einmal nach: 80 Millionen Deutsche kosten *einmalig* 4 Milliarden Registrierungskosten. 13 Milliarden aber »verschwinden« *jährlich* ohne Nachweis spurlos in der Verwaltung der Kostenträger. Wem steigt da nicht der Zorn in den Kopf?

Natürlich ist alles komplizierter als hier dargestellt. Und natürlich will niemand den Kassen absprechen, sparen zu wollen. Auch will ich nicht leugnen, dass sie unter dem Diktat der Politik stehen, sparen zu müssen. Das ist ja das Problem, denn sie tun es, wie gesagt, an der falschen Stelle und in der falschen Art und Weise. Aber trotzdem bleibt: Das tun sie auf Gebieten, auf denen *sie* es für richtig halten – aus welchen Gründen auch immer.

Ein Beispiel: Vor einigen Monaten musste ich ein paar kleinere Eingriffe oberflächlicher Art über mich ergehen lassen, die eine lokale Betäubung erforderlich machten. Diese wurde mit einem bekannten und bewährten Lokalanästhetikum durchgeführt. Da diese Eingriffe bei dem Arzt, zu dem ich ging, an der Tagesordnung waren und sind, verwendet er in der Regel eine zu diesem Zweck existierende Mehrfach-Entnahme-Ampulle einer 2%igen Lösung und verdünnt die bei Bedarf in der Spritze auf 1%.

Als er meine Hautareale betäuben wollte, stelle er fest, dass er nur noch Fertigspritzen mit 1%iger Lösung vorrätig hatte. Also verwendete er diese. Was nun kommt, ist so lächerlich, dass ich mich fast nicht traue, es zu schildern. Als ich, bei Gesamtkosten von ca. 600 €, die Liquidation über meine private Kasse abrechnen wollte, weigerte die sich, einige Punkte auf der Liste zu erstatten. Einer von ihnen: Die Fertigspritze mit Lidocain. Grund: Der Arzt müsste eine Bestandsbestätigung beilegen, die nachweist, dass er das Lidocain tatsächlich hatte und daher anwenden konnte. Es wurde also nicht die *Behandlung* infrage gestellt, die wurde klaglos akzeptiert. In einem Telefonat wurde mir signalisiert, dass man die Verwendung einer Fertigspritze anzweifle, da unüblich. Ich wurde daher aufgefordert, den Arzt um eine Kopie der Lidocain-Bestellung zu bitten.

Daher wandte ich mich an den Arzt. Ich möchte nun nicht weiter über das Gespräch Auskunft geben, das mir zunehmend peinlich wurde, sondern nur über das Ergebnis: Ein paar Tage später bekam ich eine Kopie über die Bestellung der Fertigspritze und, weil per Sammelbestellung, anderer Medikamente. In der Annahme, damit sei das Problem nun aus der Welt, übersendete ich meiner Kasse diese Unterlage. Ich sollte mich täuschen. Denn ich erhielt Wochen später ein Schreiben, dass von den für die Fertigspritze in Rechnung gestellten, sagen wir, 12 € nur 6 € erstattet würden – ich habe die genauen Beträge nicht mehr im Kopf, und es ist mir zu blöde, in meinen Unterlagen danach zu suchen! Das bedeutet: Die Kasse hatte 6 € gespart: 1% der Gesamtkosten für die Behandlung. Grund: Hätte der Arzt nicht die Fertigspritze verwendet, sondern wie üblich die Mehrfachampulle, wäre das entsprechend billiger gewesen.

So weit, so gut: Kleinvieh macht auch Mist. Aber: Es war zweimal zusätzliches Porto erforderlich gewesen, um mich davon in Kenntnis zu setzen. Also zweimal 0,58 Euro. Hinzu kommt zweimal die Arbeitszeit des Mitarbeiters, der die Rechnungen geprüft und teilweise moniert und den jeweiligen Informationsbrief an mich erstellt hatte. Nehmen wir an, weil das häufiger der Fall ist, existieren entsprechende Textbausteine und Prüfprogramme. Gehen wir also davon aus, dass er nicht mehr als zweimal 5 Minuten mit der Sache verbracht hat. Was wird seine Tätigkeit die Kasse kosten? Nehmen wir tiefstapelnd ein Brutto-Gehalt für Sachbearbeiter von 2.500 Euro bei 21 Arbeitstagen à 8 Stunden an, sind das 14,88 Euro pro Stunde, für die 5 Minuten also 1,24 Euro. Da der Arbeitgeber aber auch dafür sorgen muss, dass unser Sachbearbeiter arbeiten kann: Miete, Arbeitsplatz, Rechner, Strom, …, multiplizieren wir das mit dem Faktor 1,3, um zum Brutto-Brutto zu kommen, dem was ein Mitarbeiter ein Unternehmen wirklich kostet. Also 1,61 Euro. Da ich auch zweimal mit ihm telefoniert hatte, was das denn soll, nehmen wir zweimal weitere 5 Minuten seiner Arbeitszeit hinzu. Das bedeutet: Es sind der Kasse unter diesen sehr großzügig zugunsten der Kasse angenommenen Bedingungen zweimal Kosten von 3,22 Euro entstanden. Sie hat also 6,44 Euro ausgegeben, um 6,00 Euro zu sparen. Und bei mir und dem Arzt zusätzliche Kosten erzeugt. So sehen Sparmaßnahmen bei den Krankenkassen aus: Zusätzliche Ausgaben, damit in typisch deutscher Mentalität Recht bleibt, was Recht ist! Kommen so die fehlenden 10% Verwaltungskosten von oben zustande? Es würde mich nicht wundern…

Dieser Vorfall zeigt symptomatisch das aktuelle Verhältnis der Kostenträger zu den Ärzten. Diese genießen heute nicht mehr den Respekt, den sie verdienen und vor langer Zeit einmal hatten. Ihnen wird misstraut. Man vergeudet lieber das Geld der Versicherten (in zweifacher Weise: Versicherungsbeiträge und eigene Kosten bei Unstimmigkeiten) als zu unterstellen, die Abrechnungen seien korrekt. Zugegeben: Es gab in der Vergangenheit auch Schwarze Schafe, die bewusst falsch abgerechnet hatten, was zu großen Schäden geführt hat. Und so kritisiere ich nicht, dass kontrolliert wird. Aber man sollte sich überlegen, ab welchem Prozentsatz von den zu erstattenden Kosten das sinnvoll ist.

Im folgenden Fall jedoch wurde und wird auch heute noch anstandslos erstattet. Die Firma Genzyme, ein Tochterunternehmen der Sanofi-Gruppe, stellte bis 2012 ein Medikament mit dem monoklonalen Antikörper Alemtuzumab als Wirkstoff her: MabCampath. (Die allermeisten monoklonalen Antikörper haben die Silbe »mab« – *monoclonal antibody* im Namen! Daran kann man sie erkennen.) Dieses Präparat hatte in den USA und Europa seit 2001 eine Zulassung für die Indikation »Chronische Lymphatische Leukämie« (CLL), einer Art Blutkrebs. Wie andere Krebstherapien auch, zeigte es zwar Wirkung, indem die »Überlebenszeit« verlängert werden konnte; eine Heilung aber war, wie bei anderen Therapien auch, nicht möglich. Das Präparat wurde zu einem Preis von 22 €/mg (Stand: 2012) vertrieben. Der Preis reihte sich damit in die Preise einer Reihe von Medikamenten ein, die in der Krebstherapie üblich sind. So ist gesichert, dass das Präparat von den Kostenträgern auch erstattet wird. Bis zu diesem Zeitpunkt musste also mit einem solchen Preis nicht nur die Entwicklung wieder eingespielt worden sein – es war immerhin seit 11 Jahren auf dem Markt – sondern auch der eine oder andere Euro Gewinn. Alles andere anzunehmen ist Quatsch, da Genzyme als klassisches Pharmaunternehmen nicht »gerade so« über die Runden kommt!

Im August 2012 nun nahm Genzyme das Präparat vom Europäischen Markt! (www.akdae.de/Arzneimittelsicherheit/Weitere/Archiv/2012/20120810.pdf) Eine Studie hatte auch bei Multipler Sklerose Wirksamkeit des Antikörpers gezeigt. Normalerweise erfolgt nun eine »Indikationserweiterung«: Die Ausdehnung des Vertriebs auf die »neu hinzugekommene«, zugelassene Indikation. Nicht bei MabCampath: Nach freimütigen Aussagen von Genzyme erfolgte die *freiwillige Rückgabe* der Marktzulassung für CLL, um zu verhindern, dass MabCampath im Rahmen der Therapiefreiheit des Arztes auch außerhalb der zugelassenen Indikation, CLL, verschrieben werden kann, z. B. bei MS.

Man höre und staune: Ein Pharmaunternehmen verzichtet freiwillig auf eine Zulassung, um den Arzt in seinen Freiheiten als Arzt beschränken und die Anwendung auf das gewünschte Gebiet lenken zu können. Damit nicht genug: Es entzieht dadurch dem Arzt die Möglichkeit, ein nachgewiesenermaßen wirksames (sonst wäre es nicht zugelassen worden!) Medikament bei einer bestimmten Krebsform einsetzen zu können. Das bedeutet: Es setzt bewusst das Leben von Patienten aufs Spiel! Warum?

Darum: September 2013 erhielt Genzyme in Europa, nicht aber in den USA, was einen schon nachdenklich machen sollte, die Zulassung von Alemtuzumab in der Indikation Multiple Sklerose. Es heißt nun Lemtrada und kostet – 888 Euro/ mg (Stand: 2014), eine Steigerung um 3900%! (Und da es weit mehr MS-Patienten gibt als CLL-Patienten, liegt der Gewinn noch weit höher!) Wohl gemerkt: der gleiche Wirkstoff! Das bedeutet: Das Präparat wurde *nur aus einem einzigen Grunde* vom Markt genommen: Damit man mehr Profit machen konnte. Denn die seit vielen Jahren hochpreisigen Kosten für andere Präparate wie Interferon in diesem Sektor erlauben es, solche Preise bei den Kostenträgern durchzusetzen.

Es hatte sich nichts geändert: Die Herstellung ist die gleiche, der Wirkstoff ist der gleiche, die Zusammensetzung ist die gleiche. Das bedeutet: Durch die vorangehende Indikation sind in den 12 Jahren Marktzugehörigkeit alle Kosten, die im Rahmen von Produktion und Abfüllung entstanden sind, bereits gedeckt, Abfüllanalgen amortisiert. Zu rechtfertigen wäre eine Preiserhöhung daher nur zur Deckung der Kosten, die die Aktivitäten für die *neue* Markzulassung gekostet haben – die klinischen Studien. Diese aber rechtfertigen in keinster Weise eine Kostensteigerung um 3900%, auch wenn sie bei der Indikation MS ungewöhnlich lange dauern müssen.

Ich möchte Genzyme nicht alleine an den Pranger stellen! Das ist ein durchaus übliches Vorgehen bei Herstellern von Medikamenten, ist in der Vergangenheit mehrfach vorgekommen, wenn auch nicht derart drastisch und unverfroren, und lässt sich vermutlich solange nicht ändern, wie es keine wirkliche Regulierung des Gesundheitssektors gibt. Der Fall soll daher nur darstellen, wo tatsächliche Gebiete liegen, in denen *echte* Kosten gespart werden können. Und das beginnt bei einem unregulierten Markt. Denn hier finanziert die Solidargemeinschaft ausschließlich reinen Zusatzgewinn von Genzyme.

Der Gesundheitssektor basiert, weil unser Wirtschaftssystem ja eine Marktwirtschaft ist, auf eben deren Prinzipien. Die da heißen: Freier Markt. Und das bedeutet: Jeder, der will, kann, wie er will, an diesem Markt teilnehmen. Das heißt, jeder Hersteller kann, zumindest während der Patentlaufzeit, den Preis selbst festlegen. Das geht so: Zu deckende Kosten = Gesamtentwicklungskosten + Kosten für Herstellung, Marketing und Vertrieb + Wasserkopfkosten + Gewinn + Rücklagen + Anteil für Neuentwicklungen + Puffer); Zu erzielender Preis = Kosten ÷ verbliebene Patentlaufzeit ÷ Anzahl zu erwartender Patienten/ Behandlungen. Das ist eine Möglichkeit, zu einem Preis zu kommen: Die ehrliche und nachvollziehbare, gegen die niemand etwas hat und haben kann, sofern die einzelnen Posten ehrlich angegeben werden und man bei Gewinn und Rücklagen usw. realistisch bleibt. Denn kaum einer ist ja gegen Gewinne, denn er macht ja privat mit seinem Gehalt auch ganz gerne einen Gewinn, oder?

Es gibt aber auch eine, ja sagen wir einmal: kreative Möglichkeit. Und die geht so: Was kostet die Gesellschaft die bisherige Behandlung eines Patienten mit der betreffenden Erkrankung? Gesamtkosten = (Behandlungskosten mit derzeitiger Alternative + Kosten zusätzlicher Arztbesuche/Behandlungen + Kosten von Rehamaßnahmen + Kosten durch Arbeitsunfähigkeit + Kosten durch Umschulung + Kosten durch ...); Preis = Gesamtkosten – C. Wenn man nun »leicht« unter diesen »sozioökonomischen« Kosten bleibt und dafür einen Schambetrag von C abzieht, damit nicht gleich klar wird, wie kalkuliert wird, haben vermeintlich alle etwas davon: Die Gesellschaft zahlt weniger als zuvor, der Patient bekommt eine »bessere« Therapie und der Hersteller mehr Geld. In unserer modernen Gesellschaft nennt man das »Win-win-win«-Situation.

Und exakt das wurde bei Lemtrada gemacht: Da MS als »teure« Krankheit gilt, »darf« ein neues Präparat, wie »gut« auch immer es ist, nicht »billig« sein! Denn sofort würde diese interessante Indikation immer uninteressanter werden. Wir dürfen nicht vergessen: Bis zur Einführung der Interferone galt MS als »orphan disease« – als Erkrankung, an denen zu wenig Patienten erkrankt sind, als dass es wirtschaftlich sinnvoll war, sich darum zu kümmern. Erst die Hochpreisansätze, gerechtfertigt durch Hightech, Biotech, aus den 1990er Jahren machten sie interessant. Würde man nun daran rütteln, indem die Behandlung dramatisch billiger würde, bestünde die Gefahr, dass MS wieder zu einer orphan disease rückmutiert, mit der kein Geld zu machen ist. Und es darf nicht allzu viel billiger sein, weil Sie ansonsten den Wettbewerb auf der Matte haben, der ja bislang hochpreisig sein Geld gemacht hat. Was meinen Sie, was der in Bewegung setzen würde, um das zu verhindern… Wir sprechen von Milliarden-Umsätzen! Da gibt es keine Glaceehandschuhe!

Sie glauben das nicht? Dann lassen Sie uns den Fall Lemtrada einmal etwas genauer betrachten. Die Anwendung des Antikörpers erfolgt in zwei Phasen. Phase 1 in Behandlungsjahr 1 dauert laut Fachinformation 5 Tage und benötigt hier insgesamt 60 mg des Wirkstoffes. Phase 2 ein Jahr später dauert 3 Tage mit einer Wirkstoffmenge von 36 mg. Macht 96 mg Wirkstoff in zwei Jahren. (Zum Vergleich: Bei CLL werden 1123 mg, also das Zehnfache eingesetzt!)

Und nun das Pricing: Es gilt die Marke, die das Standardpräparat setzt, gegen das auch in den klinischen Studien geprüft wurde: Interferon-beta. Einer der auf dem Markt befindlichen Wirkstoffe wird subkutan mit 44 µg dreimal die Woche gegeben. Das macht, wenn man, um lediglich die Größenordnung zu ermitteln, in der sich das Ganze abspielt, eine kurze »Einschleichphase« unberücksichtigt lässt, in der etwas niedriger dosiert wird, 52 Wochen · 3mal pro Woche · 44 µg = 6,864 mg pro Jahr. Der betreffende Wirkstoff kostet laut Rote Liste 3.736 €/mg. Die Behandlung mit diesem Präparat kostet somit pro Jahr 25.643,28 €. Das ist die Richtmarke.

Legte man jetzt den ursprünglichen Preis von 22 €/mg für den Antikörper zugrunde, käme man auf 96 mg · 22 €/mg = 2.112 € in zwei Jahren oder 1.055 € pro Jahr. Das ist weniger als ein *Zwanzigstel* oder 4,1% des Preises, der mit Interferon erzielt werden kann und von den Kostenerstattern ohne Murren bezahlt wird. Und das bei angeblich »überlegener« Wirkung, sollten sich die Ergebnisse der klinischen Studien in der täglichen Praxis bestätigen lassen. (Was ich ernsthaft bezweifle!) Warum sich damit zufrieden geben? Selbst wenn man den Preis verdoppelte, um die Kosten für die Zulassung in der neuen Indikation zu decken, läge das immer noch deutlich unter dem, was erzielt werden *kann*!

Also die zweite Art der Preisermittlung: Was kosten 2 Jahre Behandlung mit Interferon? 52.000 €. Plus X an Zusatzkosten der Therapie, die bei Lemtrada entfallen können: Spritzen, Kanülen, Tupfer, Desinfektionsmittel, Arztbesuche... Plus ein Aufschlag, denn immerhin hat der Antikörper ja in den Studien eine dem Interferon überlegene Wirkung gezeigt, oder? Was also setzen wir für eine Behandlung mit dem Antikörper an, das zu einem »entsprechenden« Ergebnis führen könnte? Sagen wir: 85.248 € (= 96 mg · 888 €/mg).

Und das sind 60.000 € mehr pro Patient, als man bei CLL (24.706 €) erzielen kann. Und die 3.200 neuen CLL-Patienten pro Jahr (Inzidenz: 4 pro 100.000 Einwohner) sind nur etwa 10% der neuen MS-Patienten (Inzidenz: 31 pro 100.000 Einwohner). Die Zulassungsänderung bringt also im besten Fall pro Jahr einen Verlust von 3.200 · 25.000 = 80 Mio. €, aber einen möglichen Gewinn von bis zu 24.800 · 85.000 = 2,1 Mrd. €, ein mögliches Umsatzplus von 2.0 Mrd. oder 2.500%. Allein in Deutschland, und *pro Jahr*! Gibt's noch Fragen?

Und so haben eben *nicht* alle etwas davon! Denn so entsteht der Allgemeinheit ein Schaden von 866 €/mg oder 41.568 € pro MS-Patient pro Jahr. Wenn man es mit dem ehrlichen Preis des Antikörpers vergleicht, der schon nicht »ehrlich« war. Oder 17.000 €, wenn man es mit der »Standardtherapie« vergleicht. In Deutschland gibt es ca. 30.000 Patienten, die den Kriterien entsprechen könnten. Sollten die in ihrer Not mehrheitlich, was aufgrund der »nachgewiesenen« Überlegenheit anzunehmen ist, auf den Antikörper umsteigen, entsteht *pro Jahr* ein Schaden von zwischen 510 Millionen (bezogen auf die Mehrkosten zum Interferon) und 1,25 Milliarden Euro (bezogen auf die Produktkosten vor der Indikationserweiterung) nur bei diesem einen Medikament. Das sind 1,6 – 3,9% der gesamten Medikamentenkosten (32,1 Mio.) in Deutschland! Das sind die Summen, die Sie und ich den Krankenkassen geben, damit Genzyme sich das *zusätzlich* in die eigenen Taschen stecken kann. Aber an meiner Liquidation wird wegen 6 € herumgemäkelt... *Hier* sind die Möglichkeiten, sinnvoll einzusparen und Gesundheitskosten zu senken.

Genzyme wird sich keiner Schuld bewusst sein! Im Gegenteil: So liefern sie doch MabCampath für Patienten mit CLL kostenlos aus! Ist das etwa nichts? Ja! Das ist Nichts! Das ist sogar zynisch, wenn man den Gewinnzuwachs von 3900% im Hinterkopf hat. Denn: Um als CLL-Patient an das Präparat zu kommen, sind nun zwei Dinge erforderlich: Eine Ausnahmeregelung im Arzneimittelgesetz, §73 (3) AMG, der zur Unterstützung der Therapiefreiheit des Arztes den Bezug von Medikamenten gestattet, die in Deutschland nicht zugelassen sind, sofern sie im Ausland eine Zulassung haben. Das ist hier nach der freiwilligen Rückgabe der Zulassung der Fall: USA. Und einen Arzt, der da mitspielt. Und das ist nicht selbstverständlich. Aus folgenden Gründen.

Der Paragraph wurde eigentlich nicht für diese Zwecke geschaffen. Er diente ursprünglich dazu, ausländische Gäste mit dem von zuhause gewohnten Präparat zu versorgen, falls erforderlich. Und so sind einige Hürden zu überwinden, und die Frage der Haftung ist auch ein Thema. Am deutlichsten wird das durch die Stellungnahme der Deutschen CLL Studiengruppe (DCLLSG) und des Kompetenznetzes Maligne Lymphome e.V. (KML) vom 8. November 2012 (www.lymphome. de/Archiv/2012/11/PM_Marktruecknahme_MabCampath.jsp):

»[…] Zwar stellt das Unternehmen den Wirkstoff für individuelle Patienten über das sogenannte «Campath Access Programm (CAP)» kostenlos zur Verfügung. Doch weil durch die Zulassungsrückgabe auch die Gefährdungshaftung des Arzneimittelherstellers für dieses Medikament erloschen ist, ergeben sich für die verschreibenden Ärzte und ihre Patienten erhebliche rechtliche Konsequenzen und Auflagen. Zudem zeigen erste Erfahrungen, dass die Krankenkassen die Kosten für die Zubereitung der mit dem Wirkstoff versehenen Infusionslösung nicht immer übernehmen.

»Allein die rechtlichen Aufklärungspassagen sind eine Zumutung«, erklärte Prof. Dr. med. Michael Hallek, Leiter der Deutschen CLL Studiengruppe und Vorsitzender des Kompetenznetzes Maligne Lymphome e.V. »Das Unternehmen macht uns Ärzte zu Arzneimittelbestellern mit rechtlicher Haftung«, ergänzte Hallek. »Auch der Umfang der auszufüllenden Formulare ist nicht hinnehmbar – das können vielleicht große Zentren leisten, eine Arztpraxis aber häufig nicht«.

Damit CLL-Patienten das Medikament erhalten können, müssen sie zuvor schriftlich einwilligen, dass der behandelnde Arzt ihre persönlichen Daten an Dritte (z. B. die Herstellerfirma, die Mittelsfirma und ggf. nationale Behörden) weitergeben darf. Anschließend können die Onkologen das Krebsmedikament mit einem mehrseitigen Formular über eine Mittelsfirma im Ausland bestellen.

Doch der bürokratische Aufwand geht über den bloßen Bestellvorgang weit hinaus. Denn mit der Anwendung des nicht zugelassenen Wirkstoffs Alemtuzumab haben die verschreibenden Ärzte gegenüber ihren Patienten eine erhöhte Aufklärungs- und Begründungspflicht bezüglich der gewählten Arzneitherapie, alternativen Therapieoptionen, Erfolgsaussichten und etwaig unbekannten Nebenwirkungen (Quelle: DGHO. Rechtliche Rahmenbedingungen der Einzeleinfuhr von Arzneimitteln nach Deutschland (»named patient use«)). Außerdem gehen die Ärzte gegenüber dem Unternehmen und nationalen Behörden eine erhöhte Melde- und Dokumentationspflicht bezüglich der Nebenwirkungen des Wirkstoffs ein. Und da Alemtuzumab immer Nebenwirkungen hat – seien es auch nur zu erwartende Zytopenien – müssen jedes Mal umfangreiche Meldebögen ausgefüllt und weitergeleitet werden.

Die kommerziell motivierte Rückgabe der Zulassung von Alemtuzumab und die zukünftig vermutlich drastische Verteuerung des Medikamentes bei Neuzulassung [Der Kommentar erfolgte zu einer Zeit, als das Präparat noch nicht neu zugelassen war und daher kein Preis bekannt, Anm. d. Autors] stellt Ärzte und Patienten vor ein Dilemma: Da sich der Antikörper bei bestimmten Formen der CLL als einziges Erfolg versprechendes Mittel herausgestellt hat, sind die Ärzte verpflichtet, ihren schwer erkrankten Patienten diese Therapieoption anzubieten – mit allen rechtlichen Konsequenzen und Pflichten. Gleichzeitig entstehen den Krankenhäusern und Praxen aber nicht unerhebliche Kosten – zum einen durch den bürokratischen Mehraufwand, zum anderen, wenn die Krankenkassen die Kosten für die Zubereitung der Infusionslösung nicht übernehmen.

Diese Situation wird vom Kompetenznetz Maligne Lymphome e.V. und von der Deutsche CLL Studiengruppe aufs Schärfste verurteilt: »Bei diesem Procedere geht es nicht um den Patienten oder seine Sicherheit, sondern um das Streben einer Firma, seinen Profit mit genau der gleichen Substanz in einer anderen Indikation zu optimieren. Das finden wir nicht in Ordnung«, so der Vorsitzende beider Forschungsverbünde.« Soweit das Zitat.

Genzyme hat das kalt gelassen. Wen wundert das ernsthaft?

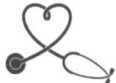

Wem jetzt Generika als Mittel zur Kostensenkung als Stichwort einfallen, dem würde ich gerne die Augen öffnen. Das Geschäftsmodell der Generikahersteller basiert auf einer einzigen, einfachen Grundlage: Me too! – ich auch. Mit Erlaubnis der ansonsten so restriktiven Zulassungsbehörden werden hier die Entwicklungen von forschenden und innovativen Unternehmen nach Ablauf der Patentschutzzeit für jeden Nachahmer freigegeben, der möchte. Diese müssen nun nicht mehr massiv Entwicklungsgelder in Entwicklungsprojekte und Zulassung stecken, da sie sich, halten sie sich an die Herstellungsvorschriften der Originalhersteller, die nach Freigabe der Patente allen zugänglich sind, einfach »ins gemachte Bett« legen können, indem sie eine »bezugnehmende Zulassung« auf die Zulassung des Originalherstellers beantragen können und üblicherweise auch bekommen. Das bedeutet: Umsatz und Gewinne ohne jegliches Risiko und ohne eigene Investitionen: Das Risiko musste der Originalhersteller tragen, und die eigenen Investitionen beschränken sich auf die einmalige Anschaffung von Produktionsanlagen, mit denen dann alles andere gemacht werden kann. Hexal, Stada, Ratiopharm und andere bekannte Hersteller erwirtschaften auf diese Weise ihre Gewinne in Milliardenhöhe – sie sind reine Generikahersteller, auch wenn sie, z. B. Hexal, Tochterunternehmen von forschenden Pharmagiganten sind, die auf diese Weise versuchen, gegenüber den Generikaherstellern nicht ins Hintertreffen zu gelangen. (Aber auch, und das ist auch für Generikahersteller interessant, auf diese Weise dafür sorgen, dass auch die deutlich niedrigeren Preise für Nachahmerprodukte noch deutlich höher sind als sie eigentlich sein müssten. Wie das geht, darauf komme ich sofort zurück.)

Das ist zunächst nicht schlimm! Denn, und das ist die gute Nachricht, die Qualität dieser Produkte ist damit die gleiche wie die des Originals! Solange man (die Überwachungsbehörden!) sorgfältig darauf achtet, dass jene sich an die Herstellvorschriften halten, für die diese die Zulassung bekommen haben. Und das erfolgt in der Regel recht zuverlässig, unter anderem auch, um nicht Gefahr zu laufen, sich selbst das Grab zu schaufeln.

Aber es gibt auch eine schlechte Nachricht: Da nun der Originalhersteller nach Ablauf der Patente die Originalprodukte nicht teurer verkaufen kann als die

Generikahersteller ihre Me-Too-Produkte, muss er alle Kosten und erwarteten Gewinne in der Zeit des Patentschutzes einfahren! Das sind, obwohl theoretisch ungefähr 20 Jahre, in praxi irgendetwas mit 10 Jahren, da man natürlich nachvollziehbar den größten Teil der Entwicklung unter Patentschutz erledigt hat – was in der Größenordnung 10 Jahre liegt.

Das aber hat zwei Konsequenzen: Die Originale sind weit überteuert! Denn mit ihnen müssen ja nun in einer vergleichsweise kurzen Vermarktungsphase die Entwicklungskosten, die auch 'mal im dreistelligen Millionenbereich liegen können, nach der Formel oben zusammen mit einem satten Gewinn für mehr als die 10 Jahre unter dem verbleibenden Patentschutz und Kosten, die in die Forschung nach neuen und zusätzlichen Tätigkeitsgebieten (»Expansion«) fließen sollen, eingefahren werden. Und so wird unser Gesundheitssystem gerade durch innovative Hightech-Entwicklungen und den nicht mehr in unser System passenden Regularien einer Medikamentenentwicklung übermäßig belastet, was, folgte man anderen Modellen, nicht sein müsste.

Ferner wird sich ein forschendes Unternehmen sehr wohl überlegen, wie die Gelder, die es so einnimmt, sinnvoll eingesetzt werden. Ein nicht kleiner Teil geht dafür drauf, gegenüber dem Wettbewerb standhalten zu können – Werbung und Marketing. Was in anderen Modellen auch nicht erfolgen würde.

Und so ist gängiger Trick, dass sich ein Pharmakonzern, möglichst unauffällig und von der Allgemeinheit nicht wahrgenommen, einen Generikahersteller kauft. Novartis hat das, wie gesagt, mit Hexal gemacht. Damit fährt man zweigleisig: Indem man, als Originalhersteller, die Preise für das Originalprodukt künstlich hoch hält, schafft man ein hohes Kostenniveau als Bezugspunkt für die Generika. Denn bei der Preisgestaltung orientieren sich die Behörden an den Kosten des Originals. Zwar verkauft man nun praktisch kein Originalprodukt mehr, da die Kostenträger nun natürlich den Ärzten die Daumenschrauben anlegen, nur noch Generika zu verschreiben – unter dem Deckmantel der Kostensenkung. Das stört aber den klugen Pharmagiganten überhaupt nicht – denn er ist ja noch sein eigener Generikahersteller, der nun das nicht vertreibbare Originalprodukt als Generikum zu den marktüblichen Preisen verkauft – dank virtuellem Originalprodukt auf höherem Niveau.

Natürlich könnte er auch das Original zum Generikumspreis verkaufen – mit dem gleichen Ergebnis. Nur: Dann fiele der Preis für das Original. Und das könnte die Behörden dazu bringen, auf Druck der Kostenträger die Preise für Generika noch mehr zu senken. Daran aber hat weder der Originalhersteller noch der/die Generikahersteller ein Interesse. Und so gibt es hinter den Kulissen die merkwürdigsten Konstellationen…

Freier Markt und Marktwirtschaft sind gut. Solange sie nicht der amerikanischen Auffassung von Marktwirtschaft folgen, sondern der sozialen eines Ludwig Erhardt. Und exakt dieser soziale Aspekt sollte und muss dazu führen, dass der Markt immer dann nicht frei ist und sein darf, wenn er sich nicht nach marktwirtschaftlichen Regeln selbst regulieren *kann*!

Eine der Regulationskräfte ist freier Wettbewerb. Der aber setzt voraus, dass Wettbewerb überhaupt stattfindet. Wie gesehen ist das aber nicht der Fall, die Realität ist eigentlich eher dazu geeignet, das Kartellamt einzuschalten: Es gibt nur wenige, meist globale und damit extrem mächtige Hersteller, die sich gegenseitig nicht das Wasser abgraben wollen und daher einerseits über ihr Produktportfolio, andererseits über die genannten Mechanismen dafür sorgen, dass alles beim Alten bleibt und nichts am System geändert wird. Das bedeutet: Der wichtigste Korrektor über das Ziel hinausschießender marktwirtschaftlicher Aktivitäten existiert nicht: Wettbewerb!

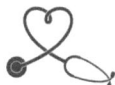

Das Berufsbild des Arztes hat sich aufgrund des Drucks, den die Kostenträger ausüben können und tatsächlich ausüben, grundlegend geändert.

Der Arzt ist heute kein Arzt mehr. Er ist Betriebswirt. Er darf sein Handeln nicht nach dem Wohl des Patienten ausrichten, sondern nach der Bilanz seines »Unternehmens«. Er muss ökonomisch tätig werden, um die monatlichen Kosten und einen – ja heute wirklich! – bescheidenen Gewinn einzufahren. Die Zeiten, dass man seinem Nachwuchs, der mit der Idee liebäugelt, Arzt zu werden, dazu riet, weil man damit auch Geld verdienen konnte, sind längst vorbei. Heute verdienen nur noch einige Nischenärzte wie Plastische Chirurgen oder Dermatologen, die sich weniger auf Psoriasis und Dermatomykose spezialisiert haben sondern eher auf Korrekturen hin zu einem Schönheitsideal, gut, nein sehr gut; sowie Ärzte, die sich verstärkt um Privatpatienten kümmern.

Und heute droht über jedem Arzt das Damoklesschwert des Regresses: Jeder Arzt hat ein virtuelles Budget, festgelegt von den Kostenträgern aufgrund statistischer und strategischer Überlegungen, das er für Medikamente ausgeben darf. Übersteigen die verschriebenen Medikamente im Laufe eines Jahres dieses Budget, gibt es vier Möglichkeiten:

- Er verschreibt keine weiteren Medikamente mehr. Das ist gleichzusetzen mit dem Schließen der Praxis bis zum neuen Abrechnungszeitraum. Denn es gibt wenig zu tun, wenn ein Arzt keine Medikamente verschreiben kann. Und Patientenberatungen ohne Verschreibungen lohnen sich, wie wir oben gesehen haben, finanziell nicht!

- Er hat das Mitgefühl des Kostenträgers, der die Budgetüberschreitung mehr oder weniger klaglos übernimmt. Das Problem dabei: Das kann er nicht steuern. Selbst wenn die gesetzliche Krankenkasse #1 noch Verständnis für die Mehrausgaben hätte, die Kasse #2 aber nicht: Was tut er, wenn ein Kasse-#2-Patient kommt? Exakt das würde die ach so viel bemühte Zwei-Klassen-Medizin weiter befördern!

- Er behandelt nur noch Privatpatienten adäquat, die das nötigenfalls aus eigener Tasche zahlen. Auch Zwei-Klassen-Medizin.

- Er verschreibt weiter gemäß seinem Eid und wird über die zu viel verschriebenen Kosten tatsächlich in Regress genommen, zahlt sie also aus eigener Tasche. Und das selbst Jahre danach rückwirkend.

Ich kenne Fälle, die auf diese Weise fast oder tatsächlich zur Privatinsolvenz von Ärzten geführt haben. So hat ein befreundeter Arzt in seiner Verpflichtung dem Patienten gegenüber über Jahre hinweg mit Wissen und Billigung der Kostenerstatter ein extrem teures Medikament, das in schweren Fällen erstattet wurde, bei einigen chronischen Patienten angewendet, da die routinemäßig verwendeten Alternativen, nichts gebracht hatten – auch noch teuer, wenn auch nicht so extrem. Jahre später nun besannen sich die Kostenerstatter eines Besseren, nahmen das Präparat von der Liste erstattungsfähiger Medikamente und verweigerten nun *rückwirkend* das erhöhte Budget. Er sollte daher 1,5 Mio. Euro *zurückzahlen*.

Das wollte, nein konnte er natürlich nicht, denn wie ich schon sagte: Reich wird man als Arzt heute nicht mehr. Und so gab es nur zwei Möglichkeiten: Privatinsolvenz, was bedeutet hätte, das Häuschen, in dem er lebt und nach seiner altersbedingten Praxisaufgabe wohnen will, zu verlieren, sowie die Praxis samt Einrichtung und Gerätschaft, also seine Lebensgrundlage bis dahin. Inklusive bescheidener Bonitätsauskunft, was heute einem Todesurteil nahe kommt: Man bekommt nichts mehr. Das wollte er natürlich nicht, und so klagte er, die zweite Möglichkeit. Das Ergebnis, wie leider immer häufiger in unserer Gesellschaft, ein wachsweicher Vergleich: Nun muss er »nur« das zurückzahlen, was er sich im Laufe eines langen Arztlebens für seinen Ruhestand auf die Seite gelegt hat. Pleite, aber immerhin nicht insolvent. Und dann kamen die anderen Kassen, die wie die Aasgeier auf das Urteil gewartet hatten – und verlangten auch einen Vergleich.

Man möge sich das einmal auf der Zunge zergehen lassen: Ein Arzt geht seiner ureigensten Aufgabe nach, gemäß seinem Eid das Beste für den Patienten herauszuholen. Er selbst hat von der Behandlung mit dem betreffenden Medikament nichts, nur der Patient – und der Hersteller: Kein Cent der höheren Behandlungskosten floss in seine private Tasche! Aber er soll persönlich dafür zahlen, weil ein paar Sesselpupser der Meinung sind, nicht dafür aufkommen zu müssen – warum auch immer. Und das auch noch rückwirkend. Das macht Lust darauf, Arzt zu werden!

Der Arzt ist heute kein Arzt mehr, sondern Unternehmer. Idealerweise bevor er sich niederlässt, muss er sehr genau prüfen, was und wie er das, was er machen will, tun muss. Er braucht heute, dank des von Kostenerstattern geforderten und geförderten Wettbewerbs, eine klare Vorstellung seines USP, seines unique selling points bzw. Alleinstellungsmerkmals, seiner Ausrichtung – für jeden da zu sein oder nur für Privatpatienten –, der Konsequenzen seiner Entscheidungen, der Szenarien, die eintreten könnten und wie man damit umgeht, kurz: Er muss all das machen, was ein Unternehmer machen muss, wenn er ein Start-up gründet: einen Geschäftsplan samt Finanzplanung erstellen.

Hat er dann seine Praxis erfolgreich gegründet, heißt es, diesen Plan, man nennt ihn nun Marketingplan, regelmäßig, vorzugsweise quartalsweise, an die jeweiligen Begebenheiten anzupassen und ggf. Konsequenzen zu ziehen – möglichst früh, um einen möglichen Schaden möglichst klein zu halten. Nicht für sich selbst, sondern für die Kassen! Als Unternehmer ist es nun seine primäre Aufgabe, die Ausgaben der Kassen im Auge zu behalten, damit er nicht Gefahr läuft, persönlich in Regress genommen zu werden. Diese haben damit die Möglichkeit, freigewordene Freiheitsgrade zu nutzen, andere Sparmöglichkeiten zu identifizieren.

Der Arzt ist heute kein Arzt mehr, sondern Verkäufer. Er verkauft Stangenware, die die Kostenerstatter ihm liefern – genormte Behandlungsmodule, nach dem jeweiligen Fall zusammengesetzt. Lego-Prinzip. Sie glauben es nicht? Lesen Sie einmal die Liquidationen, die Privatpatienten von ihrem Arzt bekommen! (Als Kassenpatient bekommen Sie diese Informationen nicht, da hier der Arzt direkt mit der Kasse abrechnet.) Er ist nicht frei in seinen Entscheidungen, sondern gebunden an das, was die Krankenkassen ihm erlauben. Konnte ein Arzt früher im Rahmen eines »Therapieversuches« Medikamente auch außerhalb der zugelassenen Indikationen einsetzen, wenn er das für richtig hielt, muss er heute zunächst prüfen, ob die Kostenerstatter das bezahlen und das vertraglich absichern. Ansonsten muss er es – oder der Patient.

Ärztlicher Zuspruch nach einem »ausführlichen Beratungsgespräch« von sechs Minuten? Fehlanzeige. Und das, obwohl schon heute jedem außerhalb des Systems (und denen im System auch; sie geben es aus nachvollziehbaren Gründen nur nicht zu) klar ist, dass es eine der falschesten Entscheidungen war, den praktischen Arzt, also den Arzt abzuschaffen, der keine Facharztausbildung hatte. Zu ihm gingen die alten Mütterchen und Väterchen, die so ziemlich jedes Wehwehchen hatten, das sie kannten, und das dann unmittelbar nach dem Besuch, spätestens aber nach der dritten Plazebo-Pille, wieder vorbei war. Ja, der Herr Doktor! Der kann's halt. Und heute? Heute muss sie/er zum »Facharzt für Allgemeinmedizin«, darf da nur einmal im Quartal hin und bekommt nach sechs Minuten Gespräch, in dem sie/er noch nicht einmal schildern konnte, wo's denn zwickt, im besten Fall Psychopharmaka – genormt und vom Kostenträger erstattet. Ist das nicht pervers?

Der Arzt ist heute kein Arzt mehr, sondern Fließbandarbeiter. Wenn seine Praxis heute nicht von morgens bis abends ohne auch nur kürzeste Pausen durchgetaktet ist, rechnet sie sich nicht mehr! Darunter leiden nicht nur die Arzt-Patienten-Verhältnisse sondern auch die des Arztes zu seinen Mitarbeitern. Es gibt, wie so häufig in unserer modernen Gesellschaft, keinerlei soziale Kontakte mehr. Nicht wegen Internet und Computer sondern einer immer kälter werdenden Gesellschaft, deren Maxime Effektivität und Kostenersparnis als Voraussetzung für

Gewinnoptimierung sind. Auch und gerade im Gesundheitssektor. Ein gemeinsamer Kaffee im Aufenthaltsraum neben der Toilette zwischen zwei Patiententerminen ist nicht mehr möglich, Kommunikation beschränkt sich auf das absolut Notwendige, Fachliche. Der Arzt, wie seine Mitarbeiter, kommen morgens, funktionieren im Sinne des Systems, und gehen abends. Mit 30 Minuten Mittagspause. Darunter leidet die Lust, sich um den Patienten zu kümmern. Bleibt zu hoffen, dass der Arzt das abends nicht mit nachhause nimmt…

Der Arzt ist heute kein Arzt mehr, sondern Manager. Da unterschiedliche Kostenerstatter mit unterschiedlichen Herstellern im Bett liegen, muss er, bevor er ein Medikament verschreibt, anhand der Versicherung des Patienten ermitteln, welches er zu verschreiben hat. Das kann bei Frau Maier, die das gleiche hat wie Herr Müller, das entsprechende Produkt eines anderen Herstellers sein, weil die Kassen Preise mit einem Hersteller aushandeln, und der Arzt dann doch »bitte« dessen Produkt verschreiben »soll«. Glauben Sie nicht? Ich kenne Fälle, da wurden Privatpatienten schriftlich aufgefordert, den Arzt doch darum zu »bitten«, das nächste Mal das Medikament Soundso zu verschreiben. Und das delegiert er, wie ein guter Manager, an seine Mitarbeiter.

Wie ein guter Manager sorgt er dafür, dass seine Mitarbeiter funktionieren. Neben Motivation heißt das auch, sie kontrollieren. Denn Delegation ist ja nicht eine amerikanische Hightech-Waffe: fire and forget. Die Forderung nach Qualitätsmanagement, heute eine unabdingbare Voraussetzung für Unternehmen, gilt natürlich auch für das des Arztes. Apropos QA/QC: Das gilt es natürlich auch, zu implementieren. Und so geht es weiter.

Ich war bzw. bin Manager, wenn auch ein ganz kleiner! *Ich* hätte nicht die Zeit, mich neben meinen Aufgaben als Manager oder Unternehmer auch noch persönlich um Patienten zu kümmern.

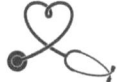

Und es geht noch weiter, mit den unterschiedlichen Augenhöhen. Die Kassen von heute scheinen vergessen zu haben, für wen sie eigentlich da sind. Als Patient fühlt man sich heute zunehmend als Bittsteller, der nicht das *Recht* hat, sich behandeln zu lassen, sondern dem die *Gnade* einer Behandlung zuteilwird. Ganz nach alter Gutsherrenart.

Manchmal kann ich mich des Eindrucks nicht erwehren, dass sich eine Branche gebildet hat, die nur noch Selbstzweck ist. Sie hat sich vom Gesundheitssektor vollständig abgetrennt und mit diesem nur noch in der Form zu tun, dass ein Teil der Mittel, die sie bekommt, dahin fließen muss, wo sie gebraucht werden. Was dazwischen abläuft, ist *black box*, die nicht viel mit Gesundheit zu tun zu haben scheint, und ich bekomme zunehmend Zweifel, ob die, die sich in dieser Sub-Branche tummeln, selbst wissen, was sie tun.

Die Kostenträger sind zu reinen Finanzdienstleistern degeneriert. Ihr Fokus liegt auf einem einzigen Objekt: Geld. Es kümmert nicht mehr der Mensch, das Individuum, sein Schicksal. Hüftgelenk? Wie alt ist der Patient? Lohnt sich das noch? Wie bitte – Pflegestufe III? Niemals! Das ist allerhöchstens II, wenn nicht gar I! Dann wird der Medizinische Dienst involviert. Denn: »Der Medizinische Dienst der Krankenversicherung (MDK) ist der medizinische, zahnmedizinische und pflegerische Beratungs- und Begutachtungsdienst für die gesetzliche Kranken- und Pflegeversicherung in Deutschland. [...] Der MDK hat die Aufgabe, die medizinischen und pflegerischen Fragestellungen der gesetzlichen Kranken- und Pflegekassen [...] sozialmedizinisch zu beantworten, damit von diesen eine leistungsrechtliche Entscheidung getroffen werden kann. [...]« (de.wikipedia. org/wiki/Medizinischer_Dienst_der_Krankenversicherung; 19. 09. 14). Weiter: »Der MDK soll als sozialmedizinisches Beratungsorgan der Kranken- und Pflegekassen medizinischen Sachverstand in das System einbringen und gleichzeitig sicherstellen, dass alle Versicherten der gesetzlichen Kranken- und Pflegekassen bei bestimmten Leistungsfällen medizinisch neutral und nach gleichen Kriterien beurteilt werden [...].«

Ist Ihnen etwas aufgefallen? »*Leistungsrechtlichte* Entscheidung«, nicht »*sachgemäße*«... Aber jetzt: »Der Gesetzgeber hat auf eine Einzelvergütung von Empfehlungen zu leistungsrechtlichen Entscheidungen der Krankenkasse verzichtet. Der MDK wird durch eine Umlage aller Krankenkassen im Land finanziert, die sich durch die Anzahl der Mitglieder einer Krankenkasse errechnet. Damit ist der Medizinische Dienst der Krankenversicherung dem Wettbewerb der einzelnen Krankenkassen(-arten) entzogen.« Heißt: Der MDK bekommt viel Geld, nur weil es ihn gibt, und er muss sich nicht sorgen, dass sich das ändert! Oder mit anderen Worten: Es ist vollkommen egal, wie der MDK im Einzelfall entscheidet und was er getan hat, zu dieser Entscheidung zu kommen. Es ist auch vollkommen egal, mit wie vielen Anfragen er betraut wird und wie viel Aufwand er betreibt, um sie zu beantworten: Er bekommt immer ein sehr gut planbares Budget in Form von Kopfgeldprämien und hat sich niemandem gegenüber zu verantworten, weil Wettbewerb bewusst ausdrücklich ausgeschlossen wurde.

Und wie wird der nun wohl im Zweifel entscheiden? Wer nun sagt »neutral« oder gar »im Interesse des Patienten« hat ihn noch nie benötigt. Glück gehabt! In der Regel entscheidet er, wie Juristen, nach Aktenlage, nicht nach Situation. Das ist ein gewaltiger Unterschied. Aktenlage ist das, was man nachlesen kann: Standardproblemstellungen. Das hat einer 'mal aufgeschrieben, und zwar einer von den Kostenerstattern. Situation ist das, was ist: individuelle Abweichungen von der Standardproblemstellung. Das hat, in seiner Komplexizität, niemand aufgeschrieben. Und so haben wir wieder Platons Höhle: Der Medizinische Dienst glaubt, aufgrund der Schatten, Aktenlage, die Realität vor der Höhle zu kennen. Und entscheidet danach.

Ich möchte nichts unterstellen – aber lädt dieses System nicht geradezu dazu ein, dass passiert, was passiert? Lädt das nicht geradezu zu der geübten Praxis ein, sich Musterentscheidungen zu erarbeiten, mit denen dann Einzelfälle schnell, einfach und schablonenhaft entschieden werden können, ohne großartig auf den speziellen Fall eingehen zu müssen? Denn egal, wie der Feedback ausfällt und wie viele Entscheidungen dann vor Gericht ausgefochten werden müssen – am Prinzip ändern muss sich nichts, und wird sich daher auch nichts.

Auch die Krankenkassen haben die derzeit in allen Hirnen kreisende Idee der »personalisierten« Medizin aufgenommen. Gleichzeitig aber erstatten sie anhand von »Erstattungspauschalen«: Ein Krankenhausaufenthalt darf nur soundso viel kosten, mehr wird nicht erstattet. Die Pauschale wurde gefunden, indem die Kosten der individuellen Behandlungen früherer Zeiten statistisch ausgewertet und ein »Mittelwert«, vielleicht auch ein »Median« willkürlich gefunden und zugrunde gelegt wurde, der anteilmäßig gekürzt wurde, um im »Gesamtbudget« zu bleiben. Ist das nicht eine contradictio in adiecto – ein Widerspruch in sich selbst: personalisierte Medizin mit Kostenpauschalen? Oder versteht jeder unter »personalisierter Medizin« etwas anderes? Offenbar, und dann sollte ganz schnell an einer gemeinsamen Definition gearbeitet werden. Ich werde dem ein ganzes Kapitel widmen: *Kategorisiert? Personalisiert? Individualisiert?*

Natürlich kann man nur Geld ausgeben, das man hat. Nur habe ich den Eindruck, dass Gelder, die ausgegeben werden, auch besser ausgegeben werden könnten. Es mag ja, versicherungstechnisch gesehen, gut und richtig sein, den allzu häufig in dieser Hinsicht phlegmatischen Versicherten in den Hintern zu treten und dazu zu bringen, gesünder und verantwortungsbewusster zu leben.

Nur wenn dann dieser Tritt darin besteht, zwecks Prophylaxe auf »gesunde Ernährung« umzustellen und mehr Sport zu treiben; und die empfohlene gesunde Ernährung dann in Omega-3-Fettsäuren, cholesterinarmer Diät und Alkohol- und Tabakverzicht besteht und der Sport in Betätigungen, die, so praktiziert wie empfohlen, im Laufe eines Lebens zu Gelenksproblemen mit der Notwendigkeit zur Intervention führt, die dann z. B. in einer nicht erforderlichen aber bezahlten Kniegelenksoperation besteht, dann frage ich mich manchmal, wer von uns beiden spinnt: der Rest der Welt oder ich?

Man erwog/erwägt ernsthaft, Mitgliedsbeiträge von Risikofaktoren abhängig zu machen. Rauchen ist generell schlecht für die Gesundheit, also sollen Raucher generell mehr zahlen, da die Gesellschaft für die Konsequenzen individuellen Rauchens aufkommen muss. So wird argumentiert. Und mein Vater? Der ist so gut wie nie in seinem Leben, auch im Alter, zu einem Arzt gegangen oder ins Krankenhaus, hat also die Gesellschaft nicht belastet. Und hat geraucht wie ein unter Volllast stehendes Kohlekraftwerk. Er hätte noch Geld zurückbekommen müssen, anstatt welches zu zahlen. Mein Großvater war adipös und erreichte doch ein sehr hohes Alter weit über dem Durchschnitt. Zwar hatte er mehrere Herzinfarkte. Allerdings in einer Zeit kurz nach der sehr langen sowjetischen Kriegsgefangenschaft, als er noch mager wie ein Handtuch war. Später, als er sich dann »weiter entwickelt« hatte, hatte kein Arzt mehr Freude an ihm, so selten wie er ihn besuchen musste. Trotz Sahne satt.

Und wenn dann noch festgestellt wird, dass bis dato sich »richtig« ernährende Menschen eine geringere Lebenserwartung haben als ausgerechnet adipöse, die man eigentlich mit einem »Strafzoll« belegen wollte, dann wird's so richtig komisch. Wovon ich da fasele? Freuen Sie sich auf das folgende Kapitel!

Es gibt, neben versickernden Verwaltungskosten, jede Menge Einsparpotential, das Krankenkassen nicht nutzen. Zwei nach der Eliminierung von Genzyme-artigen Exzessen in meinen Augen der größten sind Angleich der Medikamentenkosten an europäisches Niveau; Deutschland hat bei Weitem die höchsten Preise für gleiche Medikamente. Was zu »Re-Importen« führt – der Einfuhr von Medikamenten aus anderen europäischen Ländern aufgrund des gemeinsamen Marktes. Und die Disziplin der Versicherten, was z. B. die Medikamenteneinnahme betrifft. Ich meine damit weniger die falsche weil zu kurze Einnahme von Antibiotika, die zu erheblichen Zusatzkosten führt, da nun Resistenzen teuer zu behandeln sind. In der Summe mehr zu Buche schlägt, dass man (Rest-)Medikamente wegschmeißt, wenn man sie nicht mehr braucht. Spätestens, wenn ihr Verfallsdatum nach langem Herumliegen erreicht ist. Und nachdem man das in anderen Ländern erkannt hat, gibt es dort, anders als bei uns, nur noch die Anzahl von Pillen, die man wirklich braucht. Dazu muss allerdings eine Packung geöffnet und auf mehrere Patienten verteilt werden. Bei uns geht das nicht! Aus gesetzlichen Gründen. Und sei es nur, weil es nur *eine* Packungsbeilage pro Packung gibt…

Und dann denke ich an die riesigen Summen einsparbarer Medikamente, weil die Kassen nicht mehr den Praktischen Arzt haben wollen, der keine Psychopharmaka verschreibt, sondern zuhört. Der nicht in zehn Minuten am Fließband abarbeitet, was beide, Arzt und Patienten stresst, sondern sich Zeit lassen kann, auf die Psyche einzugehen. Wir beklagen uns über Stress und Burn-out! Ein Wunder, wenn keiner mehr seinen Frust loswerden kann?

Die Krankenkassen beklagen sich über die hohen Medikamentenkosten, die sie tragen müssen, und schimpfen auf Pharma – teilweise zu Recht. Aber zu einem effektiven Management der zu verteilenden Medikamente und damit zu Einsparungen in Millionenhöhe, dazu können sie sich nicht entschließen. Lieber werden Generikapreise durchgeboxt, teilweise Verträge mit Herstellern gemacht. Beide profitieren davon: Der Hersteller kann mit garantierten Einnahmen rechnen, der Kostenträger mit planbaren Ausgaben. Eine Vereinfachung für beide auf Kosten derer, um die es geht.

Evidence und Rückzugslinien

Eine banale Frage: Warum gibt es uns?

Bevor Sie nun anfangen, über den Sinn und Unsinn des Lebens im Allgemeinen und den des Menschen im Besonderen zu sinnieren, um eine adäquate Antwort geben zu können: Darum geht es mir nicht! Zum einen ist die Frage rhetorisch gemeint, wie soll es hier auch anders sein, und zum anderen geht es mir nicht um religiöse oder philosophische Betrachtungen unseres Seins, wenngleich ich letztere auch für äußert interessant halte. Es geht mir also an dieser Stelle nicht darum, zu erfahren, was ein möglicher *rechtfertigender* Grund unserer Existenz auf diesem so schönen Saphir in unserem Universum, ja sogar der Existenz des Universums insgesamt sein könnte.

Nein, viel einfacher und doch sehr viel komplizierter: Warum existiert die Menschheit eigentlich noch? Wobei ich die Betonung auf »noch« setze; es aber auch nicht geopolitisch oder machtstrategisch meine – dutzendfacher Overkill, Apokalypse usw. Auch nicht, auf Endzeit-Katastrophenfilme und Pseudodokus schielend, hinsichtlich möglicher Bedrohungen aus dem All.

Viel banaler! Denn wenn man all die Horrormeldungen hört über Killerviren, Vogelgrippen, AIDS, MRSA, BSE, Ebola und andere Seuchen und Infektionen, heutzutage und früher, erhebt sich doch schon einmal die Frage: Warum haben uns all die Seuchen und Infektionen nicht bereits längst ausgelöscht? Zumal die meisten von ihnen zu einer Zeit stattfanden, in der es nach heutigem Selbstverständnis keine »Medizin« gab, zumindest keine nach unserem heutigen wissenschaftlichen Stand.

Die Pest um 1350, der ein Drittel der Bevölkerung in Europa zum Opfer fiel. Warum nicht die gesamte? Oder die große Pockenepidemie im 18. Jh., von der praktisch jeder betroffen war und die erneut fast ein Drittel der Befallenen nicht überlebte. Warum nicht *alle* nicht? Weitere verheerende Ereignisse folgten in den folgenden Jahrzehnten mit Fleckfieber, Cholera, Typhus und Tuberkulose. Die Menschen haben überlebt – ohne Antibiotika und Intensivmedizin. Warum? Das letzte große Ereignis war das schlimmste: Es war keine Epidemie, also eine örtlich begrenzte Seuche, sondern eine Pandemie, eine den gesamten Erdball heimsuchende Infektion mit dem Erreger der »Spanischen Grippe« zwischen 1918 und 1920 – damals kamen zwischen 20% und 30% der *Weltbevölkerung* um, heute wären das 1,5 bis 2 Milliarden Menschen, also die Einwohner von Indien und Afrika und mehr. Das ist nicht wenig. Aber eben – nicht alle: Drei von Vieren weltweit überlebten!

Führt man sich dann noch vor Augen, mit welchen anderen potenziell tödlichen Problemen jedes Lebewesen auf diesem Planeten (und vermutlich auch andernorts) täglich zu kämpfen hat, und ich meine hier nicht den natürlichen Kampf um oder als Beute, ist es fast verwunderlich, dass überhaupt noch etwas existiert, das mehr ist als ein Archaeon – ein sehr primitives Urbakterium.

Apropos Infektion – Was macht eigentlich BSE? Was macht die Vogelgrippe? Gibt's die noch oder sind sie verschwunden? Wenn ja, warum, wenn nein, warum hört man nichts mehr davon? Vielleicht erinnern Sie sich noch an die Horrormeldungen, die sich täglich überschlugen, und die Endzeitstimmung, mit der die Medien Auflagen und Quoten in die Höhe trieben und Pharmafirmen gigantische Gewinne machten – und die Gesellschaft riesige Verluste, da sie sich mit Impfstoffen eindeckte, die sie dann nicht mehr brauchte. Alles wieder gut? Müssen wir uns nicht mehr sorgen? Wenn ja, warum nicht mehr?

Merkwürdig, wir Menschen! Cholerisch und sofort hysterisch in Panik, aber nicht für lange. Wir hasten von Panik zu Panik, sind geradezu *panic hopper*, Hysterie-Junkies! Gibt es keine, machen wir eine. Und damit wir uns auch so richtig schön rein steigern können, machen wir uns jeweils unsere gerade passenden Paniken, indem wir Mücken nehmen und zu Elefanten aufblasen… Bis wir gelangweilt werden und daher die nächste Mücke suchen.

Wir scheinen das zu brauchen! Und so blasen wir in unserer Euphorie wahllos alles, was wir in die Finger bekommen, leider auch häufig positive Erkenntnisse, bis zur Hysterie auf, wie wir noch sehen werden. Vor allem in der Medizin, da es hier ans Eingemachte geht – glauben wir: an uns selbst. Stichworte euphorisch: Genomanalyse, Stammzellen, rote Biotechnologie aber auch, hysterisch, Pränataldiagnostik, Stammzellen, grüne Biotechnologie. Oder kommerziell: monoklonale Antikörper, Cholesterin, Omega-3-Fettsäuren.

In der Regel kehrt dann aber, wie man dann jeweils sieht, nach einigen Tagen oder Wochen der Aufregung wieder Normalität ein. Der Mensch vergisst nicht nur die Attitüden und Fehlleistungen der Politiker schnell! Man stellt dann höchstens noch fest, dass wohl das alles doch nicht »so schlimm« gewesen war wie ursprünglich angenommen. Daraus lernen aber tun wir nicht.

Und so hat inzwischen auch HIV viel von seinem Schrecken verloren, zurzeit ist es Ebola. Zwar gibt es auch heute noch keine Möglichkeit der Heilung – Retroviren, zu denen HIV, aber auch die Herpes- oder die Hepatitis-B- und -C-Viren und andere gehören, bauen sich ins menschliche Genom ein und sind leider von dort (noch!) nicht wieder entfernbar. Aber man kann gegen einen Ausbruch der Erkrankung, die Virenvermehrung und damit die tödlichen Konsequenzen etwas tun, so dass eine Infektion heute nicht mehr mit schlechter Lebensqualität oder gar einem Todesurteil gleichzusetzen ist. Das war nicht immer so!

Viren und Bakterien sind nur eine Sorte von Phänomenen, die uns täglich nach dem Leben trachten. Wobei bitte zur Kenntnis zu nehmen ist, dass wir mit der Mehrheit der Bakterien friedlich koexistieren, einige von ihnen sogar zu unserem Nutzen einsetzen – Milchsäurebakterien (Joghurt, Käse), Essigsäurebakterien (Essig), Propionibakterien (Emmentaler) usw. –, mit anderen in echter Symbiose leben – Darmbakterien (E. coli), die Bakterien des Säuremantels der Haut (Staphylokokken, Corynebakterien, Streptokokken), die Bakterien der Vagina (Döderlein-Bakterien), die dem Neugeborenen noch während der Geburt einen ersten Hautschutz verpassen und dafür sorgen, dass der sich, noch ohne ausreichenden eigenen Immunschutz, nicht in den ersten Lebensstunden mit tödlichen Keimen herumschlagen muss – und von anderen sogar existenziell abhängen. So produzieren einige im Darm lebende nicht nur lebenswichtige Vitamine (Vitamin K → Blutgerinnung; Vitamin B_{12} → Zellteilung, Blutbildung; Vitamin B_6 → Blutbildung, Glycogenstoffwechsel, …), auch das Immunsystem scheint ohne sie nicht erfolgreich arbeiten zu können.

Ja, das Immunsystem! Das wird uns im Folgenden noch häufiger beschäftigen…

Derzeit wissen wir über diese Abhängigkeiten (und viele andere, die den Menschen betreffen) noch verdammt wenig – nur, dass zwei Kilogramm unseres Körpergewichtes durch Bakterien verursacht werden, die wir zu unserem Nutzen mit uns herumtragen; hauptsächlich im Darm. Noch eindrucksvoller folgende Information: Sie, ich, jeder Einzelne von uns besteht aus etwa 10 Billionen Zellen (manche gehen von bis zu 100 Billionen aus. Aber keiner hat sich bislang die Mühe gemacht, die einmal nachzuzählen!) und trägt 100 Billionen Bakterien mit sich herum. Auf jede Körperzelle kommen somit bis zu 10 Bakterien.

Das sollte einem zu denken geben: Bin ich eigentlich »Ich« oder doch eher »Wir«…? Auf die als Buchtitel eines zu Recht sehr erfolgreichen Buches von Richard David Precht gestellte Frage »Wer bin ich, und wenn ja wie viele?« gibt es also eine klare und eindeutige Antwort zumindest auf den zweiten Teil der Frage: 100 Billionen und einer. Da kommt es dann auf ein paar gespaltene Persönlichkeiten mehr oder weniger nicht mehr an…

Eine andere Sorte von Killer ist das Sonnenlicht, speziell die UV-Strahlung, und die »kosmische Strahlung«, hochenergetische Teilchen, mit der hauptsächlich die Sonne uns bombardiert. Beide setzen sekündlich Schäden am Erbgut aller Zellen des Menschen, und das in voller Bandbreite – von harmlos bis tödlich für die Zelle. Es lebe der Sonnenbrand!

Gifte sind weitere Killer! Seit Menschengedenken vergiften wir uns ständig – aus rituellen oder spirituellen Gründen oder Genusssucht. Ob es das Bierchen oder Weinchen ist, mit dem wir das Zellgift Alkohol zu uns nehmen oder die Zigarette, die ihren Ursprung in der Pfeife hat, die schon seit 1.500 v. Chr. bei Indianern am Amazonas am Lagerfeuer kreiste. Ob es Halluzinogene sind, die wir meist aus dummen, manchmal aus lebenserhaltenden Gründen konsumieren oder die Hilfs- und Begleitstoffe, die der Lebensmittel- oder Spielzeugindustrie das Leben erleichtern. Von den Umweltgiften, die die Dinge unseres täglichen Lebens mit sich bringen, ganz zu schweigen. Sie kennen sie alle, ich muss hier nicht ins Detail gehen.

Obwohl wir also unseren Körper tagtäglich den tödlichsten Killern aussetzen, die wir uns vorstellen können – wir leben dennoch: Ozon hin, Feinstaub her!

Stellt man nun einem Mediziner die Frage von oben, wird der, all diese und andere potentielle Killer im Auge habend, sofort auf unsere hochklassige Medizin zu sprechen kommen, die verantwortlich dafür ist, dass wir alle immer älter und dabei auch noch gesünder werden. Auf unsere Erkenntnisse in Sachen Gesundheit, auf das (manchmal vermeintliche) Ausrotten von Seuchenerregern, auf die hochstehende Apparatemedizin und das Können heutiger Ärzte. Schnell fallen dann Stichworte wie »Hygiene«, »Prophylaxe«, »Antibiotika«, »Beta-Blocker«, »Statine« und Hightech-Medikamente – alles gut und teuer.

Je nach Gegenüber kommt der dann leicht ins Schwärmen, was doch dank der Medizintechnik und der modernen Pharmazie und Biotechnologie so alles möglich ist. Neuester Schrei (und da könnte *auch ich* glatt hysterisch werden…): 3D-Drucker, die nicht mit Kunststoff spritzen um Gegenstände zu bauen – gibt's seit einiger Zeit schon, sogar im Elektronikmarkt um die Ecke für jeden recht günstig erwerbbar –, sondern mit menschlichen Zellen; und die damit ein Gerüst bauen können, das dann nur noch von entsprechenden Gewebezellen bewachsen werden muss, um maßgeschneiderte Organe herstellen zu können. Ohne jegliche Abstoßungsreaktionen des Wirtsorganismus, da beide Zelltypen, gedruckte Gerüstzellen und bewachsende Gewebezellen, aus dem eigenen Körper kommen.

Utopie? Nein! OK – das Ganze ist noch im Versuchsstadium, aber es klappt! (Siehste, das ist so ein arroganter Hype: »Es könnte klappen«, muss es heißen! Denn bislang gibt es noch keinen Versuch am Menschen, noch nicht einmal am Tier…) Und es wird wohl nicht mehr sehr viele Jahre dauern, bis das serienreif ist: Die neue eigene Leber aus der heimlichen Nutzung des Druckers im Büro, das Herz aus dem Organshop um die Ecke. Oder via Internet, vollkommen anonym. Geliefert von Amazon, in neutralen Verpackungen, natürlich, gezahlt via PayPal. Alkoholiker dieser Welt, demnächst könnt ihr auf die AA pfeifen! Raus die alte Leber, rein die neue; zu Discountpreisen und Sonderkonditionen: »Take two, get one free!«, ohne dass jemand davon etwas mitbekommen muss. Beliebig oft, ohne gesundheitliche Probleme: Es ist ja immer die eigene! Nächste Stufe: mit standardisierten Anschlüssen von »Oder bei OBI«, damit man es do-it-yourself im Geheimen im Badezimmer zuhause machen kann. Super! Genial.

Höre ich solche Schwärmereien, von denen auch ich, wie gesagt und gesehen, nicht frei bin, da ich aus dieser Branche komme und als naturwissenschaftlich ausgebildeter Mensch natürlich einen Hang zu so etwas habe und mich daran auch manchmal richtig aufgeilen kann, drängt sich mir, wenn ich dann runter komme und etwas nüchterner, um nicht zu sagen: realitätsnäher werde, immer das Bild des religiösen Orthodoxen auf, der sich so sehr in seine Idée fixe hineingesteigert hat, dass er sich aufgrund zunehmender, unwiderlegbarer Erkenntnisse über diese Welt murrend immer häufiger und immer weiter auf die nächste Rückzugslinie seines verqueren Weltbildes zurückziehen muss.

So ist es nicht lange her, da *wussten* wir, dass die Erde eine Scheibe ist, und man gut daran tat, sich dem Rand nicht zu sehr zu nähern, da das gefährlich werden konnte: Nach damaligen »neuesten Erkenntnissen« fiel man dann ins Nichts und war unrettbar verloren. Glücklicherweise war zwischen diesem Rand und dem bewohnten Land ein Meer, sodass nur Seefahrer mit diesem Risiko lebten, die ihre Gründe hatten, sich so weit hinaus zu trauen. In der Regel keine ehrenwerten. Also besser im Dunstkreis von Rom bleiben! Rom war eh' der Nabel der Welt, hier lebte die High Society, hier war das Zentrum der Macht, hier ging's einem gut. Hätten Sie damals jemandem gesagt, die Erde sei eine Kugel, wäre Spott das Harmloseste gewesen, was Ihnen zuteil geworden wäre.

Etwas später *wussten* wir allerdings anhand »neuester Erkenntnisse«, dass die Erde nun doch tatsächlich keine Scheibe, sondern wirklich eine Kugel ist, von der man nicht fallen kann; aber dass sich dennoch Sonne und die anderen Planeten um diese Kugel drehen, die ihrerseits ihr Zentrum auf dem Petersplatz in Rom hat. Damals hat man Menschen, die das anders sahen, sehr einfühlsam vom Gegenteil überzeugt. Also nach liebevoll und fachmännisch durchgeführter Folter im Rahmen von Volksfesten z. B. auf dem Scheiterhaufen auf den rechten Weg zurückgebracht, wenn auch nur kurz – mit ausdrücklicher Genehmigung, ja sogar auf Forderung des jeweiligen Vertreters Gottes auf Erden.

Aufgrund des damaligen Weltbildes im Namen eines ach so lieben Gottes, der die Menschen, schaut man genauer hin: die Männer, nicht aber die Frauen, weil die »unrein« sind, so sehr liebt, dass er sie nicht nur nach seinem Ebenbild erschuf, sondern sogar zu deren Wohl seinen eigenen Sohn hinrichten ließ und Ähnliches als Glaubensbekenntnis von Anderen forderte – tolles Frauenbild, wahre Elternliebe, humanistische Einstellung; sehr vorbildlich!

Und so war dieser Gott natürlich Vorbild für die große Liebe des Klerus Andersgläubigen gegenüber, gerne auch Frauen mit roten Haaren: Sie wurden, wie Jesus, der ja zu Lebzeiten selbst andersgläubig war, zum Wohle aller Gläubigen hingerichtet. Nicht selten im Rahmen eines »Gottesurteils«, bei dem der Grund für die Hinrichtung durch das Überleben der Prüfung nachgewiesen wurde …

Denn die Prüfung konnte man in der Regel nur bestehen, wenn man mit dem Teufel im Bunde war. War man es, war es das! Wenn nicht, auch!

Irgendwie Scheiße: Wer einmal, warum auch immer, aufgefallen war, hatte die Arschkarte gezogen. Und das ging schnell. Es ist schon schizophren: Die spirituellen Nachfolger eines Andersgläubigen vernichten im Namen dieses entgegen seiner Lehre Andersgläubige und halten sich für etwas Besseres als die Peiniger des Andersgläubigen... Aber egal!

Noch etwas später *wussten* wir dann trotz ausgeprägten und ausgelebten Einfühlungsvermögens erneut anhand »neuester Erkenntnisse«, dass die Erde sich in Wahrheit um die Sonne dreht, nicht umgekehrt, da sich leider doch einige nicht Belehrbare mit ihrer Auffassung durchsetzen konnten – trotz heftigsten Bemühens des Klerus. Am Machtzentrum Rom hatte sich allerdings nichts geändert. Und auch nicht daran, dass unser Sonnensystem etwas Besonderes ist, da es das Zentrum unserer Galaxie, der Milchstraße und unser Zuhause ist. Und dass Gott uns Menschen, und unter ihnen immer die Anhänger der eigenen Religion und nur sie, am meisten liebt.

Denn Aliens, also Bewohner anderer Welten, ja selbst andere Welten, gab es nicht. Konnte und durfte es nicht geben, sonst wäre die theologische Basis des Seins, der religiöse Grund unserer Existenz zerstört worden – es war schwierig genug, Gott und die Existenz Andersgläubiger unter einen Hut zu bekommen – egal, welcher Religion man angehörte. Und dann auch noch Aliens und möglicherweise einen konkurrierenden Aliengott? Geht nicht! Außerdem hat eine Woche nur sieben Tage, und einen Tag braucht selbst Gott, um nach dieser Gewaltanstrengung – ein ganzes Universum inklusive Menschen in sechs Tagen – auszuruhen. Also *kann* es keine Aliens geben! Denn wären die *nach* uns erschaffen worden, stünden sie ja, wie wir über der Tierwelt, über uns. Und das geht nun wirklich gar nicht!

Wiederum etwas später ließ sich auch das nicht mehr halten! Seither *wissen* wir anhand »neuester...«, dass unsere Heimat ein unbedeutendes Staubkorn in der letzten Ecke eines absolut unauffälligen Spiralarms unserer Milchstraße ist. Mehr noch: Wäre sie im Zentrum, gäbe es sie nicht, denn da sitzt ein dickes, fettes, alles vernichtendes Schwarzes Loch, und in dessen selbst fernerer Umgebung ist es nicht gerade kuschelig. Es hat also schon etwas für sich, wenn wir am Arsch der Milchstraße angesiedelt sind: Hier will uns niemand etwas Böses. Vielleicht. Hoffentlich, glaubt man Roland Emmerich und anderen!

Aber es geht noch weiter: Es gibt doch tatsächlich, so die nächste Rückzugslinie aufgrund »…«, nicht nur die Milchstraße, sondern Milliarden weitere Galaxien. Also ist unsere absolut nichts Besonderes, Einmaliges, uns Hervorhebendes. Im Gegenteil: Sie ist eher klein und unscheinbar, und läuft auf ein ziemlich dummes Ereignis zu: mit unserer Zwillingsgalaxie Andromeda zusammenzustoßen. Galaxienkannibalismus nennt man das. Und auch die Sonderstellung von Rom geriet ins Wanken; es gibt auch Paris, London, New York … und Berlin. Immerhin: Wir – wir irdischen Lebewesen und deren Heimat sind in diesem Universum alleine! Das steht fest!

Oder?

Nun – jahhh …, auch das lässt sich inzwischen leider nicht mehr wirklich aufrechterhalten. Durch immer modernere Methoden finden wir aufgrund unser immer besser werdenden Augen im Orbit unseres Heimatplaneten im wahrsten Sinne des Wortes täglich »…« in Form von neuen »Exoplaneten«, also Planeten, die eine Sonne außerhalb unseres Sonnensystems umkreisen. Mehr noch: Viele dieser Planeten kreisen in der sog. habitablen Zone um ihr Muttergestirn, also in einem Abstand, in dem Leben möglich ist, da die Temperaturen und andere Umweltbedingungen es zulassen.

Wasser muss existieren und flüssig sein, und es sollte eine Atmosphäre geben. Aus den bislang gefundenen Daten, und das sind erste, »grobe«, lässt sich nicht nur hochrechnen, dass in diesem Universum vielleicht ein paar Milliarden Erden existieren könnten, auf denen Leben möglich ist. Man nehme zur Kenntnis: *Milliarden!* Sondern auch, dass der Keim des Lebens eventuell gar nicht auf der Erde entstand, wir also streng genommen alle Aliens sind, und er vielleicht sogar auch auf Mars und Venus landete, dort aber aufgrund der zunehmend schwierigeren Umweltbedingungen – Verlust von Wasser und Atmosphäre – sich nicht zu Lebensformen entwickelte wie hier auf der Erde…

Das war's dann also mit der Sonderstellung. Es wird nur noch eine Frage der Zeit sein, bis wir *nachweisen* können, dass Leben, wie wir es kennen, auch außerhalb unseres Sonnensystems tatsächlich existiert – auch wenn es fraglich ist, ob wir jemals mit ihm werden kommunizieren können. (Hoffentlich zeigt jemand einmal Einstein eine Hintertür – wegen der Lichtgeschwindigkeit, die man nicht überwinden kann…)

Und wenn es um »fremdartiges Leben« geht? Also Leben, das zwar den Gesetzen unseres Universums gehorcht, aber nicht auf Wasser und Kohlenstoff basiert? Das ist nicht weit hergeholt. So hat man durchaus diskutiert, dass Silizium, im Periodensystem der Elemente unter Kohlenstoff stehend und damit ähnliche Eigenschaften habend, durchaus Grundgerüst einer »Siliziumnatur« sein könnte. Und auch Wasser ist nicht das einzig denkbare Lösungsmittel, in dem chemische und biochemische Reaktionen ablaufen können. Flüssiges Methan, wie es in den großen Gasplaneten unseres Sonnensystems angetroffen werden kann, ist auch nicht schlecht – wenn auch ziemlich kalt: es siedet bei -164°C, muss also deutlich kälter sein, soll es flüssig sein. Aber muss es das? Könnte es nicht auch »Gaswesen« geben? Wie auch immer: Nachdem wir bislang keine Hinweise darauf haben, dass es so etwas tatsächlich gibt, ist es müßig, darüber zu spekulieren, und nur für Science Fiction tauglich.

Immerhin bleibt uns ein Trost! Die allerletzte mögliche »letzte Position«, auf die wir uns zurückziehen müssen: Es gibt und kann nur *ein* Universum geben! Denn per definitionem ist ja das *Universum alles*, was es gibt. Und Rom? Wer oder was ist Rom? Die Hauptstadt eines Staates, der lange durch einen postsenilen, geilen wenn auch sehr reichen Bock nach Methode des französischen Sonnenkönigs Ludwig XIV – l'état ce moi, der Staat bin ich – regiert wurde, der sich nicht zu schade war, offen das Gesetz zu seinen Gunsten zu beugen – und heute dafür, trotzdem er verknackt wurde, nicht ins Gefängnis muss. Also nichts wirklich Bedeutendes mehr: Dolce far niente!

An dieser Stelle nun kommen doch tatsächlich ein paar naturwissenschaftliche »Spinner« aufgrund »…« auf die Idee, auch dieses *'Wissen* könnte falsch sein, und von jedem Einzelnen von uns gibt's in Wahrheit beliebig viele Kopien in beliebig vielen *Parallel*universen – oder diese auch ohne uns! Eingebettet in ein *Hyper*versum. Mehr noch: das *Universum* wird immer umso unwahrscheinlicher, je mehr wir uns bemühen, die beiden »Singularitäten«, die im Zusammenhang mit dem Universum eine nicht unbedeutende Rolle spielen – Beginn und Ende – zu verstehen: Wen's interessiert, möge sich mit »brans« von »membrane« auseinandersetzen. Ach hätten wir doch nur noch die Heilige Inquisition: Ketzer! Alles Ketzer!… Aber, so befürchte ich aufgrund der zu begrüßenden, geringer werdenden Bedeutung der katholischen Kirche, der selbsternannten Hüterin unseres *Wissens* über die Welt, auch diese letzte Bastion, unser einzigartiges Universum, wird fallen.

Auch wenn ich nicht weiß und mir nicht andeutungsweise vorstellen kann, was nach solchen *Multi*versen kommen könnte: Es wird kommen. So sicher, wie das Amen in der Kirche. Denn unsere Arroganz, zu jedem beliebigen Zeitpunkt zu glauben, wir wüssten, wie sich die Welt bewegt, ist unausrottbar.

Vielleicht sind es *virtuelle* Multiversen, gemanagt von einem Betriebssystem namens Exasoft *Universes*. Und ein, auch »unser« Big Bang ist dann lediglich ein Reboot-Phänomen, ein Kaltstart nach einem Rechnerabsturz, auf dem *Universes* läuft. Dann gibt es keinen Big Crunch, Big Freeze oder Big Rip als Endzustand der Multiversen, sondern nur den »Affengriff«, den erzwungenen Neustart, wenn sich das System aufgehängt hat: kurzes und schmerzhaftes Ende vor dem Reboot. Vielleicht hatte ja Rainer Werner Fassbinder doch recht mit seiner »Welt am Draht«, und wir wissen das nur noch nicht – …

Diese Art zu denken, sich für etwas Besonderes zu halten, bis man das nicht mehr in der jeweiligen Art aufrechterhalten kann, ist uns Menschen eingepflanzt – immanent, geradezu einprogrammiert! Mehr noch: das scheint unser »Sein« zu sein. Welche Arroganz spricht z. B. aus den Begriffen »Krone der Schöpfung« oder »auserwähltes Volk« – ohne meinen Mitmenschen jüdischen Glaubens zu nahe treten zu wollen. Denn auch die Amerikaner halten sich für »das« auserwählte Volk mit Führungsanspruch – warum? Weil sie so altruistische Prinzipien haben? Denn was haben sie ansonsten so Bewundernswertes geleistet, dass sie sich über den Rest der Welt erheben könnten?

Zeichnet das im Vorwort bereits angesprochene Verhalten unserer Freunde über dem Atlantik ein »auserwähltes« Volk, eine Führungsnation aus? Jemanden, der Vorbild sein will und muss für die, die er führt? Oder was sonst? Der amerikanische Traum vielleicht, der ein paar wenigen skrupellosen Egozentren ein Leben besser als Gott in Frankreich erlaubt – auf Kosten Millionen anderer, die um ihre Altersversorgung gebracht werden und nun sehen können, wo sie bleiben? Der Millionen von Bürgern Banken stützen lässt, die aufgrund von Misswirtschaft weniger Banker am Abgrund stehen. Und der diese stützenden Zahlungen dann nicht etwa für die Rettung der Bank verwendet sondern für die Abfindungen der Banker, die das Desaster überhaupt erst ausgelöst haben. Toller American Dream! Nachahmenswert?

Nur damit kein falscher Eindruck entsteht: Wir Deutschen brauchen uns da bei unserer Historie und unserem Gesellschaftsgebaren auch nicht verstecken: So stammt von uns der Begriff der Herrenmenschen, der überlegenen arischen Rasse und des »unwerten Lebens«, das einer »Endlösung« zugeführt werden müsse; und auch wir haben unsere »Banker« und Industriebosse, die sich auch gerne auf Kosten der Allgemeinheit bereichern! (Man sollte den Neonazis einmal sagen, dass die Arier im heutigen Zentralasien, Iran und Indien lebten…)

»Krone der Schöpfung«: Was macht uns dazu? Etwa wie wir mit unseren Mitgeschöpfen umgehen, sie ausbeuten? Die Arroganz, anzunehmen, das Recht zu haben, diesen Planeten für unsere Zwecke auszubluten? Unsere Intelligenz?

Zeugt es wirklich von Intelligenz, wenn wir unsere natürlichen Ressourcen derart ausbeuten, dass immer weniger davon nachwachsen können? Stichworte sind Überfischung, Rodung großer Waldgebiete, Vergiftung und Trockenlegung des Grundwassers, Verödung von Agrarflächen durch Übernutzung. Sie kennen, wie ich, Dutzende mehr! Zeugt es von Intelligenz, wenn wir heute, um gut zu leben, Probleme schaffen, die unsere Kinder dann irgendwie ausbaden müssen?

Zeugt es von Intelligenz, wenn wir dieses Raumschiff Erde, das zwar autark aber eben auch wirklich autark im Universum herumfliegt und damit keine Chance hat, »aufgetankt« oder gereinigt zu werden, so lange aufheizen, bis wir Mechanismen in Gang setzen, die wir, winzig wie wir entgegen unserer großspurigen Selbstüberschätzung tatsächlich sind, dann nicht mehr stoppen können? Mit der Begründung, dass heute die Schwellenländer das Gleiche machen dürfen sollen, was wir Industrieländer uns allen beschert haben, um *auch* in den Genuss von Wohlstand kommen zu können. Abschmelzen der Polkappen oder Abholzen der Lungen dieses Planeten mit allen Konsequenzen, die wir mit unserer täglich gezeigten beschränkten, arroganten Pseudointelligenz – wir könnten es besser, weil wir »echte« hätten! – noch nicht einmal andeutungsweise erfassen können – oder aus Gier wollen.

Zeugt es von Intelligenz, wenn wir medizinisches Wissen nur akzeptieren, wenn es den strengen Regeln wissenschaftlicher Nachprüfbarkeit folgt, ohne zu berücksichtigen, dass sich wesentliche Einflussgrößen prinzipiell dieser Nachprüfbarkeit einziehen (können)? Obschon es doch Beweise gibt, dass dieses Verhalten falsch ist! Zeugt es von Intelligenz, wenn wir ein Gesellschafts- wie auch Gesundheitssystem am Leben halten, dass das genaue Gegenteil dessen macht, was es soll: Menschen krank? Auf diese *Intelligenz* sind wir stolz?

Wenn ein Alien die verschiedenen Wesen dieser Welt objektiv auf intelligentes Verhalten untersuchen und dann eine »Krone der Schöpfung« daraus ermitteln würde – glauben Sie wirklich, es käme auf uns? Verhalten sich nicht andere intelligente Tiere wie Wale und Delphine, ja selbst soziale Gemeinschaften unintelligenter Insekten wie Ameisen wesentlich intelligenter? Sind wir nicht eher ein wucherndes Krebsgeschwür, ein Irrtum der Evolution, das durch sie – in evolutionären Zeiträumen! – schnell wieder entfernt wird?

Mir jedenfalls drängt sich dieser Vergleich geradezu auf: Entartet wie wir sind wuchern wir im Gewebe der Natur ohne Rücksicht auf den Rest, nur unseren eigenen Gesetzten folgend und nur zum eigenen Nutzen; koste es, was es wolle. Wie ein Tumor! Solange man ihn nicht stoppt. Wir werden gestoppt werden! So, oder so. Die Menschheit – ein Auslaufmodell!

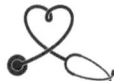

Ärzte sind keine Supermenschen. Und so ist das auch in der Medizin so mit der Intelligenz und Arroganz. Und Eitelkeit. Besonders schlimm, wenn kombiniert. Ich meine das nicht böse und möchte auch im Folgenden keine Ärzteschelte betreiben! Aber jede neue Erkenntnis wird sofort heraus posaunt als käme sie vom Allwissenden persönlich; und es werden Regeln und Richtlinien erstellt, nach denen zu leben ist, obwohl noch gar nicht andeutungsweise klar ist und sein kann, ob das alles so stimmt, was man sich so vorstellt: Ich großes Genie habe etwas herausgefunden, nach dem ihr alle euch nun richten müsst.

Solche Genies sind z. B. Paul Broca und seine Nachfolger. Broca, genialer französischer Arzt, Anatom und Anthropologe, hatte irgendwann Mitte des 19. Jh. einen »Index« ins Leben gerufen, das als »Normalgewicht« bezeichnete Sollgewicht eines Menschen anhand seiner Körpergröße zu berechnen. Ihm ging es darum, den Menschen auch in der Medizin zu kategorisieren. So werden Menschen z. B. anhand ihres Gewichtes eingeteilt in Unter-, Normal- und Übergewichtige, teilweise sogar noch weiter: Adipositas Grad I, II, III.

Der Broca-Index (BI) ist definiert als Quotient aus Körpergewicht (KG) und Körperlänge (KL) in cm:

$$BI = \frac{KG}{(KL - 100)} \quad [\text{kg/cm}]$$

Kleine Anmerkung: Eigentlich ist ein Index eine dimensionslose Zahl, wie der in der Unfallforschung verwendete Frontoparietalindex, das Verhältnis von Stirnbreite zu Kopfbreite, beides gemessen in cm! Durch die Quotientenbildung kürzen sich die cm heraus, der Index ist daher, wie es typisch für Indices ist, dimensionslos. Der BI ist somit eigentlich ein »Umrechnungsfaktor« und müsste Broca-Faktor heißen: Länge in Gewicht. Und das geht nicht dimensionslos! Aber was soll's. Ist er glatt 1, mit oder ohne Dimension, ist alles in Ordnung.

Man kennt diesen Index ein wenig anders, nämlich als Formel, welches Köpergewicht bei einer bestimmten Körpergröße erlaubt ist, indem man einen BI von 1 kg/cm als »normal« annimmt und nun nach dem Körpergewicht umordnet: KG = KL – 100. Das »darf« man wiegen: eine 1,75 m große Person also 75 kg. Aber warum werden ausgerechnet 100 von der Körpergröße abgezogen? Warum nicht 102? Oder 98? Medizinisch gibt es für diese willkürliche Festlegung keinen Grund; in der Praxis aber würde das so manches Problem mit Konfektionsgrößen lösen. Oder vergrößern! Gut, Broca lebte im 19. Jahrhundert, da war man vielleicht noch nicht so weit wie heute; und 100 von einer Zahl über Hundert abzuziehen erfordert weniger Hirn als 97,58175…

Etwas später führte man eine Korrektur ein, da man merkte, was man auch schon hätte wissen können: Männer sind keine Frauen. Oder umgekehrt. Also dass der Broca-Index bei Männern und Frauen nicht gleich sein kann. Fortan mussten Frauen 10% leichter sein als Männer. Warum gerade 10%? Dass sie leichter sein müssen, war klar: Sie haben weniger Muskeln! Aber 10% – warum?

Was man nicht berücksichtigte, waren Menschen, die, bei gleicher Größe, unterschiedliche Beinlängen hatten. Sie kennen das ja: Bei vielen Männern stehen Frauen mit langen Beinen hoch im Kurs. Das bedeutet: 1 cm langes, schlankes Bein wiegt genauso viel wie 1 cm Körper einer Kurzbebeinten: 0,39 kg (67,5 ÷ 175). Stimmt das? Natürlich nicht!

Dann kam das Idealgewicht, dass sich aus dem Normalgewicht – und damit dem BI – berechnete, indem man bei Männern 10% und bei Frauen 20% abzog. Allerdings gewährte man älteren Menschen ab 65 Jahren (warum nicht 60 oder 70?) einen erlaubten Zuschlag von 2,5 kg (warum nicht 3 oder 2 und warum nicht in %?), und zwar unabhängig davon, wie die »drauf« waren. Warum?

Es spielten schlicht ästhetische, keine medizinischen Erwägungen eine Rolle. Man bezog sich zwar vordergründig auf eine Studie aus den 1950er Jahren, die amerikanische Lebensversicherungsgesellschaften in Auftrag gegeben hatten, um einen Zusammenhang zwischen Lebenserwartung, Geschlecht, Körpergewicht, Alter und Körpergröße herzustellen. Wahrer Grund war, dass man wie in jeder Epoche einem Schönheitsideal folgte – Schlankheit – und somit nun auch Männer schlanker sein mussten als von Broca gefordert.

Galt Körpermasse im Altertum, in der Renaissance (Shakespeares Julius Caesar: »Lasst wohlbeleibte Männer um mich sein, mit glatten Köpfen und die nachts gut schlafen«. Ein Doppelkinn galt als sexuell attraktiv!) und zu den meisten anderen Epochen als erstrebenswerter Ausdruck von Reichtum und Macht, gilt seit Anfang des 20. Jahrhunderts Schlanksein als in. Der Grund liegt vermutlich darin, dass in Zeiten von Mangel, wie er in den meisten Epochen zumindest bei der einfachen Bevölkerung vorherrschte, jeder diesen Mangel überwinden und so aussehen wollte wie die, die es sich leisten konnten, keinen Mangel zu haben – und das stolz zur Schau trugen. In Zeiten von Überfluss dagegen, wo jeder dick sein konnte, weil es genug gab, und das zeigte, galt das Gegenteil: Nun setzte man sich von der breiten Masse ab, indem man es eben nicht war. Und wie war es nach dem letzten Weltkrieg? Körperfülle zeigte den Erfolgreichen unter den ausgemergelten Habenichtsen…

Das kennen wir auch bei anderen äußerlichen Erscheinungen: Wer glatte Haare hat, träumt von gelockten und umgekehrt. Wer schwarze Haut hat von weißer, wer weiße Haut hat, bräunt sie. Asiaten möchten die westliche Augenfalte, um keine »Mandelaugen« zu haben, diese aber gelten bei vielen im Westen als attraktiv. Und so geht es beliebig weiter. Medizinisch hatte und hat also der ganze Schlankheitswahn überhaupt keinen Hintergrund und daher auch keine Berechtigung, da das niemals untersucht worden war. So lassen sich längeres Leben und bessere Gesundheit über alle Epochen eher mit besserer Hygiene und medizinischer Versorgung erklären als mit Schlankheit. Was aber keinen Arzt störte und daran hinderte, das Idealgewicht zu propagieren.

In der Praxis ergaben sich allerdings Schwierigkeiten: Da gab es doch tatsächlich Menschen mit »stabilerem« Knochenbau und solche mit leichterem. Können die gleich behandelt werden? Nein. Also wich man nolens volens von Broca ab, wenn einer besonders dicke Knochen hatte. Aber, bitte, um wie viel? Bis zu 3 kg gestattete man. Medizinische Untersuchungen dazu hat es auch nie gegeben: Man argumentierte, »etwas« mehr dürfte wohl nichts ausmachen! Wozu dann aber *ein* Index – wenn doch alles individuell ist und man mit den Attributen dick-dünn, stabil-leicht, Mann-Frau, jung-alt, lange-kurze Beine mindestens fünf Einflussgrößen hatte, die der Index nicht berücksichtigte?

Und was war mit Kleinwüchsigen und Kindern unter 1 m Größe, also Zweijährigen? Mathematisch betrachtet müssten die wie Ballons an der Decke hängend schweben, da sie negative Normalgewichte hätten, und müssten sich vorsehen, Räume mit Decke zu verlassen: Es ginge ab ins All! Und – durfte ein Mann mit 210 cm Körperlänge tatsächlich 110 kg wiegen?

Nein, entschied Adolphe Quetelet, französischer Astronom und Statistiker 1832. Die Gerade, die sich ergibt, wenn man Körpergewicht gegen Körpergröße aufträgt wie beim Broca-Index sei nicht gerechtfertigt! Kleine und große Menschen müssten berücksichtigt werden, indem man diese Gerade leicht zur Parabel verbog, was der Quetelet Index, später BMI, *body mass index* genannt, bewerkstelligt (Achtung: Die Körpergröße wird hier in Metern angegeben!):

$$BMI = \frac{KG}{KL^2} \ [kg/m^2]$$

Ein BMI von 24,49 kg/m^2 bei 1,75 m Größe entspricht hierbei einem BI von 1 kg/cm; allerdings nur bei einem Körpergewicht von 75 kg; denn bei einem von 90 kg und 1,90 m Größe wäre es 24,93 (kg/m^2), also 2% höher; und so begann man, Bereiche des BMI anzugeben, in denen er »normalerweise« liegen sollte: zwischen 19 und 25. Mit anderen Worten: in etwa zwischen dem weiblichen Idealgewicht und dem Normalgewicht des Mannes nach Broca.

Durch den BMI ist somit nichts wirklich hinzu gewonnen worden als eine etwas aufwendigere Art der Berechnung (Quadrieren der Körpergröße und Division!) und das Wackeln in einem Bereich, was mit dem BI auch möglich gewesen ist: BI-20% bis BI. Im Gegenteil! Wer wann wie viel in diesem Bereich wackeln darf, bleibt weiterhin unklar: Solange niemand »zu viel« wackelt und den erlaubten Bereich verlässt, ist alles in Ordnung.

Nimmt man nun unseren 2,1 m großen Riesen von oben, »darf« der bei einem »erlaubten« BMI zwischen 19 und 25 also zwischen 84 und 110 kg wiegen – was hat sich denn nun wirklich gegenüber den 110 kg nach Broca und den Korrekturen um 10-20% nach unten (88 – 110 kg) geändert?

Und kleine Menschen? Den 50 kg (40 – 50 kg) eines 1,5 m großen Mannes nach Broca standen nun 43 bzw. 56 kg nach BMI gegenüber: Er darf also sogar schwerer sein. Warum denn das? Einzig für Kleinwüchsige und Kleinkinder tat sich tatsächlich etwas: Anstatt schweben zu müssen durften sie nun zwischen 15 und 20 kg wiegen! Und so ist der einzige Grund, warum heute alles den BMI anbetet, dass er vermeintlich »wissenschaftlicher« ist als der BI und daher von Medizinern bevorzugt wird.

Aber gilt das auch für Säuglinge und Kleinstkinder? Ein Neugeborenes dürfte nach BMI bei einer Körperlänge von 52 cm zwischen 5,1 und 6,8 kg wiegen – doppelt so viel wie in der Realität. Arme Gebärende... Und nehmen wir das Alter des Kindes an, in dem es unter 1 Meter misst und damit nach Broca schwebt, z. B. 90 cm mit 1,5 - 2 Jahren, so darf es nach BMI 15,4 bis 20,3 kg wiegen. Und das sind, richtet man sich danach, 5,4 bis 7,3 kg *zu viel*! Was also ist mit dem BMI gewonnen? Er mag zwar unter 100 Zentimetern Körpergröße, also der Größe von Kleinkindern, mathematisch sinnvolle, weil positive Werte ergeben; mehr aber auch nicht, denn die Werte sind unrealistisch hoch, es sei denn, man ist kleinwüchsig.

Daher war's mit BMI nicht genug! Mit Quetelet hatten die *Theoretiker* Blut geleckt. Und die schauen, wie Juristen, auf die Aktenlage, nicht auf das, worauf es ankommt! Denn sie haben ja beide keinen direkten Bezug zur Realität, leben von dem, was andere sagen, finden und aktenkundig machen, aber ansonsten in ihrer Scheinwelt.

Die Aktenlage sagt, dass sowohl BI wie auch BMI keine dimensionslosen Kennzahlen seien (Ach? Wirklich? Ist das tatsächlich jemandem aufgefallen?) wie in der Ähnlichkeitstheorie gefordert (Ähnlichkeitstheorie? Warum denn das nun, was ist das und warum soll die hier angeblich gelten?). Würde man, statt zu quadrieren, die Körpergröße in die dritte Potenz erheben (gibt es dafür einen *medizinischen* Grund oder eine plausible Rechtfertigung oder ist das wieder nur ein mathematische Kunstgriff?), käme man *näher* an eine dimensionslose Kenngröße heran. (Was formal betrachtet nicht stimmt: der Index hat dann immer noch eine Dimension, nur sein Wert wird kleiner!) Befand zumindest der Schweizer Physiologe Fritz Rohrer 1921. Damit wäre der so gebildete Index auch für Kinder, Kleinwüchsige und sehr große Menschen geeignet. (Das geht doch angeblich auch mit BMI!) Das war die Geburtsstunde des Ponderal-Index:

$$PI = \frac{KG}{KL^3} \, [\text{kg/m}^3] \, [\text{kg/m}^3]$$

mit erlaubten Werten zwischen 11 und 14. Kennen Sie diesen Index? Hätte mich auch gewundert! Denn, obwohl doch theoretisch angeblich so viel richtiger, konnte er sich nicht durchsetzen. Vermutlich, weil es noch komplizierter ist, einen Wert in die dritte Potenz zu erheben, als ihn zu quadrieren. Zumal, wenn man zwei Stellen hinter einem Komma berücksichtigen muss. Ohne Rechner...

Die Normalwerte müssten hier aber bei Neugeborenen und Kleinkindern verdoppelt werden, also 22 bis 28, da er ansonsten »wegen der relativ geringeren Beinlänge« wieder einmal nicht stimmt! Und bei Menschen mit langen Beinen? Ich überlasse es Ihnen, sich diesen Sachverhalt einmal anhand konkreter Zahlen klar zu machen: Neugeborene wiegen in der Regel zwischen 2,5 und 4,1 kg und sind 49 bis 52 cm lang. Viel Spaß!

Alle Herumwurstelei und Murxerei, alles Biegen und Beugen von Messwerten aus dem täglichen Leben, nur um *einen einzigen, gleichmachenden Index* zu erstellen – der dann in der Praxis trotzdem an die individuellen Bedingungen angepasst werden muss... Lächerlich!

Als generelle Rechtfertigung für den PI, aber auch den BMI und selbst den BI gibt es also absolut nichts außer theoretischen Betrachtungen unbestätigter Annahmen ohne jeglichen Bezug zur Realität, die eher verwirren denn klären: Ein Zwei-Meter-Fitness-Mucki-Mann mit einem Gewicht von 132 kg und somit einem BMI von 33 dürfte wohl, medizinisch gesehen, anders zu werten sein als ein gleich schwerer Zwei-Meter-Fettkloß, der bereits zum Frühstück seine Schweinshaxe isst: 32 kg Muskeln sind wohl, medizinisch betrachtet, etwas anderes als 32 kg Körperfett – oder? Das aber berücksichtigt keiner der Indizes. Und so wurde zusätzlich zum BMI noch der *body adipositas index* BAI ins Leben gerufen:

$$BAI = \frac{HU}{\sqrt{KL^3}} - 18 \, [\text{cm/}\sqrt{m^3}]$$

wobei HU der Hüftumfang in cm ist und KL wie oben die Körperlänge in Metern. Toll: früher hatte man mit dem Broca-Index *eine* Messlatte, heute sind es mindestens zwei: BMI und BAI, die uns vor die Nase gehalten werden.

Das Problem aber blieb: Die nicht vorhandene Datenlage zur Begründung dieser Indizes. Und so gibt es inzwischen hunderte von »Studien«, mit denen versucht wird, sie empirisch zu untermauern.

Und bei diesen nachträglichen Bemühungen stellt man dann plötzlich fest,…

Bitte halten Sie sich fest. Ich empfehle, sich zu setzen, sollten Sie stehen!

»… dass die Grenzwerte neu definiert werden sollten.« Nach »neuesten wissenschaftlichen Erkenntnissen«, so hört man, hätte man festgestellt, »dass ein BMI bis 30 noch ›gesund‹« sei.

Hallo? Das bedeutet: 17% Übergewicht nach Broca und 20 – 37% nach BMI!

So darf ein 1,75 m großer Mann heute bis zu 92 kg wiegen, ein 1,90 m großer bis 108 kg. Tja so ist das, ihr Armen, die ihr auf euren Arzt und all die verrückten Hollywood-Promis gehört und viel Anstrengung (Schweiß) und Frust (Tränen) darauf verwendet habt, dem Ideal(-gewicht) näher zu kommen… Grund: Man hätte festgestellt, dass »Menschen mit leichtem *bis mittleren* Übergewicht länger leben«. Tsjakkaa! ('Tschuldigung! Ist mir in der Erregung so 'rausgerutscht. Passt das hier?)

Ja wirklich: Das, was man bis dato als Präadipositas und damit als hohes Risiko bezeichnet hatte, an schlimmen »Zivilisationskrankheiten« wie Schlaganfall, Diabetes oder Herzinfarkt zu erkranken – der BMI-Bereich zwischen 25 und 30 – sei nun das – man höre und staune! – *Idealgewicht*, da es das Gewicht mit der größten Lebenserwartung und daher ideal sei… Und wo liegt dann das »Normalgewicht«, das ich aus anderen Erwägungen (»Quality of Life«, »Wohlfühlgewicht«) heraus einem Idealgewicht vorziehe? Logischerweise bei BMI um 35 – dem »Adipositas Grad I« oder 107 kg bei einem 1,75 und 126 kg bei einem 1,9 m großen Mann! Wer, außer mir, fühlt sich noch verarscht? Und wer kann nun verstehen, warum ich mit Heidi aus dem Prolog auf Kriegsfuß stehe? Weil sie einen gesundheitsschädlichen Einfluss auf junge Frauen und Mädchen hat!

Es geht noch weiter: Leichtes Übergewicht sei sogar im *Hinblick auf manche Erkrankungen* von Vorteil, wie sog. Metaanalysen mit großen Studienzahlen nahe legten, z. B. bei Infektionen oder bei anstehenden Operationen. Wir werden diese

Art von Studien noch im Kapitel *Kategorisiert? Personalisiert? Individualisiert?* ansprechen. Bei anderen Erkrankungen kann das, so heißt es, allerdings auch von Nachteil sein. Soll das nun heißen, dass man also sein Körpergewicht künftig einstellen sollte anhand der Krankheit, an der man in absehbarer Zeit einmal zu erkranken gedenkt? Leute, Vorsicht! Bitte keinen Verkehrsunfall herbeiführen, da ich vorher noch zunehmen müsste, um bei der erforderlichen Operation bessere Chancen zu haben…

Auch sei das Risiko abhängig von der Fettverteilung im Körper: Das Risiko, an Herz-Kreislauf-Erkrankungen und Diabetes zu erkranken, sei höher bei »apfelförmiger« Figur (»männliche« Art der Fetteinlagerung: im Bauch) als bei »birnenförmiger« (»weibliche« Art der Fetteinlagerung: an Oberschenkel, Hüfte und Po): Im *Gegenteil*: letztere scheint das Risiko sogar eher noch zu senken… Warum das denn? Gibt es dafür einen plausiblen Grund? Wie geht das? Was ist der Mechanismus, der hier zum Tragen kommt? Oder ist das wieder nur reine Statistik? Sie wissen ja, was Statistik ist: Wenn Sie mit den Füßen in flüssigem Stickstoff (-196°C) auf einer heißen Herdplatte (+244°C) sitzen, haben Sie im Mittel optimale Umweltbedingungen (+24°C).

Wussten Sie das alles, lieber Leser? Mollige Frauen erkranken umso weniger an Diabetes und Herzinfarkt, je schöner ausgeprägt ihre »Reiterhosen« sind! Frauen! Sollte nicht spätestens *das* Grund für ein absolut neues Selbstverständnis sein? Heidi, demnächst geht Dir der Nachwuchs aus! Such Dir schon 'mal 'ne andere Bühne, auf der Du Dich tummeln kannst…

Und wir, liebe männliche Leidensgenossen? Die Fettverteilung ist genetisch bedingt und kann nicht beeinflusst werden! Sagt man. Also keine Reiterhosen! Aber vielleicht gibt es ja demnächst neueste Erkenntnisse, nach denen auch Äpfel gesund sind, nicht nur Birnen… Und siehe da: Wenn der männliche Speck nicht nur am Bauch auftritt, sondern auch an anderen Stellen des Körpers, wie am Nacken, sei er auch nicht so schlimm, heißt es…

Kann mir irgendjemand verlässlich zusichern, dass überhaupt etwas gesichert ist in der Frage Unter-/Normal-/Übergewicht und Erkrankungen/Lebenserwartung? Was außer Kaffeesatzleserei ist das Ganze also? Der Versuch, sich als »Wissenschaftler« ein Denkmal zu setzen, seinen Namen in der erlauchten Riege von Alzheimer bis Sauerbruch wieder zu finden. Mit anderen Worten: ärztliche Eitelkeit. Soweit zum Thema Evidence in Sachen BMI und Gesundheit!

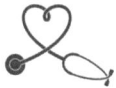

Erinnert Sie das Geschacher um das Idealgewicht nicht auch an unser arrogantes Selbstverständnis im Universum aus dem vorletzten Abschnitt? Richtig! Die Gewichts-Indizes verhalten sich ähnlich evolutionär und damit deren Jünger ähnlich arrogant. Es gibt aber einen gravierenden Unterschied: Während beim Universum neue, überprüfbare und nachweisbare wissenschaftliche Erkenntnisse zu einer Vermehrung von echtem Wissen führten und führen, führten und führen die jeweiligen »Erkenntnisse« mit dem Körpergewicht offenbar zum Gegenteil: Zur absoluten Verunsicherung. Was und wem soll man denn noch glauben – vor allem, wenn sich selbst Fachleute nicht einig sind?

Dennoch steht der BMI, nicht aber der angeblich doch so bessere PI, immer noch ganz hoch im Kurs. Und er wird uns wohl erhalten bleiben, bis sich die Erkenntnis ins letzte Medizinerstammhirn verirrt hat, dass sich in der Steinzeit einige der »modernen« Menschen, von denen wir abstammen, mit Vertretern der Neandertaler, einer Seitenlinie, vergnügt hatten und Nachkommen zeugten. Der Nachweis, dass das der Fall war, ist bereits erbracht: Manche Menschen haben tatsächlich Spuren des Neandertalergenoms in ihren Genen: bis zu 4%. In Europa: jeder zweite. Und man nimmt »nach neuesten Erkenntnissen« an, dass wir Europäer unsere weiße Hautfarbe und Teile der Immunabwehr von den Neandertalern geerbt haben, da die meisten unser Neandertaler-Gene etwas mit der Haut oder dem Immunsystem zu tun zu haben scheinen. Könnte das auch ein Grund für die unterschiedlichen Körperbautypen sein von leptosom (ektomorph), also eher dem »leichten« der »modernen« Menschen »out of Africa«, bis hin zu mesomorph und damit eher »neandertalerisch« kräftig und stabil? Denn 2-4% scheinen zunächst wenig. Denkt man aber an das Kapitel *Lass wissen regnen!* und die Bonobos und Schimpansen: Auch von deren Genom unterscheidet sich unseres »nur« in etwa 2%...

Da aber die Neandertaler eine robustere und massivere Statur hatten und kräftiger waren, müssten dann solche »Mischlinge« nicht anders zu beurteilen sein als die »reinrassigen« Zerbrechlicheren? Es lebe der künftige NI, der *Neandertal index.* Erste Anzeichen, dass sich das irgendwann durchsetzen wird: bereits der Broca-Index wurde bei Menschen mit »stabileren Knochen« korrigiert. Und ein einziger Index durch die Bereichsangaben bei BMI und PI. Der NI wird es solchen Mischwesen also endlich erlauben, etwas dicker sein zu dürfen als nach BMI… Ich sollte also dringend mein Genom auf Spuren des Neandertalergenoms untersuchen lassen!

Und was kommt dann als nächste Rückzugslinie? Swante Pääbo, ein bekannter Paläogenetiker am Max-Planck-Institut für evolutionäre Anthropologie in Leipzig, der das Neandertaler-Genom entschlüsselt hat, hat schon eine Spur: Neben dem modernen Menschen und dem Neandertaler gab es noch den Denisova-Menschen, der zu vergleichbaren Zeiten lebte und daher vielleicht auch ein paar Spuren in unserem Genom hinterlassen hat… Ist das dann vielleicht der Vertreter des dritten Körperbautyps, den wir als Grundtypen heute kennen – endomorph oder pyknisch? Leider kennt man von ihm bislang nur ein paar Knochenfragmente – so wie bis vor wenigen Jahren auch vom Neandertaler. Und so bin ich gespannt, was die Zukunft bringen wird – und welchen Index. Ich nenne ihn bereits heute UWI – *unified weight index*. Schön wäre es natürlich, wenn man ihn den »Podschun'schen Index«, Poddi Index, nennen würde. Denn, nun ja, vielleicht bin ich ja auch ein wenig eitel… Aber meine Selbstachtung verbietet mir, das selbst zu tun! Könnten *Sie* vielleicht den Vorschlag machen…?

Vielleicht aber, das ist meine große Hoffnung und dafür gibt es auch schon erste Hinweise, wird es auch aufhören mit diesem egalisierenden Quatsch der Indizes, die nur zwei Merkmale berücksichtigen: Jeder Mensch ist ein einzigartiges Individuum. Und so sollte man aufhören, ihn an gleichmachenden Kennzahlen festmachen zu wollen. Stichwort: »personalisierte« Medizin – allerdings in weitaus weniger eingeschränkter Bedeutung als heute. Wir kommen im Kapitel *Kategorisiert? Personalisiert? Individualisiert* darauf zurück.

Meine Konsequenz aus all dem: Ich pfeife drauf und versuche, nicht nur mein Körpergewicht nach meinem Wohlgefühl einzustellen, sondern auch andere Lebensgewohnheiten wie Alkoholkonsum oder Sport, weil ich zunehmend davon überzeugt bin, dass mir mein Körper schon sagt, was gut für ihn ist – besser jedenfalls als »Fachleute« und »Ernährungsphysiologen«, die jeder eitlen neuen »Erkenntnis« und Modeerscheinung folgen – bis es »neueste Erkenntnisse« gibt, die dem widersprechen. Sollen die sich doch erst einmal mit plausiblen und überzeugenden Nachweisen, was denn nun »wirklich« richtig ist, einigen.

Offenbar scheint mein Körper schon vor diesen »Experten« gewusst zu haben, dass das Idealgewicht eher auf der schwer- als auf der leichtgewichtigen

Seite des Lebens liegt. Und, wer weiß, vielleicht glauben die Mediziner aufgrund »...« in nicht allzu ferner Zukunft endlich, was mein Körper schon heute weiß: Das Idealgewicht fängt bei manchen Menschen bei BMI 35 erst so richtig an...

Wie bei meinem Großvater, der sich nie um sein Gewicht kümmerte, Schlagsahne pur in rauen Mengen aß, weil er sie mochte, trotz eines BMI von weit über 40 doch erstaunliche, quicklebendige, selbstständige und unabhängige 87 Jahre alt allein in seinem eigenen Haushalt wurde, also deutlich älter als damals durchschnittlich angenommen werden konnte und nach medizinischer Lehrmeinung durfte. Eine Ausnahme, wie die Medizin solche Fälle gerne bezeichnet oder vielleicht doch eher das Ergebnis eines in sich ruhenden, trotz zweier Weltkriege mit all ihren Entbehrungen und langer Kriegsgefangenschaft in der damaligen Sowjetunion zufriedenen und glücklichen Lebens im Kreise seiner Großfamilie – mit Kindern und Enkeln?

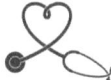

Wir befinden uns derzeit eventuell gerade auf dem Weg zu einer weiteren wesentlichen Rückzugslinie, die sehr wichtig werden, ja die Schulmedizin revolutionieren könnte! Ich bin kein Fachmann auf dem Gebiet der Psychologie oder Psychoanalyse, und so bewegt sich das Folgende auf einem der wenigen in diesem Buch angesprochenen Gebiete, in denen auch ich blutiger Laie bin. Aber was ich da von Fachleuten jenseits des Mainstreams höre, macht vor meinem naturwissenschaftlich geprägten Verstand Sinn! So viel, dass ich überzeugt davon bin, dass dies der Beginn einer Phase des Umdenkens sein wird, den wir gerade erleben.

Sie haben von Sigmund Freud gehört und von den von ihm benutzten Begriffen »Es«, »Ich« und »Über-Ich«. Es sind, so Freud, die drei Instanzen der Psyche eines Menschen. Er meinte, dass der größte Teil menschlicher Entscheidungen »unbewusst«, nur ein kleiner Teil »bewusst« erfolgen. Er vertrat die Auffassung, dass das Bewusste vom Unbewussten beeinflusst, ja sogar dominiert wird.

Als »Es« bezeichnete Freud das Element, das von Trieben, also animalischen Verhaltensmustern geprägt und somit *unbewusst* ist. Z. B. Hunger, Fortpflanzung und Affekte (= Emotionen) wie Sym- oder Antipathie, Scham, Zorn, Neid, Hass,

Vertrauen oder Liebe. Nach Freud kennt dieses psychische Element weder Zeit noch Widerspruch oder Verneinung.

Da ich, wie geschildert, ein Freund von Bildern bin, um mir Sachverhalte klar zu machen, vergleiche ich, wenn ich alles richtig verstanden habe, Freuds Es mit einem Stempel, der prägen kann und prägt. Und das geprägte Muster basiert auf den Traumata, Trieben und Gefühlen eines Menschen.

Dem Es gegenüber, als Gegenpart, steht ein weiterer Stempel, das »Über-Ich«. Hierbei handelt es sich um den Teil der Psyche, der durch Erziehung entsteht und beeinflusst wird. Hier finden sich durch die Umwelt aufgezwungene Handlungsnormen, Rollen und Ideologien. Es ist der Ort, in dem Gewissen, Moral, Werte und Vorstellungen über »Gut« und »Böse« beheimatet sind. Und dafür ist, wie wir im Kapitel QA/QC noch sehen werden, der Cortex zuständig – das Großhirn. Genauer: sein präfrontaler Lappen.

Es und Über-Ich stehen häufig im Widerstreit miteinander, da Emotionen und Konventionen häufig nicht übereinstimmen. Das »Ich« ist daher nach Freud der »Vermittler« zwischen dem Es und dem Über-Ich. Hier kommt die Vernunft ins Spiel und die Fähigkeit zur Selbstkritik. Das Ich steht somit zwischen den Stempeln Es und Über-Ich, die ihm sein Verhalten aufdrücken. Es folgt rational gesicherten Normen, Wertvorstellungen und Ideologien und ist daher zum größten Teil *bewusst*. Ziel der Handlungen des Ich ist, psychische und soziale Konfliktsituationen zu lösen, wobei versucht wird, dies möglichst konstruktiv und rational zu tun.

Und hier beginnen meine Schwierigkeiten mit Freud, denn ich sehe bei sehr vielen bewussten Handlungen meiner Mitmenschen nicht so wahnsinnig viel Rationalität oder das In-Erwägung-Ziehen von Normen und Wertvorstellungen, noch nicht einmal ein Bemühen darum. Z. B. wenn es um Nanodeals an Börsen geht, die wohl alles andere als unbewusst getätigt werden und so ziemlich keine gesellschaftliche Norm oder Wertvorstellung berücksichtigen. Sie erfolgen *im Bewusstsein*, dass eigener Profit auf Kosten anderer generiert wird. Oder wenn es um Nachhaltigkeit geht und wie wir die Erde unseren Kindern hinterlassen: Ganz *bewusst* beuten wir sie aus, ohne dass uns das irgendetwas ausmachen würde; im *Bewusstsein*, dass die folgenden Generationen dafür büßen müssen. Käme hier unsere Fähigkeit zur Selbstkritik zum Tragen, von Vernunft will ich gar nicht reden, könnten wir uns nicht so verhalten, wie wir es tun!

Das Ich ist nach Freud der Ort des Denkens, des Erinnerns, des Fühlens und der Ausführung von willkürlichen Abläufen: »Ich gehe ins Badezimmer«. Setzt man das um, erfolgt der eigentliche Vorgang des Gehens weitgehend unwillkürlich und unbewusst. Denn er wird an das Kleinhirn delegiert, das den motorischen Autopiloten des Menschen repräsentiert, dessen Aufgabe die Steuerung der Motorik ist: Es ist zuständig für Koordination, Feinabstimmung, unbewusstes Planen und Erlernen von Bewegungsabläufen. Der stammesgeschichtlich ältere Teil des Kleinhirns steht dazu in enger Verbindung zum Gleichgewichtssystem und unterstützt dessen Steuerung. Der evolutionär jüngere Teil erhält dagegen Informationen über den Spannungszustand der Muskulatur und die Stellung der Gelenke. Aus beiden berechnet dann das Kleinhirn, welche Muskeln zu welchem Zeitpunkt und wie lange angespannt werden und wieder erschlaffen müssen.

Nur: sind alle solchen »komplexen« Abläufe immer willkürlich? Was ist mit Schlafwandlern? Oder was ist, wenn wir nachts einmal kurz 'raus müssen? Wird man sich dessen bewusst – und, wenn ja, wie sehr? Mir eigentlich nur, wenn dabei irgendetwas passiert, dass mich aus dem »Schlaf« aufweckt. (Man sagt, dass man sich an alles erinnern kann, was einen Schlaf länger als drei Minuten unterbrochen hat. Ich kann offenbar schneller pinkeln…)

Und vielleicht ist das Kleinhirn noch für mehr zuständig: Neuerdings wird ihm auch eine Rolle bei höheren kognitiven Prozessen zugeschrieben. Das aber nur so nebenbei, denn beim hier Erörterten spielt es vermutlich keine Rolle.

Dieses bislang in der Psychologie herrschende Dogma könnte ins Wanken geraten. So definieren einige Forscher derzeit die Begriffe »Bewusstsein« (Ich), »Unterbewusstsein« (Es) und deren »Heimat« im Gehirn anhand (und hier meine ich das so) neuerer Erkenntnisse aus der neurologischen Forschung um. Und wenn sich herausstellen sollte, dass sie recht haben, hätte das weitreichende Konsequenzen, die weit über Psychoanalyse und Psychotherapie hinausgehen. Sie würden meines Erachtens auch viele Probleme lösen, die wir heute noch im Verständnis um das Verhältnis Psyche-Körper haben. Ja, mehr noch: Sie könnten das erste Mal einen naturwissenschaftlich gestützten Ansatzpunkt liefern, dass Hypnose, Erfahrungsmedizin und komplementäre Medizin bis hin zum Plazeboeffekt näher an der Schulmedizin dran sind als die Schulmediziner von heute glauben und mehrheitlich zu akzeptieren bereit sind.

Ap Dijksterhuis, Sozialpsychologe an der Universität Nijmegen, unterscheidet nicht mehr zwischen Bewusstsein und Unterbewusstsein. Er vergleicht beide mit einem gigantischen Prozessor, der auf eine riesige Datenbank zurückgreifen kann, und in dem sehr viele Prozesse *parallel* ablaufen, die erforderlich sind, um zu einem konkreten Ergebnis zu kommen – die einen »bewusst«, die anderen »unbewusst«. Wobei die unbewussten offenbar deutlich überwiegen: Man glaubt zu wissen, dass man ca. 200.000mal mehr unbewusst verarbeitet als bewusst. Die Datenbank, auf die beide Teilprozessoren zurückreifen (können), besteht aus persönlich Erlerntem wie auch aus im Laufe der Evolution Erworbenem und Angeborenem. Und zwar vollkommen gleichberechtigt – keine Stempel!

Das bedeutet, dass, in den Definitionen von Freud, das Ich *nicht* dem Es übergeordnet ist und es »kontrolliert«. Sondern es ist nun »nur« noch ein gleichberechtigter Teil eines »neuen Ichs«, das das Freud'sche Es, Ich und Über-Ich vereint. Und so tragen zu den Handlungen dieses neuen Ichs alle Seiten gleichberechtigt bei – »auf Augenhöhe«.

Diese Vorstellung passt gut zu meiner Filter-Metapher. Denn ich bin überzeugt davon, dass die »Filter-Technik« der Wahrnehmung evolutionär so erfolgreich war, dass die Natur sie in anderen Bereichen ebenso erfolgreich anwendet. Man denke an das Lesebeispiel im Kapitel *Vor unsichtbaren Landebahnen!* Das Es ist dann »nur« noch ein Filter, der zwar nichts mit Wahrnehmung zu tun hat, oder vielleicht sogar auch, von dem aber unser Handeln beeinflusst wird. Wie auch, ebenbürtig und parallel, vom Filter »Ich« und dem Filter »Über-Ich«.

Und genau so, wie eine optische Wahrnehmung das Ergebnis der Passage optischer Sinnesreize durch Filter ist, die sich nicht nur situationsbedingt unterscheiden, sondern auch mit Erlebnissen und Erfahrungen verknüpft werden, ist die Handlung es neuen Ichs das Ergebnis der Passage von Reizen durch die Filter Es, Ich und Über-Ich, die über die Triebe und Affekte (Es), Vernunft und Selbstkritik (Ich) sowie die Normen, Rollen und Erziehung (Über-Ich) geschickt wurden und daher situationsbedingt unterschiedlich sind. Und die können uns entweder bewusst werden, oder auch nicht, so, wie uns Sinneswahrnehmungen bewusst werden können – oder eben auch nicht!

Folgt man Dijksterhuis, lassen sich viele Aspekte aus vorangehenden Kapiteln einfach erklären. Denn dann ist es vollkommen unerheblich, welcher »Teil« dieses

Riesenprozessors, des neuen Ichs, für eine Aktion verantwortlich zeichnet und zu wie viel Prozent er sich der Mitarbeit anderer Teile des Prozessors mit den ihnen jeweils zugeordneten Datenbankanteilen bedient hat: Was zählt ist das Resultat, wenn über die Filter die parallel abgelaufenen Prozesse kombiniert werden. Dass das Hirn parallel arbeitet, ist seit langem bekannt.

Das erinnert mich an die Entwicklung der Prozessoren in unseren Computern, die auch als evolutionär bezeichnet werden kann. Begonnen hat alles mit einem Prozessor, der alles können musste, was zum sinnvollen Betrieb eines Computers erforderlich war. Im weiteren Verlauf der Evolution der Prozessoren merkte man schnell, dass es viel effizienter war, bestimmte zeitaufwendige Operationen, die Fließkommaoperationen, die bis dahin nur »emuliert« werden konnten, also durch Software nachgebildet und aus mehreren einfacheren Befehlen »zusammengebaut« werden mussten (z. B. eine Multiplikation durch mehrfache Addition), an einen spezialisierten Chip mit spezialisierten Schaltkreisen und speziellen Befehlen auszulagern: die Geburtsstunde des mathematischen Coprozessors, der FPU oder floating point unit.

Zunächst war dieser ein eigenständiger Baustein, der als eigenständiger Chip in einem eigenständigen Sockel eine Heimat fand und über einen »Datenbus« mit dem »Master«, dem eigentlichen Prozessor oder CPU, central processing unit, verbunden war; als »Slave« konnte er nur auf Anforderung des Masters aktiv werden und nur Daten verarbeiten, die dieser ihm aus dem Arbeitsspeicher holte und vorlegte. Umgekehrt musste der Prozessor die Ergebnisse auch wieder dort hinbringen, wo sie hingehörten. Und so war der Coprozessor zunächst nur eine »Ergänzung« des Chips mit Fähigkeiten, die der eigentliche Prozessor, die CPU, nicht hatte, weil bei dessen Konstruktion Fließkommaarithmetik noch nicht vorgesehen war. (Stellen Sie sich bei dieser Schilderung im Hinterkopf die Entwicklung des Hirns vom einfachen Fisch z. B. zum Amphibium vor? Nein? Tun Sie's! Mit jedem neuen Teil kamen neue Fähigkeiten hinzu…)

Im Laufe der weiteren Evolution moderner Prozessoren hat der Coprozessor aber aufgrund der Optimierung der Kommunikation zwischen beiden sehr schnell den Weg zurück auf den Chip des Prozessors gefunden, so dass es heute keinen Prozessor mehr gibt, der keinen nun Fließkommaeinheit (aber immer noch FPU) genannten Coprozessor mehr hat. Und obwohl auf dem gleichen Chip, ist dieser immer noch eine eigenständige und als solche auch optisch eindeutig identifizierbare Einheit – die immer noch über einen Datenbus kommuniziert; nur ist der aufgrund intelligenter Architektur sehr viel schneller geworden. (Datenbusse kennen wir auch im Hirn: den Corpus callosum [Balken] als Verbindung der beiden Großhirn-Hemisphären, die Commissura anterior, die die beiden Temporallappen verbindet, die Brücke [Pons] als Verbindung im Stammhirn zwischen Gehirn und Rückenmark u. v. a. Zu weiteren Informationen lesen Sie Fachbücher oder fragen Sie Ihren Neurologen oder Pathologen ;-)

Damit nicht genug. Mit zunehmender Komplexizität des Outputs, besser: dessen Darstellung, wurden spezialisierte Prozessoren entwickelt, die nur dazu dienten, Informationen darzustellen. Musste früher ein Kreis gezeichnet werden, war der Prozessor nicht nur damit beschäftigt, diesen Kreis als Ergebnis einer Aufgabe zu ermitteln, sondern auch, die exakten Anweisungen zu erarbeiten, ihn auf dem Bildschirm darzustellen: Zeichne an dieser Position einen Punkt. Zeichne nun an dieser Position den nächsten Punkt – so lange, bis der Kreis vollendet war. Das bedeutet, er musste nicht nur um die Metrik des Bildschirms wissen, sondern auch alle Punkte berechnen, die zur Darstellung notwendig waren. Und er konnte mit dem eigentlichen Programm erst fortfahren, wenn er mit dem Kreiszeichnen fertig war. Heute sagt er schlicht einer »GPU«, einer darauf spezialisierten graphic processing unit: Zeichne einen Kreis an der Position X, Y mit Radius R. Für ihn ist damit die Sache erledigt, und er geht seiner eigentlichen Aufgabe weiter nach. Die GPU macht das dann wie der Prozessor eben auch, aber nun sogar inklusive Schattenwurf, Spiegelungen, Über-/Unterlagerung von anderen Objekten und anderen netten Spielereien, die uns so gefallen.

Weil vor allem bei komplexeren Darstellungen, wie sie heute Standard sind (Windows »Aero« mit milchglasartigen Fensterrahmen), sehr viele FLOPs (Fließkommaberechnungen) erforderlich werden, sind diese GPUs auf solche Berechnungen spezialisiert und verfügen über einen großen Satz an Befehlen, die solche Daten sehr effektiv bearbeiten können. Z. B. im Rahmen von Vektor- und Matrizenberechnungen, die selbst die FPU nicht beherrscht. Was nun zunehmend dazu führt, dass CPU und GPU immer mehr zusammenwachsen und den mathematischen Coprozessor bzw. die Fließkommaeinheit fast überflüssig machen. Fast deshalb, weil die GPUs, die auf den Graphikadaptern von heute sitzen, auf die Aktivitäten optimiert wurden, für die die Graphikkarte gekauft wurde: Hochgeschwindigkeits-Echtzeit-Spiele mit hohem Bedarf FLOPs, damit das Alien möglichst lebensecht im Blut ertrinkt; oder Office-Anwendungen mit geringem, weil bei Word-Dokumenten und Excel-Tabellen weder Blut fließt noch sie in Lichtgeschwindigkeit dargestellt werden müssen. Das bedeutet: Manchmal verlässt man sich, wenn es unabhängig von der GPU sein soll, auch heute noch auf die FPU.

Ich weiß nicht, wie es Ihnen geht. Mir drängt sich bei dieser Schilderung unser Gehirn geradezu auf. Ausgehend von der archaischen CPU, dem Stammhirn, das allen Wirbeltieren gemein ist, wurden mit Kleinhirn und Großhirn im Rahmen der Evolution zusätzliche »Prozessoren« entwickelt, die speziell für bestimmte Aufgaben geschaffen und optimiert wurden: der Coprozessor Kleinhirn und die GPU Großhirn. *Das* macht Sinn! Nicht, dass Funktionen, die früher dem Stammhirn zugeordnet waren – »primitives Bewusstsein« – mit zunehmender Qualität des Bewusstseins zunehmend ins Großhirn »rutschten«. Und es passt weitaus besser zur Evolutionsstrategie, nach der sich die einzelnen Hirnteile nacheinander entwickelten und zusätzliche und »bessere« Funktionen ermöglichten – zuletzt das Großhirn. Das, wie die GPUs, auch immer größer wurde und immer komplexere Aufgaben übernahm, die rudimentär aber auch in älteren Hirnteilen möglich waren/sind.

Die Analogie geht sogar weiter: Aufgrund der Komplexizität der Aktivitäten, die »nur« zur Darstellung erforderlich sind, ist die GPU, das Großhirn, sehr viel »größer« und anders aufgebaut als die CPU. So besitzt diese nicht nur vier »Cores«, also vier »Arbeitseinheiten« wie die heute modernen CPUs, mit denen vier Befehle parallel abgearbeitet werden können, sondern sehr viele mehr. Häufig geht das in die Tausende. Typisch sind 1600 oder gar 2400 Einheiten, die parallel arbeiten können. Die arbeiten zwar, verglichen mit den CPU-Cores, mit weniger und einfacheren Befehlen (für die Fachleute: RISC vs. CISC), dafür aber schneller und parallel(er). Eben exakt auf die Aufgabe spezialisiert. Und denken wir nun an unser Hirn: Was läuft im Großhirn ab? Die Verarbeitung von Informationen zwecks Wahrnehmung! Unter anderem. Höchst parallel.

Mit diesem Vergleich möchte ich alles andere, als einen echten Bezug zwischen Computern und menschlichen Hirnen herstellen. Beide arbeiten vollkommen anders, und Computer von heute reichen nicht andeutungsweise an das heran, was selbst biologische »Computer« einfacher Lebewesen zu leisten vermögen. Stichwort als Beispiel: Mustererkennung; für jedes Kleinkind wenige Wochen nach der Geburt und jeden Fisch und Lurch Kinderkram. Macht selbst Hochleistungs-Computern auch heute noch große Probleme! Aber als Bild, was es mit dem Hirn und dem Bewusstsein auf sich hat, scheint mir dieser Vergleich sehr geeignet zu sein.

Wenn man sich Bilder über die Gehirne in der evolutionären Reihe Fisch → Wirbeltier → Amphibium → Reptil → Säugetier anschaut, repräsentiert durch Hai → Knochenfisch → Frosch → Eidechse/Vogel → Hund, macht einen, die unterschiedliche Qualität von »Bewusstsein« in Hinterkopf, schon nachdenklich, was man sieht: Das Stammhirn hat sich auch weiterentwickelt, so wie die CPU; aber lange nicht so dramatisch wie das Großhirn – und die GPU...

Und der Vergleich passt zu dem, was andere Forscher zum Thema Bewusstsein und Unterbewusstsein zu sagen haben.

Zum Beispiel Marc Solms. Er ist Psychoanalytiker und Neurologe, Leiter der Abteilung für Neuropsychologie am Groote Schuur Hospital in Kapstadt und Professor für Psychiatrie am Mount Sinai Hospital in New York. Darüber hinaus ist er Herausgeber und Übersetzer der *Gesammelten Neurowissenschaftlichen Werke* von Sigmund Freud. Er dürfte Freud also recht gut kennen. Er versucht, Neurowissenschaften und Psychoanalyse zusammenzubringen; und dabei stellt er die Freud'sche Welt auf den Kopf. Für ihn ist das Unterbewusstsein, das Freud'sche Es, das eigentliche *Bewusstsein*, und das Freud'sche bewusste Ich das *Unbewusste* – ein Gegensatz, wie er ausgeprägter nicht sein kann.

Während, meines Wissens, Freud keine Annahmen darüber gemacht hat, in welchem Hirnteil welcher Teil der Psyche zu vermuten ist, hat Solms als Neurologe sehr genaue Vorstellungen. Nach seinen Forschungen ist der Hirnstamm für das Bewusstsein entscheidend. Und das ist einigermaßen revolutionär, verband man doch bislang mit dem Stammhirn nur animalische Funktionen wie Atmung und Kreislauf, also dem Willen und damit dem Bewusstsein weitestgehend entzogene, automatisch ablaufende Prozesse, für die es tatsächlich auch verantwortlich ist; und damit eher Unbewusstes. Und nun soll ausgerechnet dort Bewusstsein zu finden sein? Stimmt seine Annahme, hat das automatisch als Konsequenz, dass jedes Lebewesen, das über ein Stammhirn verfügt, auch ein Bewusstsein haben *muss*. Und das trifft dann auf alle Wirbeltiere und ziemlich viel Meeresgetier zu.

Diese Feststellung muss man erst einmal sich setzen lassen, da sie sehr weitreichende Konsequenzen hat, die in unser Selbstverständnis und in unser Verhältnis zu anderen Lebewesen eingreifen und vermutlich, so der das dann assimiliert, bei dem einen oder anderen von uns zu Verhaltensänderungen führt/führen müsste.

Denn dann hat auch ein Hai ein Bewusstsein. Und ist nicht einfach die wild drauf los beißende Killermaschine, als die er dasteht, und wogegen Hai-Fachleute bereits lange Sturm laufen.

Dieses Bewusstsein mag zwar einfacher und weniger ausgeprägt sein als bei uns Menschen, aber es wäre demnach vorhanden. So dürfte es sich, sagt Solms, bei Eidechsen und Schlangen auf angenehme und unangenehme »Gefühle«, also Sinneseindrücke, beschränken. Und vermutlich wird das auch bei Haien nicht sehr viel mehr sein. Aber immerhin. Denn dann empfänden auch Fische Schmerz, da ihnen der Sinneseindruck, den sie am Haken einer Angel oder im Netz eines Fischers haben, bewusst wird. Wenn auch nur als »unangenehmes Gefühl«, dem er sich entziehen möchte – und nicht kann. Führt das dann auch, wie bei uns, zu Panik? Manchmal könnte man es glauben…

Und wenn ihnen Schmerzen so tatsächlich bewusst werden können – wie ist das dann mit anderen Sinneseindrücken, z. B. denen des Sauerstoffmangels außerhalb des Wassers an Bord des Kutters in der Wanne? Wenn der bewusst würde – wäre das dann nicht das Gefühl des Erstickens, vor dem wir Menschen doch so viel Angst haben? Wir sollten dringend nachdenken…

Was Solms anführt, macht Sinn! Denn ein Teil des Bewusstseins ist das »Sich-Sei-ner-Selbst-Bewusst-Sein«, das Selbstbewusstsein! Und da ist inzwischen nachge-wiesen, dass nicht nur unsere nächsten Verwandten, die Primaten mit ihren eben-falls respektablen Großhirnen, darüber verfügen. Und nicht nur Landtiere. Auch Delphine haben Selbstbewusstsein, und viele Zahnwale. Das wird uns, wenn wir ein bisschen aufgeschlossen sind, nicht weiter wundern oder vom Hocker reißen, ist deren Gehirn doch, bei allen Unterschieden, die aufgrund anderer Sinne wie Sonar bestehen und bestehen müssen, denen der Landsäugetiere und besonders denen der Primaten inklusive uns sehr ähnlich. Und *das* wundert nicht wirklich: Delphine und Wale sind die Nachkommen von vom Land ins Meer zurückgegan-genen Säugetieren…

Aber jetzt kommt es: Manche Vögel, die gerade einmal ein rudimentäres Großhirn namens »Wulst« besitzen, können sehr wohl zwischen sich und anderen unterscheiden, wie Experimente zeigen. Sie sind sich häufig ihrer bewusst; und so versuchen z. B. Krähen, wenn sie sich im Spiegel sehen (»Spiegeltest«), einen roten Papiersticker von ihrem Gefieder zu entfernen, den ein Experimentator ihnen in unbeachteten Momenten an die Brust geklebt hatte. Der Beweis, dass

209

der Vogel den Vogel im Spiegel als Spiegelbild von sich selbst identifizieren kann – eine Fähigkeit, die Kleinkinder erst erlernen müssen und erst nach dem zweiten Lebensjahr demonstrieren.

Das Großhirn trägt nach Solms nun »nur« dazu bei, wie ausgeprägt dieses Bewusstsein ist. Je entwickelter und leistungsfähiger das Gehirn desto ausgeprägter das Bewusstsein, da damit zunehmend weitere und komplexere Informationen berücksichtigt werden können, die ggf. unbewusst im Großhirn verarbeitet werden und die umso komplexer werden können, je leistungsfähiger dieses Großhirn wird. Und dies könnte meiner Meinung nach ein Grund dafür sein, dass unser Gehirn so unvergleichlich groß ist: Es ist das Ergebnis eines Feedback-Mechanismus. Je größer der Coprozessor, desto komplexer das Bewusstsein, desto größer der Drang zu größeren Coprozessoren für ein komplexeres Bewusstsein – und so weiter. Wie beim Computer…

Um im Bild mit den Prozessoren zu bleiben: die CPU, das Stammhirn, ist der Master geblieben, auch wenn andere Prozessoren, Kleinhirn und Großhirn, hinzugekommen sind. So unterstützen diese evolutionär jungen, spezialisierten Hirnteile den alten, allen Wirbeltieren gemeinsamen Hirnstamm »nur« bei seiner komplexer gewordenen Arbeit. Mit anderen Worten: Jeder Computer kann jede Berechnung anstellen. Aber das geht umso komplexer und besser, je komplexer und leistungsfähiger die »Zuarbeiten« von vorhandenen Coprozessoren und/oder GPUs sind. Die Qualität des Ergebnisses ist dann häufig dramatisch unterschiedlich. Das schließt nicht aus, dass bei bestimmten Aktivitäten, z. B. der Darstellung auf Bildschirmen, die CPU gar nicht mehr involviert ist – aber die Kontrolle behält. Also: Die CPU (Stammhirn; Bewusstsein) produziert den Output anhand und unterschiedlich gemäß der Verfügbarkeit von Coprozessor (Kleinhirn) und GPU (Großhirn; Unterbewusstsein).

Weil, so Solms, wir *wissen*, dass wir Gefühle und Triebe haben, sind diese uns *bewusst*! Das Freud'sche Es ist also nicht das Unterbewusstsein, sondern die Grundlage des Bewusstseins, von ihm rührt alles Bewusste her. Das aber ist eine diametral entgegengesetzte Deutung der Psyche. Nach Solms steigen Emotionen des Bewusstseins (Es) permanent wie Blasen an die Oberfläche, um dort wahrgenommen zu werden. Das Ich ist im Wesentlichen unbewusst.

Nach Solms gibt es ein bewusstes Ich erst, wenn es aus den Tiefen des Es aktiviert wird. Bleibt das aus, bleibt auch das Ich unbewusst. Das bewusste Ich wird somit nur dann vom unbewussten Ich zu einer Bewusstwerdung geweckt, wenn es gilt, emotionale Konflikte (Es) mit der Außenwelt zu regeln. Und das hat Konsequenzen für Psychoanalyse und Psychotherapie. Denn nach Solms unterziehen sich Patienten einer Psychoanalyse, weil sie Probleme mit ihren Gefühlen haben, nicht aber, weil ihnen etwas Unbewusstes nicht bewusst geworden ist. Da ist etwas dran!

Auch Solms Vorstellungen passen zu meinem Filterkonzept der Psyche: Geht man von den Ideen Dijksterhuis' aus und definiert das bewusste Es, das *unbewusste* Ich und das Über-ich wieder wie oben als gleichberechtigte Filter, ist das Ergebnis der Filterungen das, was das *bewusste* Ich zu »sehen« bekommt; und das wie Solms Blasen an die Oberfläche steigt. Oder eben auch nicht!

Für mich ist interessant, dass sich die beiden Thesen von Solms und Dijksterhuis gegenseitig gut unterstützen. So hat Dijksterhuis einige Studien veröffentlicht, deren Ergebnis ist, dass bewusste Entscheidungen bei »einfachen« Problemstellungen zur Problemlösung besser geeignet sind als unbewusste. Das aber ändert sich dramatisch mit zunehmender Komplexizität des Problems. Und so gibt es Problemstellungen, die sich umso besser lösen lassen, je unbewusster daran gearbeitet wird.

Ist das nicht etwas, das wir tagtäglich erleben? August Kekulé war im 19. Jh. Chemiker und gilt als Begründer der modernen Strukturchemie. Ihm verdanken wir Chemiker, dass wir uns nicht mit aussagearmen »Summenformeln« herum schlagen müssen, sondern über die »Strukturformeln« eine Ahnung bekommen, wie das Molekül eigentlich »aussieht«. Denn die Struktur einer Verbindung erschließt erst deren chemisches Verhalten.

Zu seiner Hauptschaffenszeit beschäftigten sich die organischen Chemiker mit Verbindungen aus Steinkohleteer, aus denen sie neue Moleküle herstellten. Hauptkomponente des Steinkohlenteers ist Benzol, ein ringförmiges Molekül bestehend aus sechs Kohlenstoffatomen und sechs Wasserstoffatomen, was man wusste, sowie Moleküle, die aus Doppel- und Mehrfachringen bestehen. Was man damals noch nicht wusste! Und so ist ein wesentliches Bedürfnis gewesen, die Struktur des Benzols zu entschlüsseln – wie sieht es aus? Sechs Kohlenstoff- und sechs Wasserstoffatome und sonst nichts! Jeder, der schon einmal versucht hat, aus absolutem Unwissen über Zusammenhänge zu Zusammenhängen zu kommen, wir bestätigen, dass das nicht einfach ist. Kennt man aber die Zusammenhänge, sind die häufig so einfach, dass man sich fragt, warum man nicht gleich darauf gekommen ist. So auch hier.

Es gibt eine Anekdote, nach der Kekulé lange Zeit über dem Problem Benzol vergeblich gebrütet hat (→ bewusst). Eines Tages soll er dabei kurz eingenickt sein. Und aus dem Schlaf hochgeschreckt. Denn in der kurzen Traumphase (→ unbewusst) sei ihm eine Schlange erschienen, die sich selbst in den Schwanz gebissen hätte. Die Lösung des Problems! Das Benzol war keine Kette aus sechs C-Atomen, wie bis dahin angenommen,, sondern ein Sechsring. Plötzlich passte alles! Und auf Grundlage dieser Erkenntnis konnten ab 1860 synthetische Farbstoffe entwickelt werden, und Firmen wie Bayer und BASF entstanden. (*B*adische *A*nilin- und *S*oda*f*abriken; Anilin ist ein Benzol-Derivat…)

Ich bin vom Wahrheitsgehalt dieser Geschichte überzeugt, denn mir geht es häufig auch so, dass mir Ideen im Traum erscheinen – leider weiß ich dann nach dem Aufwachen nicht immer, welcher Geniestreich mir da gekommen war. Und auch ich habe die Erfahrung gemacht, dass es manchmal sinnvoller ist, die Beschäftigung mit einem Problem zu unterbrechen und etwas ganz anderes zu machen. Und mit einem Mal habe ich dann die Lösung des Problems.

Ganz nach Dijksterhuis ist das umso eher der Fall, je komplexer das Problem ist. Viele behaupten, unter der Dusche kämen ihnen die besten Ideen. Auch das unterstützt die Thesen, und auch mir kommen da hin und wieder gute Ideen …)

Heißt das nicht im Endeffekt, dass der Mensch ein »unbewusst agierendes Wesen« ist, gesteuert von Autopiloten, die sowohl auf niedrigem Niveau (Klein-, Stammhirn) für die physischen, animalischen Funktionen zuständig sind als auch auf höherem Niveau für die Bearbeitung psychologischer Prozesse (unbewusstes Ich)? Und dass er, im Sinne von Solms, aus dieser mit allen anderen Lebewesen dieses Planeten geteilten Praxis nur in vergleichsweise wenigen Situationen in ein Bewusstsein entflieht, wenn das Unterbewusstsein oder das bewusste Es der Meinung sind, einen vorliegenden Konflikt nicht unbewusst lösen zu können? Dass der einzige Unterschied zu Tieren dann der ist, dass die Komplexizität solcher Konflikte aufgrund der weiter entwickelten (Co-)Prozessoren sehr viel höher sein kann? Ich kann mit diesem Gedanken gut leben, da ich mich nicht für etwas Wertvolleres oder Besseres halte als ein anderes Lebewesen.

Experimente scheinen das zu bestätigen. Benjamin Liebt von der University of California in San Francisco forderte Probanden auf, zu einem selbst gewählten Zeitpunkt einen Arm zu heben, dabei auf die Uhr zu schauen und sich die Zeit zu merken, wann sie das taten. Dabei wurden ihre Hirnströme per EEG gemessen. Das Ergebnis: etwa eine halbe Sekunde *vor* der bewussten Bewegung zeigten sich im EEG verstärkte Aktivitäten; die Entscheidung zur Bewegung musste also früher und *unbewusst* erfolgen!

Prof. John-Dylan Haynes vom Bernstein Center for Computational Neuroscience in Berlin kann sehr viel detaillierter und überzeugender zeigen, dass Entscheidungen *Sekunden* früher unbewusst erfolgen als sie dann bewusst werden. Zeiträume von fünf bis sechs Sekunden sind die Regel. Das ist also die Zeit, in der Solms Blasen vom unbewussten Ich und einer Entscheidung an die Oberfläche des Bewusstseins aufsteigen. Er kann mit bildgebenden Verfahren des Gehirns anhand eines typischen Musters aktiver Hirnareale vorhersagen, für was sich ein Proband entscheiden wird – *fünf* Sekunden, bevor der das durch Druck auf Tasten mitteilt, nachdem es ihm bewusst geworden ist; eine ganze Menge! Was heißt das? Letztendlich nicht weniger, als dass wir nicht bewusst entscheiden, ja nicht einmal bewusst entscheiden *können*. Sondern uns nur Entscheidungen, die unser unbewusstes Ich trifft, bewusst werden. Erinnern Sie sich an das Kapitel *Lass Wissen regnen!*, als wir feststellten, dass uns nur 0,1% der täglichen ca. 100.000 Entscheidungen überhaupt bewusst werden?

Wegen der Tragweite dieser Erkenntnis nochmals: Wenn wir eine Entscheidung treffen wollen, übergeben wir die Informationen, die dazu erforderlich und derer wir uns bewusst sind, zusammen mit Erfahrungsfiltern an unseren psychischen Autopiloten, das Unterbewusstsein. Dieses unbewusste Ich nun trifft aufgrund der Verarbeitung dieser Informationen eine Entscheidung. Und erst wenn diese *unwiderruflich* gefallen ist, wird sie uns bewusst – nicht vorher. Wow!

Das macht einerseits Sinn. Denn das Unterbewusstsein arbeitet um Dimensionen schneller als das Bewusstsein. Und so wäre das nur logisch! Ist das also das sprichwörtliche »Bauchgefühl«, die Entscheidungen also, die »aus dem Bauch heraus« getroffen werden, weil uns nicht klar ist, »wie« wir darauf gekommen sind? Und ist das Sprichwort nur der Beweis, dass uns unbewusst klar ist, wer bei uns tatsächlich die Entscheidungen trifft?

Das bedeutet aber andererseits: Sollte das bewusste Ich mit dem Ergebnis nicht zufrieden sein, würde sich nichts ändern, denn die Entscheidung ist

213

bereits gefallen und kann nicht rückgängig gemacht werden! Ist nun ein »ungutes Gefühl«, das einen manchmal nach Entscheidungen beschleicht, zurückzuführen auf die eventuellen »Bauchschmerzen«, die das bewusste Ich bei Entscheidungen des unbewussten Ichs haben kann? Vielleicht ist ja hier wieder der Volksmund bereits weiter als die Forschung! Wer weiß – vielleicht spielt ja das vegetative Nervensystem mit seinen fünfmal mehr Nervenzellen als das Rückenmark als bislang nicht entdeckter weiterer Co-Prozessor auch eine Rolle! Dann würde sich sogar das »Bauch-« in den »Gefühlen« wie »Schmerzen« eben erklären... Wir kommen darauf in *Mein Arzt bin ich!* zurück!

Stört Sie der Gedanke, Entscheidungen ggf. nicht »bewusst« treffen zu können? Wenn ja – warum? Es sind doch beides Mal Sie, der sie trifft – anhand der gleichen Kenntnisse und Erfahrungen. Warum also muss es unbedingt bewusst sein? Wegen der »Vernunft«? Wenn Freud da 'mal Recht hat...

Und an dieser Stelle möchte ich noch einmal an den Deutschland-sucht-den-Next-Super-Model-Star-by-Heidi-Bohlen-Käse aus dem Prolog erinnern! Wissen wir vor diesem Hintergrund wirklich, was wir unseren Kindern und jungen Erwachsenen antun, wenn wir *das* zulassen?

Nicht nur in der Psychologie würde sich etwas dramatisch ändern, wenn das alles stimmen sollte, woran ich keinen Zweifel habe, da es plausibel ist. Wenn, wie in den Kapiteln oben erörtert, Psyche und Körper eine Einheit bilden, hat diese neue Sicht natürlich auch Konsequenzen auf Gesundheit und Heilung. Wenn nach Solms das bewusste Ich nur gelegentlich vom unbewussten Ich geweckt wird, um (emotionale) Konflikte mit der Umwelt zu regeln, spielt sich der Rest im *unbewussten* Ich ab – 200.000 mal häufiger als bewusst; siehe oben. Und das, nach Dijksterhuis, sogar offenbar zu Recht. Dann aber hätten wir einen Ansatzpunkt, der gut zu der Wirkung von Hypnose und Trance mit ihren Inneren Bildern und Gesprächen von oben passt. Und es könnte Spontanheilungen erklären, die nun auf die Aktivität des *unbewussten* Ichs zurückgeführt werden können und müssen. Inklusive der Tatsache, dass bei der Behandlung des Cellisten oben Hypnose angewendet werden musste, *bevor* er wieder laufen lernen konnte. Und wenn man das nun ein wenig weiter spinnt, erklärt sich plötzlich auch der Plazeboeffekt. Wir werden das noch sehen.

Denn wir müssen davon ausgehen, dass wir, sprich das unbewusste Ich, sehr genau wissen, wie sich Gesundheit, also ein »gesunder Körper« anfühlt: So wie das Kleinhirn um den jeweils aktuellen Zustand der Gelenke und die Spannung der Muskeln sowie Lage und Ausrichtung im Raum weiß, was Voraussetzung dafür ist, überhaupt motorisch aktiv werden zu können, gibt es keinen Grund, anzunehmen, das sei mit anderen Körperfunktionen nicht so. Im Gegenteil: All die Hormone, Mediatoren und Botenstoffe, die über den Blutkreislauf im Körper verteilt werden, haben exakt diesen Hintergrund: Auskunft über den aktuellen Zustand zu geben. Das bedeutet, wir wissen unbewusst, wenn wir eine Erkältung haben, schon lange, bevor es uns bewusst wird. Bewusst wird es uns dann, wenn das unbewusste Ich das bewusste davon über im Hirn erzeugte Wahrnehmungen, Kratzen im Hals (was kratzt da?), Kribbeln in der Nase (wer kribbelt da?), Spannung in der Lippe (wer »spannt« die Haut?) informiert. Zu diesem Zeitpunkt haben bereits die Selbstheilungskräfte des Körpers eigenständig angefangen, ihre Arbeit aufzunehmen.

Das bedeutet: Wenn wir unbewusst »wissen«, wie es sich anfühlt, »gesund« zu sein (im Sinne von »den anzustrebenden Normalzustand«, den »Sollzustand« zu haben), dann wissen wir auch, wenn wir krank sind (»Istzustand«). Oder, erneut meine »Filter« benutzend: Wenn der Istzustand, durch diesen »Gesund-Sein-Filter« (Sollzustand) betrachtet, keinen »Output« generiert, ist keine Aktion erforderlich: Wir sind gesund. Bleibt aber etwas übrig, wissen wir nicht nur, *dass* etwas nicht stimmt, sondern in dieser Sekunde auch schon *was* – denn alles andere passiert den Filter nicht. Und dann brauchen wir kein Bewusstsein mehr, um ggf. dagegen etwas tun zu können.

Was mir an dieser Erklärung gefällt: Nun ist nachvollziehbar, warum ich zunehmend auf mein Wohlbefinden Wert lege und mich danach zu richten trachte: Indem ich »auf meinen Körper höre«, versuche ich, bewusst mein Unterbewusstsein nach dem aktuellen Stand abzufragen. Und das sagt meinem Bewusstsein dann: Geh' ruhig wieder »schlafen«, es ist alles OK. Oder eben nicht. Und nun verstehe ich auch, warum meine Tochter sich als kleines Kind hinsichtlich ihrer Ernährung so verhielt, wie sie es tat: Kinder haben sie noch, die (un-)bewusste Kommunikation mit ihrem Körper.

Wenn das unbewusst geht – warum wird es uns dann (zumindest manchmal) bewusst? Weil wir z. B. bei der letzten Erkältung die (unbewusste?) Erfahrung gemacht haben, dass wir durch bewusstes Handeln (Einnahme von Medikamenten) den Heilungsprozess unterstützen können. Oder durch den Filter Informationen gerutscht sind, mit denen wir noch keine Erfahrungen haben. Ein gebrochenes Bein oder ein entzündeter Blinddarm. Und dann aktiviert Solms unbewusstes Ich das bewusste, da es überfordert ist, indem es eine Blase mit den erforderlichen Informationen wie Wahrnehmungen und Gefühlen an die Oberfläche steigen lässt.

Vielleicht ist das auch der Grund, warum wir manchmal »das Bewusstsein verlieren«. Denn – vielleicht wird es ja gar nicht »verloren«, sondern nur nicht weiter durch das unbewusste Ich aktiv gehalten, *damit* das Unterbewusstsein »in Ruhe« und ungestört Wichtigeres erledigen kann wie Reparaturen nach Traumata. Ist das dann auch der Grund, warum ein »künstliches Koma« hilft?

Das alles sind neuere Überlegungen, die vielleicht Anlass zum Rückzug auf eine Rückzugslinie sein werden, vielleicht auch nicht. Denn das Modell, Stammhirn = Bewusstsein = Es, Großhirn = Unterbewusstsein = Ich, ist sicherlich zu einfach. Das behauptet Solms auch nicht, und das behaupte auch ich nicht. Aufgrund moderner Analysemöglichkeiten lässt sich nämlich zeigen, dass im Großhirn sowohl bewusste als auch unbewusste Prozesse ablaufen. Der andere Beweis, dass im Stammhirn auch bewusste Prozesse ablaufen, ist extrem schwierig. Denn um das feststellen zu können, müsste man Sonden legen; diese aber könnten dazu führen, dass vitale Funktionen (Atmung, Herzschlag usw.) beeinträchtigt würden. Was im Zweifel den Tod des Probanden zur Folge hätte. Denn wenn das Kleinhirn der Autopilot der Motorik ist, ist der Hirnstamm der Autopilot der vitalen Funktionen. So erklärt sich, warum wir so viel mehr über das Großhirn wissen als über das vergleichbar kleine und vermeintlich einfache Stammhirn.

Das ändert nichts an Solms Kernaussage. Denn genau wie der Coprozessor auf dem gleichen Chip liegen kann wie der Prozessor, können auch bewusste und unbewusste Prozesse auf der gleichen Hardware ablaufen. Wichtig an der Theorie ist daher, dass wir sehr arrogant handeln, wenn wir Lebewesen, die über kein oder sehr ein viel kleineres Großhirn verfügen als wir, Intelligenz und Bewusstsein absprechen, und glauben, dass wir heute wissen, wie unsere Psyche funktioniert. Und welche Einflüsse sie auf unser physisches Ich hat: unseren Körper. Und umgekehrt. Glaubt man der Schulmedizin: wenig! Und das kann nach dem eben Gesagten künftig nicht mehr aufrechterhalten werden.

QA/QC

Es ist ja nicht so, dass ich die Erkenntnisse aus Grundlagen- und angewandter Forschung nicht zu schätzen wüsste. Und ich glaube auch nicht, dass die Ergebnisse aus Studien und Experimenten zu *nichts* nutze sind – sollte dieser Eindruck entstanden sein, so ist er falsch. Aber ich glaube, dass wir die falschen Schlüsse daraus ziehen, weil wir einen zu engen Blickwinkel haben, und daher sehr viel Mühe darauf investieren, unser Leben erst nach neuesten Erkenntnissen auszurichten, um es etwas später dann, etwas mehr Erkenntnisse gewonnen habend, wieder aufs alte Gleis zurück zu führen.

Für mich macht sich das z. B. an der Cholesterin-Lüge und dem blödsinnigen Omega-3-Fettsäuren-Hype fest. Leider fehlt hier der Platz, das darzulegen – der Verlag überredete mich aus produktionstechnischen Gründen dazu, die 80 Seiten der beiden entsprechenden Kapitel zu streichen: Noch mehr Seiten würden das ohnehin schon mächtige Buch nicht mehr handhabbar machen. Weder für Sie, noch für die Druckerei. Und so spare ich sie mir für ein nächstes Buch auf – vielleicht eines über Ernährungs- und Gesundheitslügen.

Daher hier nur so viel: Aufgrund der Tatsache, dass man bei verschiedenen Erkrankungen Cholesterin in Gefäßablagerungen gefunden hat, verbieten einem Ernährungswissenschaftler und Ärzte Frühstücksei (»Cholesterinbombe«) und Butterbrot (»böses LDL«) seit Dekaden und vermitteln den Eindruck, dass »ausgewogene Ernährung«, pflanzlicher Art mit viel »pflanzlicher Linolensäure«, und ein wie auch immer hergestelltes Verhältnis des »guten HDLs« zum »bösen LDL« wesentlich zur Vermeidung von Herz-Kreislauf-Erkrankungen beitragen; wozu sie dann häufig auf Studien hinweisen, die das angeblich belegen. Und die Kassen sind auf diesen Zug aufgesprungen.

Tatsache ist aber, dass es trotz seit Jahrzehnten intensiver Forschung nicht eine einzige Studie gibt, die nachweist, was heute als »Wissen« zu diesem Thema angeblich bekannt ist. So kann man leicht nachweisen, dass das so heiß diskutierte HDL-/LDL-Verhältnis keinerlei Einfluss auf das Herz hat, da es schlicht und ergreifend keinen Wirkmechanismus gibt, wie sich LDL negativ und HDL positiv auswirken könnte: beides sind zellartige Transportbehälter für fettähnliche Substanzen, die sich in wässrigem Blut nicht lösen lassen, und die jede Körperzelle daher existenziell benötigt. Glauben Sie mir: Gäbe es solche Mechanismen, hätte die Industrie sie bereits genutzt, und es gäbe die HDL-Spritze gegen Herzinfarkt! Fragen Sie also den, der Ihnen diesen Bären aufbinden will, gemäß dem Motto dieses Buches: »Warum?« Und Sie werden erleben, wie schnell dann plötzlich Schluss ist mit nachprüfbaren Argumenten – und es nur noch heißt: Studien, ohne sie zu konkretisieren.

So erweisen sich auch EPA und DHA, die so gehypten Omega-3-Fettsäuren, bei genauem Hinsehen als Frostschutzmittel für maritime Lebewesen oder Sonnenschutz von Pflanzen, die ursprünglich aus sonnenreichen Gegenden stammen. Sie sind also für den Menschen nicht nur nicht erforderlich, sondern werden in den Mengen, die er als Botenstoff benutzt, von ihm selbst hergestellt – aus Linolensäure, der dritten Omega-3-Fettsäure, die entgegen der Propaganda nicht nur in pflanzlichen Ölen und Fetten vorkommt, sondern auch in Butter, Schweinschmalz und Rindertalg. In ausreichender Menge, so man diese Fette regelmäßig genießt. Was Sie darüber hinaus an »Erkenntnissen« hören, können sie getrost vergessen – egal, wer es sagt. Zu Cholesterin sollten Sie wissen, dass der Körper 95% selbst herstellt, und lediglich 500 mg pro Tag aufgrund der Transportsysteme im Darm aus der Nahrung aufnehmen kann – egal, wie viele Eier sie essen. Sie brauchen daher kein Becel und keine Pflanzensterine, im Gegenteil: die sind schädlich. Falls mit Ihrem Cholesterinspiegel etwas nicht stimmt, ist das nicht Ausdruck von Fehlernährung, sondern gestörter Regulation des Cholesterinhaushaltes, bei dem medikamentös eingegriffen werden muss.

Was ist die Konsequenz? Für mich: Die Erkenntnisse aus den meisten Studien von heute sind interessant, vermutlich richtig, aber nicht alltagstauglich. Da sie, mit ganz engem Fokus – close-up! – aus dem Zusammenhang – long-shot! – gerissen und für sich betrachtet wurden, ohne zu berücksichtigen, dass ein Lebewesen mehr ist als die Summe seiner Einzelteile. Wir werden darauf noch zurück kommen.

Vermindern Sie also Ihre Lebensqualität nicht, indem sie auf die Genüsse des Lebens verzichten. Denn Lebensqualität hat über die Psyche einen nicht unwesentlichen Einfluss auf Ihre Gesundheit. So ist mein Credo, dass es genauso falsch ist, jeden Menschen zu Joggen und »gesundem Ernähren« zu verdammen wie ihn davon abzuhalten – es kommt eben auf das Individuum an. In welchem Maß Sie genießen (dürfen), ist individuell unterschiedlich und eine Frage, die Ihnen pauschal, so wie Werbung und so mancher Arzt es tun, niemand beantworten kann! Wer es dennoch tut, lügt!

Im vorangehenden Kapitel haben Sie anhand des BMI gesehen, dass man bei genauerer Untersuchung zu genau den gegenteiligen Erkenntnissen kommen kann, die man zunächst annahm (»Idealgewicht«). Denn auch mit Nikotin und Alkohol ist das so eine Sache. Beide haben durchaus gesundheitsfördernde Einflüsse, die im Gegensatz zu HDL/LDL und Cholesterin wissenschaftlich nachweisbar sind – inklusive Wirkweise. Das hat sich zumindest bei Alkohol in Form von Rot- und Weißwein – Stichwort »Tannine« und »Radikalfänger« – inzwischen auch herumgesprochen. Und doch gehört auch hier einiges in das Reich der Märchen…

Und dann ist da noch eine andere Frage im Hinblick auf Lebensqualität: *Wie werde ich älter?* An Ratten und/oder Mäusen hätte man herausgefunden, so heißt es, dass diese umso älter würden, je größeren Mangel sie im Laufe ihres Lebens erlitten. Schön für die Ratte! Aber: Bin ich Ratte?

Ich meine das sehr ernst! Selbst wenn das so ist, und ich habe eine Erklärung dafür, warum das stimmen könnte; und selbst wenn es bei Menschen auch so sein sollte, und ich kann eine mehr als plausible Theorie liefern, warum das *nicht* der Fall sein dürfte: Ist *das* erstrebenswert? Älter nach Hungern, aber ich merke nichts davon, weil dement? Mehr Jahre durch Verzicht, aber gefesselt an den Rollstuhl oder an Krücken, weil ich meinen Körper, meine Fußgelenke durch jahrzehntelanges tägliches ungeliebtes Joggen kaputt trainiert habe? Selbst die Jäger, unsere Vorfahren, die täglich auf der Jagd waren, haben das nicht im Dauer-Dauerlauf getan…

Ein Leben lang trainiert, auf Genüsse verzichtet, diszipliniert durchgehalten in Selbstkasteiung und mit BMI << 25, sich keine oder kaum die angenehmen Seiten des Lebens gegönnt. Nun Methusalem, aber angewiesen darauf, dass einem unterbezahlte Ausgebeutete unseres Gesundheitssystems in fünf Minuten pro Tag den Hintern waschen – und dann in das eigene Zimmer und die eigenen mehr oder weniger wirren Gedanken oder in den Gesellschaftsraum abschieben, wo sich Dutzende Leidensgenossen, die sich alle nicht ausstehen können, den ganzen Tag lang anöden, indem sie zum hundertsten Male über ihre jeweiligen Wehwehchen lamentieren. Und ach so sehnsüchtig darauf warten, dass der eine oder andere Familienangehörige einmal vorbeikommt. Und immer wieder aufs Neue feststellen muss, dass zwar ein Vater zehn Kinder ernähren kann, zehn Kinder aber keinen Vater, wie so schön heißt. Wo bleibt da die Würde?

Was sagen die Ratten *dazu*?

Anders als Wissenschaftler, die nur ihr Forschungsobjekt vor Augen haben (können), versuche ich, neue Erkenntnisse immer in einem großen, zumindest aber größeren Zusammenhang zu sehen (ich vermeide hier bewusst den bei vielen in zweifelhaftem Ruf stehenden Begriff »ganzheitlich«, obwohl der exakt ausdrückt, worum es geht). Dazu gehört, sich zu fragen, *warum* so sein könnte, wie es zu sein scheint. Oder auch nicht.

Das geht nur über einen Brennweiten- und Fokuswechsel, den nur wenige vornehmen, da man sich dazu wirklich zwingen muss. Die Wissenschaftler, die die genannten Versuche an den Ratten durchgeführt hatten, hatten einen sehr engen Fokus: Was passiert mit Ratten, wenn sie hungern? Eine sehr legitime Frage, alles andere als verwerflich – im Gegenteil: es geht gar nicht anders, wenn man zu »neuesten Erkenntnissen« kommen will! –, die zu einem Ergebnis führte – gültig in diesem engen Fokus. Was aber machen wir mit dieser Erkenntnis?

Folgen wir einmal Charlie Chaplin und seiner Feststellung im Prolog. Verändern wir die Brennweite von Großaufnahme (close-up) zu – sagen wir zunächst zur Halbtotalen (figure-shot). Sieht es da ebenso »tragödisch« oder eher schon »komödisch« aus?

Zuvor aber legen wir uns noch drei andere Filmschnippsel im close-up zurecht:

(1) Bekannt ist, dass Ratten sehr viele Nachkommen produzieren und früh damit beginnen. So werden sie in der sechsten Woche geschlechtsreif und in der Regel drei Jahre alt. Pro Wurf können sie 14 Nachkommen oder mehr haben, und sie können alle drei Wochen wieder tragen – bis zu ihrem Lebensende. Verhackstückt man das alles miteinander, können Ratten im Laufe ihres Lebens ca. 700

Nachkommen erzeugen: (3 · 52 Wochen - 6 Wochen bis zur Geschlechtsreife) ÷ 3 Wochen pro Wurf · 14 Nachkommen pro Wurf.

(2) Warum so viele? Offenbar benötigt das diese Spezies, um nicht auszusterben. Die Evolution hat über diese hohe Zahl an Nachwuchs dafür gesorgt, dass die Art trotz vieler (Fress-)Feinde und anderer lebensbedrohender Phänomene erhalten bleibt. Und das scheint zu funktionieren, denn die Erde leidet unter einer Menschenplage, nicht unter einer Rattenplage – zumindest außerhalb weniger menschengemachter Brennpunkte in Form von Slums!

(3) Bekannt ist ferner, dass Ratten auf Nachwuchs verzichten, wenn die Umweltbedingungen das nicht zulassen. So gibt es in Zeiten von Mangel Rückkoppelungsmechanismen, die eine Schwangerschaft verhindern. Mehr noch: Eventuell bereits geworfene Junge werden ggf. von ihrer Mutter gefressen; Kannibalismus. Klingt zwar grausam, ist aber aus der Sicht der Natur auch durchaus logisch und nachvollziehbar: Wenn's für einen selbst nicht reicht – wie soll es da für 15 reichen, zumal, wenn 14 davon wachsen müssen? Es gibt Menschen, die tatsächlich von den Ratten lernen sollten!

Und nun die Halbtotale als erstem Schritt zur Totalen: Der Natur geht es niemals um Individuen, sondern immer und bei allem um die Art und ihre Erhaltung. Also hat sie ein Interesse, dass kurze »Engpässe«, als welche sich die Mehrzahl der Mangelzustände bei Ratten in den vielen Hunderttausenden von Jahren letztlich herausgestellt haben, überwunden werden, um die zur Erhaltung der Art erforderliche Zahl an Nachkommen, also ziemlich viele, zu erreichen. Entweder durch Weiterentwicklung zu wehrhaften Ninja-Ratten mit Hattori-Hanzo-Schwert, Anpassung an die neuen Verhältnisse durch jahrzehntelanges Training unter der Aufsicht von Quentin Tarantino oder eines erfahrenen Samurai und damit weniger Fressfeinden; das nennt man dann Evolution und dauert entsprechend lange. Oder über die Entwicklung von »Überlebensstrategien« wie hier. Das geht schneller und im vorliegenden Fall nur, wenn die einzelnen Individuen im Schnitt um die Zeit des Mangelzustands länger leben – wenn möglich. An einem längeren Leben von Individuen nur um des längeren Lebens der Individuen willen hat die Natur kein Interesse - mit oder ohne Mangel. Wozu auch, wenn die Art nicht gefährdet ist? Soll für die Halbtotale heißen: Ratten leben in Mangelsituationen deshalb länger, damit die Art erhalten werden kann. Das hat sich in Millionen von Jahren so eingespielt.

Schnitt.

Fokuswechsel und Close-up für den Menschen mit gleichem Thema.

(1) Wir »produzieren« im Laufe unseres Lebens vergleichsweise wenig Nachwuchs, sowohl insgesamt als auch pro Schwangerschaft, und werden sehr viel später geschlechtsreif – im Schnitt ab 15. Legte man Rattenkriterien an, müsste der Mensch nach (6 Wochen Geschlechtsreife ÷ 156 Wochen Lebenszeit =) 3,85% der Lebenszeit von ca. 80 Jahren, also nach etwa drei Jahren geschlechtsreif sein. De facto ist er das erst nach dem Fünffachen, was bei Ratten mehr als ein halbes Jahr wäre.

(2) Es kommt hinzu, dass wir, weil wir keine natürlichen Feinde haben, mit einer deutlich niedrigeren Zahl an Nachkommen auskommen, um die Art zu sichern. Dies erlaubt es, später geschlechtsreif zu werden. Im Mittelalter mögen es noch 10 bis 15 Kinder pro Familie gewesen sein, die nötig waren, heute haben bevölkerungsreiche Länder wie Indien oder China bereits Probleme mit zwei! (Bitte im Hinterkopf behalten: Es geht um die Art, nicht einzelne Familien!) Nimmt man »normale«, heute adäquate, »zivilisierte« Randbedingungen an, wird eine Frau nicht vor 20 und wesentlich nach 40 Jahren schwanger und kann in dieser Zeit »ohne Stress« (soweit Schwangerschaften und Geburt per se kein Stress sind!) jedes zweite Jahr ein Kind zur Welt bringen – also 10 insgesamt. Mehr als genug. Und so leidet die Erde, wie gesagt, trotz dieser vergleichsweise niedrigen Reproduktionsrate unter der Menge der lebenden Menschen. Mehr wäre kontraproduktiv.

(3) Beim Menschen gibt es die Menopause. Das bedeutet, dass nach einer bestimmten Anzahl von Jahren eine Frau aufgrund hormoneller Umstellung nicht mehr dazu in der Lage ist, Nachwuchs zu bekommen – irreversibel. Das unterscheidet sie von ihren Kolleginnen in der Rattenwelt. Das Alter, zu dem eine Frau ins Klimakterium kommt, ist individuell unterschiedlich und wird von verschiedenen Faktoren beeinflusst – es ist aber in der Regel um die 50. Einer der Faktoren: *Mangelsituationen!* Sie bewirken, dass eine Frau *früher* – nicht später! – in die Menopause kommt als gewöhnlich – umso früher, je größer der Mangel. Es gibt Frauen, die aufgrund schwersten Mangels niemals fruchtbar geworden sind und unmittelbar von der Pubertät ins Klimakterium wechselten, ohne jemals ein Kind bekommen zu haben…

Erneut Figure-shot, Halbtotale, als zweiter Schritt zur Totalen: Die maximal 35 Jahre, in denen eine menschliche Frau für Nachwuchs sorgen kann, reichen dicke aus, die erforderliche Anzahl von Nachwuchs zu generieren, um die Art zu erhalten – selbst in dramatischen Mangelsituationen, wie sie die Menschheit vor allem im Mittelalter, aber auch im letzten Jahrhundert der Kriege überleben musste. Selbst wenn es hieße, 15 Kinder gebären zu müssen, bedeutete das alle 2,3 Jahre einen Nachkommen zur Welt zu bringen. Machbar! Es gab und gibt also für die Natur keinen Grund, Mechanismen einzubauen, die bewirken, dass eine Mangel leidende Frau erstens nicht schwanger wird und zweitens länger lebt. Im Gegenteil: Sinn machte das nur, wenn vor, zumindest aber mit einer Verlängerung des Lebens eine Verschiebung der Menopause nach hinten einher ginge, im Extrem bis zum Lebensende, wie bei den Ratten. Dann aber könnte stattdessen auch die Menopause entfallen und sie müsste noch nicht einmal älter werden können. (Wir sprechen immerhin von so gewonnenen 30 Jahren – 50 bis 80, also 38% ihres Lebens!)

Soll für die zweite Halbtotale heißen: Menschen können selbst nach mehreren und langen Mangelperioden im »üblichen Lebensalter« für genügend Nachwuchs zur Erhaltung der Art sorgen. Eine pure Lebensverlängerung wegen/durch Mangel würde keinen zusätzlichen Vorteil bringen.

Und nun, lieber Zuschauer, Tusch für Chaplins long-shot, die Totale: Warum also sollten die Erkenntnisse an den Ratten auch auf den Menschen zutreffen? Warum sollten Menschen, so sie Mangel leiden, länger leben können müssen?

Wohl gemerkt: Ich weiß nicht, ob ich Recht habe – ich habe das weder selbst untersucht noch recherchiert, sondern lediglich eine meiner ebenfalls geliebten Plausibilitätsbetrachtungen angestellt, die eben nicht tunnelblickgemäß neueste Erkenntnisse würdigt sondern dazu noch fragt: Warum? Welchen Sinn könnte das haben? Ist das also plausibel?

Und so ist für mich mein Schluss plausibler als der, den mancher Mediziner und die Wissenschaftler von oben mit ihrem berufsbedingten Tunnelblick aus den Rattenversuchen ableiten… Solange, bis sich anhand von Untersuchungen am Menschen, wie auch immer die geartet sein könnten, nachweisen lässt, dass auch der Mensch länger lebt wenn er hungert. Dann aber bitte mit Theorie, warum das so ist – nicht unter Hinweis auf Ratten… Denn da sind ja noch die »neuesten

Erkenntnisse«, dass »Menschen mit leichtem bis mittleren Übergewicht länger leben«… Übergewicht im Mangel?

Alexander von Humboldt gilt als der letzte Universalgelehrte. Anfang des 19. Jh. war das naturwissenschaftlich fundierte Bild der Welt noch derart grobkörnig und überschaubar, dass ein Mensch wie er noch einen allumfassenden Einblick in die Natur haben konnte. So beschäftigte er sich mit Astronomie, Physik, Chemie, Biologie, Geologie, Ethnologie, Vulkanologie, Mineralogie, Klimatologie, Ozeanographie, Vegetations- und Wirtschaftsgeographie und Demographie. Da fehlt nicht viel an Naturwissenschaftlichem – nach damaligen Verhältnissen

Je mehr aber die Pixel feinkörniger wurden, weil weitere und detailliertere Erkenntnisse hinzu kamen, umso mehr wurde es nötig, sich auf ein Fachgebiet zu spezialisieren und sich darauf zu beschränken – unter zunehmendem Verlust der Einsicht in das Ganze. Da stehen wir heute, und es wird künftig nicht besser werden, sondern mit jeder neuen Erkenntnis schlimmer.

Das hat in meinen Augen zwei Konsequenzen! Der »Fachmann«, der sich zunehmend spezialisieren muss, muss sich dessen bewusst sein! Er muss aktiv versuchen, sich –interdisziplinär – mit anderen auszutauschen, will er nicht in eine Sackgasse kommen. Wir brauchen den »neuen« Forscher, den uneitlen, den Teamplayer! Und zweitens: Wir benötigen immer mehr »Allrounder« und Querdenker, also Wissenschaftler ohne Detailwissen, die aber Details in einen Zusammenhang bringen und »den Überblick« behalten können. Also die logische Weiterentwicklung des Universalgelehrten in zwei sich ergänzende Funktionen. Arroganz und Eitelkeit sind dabei bei beiden nicht hilfreich und damit fehl am Platze. Und das wäre eine dritte Einsicht, die erforderlich ist.

Denn wen außerhalb des entsprechenden Forschungsgebietes, abgesehen von Haltern von ungewöhnlichen Haustieren, interessiert schon, dass Ratten unter Mangel länger leben? Niemanden! Warum also es laut heraus posaunen und eine Öffentlichkeit dafür sensibilisieren, indem man, auch mit Fragezeichen, mögliche Bezüge zur menschlichen Gesundheit herstellt, die bei genauerer Betrachtung noch nicht einmal plausibel sind? Aus purer Eitelkeit: Schau 'mal, ich bin wer! *Ich hab's erfunden!*

Exakt das ist, was ich unter wissenschaftlicher Arroganz, häufig verbunden mit Eitelkeit verstehe! Denkt man auch nur ein wenig darüber nach, *warum* etwas so sein könnte, wie es zu sein scheint, oder auch nicht, und setzt das Ganze dann in einen großen Zusammenhang, kommt man recht schnell und automatisch dazu, »neueste Erkenntnisse« zu relativieren.

Es ist arrogant und naiv, anzunehmen, dass für den Menschen auch gilt, was für Ratten herausgefunden wurde, nur weil beides Säugetiere sind, und an Ratten naturwissenschaftliche Untersuchungen erfolgen können, die man am Menschen nicht machen kann!

Vielleicht fallen Ihnen bei meinem stetigen »Warum?«-Fragen kleine Kinder ein. Die fragen auch dauernd: »Warum?« Das hat Sinn: Sie wollen *verstehen*! Und solange sie nicht verstanden haben oder merken, dass man die Erwachsenen damit so schön nerven kann, werden sie weiter fragen: »Warum?«

Wir Erwachsenen haben das verlernt! Wir sind per Erziehung gläubig geworden! Wir glauben nicht nur in der Kirche, sondern auch, was ein Experte uns sagt. »Warum?« Weil er Experte ist und das wissen muss! »Warum?« Weil er das aufgrund seiner Tätigkeit und Ausbildung festgestellt hat. »Warum?« Weil das die Ergebnisse seiner Studien sind. »Warum?« Und wenn Sie an dieser Stelle keine Begründung abgeben können, bleibt ein »Warum?« unbeantwortet im Raum stehen. Und um dieses eine Warum geht es mir: Warum hat man diese Rattenversuche angestellt? Um etwas über den Menschen zu erfahren? Und warum glaubt man, das über Ratten tun zu können?

Haben Sie den Mut, dieses unbeantwortete »Warum?« zu erzwingen! Haben Sie den Mut, wie unsere Kinder uns den Experten so lange zu quälen: »Warum?«, bis der eine plausible Antwort hat, die Sie befriedigen kann (auch wenn sie Ihnen, weil die Frage unklar gestellt war, vielleicht nicht gefällt: »42« stimmt's Douglas Adams? ;-) – oder selbst feststellt: »Tja – warum eigentlich?« Dann – und erst dann! – haben wir den Punkt erreicht, dass er seinen Tunnelblick ablegt und vielleicht einmal den Fokus ändert. Und sei es nur zur Halbtotalen, das reicht oftmals schon.

Das ist nämlich ein Grundproblem, was Mediziner haben. Da sie selbst, wie schon angesprochen, nicht »forschend« aktiv werden können, müssen sie hinnehmen, was sie sehen – und entsprechend agieren. Leider können sie, allzu oft, keine Antwort auf ein solches letztes »Warum?« geben. Das ist kein Vorwurf, sondern eine entschuldigende Feststellung! Während nämlich der Naturwissenschaftler so lange bohrt, bis er verstanden hat, wie es geht, muss ein Mediziner, wenn er dem Patienten helfen will, einfach tun, was er glaubt, anhand seiner Ausbildung und der

bislang gewonnenen Erkenntnisse durch Aristoteles´ »Erinnern« tun zu müssen –
ob er die Hintergründe verstanden hat, weil sie bekannt sind, oder nicht, weil die
Erkenntnisse auf reiner Beobachtung basieren; eben weil die Hintergründe sich
(noch) verschließen. Das drückt sich sogar in der Art des Studiums aus: Kaum
eine Disziplin in den Naturwissenschaften verwendet Multiple-Choice-Fragen; es
wird Verständnis abgefragt. Multiple Choice aber ist der Feind allen Verständnis-
ses. Da das in der Medizin nicht möglich ist, dominiert hier Multiple-Choice: Die
Auswahl der richtigen von verschiedenen vorgegebenen möglichen Lösungen.
Und so wird hier Gelerntes abgefragt, nicht Verständnis. (Das ist übrigens nach
meiner Erfahrung auch das Problem, das Medizinstudenten mit Naturwissenschaften und speziell physiologischer Chemie haben. Hier gibt's die gewohnten
MC-Fragen nicht…)

Wir tun so, als wären wir von der Natur losgelöst, als gelten deren Prinzipien für
uns nicht – nur weil wir glauben, ihr in die Suppe spucken zu können ob unserer
»neuesten Erkenntnisse«; und alles zu wissen. *Das* ist das Arrogante! Lassen Sie
uns, sehr großzügig geschätzt und die verheerenden Einflüsse der katholischen
Kirche vergessend, seit 2.000 Jahren »echte«, systematische Wissenschaft betreiben: 1.500 Jahre vor der Kirche und 500 seit der Aufklärung – wie viel ist das in
der 200.000 Jahre andauernden Entwicklung des Homo sapiens bis heute, in der
die Natur Mechanismen und Regelkreise perfektioniert hat, die zum Teil schon
bedeutend älter sind und von deren Existenz wir zum Teil heute noch gar nichts
wissen? Gerade einmal ein Prozent! Was wissen wir denn schon, wir haben gerade
einmal an der Oberfläche gekratzt!

In den 1990er Jahren war Stand der Forschung, dass das menschliche Genom etwa
100.000 Gene umfasst, die zu etwas »gut« sind. Alle zusammengefasst machten
sie, so hieß es, aufgrund plausibler Abschätzungen – durchschnittliche Länge der
damals bekannten Proteine – etwa 5% des gesamten Genoms aus. Was war mit
dem Rest?

Junk-DNA nannte man sie oder »Schrott-DNA« – etwas wissenschaftlicher:
»nichtcodierende DNA«. Weil man einfach nicht dahinter kam, was sie codierte
und wofür sie gut sein sollte. Und daher in der uns eigenen Arroganz: Wenn man
nicht hinter den Sinn kommt, gibt es keinen. Die wildesten Theorien wirbelten
damals um die wissenschaftliche Welt: Relikte aus unserer Entstehungszeit als
Art; eingeschleuste Retro-Viren-DNA, die nicht mehr aktiv ist; kaputte Gene,

die durch andere ersetzt wurden… Jeder, der etwas auf sich hielt, versuchte, den anderen mit einer eigenen logischen Erklärung zu übertreffen. Und das waren alles Fachleute an vorderster Forschungsfront. Auf die Idee, dass sie eine Bedeutung haben könnte, die man noch nicht kennt, kam kaum jemand!

Ich konnte mich bereits damals nicht mit dieser arroganten Sichtweise abfinden: 95% des menschlichen Genoms Schrott, zu nichts nutze? Und ich habe bereits damals versucht, das Problem ganzheitlich zu sehen: Warum sollte die Natur sich Mühe machen und den Luxus leisten, einen Irrsinnsaufwand zu betreiben, das menschliche Genom mit 3 Milliarden »Basenpaaren« zu konservieren, wie es heißt, also nahezu perfekt dafür zu sorgen, dass Schäden schnell und effektiv ausgebessert und Mutationen möglichst erkannt und ausgemerzt werden, wenn 2,85 Milliarden Basenpaare davon unsinniger und überflüssiger Schrott sind, die auf diese Weise erhalten bleiben? Wäre es nicht viel effizienter, das Genom auf die 5% zu entschlacken, die gebraucht werden und dann, bei gleichem irrsinnigen Aufwand, auf diese Weise »billiger« erhalten bleiben?

Das ist schon einmal passiert, wie man am menschlichen Y-Chromosom sieht. Lange Zeit dachte man, der Mann sei ein auslaufendes Modell. Grund: Frauen haben zwei X-Chromosomen, brauchen das männliche Y-Chromosom also nicht. Männer dagegen sind darauf angewiesen. Und man hatte festgestellt, dass im Laufe der Evolution dieses Y-Chromosom immer kleiner geworden war. Und man fand, dass es »bereits« Arten gibt, bei denen das Y-Chromosom vollständig fehlte: Die Stachelratte, z. B. (schon wieder eine Ratte!) Also lag der Schluss nahe, dass das irgendwann in nicht allzu ferner Zukunft auch uns Männern drohen könnte. Und so wurde ernsthaft diese These aufgestellt.

Die Sache hat(te) nur einen Haken! Genauer: in diesem Fall zwei.

- Bei der Stachelratte sind offenbar die männlichen Gene nicht einfach verschwunden, sonst gäbe es keine männlichen Tiere mehr. Sie sind nur auf andere Chromosomen »übergesprungen«. (Warum? Dazu gleich mehr!)

- Genauere Untersuchungen zeigen, dass das menschliche Y-Chromosom alles andere als schrumpft: die Erkenntnisse wurden aus dem Zusammenhang gerissen! Vergleiche des Erbguts von Menschen und Affen zeigen, dass

sich seit 25 Millionen Jahren, seit sich diese beiden Arten entwicklungs-
biologisch voneinander trennten, exakt *ein* Gen aus dem menschlichen
Y-Chromosom verabschiedet hat – eines von 86. Das ist nicht unbedingt
als »Schrumpfen« zu bezeichnen… Was also vom Y-Chromosom entfernt
wurde, ist vermutlich der Teil des männlichen Genoms, der aufgrund der
Entwicklung vom Stammvater aller Säugetiere bis hin zu o. g. Stammvater
von Affe und Mensch vor 25 Millionen Jahren ungenutzt blieb weil überflüssig. Z. B. die Freude an Schuhen und neuen Kleidern ;-)

Und so zeigt nach heutiger Ansicht gerade das Y-Chromosom, dass die 95%
Junk-DNA alles andere als Junk sind und sein können! Ansonsten dürfte man
wohl zu Recht annehmen, dass auch die anderen 45 Chromosomen wie das Y auf
das Wesentliche geschrumpft worden wären. Die Stachelratte hatte also lediglich
die wenigen Gene, die von ihrem Y-Chromosom noch erhaltenswert waren, auf
andere Chromosomen verteilt und den verbliebenen Schrott entsorgt. Tut mir
ehrlich leid, liebe Amazonen! Eine Welt ohne Männer wird es leider nicht geben.
Die sind so unfair und übertragen einfach ihre Gene auf andere Chromosomen…

Die Natur ist kompliziert! Aber auch einfach. Kompliziert ist sie, wenn und weil
wir sie oftmals nicht so erfahren, so wahrnehmen können wie sie in Wirklichkeit
ist: einfach. Wie ist der Zusammenhang zwischen Materie und Energie? Kann
es denn überhaupt einen Zusammenhang zwischen dem Matterhorn und dem
geben, was aus Ihrer Taschenlampe herauskommt oder Ihr Kaffeewasser heiß
macht: Energie? Es bedurfte eines Genies, um ihn zu finden. Und siehe da: Gibt es
etwas Einfacheres als $E = m \cdot c^2$? Die Formel sagt nichts weiter aus als: Energie und
Masse sind zwei Erscheinungsformen ein und derselben Sache – mathematisch
direkt in einander überführbar anhand reiner Multiplikation mit einer Konstanten: c^2. Und als genau so ein Genie möchte jeder Wissenschaftler gelten – ohne es
wirklich zu sein: $PI = KG \div KL^3$ …

Gibt es zwei Wege, die unterschiedlich aufwendig sind, wird sich die Natur immer
für den einfachsten entscheiden, es sei denn, es gibt gute Gründe für den aufwendigen. Gut beraten ist also, wer zunächst nach einfachen Erklärungen sucht! Man
nennt dieses Prinzip Ockhams Skalpell, und es geht auf Aristoteles zurück! So
wird es, wie es die Gesetze der Thermodynamik beschreiben, immer einen natürlichen Weg zu wachsender Unordnung (Entropiemaximum) geben. Soll es, entge-

gen dieser natürlichen Entwicklung, einmal wachsende Ordnung geben, wie in Lebewesen, so ist das (1) nur in Teilbereichen und (2) nur mit massivem Aufwand von Energie möglich – auch das sagen diese Gesetze. Und das wiederum bedeutet größere Unordnung an anderer Stelle… Und so erfahren Eltern jeden Tag an ihrem Nachwuchs, dessen Zimmer und dem Aufwand, das zu ändern, was generelles Prinzip der Natur ist.

Wenn die Natur in den Jahrmillionen, in denen sich die ersten Lebewesen in Richtung Mensch entwickelt haben, 95% Ballast mit sich herumschleppt, dann *kann* das kein Ballast sein, weil die dazu erforderliche Energie in keiner Relation zum Nutzen stehen würde. Eine ganz simple Feststellung aus einer Plausibilitätsbetrachtung, zu der man kein Genie sein muss! Und daher hatte ich bereits 1999, also vor den Erkenntnissen aus dem Genomprojekt, genau diese These gewagt: Der Schrott ist kein Schrott, wir wissen nur (noch) nicht, wozu er da ist! Und bin damals von vielen Fachleuten ausgelacht worden, Fachleuten auf dem Gebiet Genomik, die *wussten*, was es mit dem Genom auf sich hat.

Heute, nachdem das Genom des Menschen entschlüsselt vor uns liegt, finden wir 23.000 Gene, von denen man weiß, dass sie für Proteine codieren. Der »Schrott« von damals, der durch das Schrumpfen der ursprünglich angenommenen 100.000 noch vergrößert wurde, so hat sich die Erkenntnis durchgesetzt, hat vielfältige Funktionen. Heute lacht niemand mehr, und von Junk-DNA spricht auch kaum jemand noch.

Allerdings liegt noch immer sehr viel im Dunkeln. Und leider gibt es auch heute noch Wissenschaftler, die anhand von Untersuchungen an Mäusen, bei denen »längere Sequenzen nicht codierender DNA aus dem Genom entfernt wurden«, keine Unterschiede im Phänotypen feststellen konnten und daraus schließen, dass sie keine Funktion haben. Wer so argumentiert, zeigt nur, wie eng sein Blickwinkel ist.

Abgesehen davon, dass ich keine Ratte, mit oder ohne Stachel bin: Wieso glauben manche Wissenschaftler, dass sich Fehlen von genetischer Information *immer* in einem *feststellbaren* unterschiedlichen Phänotypen auswirken muss? Könnte denn nicht sein, nachdem sie ja nicht wissen, *was* sie eliminierten, dass sie Informationen über bestimmte Erkennungsmerkmale entfernt haben, die das Immunsystem nutzt, um Eindringlinge zu erkennen (Stichworte: Adaptives Immunsystem, J-, V- und D-Elemente); und deren Fehlen erst »sichtbar« wird, wenn sie bei einer Infektion mit einem bestimmten Virus oder womit auch immer benötigt werden; und die Mäuse dann aus »unerklärlichen Gründen« sterben? Wie soll sich so etwas denn im »Phänotypen« offenbaren, vor allem, wenn die Mäuse im Labor vor Infektionen geschützt gehalten werden?

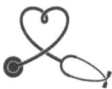

Ein Problem der Medizin ist, dass wir an äußerst komplexen Systemen forschen – und simpel denken, denken müssen, da wir noch weit davon entfernt sind, die komplexen Abhängigkeiten eines lebenden Wesens auch nur ansatzweise richtig erkennen und einschätzen zu können! Und selbst wenn wir es könnten, wäre das vermutlich viel zu viel für *ein* Gehirn! Bleiben wir doch bitte auf dem Boden. Die erste Leichenöffnung zu wissenschaftlichen Zwecken, also anatomisch begründet, stammt aus dem 16. Jahrhundert, und erst in den letzten wenigen Dutzend Jahren haben wir, wenn auch exponentiell, wirklich etwas auf diesem Sektor gelernt! Woher also nehmen wir die Chuzpe, anzunehmen, wir *wüssten* auch nur eine Kleinigkeit?

Es ist schon faszinierend und teilweise mitreißend, wenn Forscher über ihr Forschungsgebiet reden, vor allem, wenn sie sich einem verständlich machen können, also sich nicht in Fachchinesisch verlieren. Und doch fehlt mir in der Regel ein Kontext, in dem sie sich bewegen, und in dem sich zu bewegen sie vermitteln. Mir drängt sich in solchen Fällen praktisch ausschließlich das Bild eines zweidimensionalen Wesens auf, das nur die beiden Dimensionen kennt, die eine Ebene aufspannen (und damit simpel denkt). In dieser Ebene kann sich das Wesen frei bewegen. Die dritte Dimension aber, die den Raum aufspannt (und das System damit komplexer macht), (er)kennt es nicht. Und so beobachtet es einen sich in der Ebene bewegenden Punkt, analysiert sein Verhalten, entwickelt Thesen, nach welchen Gesetzmäßigkeiten die Bewegung erfolgt, verwirft sie wieder – bis es glaubt, die Lösung gefunden zu haben. Die dann, unter diesen Bedingungen, auch richtig sein mag. Nicht wissend, dass es »nur« der Schatten war, den ein im Raum herum flitzender Punkt erzeugt hat. Womit wir wieder bei Platon und seiner Höhle wären.

So stellt sich dann plötzlich mit einem Mal heraus, dass die beobachtbare komplizierte Bahn mancher Planeten unseres Sonnensystems mit Hin- und Rückbewegung, nach mittelalterlichem geozentrischen Konzept ohne göttliches Eingreifen sehr schwer, wenn überhaupt, zu erklären ist, nach modernem heliozentrischen Konzept dagegen ohne einen Gott sehr einfach und geradezu zwingend. Der Standpunkt macht es eben, hier im wahrsten Sinne des Wortes!

Unsere Forscher und Mediziner gerieren sich wie unsere arroganten, von sich selbst überzeugten Teenager, die glauben, zu wissen, wie das Leben läuft, weil sie irrtümlich annehmen, das von ihnen Herausgefundene sei die Wahrheit. Vor einiger Zeit las ich einen Artikel von David Dobbs in National Geographic. Er berichtete dort über einen Vorfall mit seinem 17-jährigen Sohn und versuchte an diesem Beispiel zu ergründen und zu schildern, wie Teenager »ticken«.

Eines Morgens war er von seinem Sohn nach ein paar Stunden auf einer Polizeiwache angerufen und informiert worden, er sei wohl »ein bisschen schnell gefahren«. Wie dann die Nachfrage ergab: mit 182 km/h doppelt so schnell wie erlaubt. Selbst schockiert über sein Verhalten gab er seinem Vater durchaus Recht, dass »ein bisschen schnell« wohl eine etwas untertriebene Umschreibung wäre. Er zeigte sich auch einsichtig: »Wir können ja nicht alle mit 182 Sachen durch die Gegend brettern.« Er hörte sich die folgende Standpauke kleinlaut an und nahm auch die sich ergebende Strafe wegen Speeding wortlos an.

Jedoch akzeptierte er neben anderen Dingen nicht, dass ihm »unbesonnenes Fahren« unterstellt wurde: »Das stimmt so einfach nicht. «Unbesonnen» klingt, als ob ich nicht aufgepasst hätte. Aber so war es nicht. Ich hab bewusst darauf geachtet, dass die Autobahn an dieser Stelle leer und trocken war. Es war hell, die Sicht war gut. Ich habe nicht einfach spontan aufs Gas gedrückt und los. Ich bin gefahren. Vielleicht geht's dir besser, wenn du weißt: Ich war wirklich voll konzentriert.« Dobbs: »Nein, damals ging es mir dadurch nicht besser. Und es ärgerte mich, weil ich nicht verstand, warum. Heute weiß ich es.«

Wir alle, die wir Umgang mit Teenagern haben, kennen das: Warum reagiert der so vollständig anders in einer konkreten Situation als es ein durchschnittlicher Erwachsener täte? Was denkt er sich dabei, wenn er mit dem Brustton einer Überzeugung, die üblicherweise aus jahrzehntelanger eigener Erfahrung gespeist wird, Statements zu Dingen abgibt, von deren purer Existenz er gestern noch nichts wusste? Ich weiß, wovon Dobbs spricht: Auch ich habe einen Teenager, der, gerade einmal aus dem Ei geschlüpft und noch feucht hinter den Ohren, grundsätzlich alles besser weiß als seine Eltern. Und, ich muss zugeben: Auch von mir hätten im gleichen Alter exakt die gleichen Argumente wie die von Dobbs' Sohn stammen können.

Das Problem: Die Argumentationskette ist in sich schlüssig, die Argumente glaubhaft, logisch und überzeugend, so dass man eigentlich stolz sein könnte, dass die bisherige Erziehung zur Selbstständigkeit doch nicht ganz verkehrt gewesen sein konnte. Wie bei Dobbs' Sohn: Eigentlich hat er doch alles richtig gemacht, wie aus dem Bilderbuch: wohl überlegt, geplant, Eventualitäten einbeziehend, Risiken abschätzend. Vermutlich besser als jeder Fahrprofi. Und doch: Schlüssigkeit und Überzeugungskraft sind nicht gleichzusetzen mit Besonnenheit. Es gibt nun einmal Regeln, hier in Form von Tempolimits. Und exakt diese Einschätzung, was geht, was geht gerade noch, was geht nicht mehr; diese Besonnenheit fällt Teenies offenbar sehr schwer.

»Diskutiert« man mit einem Teenager, stellt sich schnell heraus, dass der immer, ja wirklich *immer* Recht hat. Größere Lebenserfahrung hin, Expertenwissen im ausgeübten Beruf her: Richtig ist, was man vom Altersgenossen, höchstens noch vom Lehrer gelernt hat, da es ja dessen Beruf ist, anderen etwas beizubringen; nicht aber was Vater oder Mutter, beides Naturwissenschaftler, evtl. zusätzlich Mediziner, mit entsprechendem Horizont und damit Argumenten, da sagen.

Wie ich den Satz liebe: »Bei Euch, damals, mag das ja so gewesen sein. Aber heute ist das alles ganz anders.« Gerade so, also ob meine Frau und ich uns »seit damals« aus dem wirklichen Leben verabschiedet hätten und nicht wüssten, wie es »heute« ist. Zweiter Lieblingssatz: »In Eurer Generation mag das ja der Fall gewesen sein. Meine heute macht das ganz anders.« Stimmt glücklicherweise auch, und auch das ist nichts Neues. Auch meine Generation und die davor hat mit langen Haaren, Woodstock und sexueller Revolution manches anders gemacht: »Wer zweimal mit derselben pennt, gehört schon zum Establishment!« Die Beatles und die Stones provozierten damals unsere Elterngeneration, was uns nur umso mehr anheizte, je mehr es Wirkung zeigte; heute werden sie als harmlos belächelt, so »brav« wie die damals aussahen, in Anzug und Krawatte auf der Bühne – und (noch) ohne Drogen, die erst später dazu kamen.

Nur: Woher will *sie* das denn wissen? Woher *weiß* sie, wie es früher war? Wie kann sie einen Vergleich anstellen? Anders als ich, der vielleicht eine »falsche«, unmoderne oder zu grobe Wahrnehmung von »heute« hat, aber immerhin eine *eigene* Wahrnehmung, kann sie von damals aus *eigenem* Erleben nichts wissen!

Woher will sie *wissen*, wie es heute ist? Aus YouTube und Facebook? Wer ist denn »ihre« Generation? Ist es wirklich eine »Generation« oder sind es nur sie und ihre Altersgenossen? Eine Generation umfasst, je nach Definition, 25 bis 30 Jahre – also 12 bis 15 Jahre vor und nach den 17 Jahren, die meine Tochter heute alt ist. Wir sprechen also über die Generation der 2- bis 32-Jährigen – welch eine Spanne, welch Unterschiede in der Wahrnehmung »des Lebens«: von Sandförm-chen bis IT-Firma! Woher hat sie also die Kenntnisse und Erfahrungen, zu wissen, was und wie »ihre Generation« das heute »anders« macht?

Man ist, obschon bereits recht weit herumgekommen in der Welt, keine Sekunde selbst in den USA gewesen; aber man hat eine Facebook-Freundin, die in den USA lebt und mit der man »hin und wieder« (oder in meiner Wahrnehmung: online, also dauernd!) kommuniziert, sowie eine amerikanisch-stämmige Klas-senkameradin, deren amerikanischer Elternteil aber seit Jahrzehnten hier lebt, und die hier geboren ist. Und aus *diesen* Quellen weiß man en détail, wie die Gesellschaft dort drüben tickt – auch wenn Papi und/oder Mami dort lange genug gelebt haben, um es besser zu wissen! Argument: »Ihr werdet es ja wohl nicht besser wissen als eine gebürtige und dort lebende Amerikanerin!«

Solche Argumente sind so fies wie die in umgekehrter Richtung gestellte Frage: »Wen hast du lieber – Papi oder Mami?«. Denn was entgegnet man darauf? Vor allem, wenn »die Amerikanerin« selbst Teenie mit entsprechendem Tunnelblick ist, was man aber, um die Situation nicht noch mehr aufzuheizen als sie sowieso bereits ist, großzügig ignoriert.

Sagt man: »Doch!«, ist man sofort als nicht zu Diskussionen, so wie Teenies sie verstehen, fähig und als arrogant abgestempelt; und man braucht künftig gar nicht mehr versuchen, in den »Diskulogen«, wie ich sie nenne, also den als »Diskussion« verkleideten Monologen mit auf Durchzug gestellten Ohren, Argu-mente beizusteuern: »Ist ja klar – immer wisst ihr alles besser als ich!« Und es wäre ja auch tatsächlich äußerst arrogant, denn: Kann man wirklich sicher sein, es besser zu wissen? (Hier bricht wieder der Methodische Zweifel durch!)

Sagt man: »Nein!«, hat man auch verloren, der Teenie triumphiert: »Sag ich doch!« Auch ein »Nein, aber…«, hilft nicht wirklich, denn man kommt gar nicht mehr dazu, den Satz zu beenden, geschweige denn die Einschränkung zu formu-lieren: »Eben!« Sagt man nichts, gilt das gute, alte römische Prinzip: »Cum tacent clamant!« – Keine Antwort ist auch eine Antwort. Es ist egal, wie man einem

Teenager gegenüber reagiert, solange man ihn nicht auf die Palme bringt. Was aber sehr schnell geht. Keine leichte Zeit, die Zeit mit (m)einem Teenie!

Mit zunehmenden Jahren dann, zumal, wenn man eigene Erfahrungen macht, sieht das dann irgendwann einmal glücklicherweise ganz anders aus. Dann erkennt auch ein Teenie, dass das in der Schule und per Facebook und Internet Gelernte »nur« maximal das Wissen um die Werkzeuge ist, das vermeintlich bereits erworbene Wissen um das Leben erst zu generieren – über Erfahrung. Ganz im Sinne von Aristoteles, und so wie Einstein sagte: »Weisheit ist nicht das Ergebnis der Schulbildung, sondern des lebenslangen Versuchs, sie zu erwerben.« Hoffe ich zumindest, und gute Freunde haben mir versichert, das sei so. Warten wir's ab…

Warum ist das so? Teile des Gehirns eines Teenagers entwickeln sich erst in der Pubertät so richtig. Es sind vor allem die Teile, die evolutionär jung sind und damit das, was uns in Form unserer Großhirnrinde von anderen Tieren unterscheidet. Und hier ganz speziell der sog. präfrontale Cortex, also der Hirnbereich, der unmittelbar hinter der Stirn liegt. Er ist vollständig erst mit ca. 21 Jahren ausgewachsen. (Fällt jemandem die Übereinstimmung auf? Lange Zeit galt man erst mit 21 als »erwachsen«! Nicht so dumm, die Alten. Heute liefern »neueste Erkenntnisse« die Begründung jahrhundertealten Wissens.)

Was passiert bei diesem Umbau? Das weiß man, seit man in den 1990er Jahren die technischen Möglichkeiten perfektioniert hatte, Detailbilder des menschlichen Gehirns in vivo, also am lebenden Objekt herstellen zu können und dies systematisch in einer von der amerikanischen Gesundheitsbehörde NIH durchgeführten Studie mit über hundert Jugendlichen im Alter zwischen 12 und 25 Jahren tat. Dabei ergab sich, dass das Gehirn selbst, und damit auch der präfrontale Cortex, in diesem Alter zwar nicht mehr viel wächst, maximal 10% ab dem 6. Lebensjahr; aber dramatischerweise vollkommen neu vernetzt wird.

Dabei passiert Erstaunliches, was sich, überprüft man es am hauseigenen Teenie seines Vertrauens, durchaus nachvollziehen lässt (zumindest im Hinblick auf die »Symptome«):

(1) Die elektrische Isolation der Nervenfasern wird erheblich verstärkt durch Schwann'sche Zelle, einer neben Nervenzellen (Neuronen) im Hirn zu findenden Zellart (Gliazellen), die neben einer Stützfunktion auch die Funktion der isolierenden Plastikummantelung von Stromkabeln haben. Sie winden sich dazu um

die langen Fortsätze der Nervenfasern und isolieren die reizleitenden Verbindungen zwischen den Nervenzellen, die »Axone«, besser voneinander. Das Ergebnis kennen wir aus Verbindungen in Computernetzen: Je besser die Isolierung der Verbindungskabel gegen einander und äußere Störungen ist, desto ungestörter und schneller kann die Information in ihnen übertragen werden. Das ist kein Quatsch, das ist wirklich so! Im Falle unserer Pubertierenden kann das bis zu einem Faktor von 100 führen. Und so werden unsere lieben Nervensägen geistig immer agiler. Das merkt man wirklich.

(2) Die Verbindung zwischen zwei Nervenzellen erfolgt über »Synapsen«. Das sind, elektronisch ausgedrückt, »berührungsfreie« Kontaktstellen, bei denen der Reiz von einer auf die nächste Nervenzelle übertragen wird, dies aber nicht »elektrisch« wie in der Elektronik durch physischen Kontakt erfolgt sondern über Botenstoffe, sog. Neurotransmitter, chemisch, also elektrisch »entkoppelt«. Von diesen Synapsen gibt es mehrere pro Nervenzelle – sowohl an der »sendenden« Seite als auch an der »empfangenden«, an der die Sender verschiedener Nervenzellen ankommen (können). Werden nun einzelne Synapsen häufiger verwendet als andere, so werden die in der Phase des Umbaus dicker und größer, können also mehr Botenstoff übertragen: Die Verbindung wird gestärkt. Im Gegensatz dazu verkleinern sich seltener benutzte bis hin zur Verkümmerung, wenn sie so gut wie gar nicht benötigt werden: Die Verbindung bricht ab.

(3) Die Anzahl der Kontaktstellen pro Nervenzelle steigt manchmal dramatisch an. Zusammen mit den vorangehenden Veränderungen bewirkt das, dass nun mehr und bessere Kontakte zu anderen Nervenzellen hergestellt werden, was dazu führt, dass Entscheidungen anhand mehrerer zusätzlicher Einflüsse (= Nervenzellen) getroffen werden (können).

All dies bewirkt, dass der Informationsfluss schneller, fehlerfreier, gezielter aber auch umfangreicher erfolgen kann. Morphologisch kann das nachvollzogen werden, weil die Hirnrinde deutlich dünner aber optimierter wird – das kann man tatsächlich optisch zeigen. Und im Verhalten erkennt man es, da nun die Denkleistung erhöht ist und im gleichen Zeitraum mehr Möglichkeiten geprüft und gegeneinander abgewogen werden können: »Könnte da nicht doch etwas dran sein, was meine Alten da so von sich geben?« Oder zumindest: »Was, wenn die doch Recht haben?« An dieser Stelle kommen wieder Ap Dijksterhuis und Marc Solms aus dem Kapitel *Evidence und Rückzugslinien* ins Spiel: Der »Computer« bekommt einen breiteren und effizienteren Datenbus mit schnellerem Zugriff auf die Datenspeicher und das unbewusste Ich im Neocortex kann parallel mehr Aktionen durchführen – auch wenn sich an der CPU oder dem bewussten Ich und Es nichts geändert hat!

Wozu dient denn nun dieser Lappen, der präfrontale Cortex, eigentlich? Er steuert Disziplin, Aufmerksamkeit, Fähigkeit zur Planung, Unterdrückung von Begierden, Motivation, Urteils- und Einfühlungsvermögen, Selbstkontrolle – und einiges andere mehr, was einen »Erwachsenen« ausmacht. Im »erwachsenen« Zustand können durch ihn Neues und Altes, Gedankenblitze und Erfahrung, Begehren und Abscheu, Egoismus und Altruismus sowie Freiheit und ihre Grenzen besser ins Gleichgewicht gebracht und die Sinnhaftigkeit von Moral und Regeln besser berücksichtigt werden: Eingliederung der eigenen Existenz in die der Gesellschaft. In der bei den meisten Erwachsenen anzutreffenden Balance dieser Einflussgrößen drückt sich dann das vergleichsweise (ich wähle bewusst diese Formulierung!) ausgewogene und vernünftige Verhalten dieser aus. Dazu aber müssen die morphologischen Voraussetzungen erst geschaffen und die neuen Abläufe eingepasst worden sein. Wissenschaftler meinen: in letzter Konsequenz ab dem 25. Lebensjahr.

Nun könnte man den Zustand bis dahin leicht als »Unreife« abhaken und darauf hoffen, dass diese Zeit beim eigenen Teenie möglichst kurz ist. Doch für mich ist das wie für die Fachleute, die, wie ich, gerne die Evolution und damit eine größere Totale mit in ihre Betrachtungen einbeziehen, danebengegriffen. Denn sie meinen, dass exakt dieses Phänomen der Art die Möglichkeit gibt, sich »aus dem behüteten Zuhause aufmachen [zu können], um sich den Aufgaben in der Welt der Erwachsenen stellen zu können.« Und sie nennen es »Adoleszente Anpassungsfähigkeit«.

Wenn man nachdenkt, stimmt das! Wann haben wir persönlich versucht, Neues auszuprobieren? In jungen Jahren. Später folgte dann zunehmend ein Bedürfnis nach Sicherheit, zumindest vermeintlicher – umso mehr, je mehr »Verantwortung« z. B. in Form einer Familie man übernehmen musste. Und so sind letztlich aus den meisten Anarchisten doch irgendwann Spießer geworden.

Wer ist für die meisten »Revolutionen« in einer Gesellschaft verantwortlich? Junge Menschen, in vielen Situationen Studenten – nicht deren Professoren! Ein junger Joschka Fischer war immer an vorderster Front, wenn es galt, um seine

Ideale zu kämpfen – und machte auch vor Auseinandersetzungen mit Justiz und Ordnungskräften nicht halt. Als Landesminister benutzte er den Hubschrauber für manche Termine. Aber, wie ich selbst feststellen durfte, natürlich in Jeans und Turnschuhen. Der ältere Joschka Fischer hingegen hatte sich irgendwann einmal zu einem allseits respektierten Chefdiplomaten entwickelt, den man zu Recht in einer Reihe mit anderen respektierten Aushängeschildern unseres Staates nennen kann. Im Dreiteiler, mit ultra-blitze-blanken Lederschuhen! Der, in Regierungsverantwortung, Einsätze des Militärs absegnete – etwas, gegen das er in jungen Jahren rebelliert hatte. Der alte Joschka von heute gilt als Elder Statesman und lehrt, wenn er nicht auf Vortragsreisen ist, an Universitäten in den USA. Nur noch entfernt ähnelt er dem, der er in jungen Jahren einmal war. Wer hätte das gedacht, schaut man sich alte Nachrichten-Clips an?

Nicht umsonst spricht der Volksmund von »Jungendsünden«, wenn es um Aktivitäten geht, die der Jeweilige mit mehr Erfahrung später so nicht mehr machen würde – weil sein präfrontaler Cortex endlich »erwachsen« ist. Nicht umsonst musste man im Alten Rom ein Mindestalter haben, um in den Senat (lat. senex: alt) gewählt werden zu können – wir kennen das in unserer Zeit auch: »Ältestenrat« (Bundes- und Landtag) oder den Rat der Ältesten bei Naturvölkern. So scheint die Natur einmal mehr sehr »weise« zu sein, wenn sie nicht nur dafür sorgt, dass es überhaupt eine Sturm-und-Drangphase gibt, in der immer wieder Neues probiert und ggf. verworfen wird, auch gegen den Widerstand der aktuell am Ruder Stehenden; sondern dass das auch noch in einer Phase passiert, in der das immerhin noch unter der Kontrolle von erfahrenen Artgenossen, die dem Stürmer so nahe stehen, dass ihm daraus kein oder zumindest minimierter Schaden entsteht, erfolgen kann und erfolgt – den Eltern. Nennen wir dies die Evolutionäre Kreativität einer Art.

David Dobbs: »Beginnen wir mit der Vorliebe von Teenagern für alles Neue. Die meisten von uns mögen neue, aufregende Erfahrungen, aber nie schätzen wir ihren Wert so hoch wie in der Adoleszenz. Die Jagd nach dem Kick, nach dem Schock des Ungewöhnlichen oder Unerwarteten erreicht in dieser Lebensphase ihren Höhepunkt. Das ist nicht notwendigerweise impulsiv. Man kann eine solche Erfahrung ganz bewusst planen. Den ersten Fallschirmsprung etwa oder – wie mein Sohn – eine schnelle Autofahrt. Verhaltensstudien zeigen, dass die Neugier auf Neues im Laufe des Lebens eine Kurve beschreibt. Mit ungefähr zehn Jahren steigt die Begeisterung für das Erleben des Unbekannten, mit etwa 15 Jahren erreicht sie ihren Höhepunkt. Das geht nicht immer gut, bei der Mehrheit aber bringt sie Positives hervor: Man kommt in Kontakt mit mehr Menschen, mit anderen Menschen, man gewinnt Erfahrungen und schafft sich einen größeren Freundeskreis – die Grundlage für ein gesundes, glückliches, sicheres und erfolgreiches Leben.«

Und weiter: »Das zweite Merkmal, das in der Adoleszenz einen Höhepunkt erreicht, ist die Bereitschaft, Risiken einzugehen. Als Teenager fordern wir die Gefahr mit größerer Begeisterung heraus als zu jeder anderen Zeit. Das zeigt sich nachweisbar bei Tests im Labor, bei denen Jugendliche mehr riskieren, ob bei Kartenspielen oder im Fahrsimulator. Das wahre Leben bestätigt diese Erkenntnis: In keiner Altersgruppe ist die Zahl tödlicher Unfälle fast jeder Art größer (ausgenommen Arbeitsunfälle). Drogen- oder Alkoholmissbrauch beginnt meistens in der Adoleszenz, und selbst Menschen, die später verantwortlich mit Alkohol umgehen, trinken als Teenager oft zu viel. In Kulturen, in denen es schick ist, möglichst früh Auto zu fahren, fordert die Kombination einen blutigen Tribut: Ob in den USA oder in Europa – bei allzu vielen Autounfällen, bei denen es Tote gibt, ist Alkohol im Spiel.«

Diese Risikofreude ist bei 14- bis 17-Jährigen am ausgeprägtesten. Das hat aber wenig damit zu tun, dass sie nicht nachdächten oder zu dumm wären. Im Gegenteil: Sie nutzen dieselben Abwägungsmechanismen wie Erwachsene und überschätzen sogar die wahren Gefahren, statt sie zu *unterschätzen*. Warum also riskieren sie mehr als Erwachsene?

Auch *das* liegt am Hirn: Es ist das Belohnungszentrum, das hier ins Spiel kommt. Ohne eigene Erfahrung, schätzen sie den möglichen Lustgewinn, im Vergleich zum Risiko, das sie dafür eingehen müssen, höher ein als Erwachsene mit deren Erfahrung. In Studien wurde gezeigt, dass Teenager stark auf *soziale Belohnung* reagieren, was den aktuellen Boom der sozialen Netze und den »Like«-Button erklärt: Hier erhält man erheblich mehr und schneller Belohnung als zuhause. Was sie nicht einschätzen können: Quantitativ mag das so sein, qualitativ aber nicht. Keiner liebt einen Menschen so wie seine Eltern (mit vernachlässigbar wenigen Ausnahmen), auch wenn die »streng« sind. Auch diese Erfahrung muss man erst machen, was leider in der Regel weh tut. Die Kehrseite der evolutionären Kreativität.

In der Pubertät reagiert das Gehirn am empfindlichsten auf den Botenstoff Dopamin, der eine wichtige Rolle bei der Entscheidungsfindung spielt, aber auch die Empfangsbereitschaft für Belohnungen stark erhöht. Dies hilft einem Teenager, schnell zu lernen und auf Lob anzusprechen; es ist aber auch der Grund dafür, dass er auch so heftig, manchmal geradezu hysterisch, auf Erfolge wie auf Niederlagen reagiert.

So nervig ein Teenager also für seine Umwelt auch ist und auch wenn man ihn manchmal am liebsten »an die Wand klatschen« möchte – exakt diese Umstrukturierung des Hirns und die damit verbundene, risikoliebende Sturm-und-Drang-Phase sind ein Grund, warum wohl nicht nur unsere Art sich zu dem entwickeln konnte, was sie heute darstellt, sondern jedes einzelne Individuum.

Sie sind wohl auch ein Grund dafür, warum einige Gesellschaften dieser Welt, unter anderem auch unsere, sich zu dem entwickeln konnten, was wir heute sehen, zumindest in Ansätzen: eine freiheitsliebende, das Individuum fördernde aber dennoch in einer Gemeinschaft lebende und andersdenkende akzeptierende soziale Gesellschaft, die im Einklang mit anderen Gesellschaften und der Natur nachhaltig leben möchte. Wie gesagt, wir sind hier bereits etwas weiter als andere – aber noch Lichtjahre weit von diesem idealen Ziel entfernt. Mögen mein Teenager und ihre Freunde sowie die nachfolgenden »Ekelpakete« weiter auf diesem offenbar erfolgreichen Weg gehen! Wenn es dadurch weiter geht, ertrage ich sie gerne.

Noch einmal Dobbs: »Viele Untersuchungen zeigen, dass Kinder im Leben besser zurechtkommen, wenn ihre Eltern sie richtig führen. Nicht autoritär, aber Grenzen setzend. Wenn sie Unabhängigkeit zulassen, aber die Verbindung aufrechterhalten. Jugendliche wollen vor allem von ihren Freunden lernen. Aber unter bestimmten Umständen und zu bestimmten Zeiten erkennen sie durchaus an, dass Eltern gewisse Körnchen an Wahrheit anzubieten haben – Kenntnisse, die sie nicht deshalb schätzen, weil sie ihnen aufgezwungen werden, sondern weil die Heranwachsenden akzeptieren, dass sie dem eigenen Kampf der Eltern um Ablösung und Unabhängigkeit entstammen. Den richtigen Moment und die richtige Dosierung zu erkennen, das ist die Aufgabe der Eltern.«

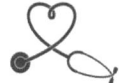

Mir fielen, als ich den Artikel in National Geographic gelesen hatte, erstaunliche Parallelen zu unseren Forschern auf. So wagen sich auch Wissenschaftler weit über Grenzen hinaus, zumindest manchmal. Das muss natürlich auch so sein, denn erst hinter den bekannten Grenzen ist das Neue, das Unentdeckte, das zu Beforschende. Hierbei legen sie durchaus das Verhalten von Dobbs Sohn an den Tag, indem sie manchmal zugeben, sich bewusst über gesellschaftstypisches Verhalten hinwegzusetzen (embryonale Stammzellen, CRISPR), aber sich ebenso hartnäckig weigern, die Vorgaben der Gesellschaft (keine Versuche an Embryonen!) zu akzeptieren, da sie ja über logische, überzeugende und in sich schlüssige Argumentationsketten nicht nur ihren Standpunkt darstellen können, sondern auch durchaus auf Erkenntnisgewinn und wissenschaftliche Erfolge verweisen können. Das gibt ihnen dann zwar letztendlich im Ergebnis häufig Recht; doch ist der Weg dahin durchaus mit dem sturen Verhalten der Teenies vergleichbar. Vielleicht muss das auch so sein.

Die Parallelen gehen weiter. Da der Forscher auf Gebieten tätig ist, die Neuland für *alle* sind, ist er in ähnlicher Situation wie der Teenie – er weiß etwas, andere wissen es nicht. Dass das nicht, wie bei einem Teenie, lediglich eingebildet ist, ändert nichts daran. Und so sehen auch bei Wissenschaftlern Diskussionen häufig wie Monologe mit durchgeschalteten Ohren aus: Wenn nicht der Gesprächspartner aus irgendeinem wichtigen Grunde respektvoll zu behandeln ist – der Doktorvater, die von allen akzeptierte Graue Eminenz, der Institutsvorstand oder der Geldgeber – ist man immer selbst der Wissende – was kann der auch auf diesem Gebiet forschende Kollege da drüben denn schon Sinnvolles beitragen? Wissenschaftler wie Teenies akzeptieren die Meinung des Anderen nur, wenn dieser in irgendeiner Verbindung zum Thema steht: Als Laie sich Meinungen bilden zu wollen, geht gar nicht! Mein Teenie: »Bist Du Amerikaner? Nein? Dann halt die Klappe! Meine Freundin ist Amerikanerin, die muss das wohl wissen!« Der Wissenschaftler: »Verstehen Sie was davon? Nein? Glauben Sie mir als Fachmann.« (Oder: »Sind Sie Kollege?«)

Und es geht weiter mit den Parallelen: Teenies bleiben am liebsten unter sich. Wissenschaftler auch. Teenies haben, wie Wissenschaftler, keine ausgeprägte Neigung, Außenstehende in die eigenen Kreise einzubeziehen: »Das verstehst du nicht! Das ist Teeniesprache.« Auf der anderen Seite: »Es ist recht kompliziert, ihnen das begreiflich machen zu können…« Mit anderen Worten, bei beiden: »Lass' mich in Ruhe, ich will nicht mit dir reden, du verstehst es ja doch nicht!«

Allerdings gibt es einen großen Unterschied zwischen Wissenschaftlern und Teenies: Die Pubertät und damit das nervige Teeniegetue geht einmal zu Ende, da das Hirn irgendwann umgebaut ist… Das bedeutet aber, dass wir uns weiter liebevoll lenkend um unsere Wissenschaftler kümmern müssen. Die aktuelle Situation in Sachen CRISPR zeigt das.

Hinter CRISPR verbirgt sich eine Technologie, die das sog. CRISPR/CAS-System verwendet, um gezielt genetisches Material in Zellen auszuschalten, auszutauschen oder einzufügen. Ich möchte nicht ins Detail gehen, da das hier kein Fachbuch ist. Erschreckend ist, dass mit diesem System Änderungen selbst an den Vorläuferzellen, also unbefruchteten Ei- und Samenzellen vorgenommen werden können, und dass es in jedem einigermaßen modern ausgestatteten Labor durchgeführt werden kann. Die Methode funktioniert bereits erschreckend gut, so dass derzeit einige Forscher auf die Idee kommen, mit ihrer Hilfe Eingriffe in der menschlichen Keimbahn vorzunehmen, um Erbkrankheiten zu behandeln. Man hört von solchen Vorhaben vor allem aus Asien – China –, aber auch aus den USA. Sobald hier aber ein erfolgreicher Präzedenzfall geschaffen worden ist, befürchte ich, stehen geldgierige Investoren auf dem Plan. Und dann ist ein Damm gebrochen, der nicht brechen darf. Wie ich bereits in meinem Buch »Sie nannten sie Dolly – Von Klonen, Genen und unserer Verantwortung« aus dem Jahre 1999 dargelegt habe, ist die Manipulation an der menschlichen Keimbahn tabu und muss tabu bleiben! Aber das ist an dieser Stelle nicht das Thema. Ich rate aber dringendst, die aktuelle Diskussion zu suchen und zu führen! Mischen Sie sich ein, es ist wichtig. Ein mir wichtiger Punkt: das Selbstbestimmungsrecht des Menschen, der da genetisch manipuliert werden soll. Will der das? Fragen Sie einmal Contergan-Patienten, ob sie lieber abgetrieben worden wären…

Erst mit zunehmender Erfahrung und Abgeklärtheit beginnen Wissenschaftler irgendwann einmal vielleicht, ihren Elfenbeinturm zu verlassen, der mit Pubertät gleichzusetzen ist: Eingeschränkte Kommunikation, Eremitage, Subgesellschaft, Selbstüberschätzung. Das ist der Zeitpunkt, an dem Wissenschaft nicht mehr Selbstzweck ist. Bis dahin gelten andere Kriterien als in der restlichen Welt.

Echte Wissenschaftler sind in der Regel wenig geldsüchtig (aber eitel) – sind sie es, sind es keine *echten* Wissenschaftler, auch wenn es Kapazitäten sind! Ihre Anerkennung finden sie nicht in »Mein Haus, mein Auto, mein Boot«, sondern in der Anzahl der – nein, noch nicht einmal der Veröffentlichungen selbst, die sie schreiben, sondern der Zahl der citations, wie es heißt: der Zahl der Zitate, also der Bezüge auf die eigenen Veröffentlichungen in anderen. Wichtig ist, wer nicht nur viel und in bedeutenden Journalen veröffentlicht, sondern viel zitiert wird. *Das* ist die Aktie des Wissenschaftlers! Und so finden sich auch hier Parallelen zu den Teenagern: Hier sind es die Likes, um die es geht! Um die Anzahl der Follower und Freunde in den sozialen Netzwerken. Alles andere ist wurscht! (Liebe Teenies: Ja, letzteres war platt und stimmt nur oberflächlich betrachtet...)

Dass das so ist, sieht man an dem uralten Zwist zwischen Naturwissenschaftlern und Medizinern. Naturwissenschaftliche Papers dauern, denn immerhin dauert saubere Forschung, die Quelle der zu veröffentlichenden Ergebnisse. Wegen der geschilderten Weise, wie Forschung erfolgt (Versuche planen und vorbereiten). Ein Naturwissenschaftler kommt vielleicht alle zwei, drei Jahre dazu, *eigene* Ergebnisse zu publizieren – glücklicherweise gibt es noch die Möglichkeit als Co-Autor; auch Aktie, aber weniger wert. Und eine Promotion erfolgt *nach* dem Studium und dauert auch im Schnitt drei Jahre – aus eben diesen Gründen.

Das ist bei Medizinern anders. Da sie wenig »Forschung« betreiben können, über die berichtet werden kann, sondern auf Beobachtungen angewiesen sind, veröffentlichen sie jede Beobachtung, derer sie habhaft werden können. Und so ist es nicht selten, dass Mediziner zwei, drei Veröffentlichungen pro Jahr und mehr unter die Leute bringen können; und ihre Doktorarbeit haben sie fertig, bevor sie das letzte Staatsexamen gemacht haben. Wenn es nun darum geht, sich zu habilitieren, schauen Mediziner häufig staunend oder neidisch, wenn sie erfahren, mit »wie wenigen« Veröffentlichungen man in Naturwissenschaften auskommt. Dass das nicht vergleichbar ist, ist nur wenigen klar...

Vielleicht gibt es das »Wissenschaftlerhirn«, sind morphologische Unterschiede zu finden, die Wissenschaftler von »normalen« Menschen unterscheiden. Muss ja nicht der präfrontale Cortex sein. Aber ein Areal, das Einfluss auf Motivation, Urteils- und Einfühlungsvermögen, Unterdrückung von Begierden, Disziplin und Selbstkontrolle hat. Das sie befähigt, Neues und Altes, Gedankenblitze und Erfahrung, Begehren und Abscheu, Egoismus und Altruismus sowie Freiheit und ihre Grenzen in ein Gleichgewicht zu bringen und die Sinnhaftigkeit von Ethik und Regeln in typisch wissenschaftlicher Art zu sehen.

Und vielleicht gilt auch im übertragenen Sinne Dobbs' Schlussbemerkung: »Viele Untersuchungen zeigen, dass Wissenschaftler besser zurechtkommen, wenn sie richtig geführt werden. Nicht autoritär, aber Grenzen setzend. Wenn die Gesellschaft Unabhängigkeit zulässt, aber die Verbindung aufrechterhält.« Unabhängigkeit haben wir in der Vergangenheit gewährt. Die Verbindung aber nicht aufrecht erhalten. Und zwar von beiden Seiten aus nicht: Auch Laien haben die Pflicht, sich darum zu kümmern, dass Wissenschaftler nicht abheben…

Wissenschaftler überschätzen sich und das, was sie tun, wie Pubertierende. Woher ich mir das Recht nehme, das zu behaupten? Nun ja: Ich bin (oder war aufgrund meiner Ausbildung zumindest) Wissenschaftler, ich bin in der und durch die Forschung, Grundlagen- wie angewandte, erfahrener geworden und habe den Elfenbeinturm verlassen – ohne ihn aus den Augen zu verlieren und Kontakte zu ihm abzuschneiden. Und bevorzuge mit größerem Alter, größerem Wissen, mehr Erfahrung und größerem Abstand immer mehr den Fokus der Totalen – ein Vorteil von Altersweitsichtigkeit ;-)

Richtig ist jeweils das, von dem man selbst überzeugt ist; was von anderen kommt, wird nur goutiert, wenn es ins eigene Weltbild passt. Genau das ist das Problem der Genies, der Visionisten: Erst dann, wenn deren Erkenntnisse oder Visionen bestätigt oder eingetreten sind, gelten sie als etwas – davor sind es nur Spinner. Fragen Sie Einstein! Dann aber werden sie in die höchsten Himmel gehoben – ebenso unbegründet. Wie sagte Einstein? »Wenn ich mit meiner Relativitätstheorie recht behalte, werden die Deutschen sagen, ich sei Deutscher, und die Franzosen, ich sei Weltbürger. Erweist sich meine Theorie als falsch, werden die Franzosen sagen, ich sei Deutscher, und die Deutschen, ich sei Jude.«

Nicht, dass Ergebnisse oder Erkenntnisse dadurch falsch wären oder weniger aussagekräftig. Aber die heutigen Wissenschaftler haben den Tunnelblick, den Fokus, den Pubertierende auf die jeweils nächste Klausur oder Ex haben, ohne »verstanden« zu haben, dass es darum gar nicht geht – sondern um den Gesamtzusammenhang, genannt Bildung. So sehr man es verdammen mag – es ist absolut sinnlos, zu versuchen, jenen klar zu machen, dass es um mehr geht als um die Beantwortung von Frage drei auf Seite vier. Und ebenso sinnlos ist es, einem echten Wissenschaftler klar machen zu wollen, dass man seine Erkenntnisse relativieren und in einen Gesamtzusammenhang bringen muss. Aber es gibt Hoffnung! Wie bemerkte mein Teenie neulich doch in selten dagewesener Selbsterkenntnis: »Scheint so, dass die Schulbildung doch zu etwas gut ist im täglichen

Leben!« Das war ernst gemeint. Warum sie das sagte, wollte sie allerdings nicht kundtun…

Das alles soll nicht böse sein, niemanden beleidigen und auch nicht verächtlich klingen. Im Gegenteil: Wenn man einmal bedenkt, was seit Galileo, also seit ca. 450 Jahren, in den Wissenschaften gelernt wurde; und wenn man dann bedenkt, dass der weitaus größte Teil davon in den letzten 100 Jahren dazu kam; wenn dann schließlich noch klar ist, wie sich die Wissenschaften vor allem in den letzten wenigen Jahren entwickelt haben; dann kommt man unweigerlich zum dem Schluss, dass hier Erstaunliches geleistet wurde und wird. Aber – das gilt auch für Teenies. Denn, fair betrachtet, ist das, was sie tun, nobelpreisverdächtig: die Metamorphose vom abhängigen, unwissenden, hilfebedürftigen Wesen an Mutters Rockschoß zum vor Kraft strotzenden, selbstbewussten, eigenständigen Wesen, das sein Leben selbst in den Griff bekommt und sich dabei auch nicht scheut, sich mit dem Vater auseinandersetzen zu müssen, der diesen Drang kanalisieren will. Wie war das in der Ikea-Werbung? »Ich will aber! Ich will, ich will, ich will!« samt Knall der zugedonnerten Küchenschranktüre. Die bildliche Veränderung von der Raupe zum Schmetterling. Man sollte diese Leistung nicht zu gering schätzen, weil sie unbewusst, unmotiviert und unkontrollierbar erfolgt.

Wissenschaftler müssen mit »Modellen« arbeiten – »Versuchsaufbauten«, mit denen sie versuchen, Fragestellungen zu klären. So gibt es für viele menschliche Erkrankungen sog. »Tiermodelle«, weil »echte« Forschung am Menschen aus ethischen Gründen nicht geht. Das hatten wir schon. Seit einiger Zeit werden auch, um Versuchstiere einsparen zu können, Modelle mit isolierten Organen und Geweben (»Zellkulturen«) verwendet, wobei bei letzterem sogar möglicherweise auf menschliches Gewebe zurückgegriffen werden kann, sofern man es kultivieren kann. So die berühmten Gebärmutterhalskrebszellen der Patientin *Henrietta Lacks*, die HeLa-Zellen, die unsterblich gemacht wurden und lange, sehr lange als Arbeitstier der Krebsforscher dienten – auf diese Weise nähert man sich soweit wie möglich einer *Natur*wissenschaft am Menschen.

Allerdings: Je weiter man sich auf diesem Wege vom »gesamten Menschen« entfernt und damit die Forschung vereinfacht, umso fragwürdiger werden die Ergebnisse; und das umso mehr, je komplizierter die Verhältnisse sind, in denen die untersuchten Teilsysteme im Gesamtsystem Mensch ablaufen. Es ist schon schizophren: Je mehr Medizin versucht, an Naturwissenschaft heranzukommen, desto schwieriger zu interpretieren und umso weniger aussagekräftig werden die daraus resultierenden Erkenntnisse. Und, wie ich in *Long-shot – ein neuer Blickwinkel* zeigen werde, mit umso größeren Risiken für den Menschen.

Beispiel. Natürlich kann man aus der Bauchspeicheldrüse die Langerhansschen Inseln entnehmen und deren Beta-Zellen kultivieren. Dann hat man ein Modell, anhand dessen man Untersuchungen anstellen kann, wie die Insulinproduktion dieser Zellen erfolgt und ggf. manipuliert werden kann – wichtig bei Diabetes. Und nun gibt es zwei Möglichkeiten: Entweder, Sie wissen nichts von Insulin, Diabetes und Langerhans. Dann ist *jede* Erkenntnis, die sie aus Experimenten an solch einer Gewebekultur gewinnen können, wichtig und bedeutend. In dieser Phase sind wir bildlich gesprochen mit unserem heutigen Kenntnisstand in der Regel: Wir lernen gerade das Alphabet des Lebens wie Kinder in Kindergarten und Grundschule das richtige. Fließend »Lesen« können wir in dieser Phase noch nicht sehr gut, und zum Schriftsteller reicht's auch noch bei weitem nicht.

Oder Sie wissen, was es damit auf sich hat und versuchen *neue* Erkenntnisse zu generieren. (Weil Sie inzwischen fließend lesen und passabel schreiben können.) Dann sind eben diese Erkenntnisse mit Vorsicht zu genießen, sofern Sie nicht sicher sein können, das Gesamtsystem Insulinproduktion mit all den Regelkreisen und Abhängigkeiten 1:1 in Ihr Modell abgebildet zu haben und somit Erkenntnisse aus dem Modell 1:1 wieder in das Gesamtsystem zurück übertragen können. Und das ist das Problem! Können wir sicher sein?

Genau das erfolgt aber in der Praxis. Jedes Ergebnis aus solchen oder ähnlichen Untersuchungen wird, oft in bester Absicht, dazu verwendet, möglichst schnell in den Alltag eingebunden zu werden – zum Wohle des Patienten. Aber keiner kann zu diesem Zeitpunkt sagen, inwieweit diese Erkenntnisse aufgrund unseres systembedingten Tunnelblicks tatsächlich beitragen, auch nur ausschnittsweise hinter das gesamte System gekommen zu sein.

Anfang der 1990er Jahre machte ein deutsches Unternehmen, Schering, weltweit auf sich aufmerksam, da es eine »Superwaffe« gegen Multiple Sklerose entwickelt hatte: Beta-Interferon. Und so wurde freudig in die Welt posaunt, dass man endlich »die meisten« MS-Patienten wirksam behandeln könne. Das Problem: Die Produktionskapazitäten des amerikanischen Tochterunternehmens Berlex zur Herstellung des erforderlichen Hightech-Wirkstoffs, besser: dessen Lieferanten, der damals noch in Shell-Besitz befindlichen Triton Bioscience, reichten bei weitem noch nicht einmal aus, den heimischen Bedarf zu decken: Man hatte, von den »neuesten Erkenntnissen« überrascht, vorschnell gehandelt und eitel und umsatzverliebt versucht, sich schnellstmöglich Duftmarken setzend aus dem Markt hervorzuheben – es war klar, dass es Konkurrenz gab, vor denen man nur wenig Vorsprung hatte: das Joint-Venture von Rentschler und Biogen. So mussten die vergleichsweise geringen Produktmengen, die Triton herstellen konnte – man höre und staune! – per Zufallsprinzip über Computerprogramme verteilt werden. Viele Monate lang, bis ausreichend produziert werden konnte.

Man stelle sich vor: Es entschied also ein *Computerprogramm*, wer behandelt wurde und wer nicht, um »Chancengleichheit« zu wahren: deus ex machina, der Gott aus der Maschine. Chancengleichheit? Es wurde nur, da amerikanische Tochterfirma, wenn auch eines deutschen Konzerns, in gutem amerikanischen Selbstverständnis eines »auserwählten Volkes« in Amerika gewürfelt, und wer als Europäer nicht gute, sehr gute, wirklich sehr gute Kontakte nach drüben hatte, kam als Nicht-Amerikaner noch nicht einmal in die Nähe der Möglichkeit, an der Tombola teilnehmen zu können. Warum? Die Forschung erfolgte in den USA! Der Zorn und die Verzweiflung waren groß. Hätte man damals bereits gewusst, was man heute weiß – wäre das Prozedere mit all der Verzweiflung den Patienten erspart geblieben? Es ist müßig, darüber zu sinnieren.

Denn von der anfänglichen Euphorie, bis zu 80% der Patienten behandeln zu können, musste aufgrund von Erkenntnissen, die *nicht* in klinischen Studien generiert wurden, sondern eine Konsequenz täglicher Praxis waren, deutlich abgewichen werden und der Ernüchterung weichen: Heute geht man davon aus, dass vielleicht 25, bestenfalls 30% der Patienten von einer Behandlung mit Beta-Interferon profitieren könnten…

Ein anderes Beispiel: Mein Vater rauchte seit seinem 16. Lebensjahr – damals als einer der Kindersoldaten hatte er es im Feld »gelernt«. Seither ging bei ihm entweder die Pfeife, die Zigarre oder die Zigarette niemals mehr aus – bis zu seinem Tode in hohem Alter. Er starb weder an Krebs noch an Herzinfarkt – gilt doch starkes Rauchen als Risikofaktor für das Herz und Ursache #1 für Lungenkrebs. Und er hielt es mit Churchill: No Sports! Er liebte gutbürgerliche Küche mit viel Schmand, war dabei aber schlank.

Auf der anderen Seite kenne ich Menschen, die noch nie eine Zigarette im Mund hatten, geschweige denn etwas Härteres. Die nicht dick waren oder hohe Cholesterinspiegel hatten. Die »ernährungsphysiologisch gebotene« Nahrung zu sich nahmen, viel Obst und Gemüse, wenig Kohlenhydrate, kaum Fett – und wenn: Omega-3 –, und viel joggten. Und die trotzdem mit 40 oder 50 einem Herzinfarkt erlagen. Ein guter Freund von mir ist Arzt und Marathonläufer – und hatte dennoch einen Schlaganfall. Warum?

»Es gibt immer, hie wie da, ›Ausreißer‹ «, so die Antwort der Medizin. Weil sie es auch nicht weiß und bislang nur beobachtet hat, dass man an Lungenkrebs oder Herzinfarkt und Schlaganfall sterben *kann*, wenn man raucht; oder eben auch nicht… Aristotelische Erinnerungen, kein Wissen: Es fehlt die Antwort auf das »Warum?«. Dies alles soll nichts schönreden oder Futter für Ausreden sein. Es soll lediglich zeigen, dass wir häufig den Fehler machen, unser Handeln nach zu wenigen und zu unsicheren Informationen auszurichten.

Wir erkennen: Da gibt es »Marker« im Blut, anhand derer man feststellen kann, ob jemand eine bestimmte Form von Krebs entwickelt hat. Mehr noch: Es gibt offenbar Gene, »Krebsgene«, die, so mutiert, das Auftreten einer bestimmten Krebsform prognostizieren lassen. Glauben wir! So werden Millionen von Frauen verunsichert bis hin zur Übersprunghandlung, sich die gesunden Brüste amputieren zu lassen, weil man diese Mutation eines potentiell gefährlichen Gens in ihrem Genom gefunden hat. Und Jahre später muss man kleinlaut zugeben, dass man einen Fehler gemacht hat, weil man es damals nicht besser wusste. Aber heute! Wirklich? Wieso denn ausgerechnet heute?

23andMe, die amerikanische Firma mit den Speichelproben aus dem Kapitel *Lass Wissen regnen!* musste diese Erfahrung machen. Seit dem Genomprojekt der endneunziger Jahre hatte man ja die Maschinen und die Möglichkeiten, Genome schnell analysieren zu können. Und vermeintlich das »Wissen«. Und dann häuften sich die Klagen über falsch negative Diagnosen, die darin gründeten, dass man zum Zeitpunkt der Gutachtenerstellung doch noch zu wenig wusste… Aber heute! Wirklich? Wieso denn ausgerechnet heute?

Es wäre besser, nicht alle »neuesten Erkenntnisse« sofort flächendeckend in das tägliche Leben zu übertragen… Ich weiß, dass das reine Illusion ist, und eventuell ist das auch gut so. Denn natürlich klammert sich jeder Patient an jeden noch so dünnen Strohhalm. Täte ich auch! Aber zumindest dann, wenn es darum geht, anhand »neuester Erkenntnisse« ein »Verhalten« zu propagieren, das vor »Bösem« schützen, *präventiv* wirken soll, so wie Nahrungsergänzungsstoffe oder die Genomanalyse, sollte man sehr vorsichtig sein. Und Interessenvertretern sollte man untersagen, mit Informationen zu werben, deren Wahrheitsgehalt wissenschaftlicher Überprüfung nicht stand hält. Da es schwer sein wird, das gesetzlich zu regeln, muss es über den Verbraucher passieren. Und so ist es gut, dass es mit Internet und shit storms inzwischen Möglichkeiten gibt, etwas bewegen zu können – so man seine Lethargie überwindet.

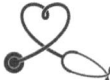

Vielleicht kennen Sie die Abkürzungen QA und QC. Sie stammen aus dem Englischen, sind heute aus dem Gesundheitssektor und vielen anderen Bereichen unseres Lebens nicht mehr wegzudenken und bedeuten »quality assurance« und »quality control«, also Qualitätssicherung und Qualitätskontrolle.

Die Wissenschaft hat prinzipbedingt Mechanismen entwickelt, die QA/QC gleichkommen. So gelten Ergebnisse aus Experimenten erst als gesichert, wenn sie von unabhängiger Seite bestätigt wurden: QA aufgrund wissenschaftlicher Forderung nach QC. Auch Hürden, die einem Forscher auferlegt werden, zu publizieren – Begutachtung durch Fachkollegen vor der Annahme –, spielen hier mit herein. (Allerdings: Wir Insider wissen, dass da auch ziemlich gemauschelt wird. Schließlich sind Wissenschaftler immer noch Menschen, und gemenschelt wird überall… Da hilft nur das Wissen, dass sich Gutachter massiv blamieren können, wenn solch Mauscheln irgendwann herauskommt. Gesichtsverlust hat für einen Wissenschaftler, zumal angesehener Gutachter, ähnliche Bedeutung wie für einen Mann des Orients: Das geht gar nicht! Das ist auch ein Grund, weshalb sie sich so ungerne aus Platons Höhle begeben…) Und in vielen Bereichen, vor allem in den Labors von Kliniken, Forschungseinrichtungen und großen Praxen, werden in regelmäßigen Zeiträumen streng festgelegte Prozeduren durchgeführt, mit denen die Qualität der Ergebnisse der Analysen kontrolliert werden – ein weiterer Baustein der Qualitätssicherung.

Das betrifft aber nur die »neuesten Erkenntnisse«, also die Forschungsergebnisse aus den Experimenten/Studien selbst. Und die zweifle ich an keiner Stelle an – in der Regel! So glaube ich den Forschern mit den hungernden Ratten jedes Wort. Sie werden ihre Versuche schon mit der erforderlichen Seriosität durchgeführt haben und damit dem Qualitätsstandard folgen. Und wenn nicht, wird das sehr schnell festgestellt und entsprechend klargestellt werden.

Werden solche Erkenntnisse nun aber aus dem Labor in das *tägliche Leben* transportiert, indem Schlüsse daraus abstrahiert werden, war es das mit QA/QC. Dann reicht, wenn ein Medikament seine »Wirksamkeit und Verträglichkeit« im Rahmen der Zulassung unter Beweis gestellt hat. Zwar kann auch, wenn sich im Anschluss herausstellen sollte, dass es bis dahin nicht gekannte Probleme in der Anwendung gibt (»Contergan«), die Zulassung schnell wieder zurückgezogen werden. Nur ist dies das Resultat von »zufälligen« und auffälligen Ereignissen – systematische Untersuchungen, ob sich die Wirksamkeit und Verträglichkeit tatsächlich im täglichen Einsatz verifizieren lässt, gibt es nicht: Nach Zulassung wird von keinem Unternehmen mehr gefordert, Erkenntnisse zu generieren, man überlässt das dann der »täglichen Praxis«. Und hier wird, ja kann gar nicht systematisch geprüft werden: Was soll man einem niedergelassenen Arzt, der heute fast mehr Unternehmer, Buchhalter und Betriebswirt sein muss als Heilender, noch aufbürden? Dieses Prozedere wird daher umso absurder, je mehr und je weitergehende Erkenntnisse man in der Forschung generiert.

Und das führt dazu, dass wichtiges »Schwarmwissen« aus dem Kapitel *Lass Wissen regnen!* nicht erfasst wird: Was an Erkenntnissen aus der Praxis gewonnen werden kann, verschwindet auf Nimmerwiedersehen und ohne zu einer allgemeinen Erfahrung beitragen zu können in den Patientenakten der Millionen niedergelassenen Ärzte weltweit. Und dient so, wenn überhaupt, gerade einmal einem Individuum: dem jeweiligen Patienten, an und mit dem die Erfahrung gemacht wurde; im äußersten Fall anderen Patienten des selben Arztes, wenn der erkennt (Artisoteles' Erinnern!), dass die Situation zweier seiner Patienten ähnlich sein könnte. Und das war es dann.

Das soll nicht heißen, dass das, was heute in der Medizin getan wird, nicht einer bestimmten Qualität folgt. So muss heute die Wirksamkeit eines Medikamentes in Studien nachgewiesen werden – das war nicht immer so! Ende der 1980er bis weit in die 1990er Jahre gab es das Verfahren der »Nachzulassung«. Erforderlich wurde dies, um einen gewissen Qualitätszustand zu erreichen und künftig zu sichern. Denn vorher musste, überspitzt ausgedrückt, ein Medikament nur zeigen, dass es den Menschen nicht gleich umbrachte – ob es wirksam war, musste nicht unbedingt gezeigt werden, und wenn, dann über wachsweiche Kriterien, die einer statistischen Nachprüfung niemals hätten standhalten können nach dem Motto: »Patient, spürst du die Wirkung?« »Ja!« »Prima. Wirksam!« Und häufig floss dann Motivation in Form von … na ja, nennen wir es Aufwandsentschädigungen.

Und so mussten alle damals auf dem Markt befindlichen Medikamente, natürlich innerhalb einer großzügig bemessenen Übergangsphase, ein ähnliches Prozedere über sich ergehen lassen wie die neu zuzulassenden: Wirksamkeits- und Unbedenklichkeitsnachweis im Rahmen klinischer Studien, die einem gewissen, weltweit akzeptierten Qualitätsstandard folgten: den »drei großen Gs« – GLP, GCP, GMP oder good laboratory practice, good clinical practice und good manufacturing practice. Diese »Praktiken« umfassten eine Reihe von SOPs, standard operation procedures, in denen festgelegt wurde, wie die Qualität kontrolliert und gesichert werden sollte. Ein irrsinniger Aufwand, der sich aber lohnen sollte. Ihm sind z. T. die hohen Kosten geschuldet, die die Entwicklung eines Medikamentes heute ausmachen.

Exakt dieses Prozedere sollte nun für die »ollen Kamellen« bereits zugelassener Medikamente im Rahmen der »Nach-Zulassung« auch erfolgen. So stellte sich dann schnell heraus, welche der bislang vermarkteten Medikamente rein des Geldverdienens wegen vertrieben worden waren. Denn wenn sich entweder keine oder nur eine sehr fragwürdige oder geringe Wirksamkeit nachweisen ließ, bestand die Gefahr, dass die Zulassung widerrufen, genauer gesagt: gar nicht erteilt wurde. Und so überlegten sich Pharmaunternehmen sehr gut, welche Medikamente sie dem Nachzulassungsverfahren unterwarfen und welche besser nicht. Die wurden dann bis zum Ablauf der Übergangsfrist auf dem Markt gelassen und dann klammheimlich und lautlos vom Markt genommen…

Inzwischen sind wir bereits einen Schritt weiter: Heute muss nicht nur eine Wirksamkeit nachgewiesen werden, sondern sogar eine überlegene Wirksamkeit im Vergleich mit der Standardtherapie. Oder zumindest bessere Verträglichkeit bei gleicher Wirksamkeit. Oder andere Dinge, die das neue dem alten Präparat überlegen erscheinen lassen, z. B. schnellere Resorption oder anderer, weniger schmerzhafter Applikationsweg (Pille statt Spritze). Oder…

Das alles ist natürlich unter dem Begriff QA/QC zu sehen. Und so stelle ich das, was heute auf diesem Gebiet Standard ist, mit der QA/QC in der Forschung durchaus auf eine Stufe, zumindest in der Intension. Nur hat das einen Haken, der nicht oder nur von wenigen gesehen wird oder gesehen werden will: das Problem zwischen Grundlagen- und angewandter Forschung, also der Wissens- und Erkenntnisvermehrung auf der einen und der Anwendung für die tägliche Praxis in der Medizin auf der anderen Seite.

Denn man darf nicht vergessen: Die Medizin lebt, weit existentieller als die Naturwissenschaft, von der Statistik – sie schließt von einer kleinen, sehr kleinen Gruppe von untersuchten Individuen, die auch noch streng nach »passenden« Kriterien ausgewählt wurden und werden mussten, auf die Allgemeinheit. Und das ist *sehr* fehlerbehaftet, wenn die Auswahl der Patienten nicht »repräsentativ« für diese Allgemeinheit ist. Ein eindrucksvolles Beispiel hierzu werden wir im Kapitel *Kategorisiert? Personalisiert? Individualisiert?* kennenlernen.

Nun werden viele Fachleute einwenden: Ist sie doch, das wird doch durch die penible Auswahl der Patienten über Ein- und Ausschlusskriterien gewährleistet! Hier widerspreche ich! So werden z. B. aus ethischen Gründen Patienten unter 18 und über 65 Jahren in der Regel von der Untersuchung ausgeschlossen, und Schwangere, Behinderte, unter schweren Formen der Erkrankung Leidende oder Demente sowieso – und vollkommen zu Recht, um das klar zu sagen! Dieser Personenkreis muss davor geschützt werden, dass man mit ihm experimentiert, zu groß sind die Gefahren. Damit aber bildet die untersuchte Gruppe nun nicht mehr die gesamte Gesellschaft ab: Nicht nur aufgrund der demographischen Entwicklung treffen Ergebnisse aus solchen Untersuchungen nicht mehr auf eine stetig und stark wachsende Patientengruppe zu: die Alten und Vorerkrankten. Und gerade hier wäre es so wichtig, zu neuen Erkenntnissen zu kommen. Stich- wort: Demenz, Alzheimer, Parkinson…

Auch eine Selektion anhand Erkrankung, Begleiterkrankung(en) und Begleitmedikation(en) führt dazu, dass die »Prüfgruppen« einer medizinischen Untersuchung nicht repräsentativ sein können. Da zwecks Datenauswertung statistische Verfahren zum Einsatz kommen müssen, um »gesicherte Aussagen« machen zu können, steht man vor einem Dilemma: Nehme ich alle betreffen- den Patienten auf, dann müssen Verfahren zum Einsatz kommen, die viele, sehr viele »Faktoren« berücksichtigen können müssen – eben weil wir es bei lebenden Menschen mit hochkomplexen Systemen zu tun haben. Die gibt es, und man spricht dann von »multifaktoriellen Analysen« – Analysen, bei denen neben dem eigentlich interessierenden Parameter auch Abhängigkeiten von anderen unter- sucht werden können, wie Ernährung, kulturelle oder ethnische Besonderheiten oder Umwelteinflüsse. Hier könnten sich solche Analysen mehr als auszahlen und zu wesentlichen Erkenntnissen führen…

Beispiel Multiple Sklerose! Hier gibt es merkwürdige Phänomene, die sich auch nach 20 Jahren Forschung nicht erklären lassen. Z. B. die Verteilung über die Welt, die ziemlich inhomogen ist: deutlich mehr auf der Nord- als auf der Südhalbkugel und deutlich mehr in der westlichen Welt als jenseits des Urals.

Das MS-freieste Gebiet ist der afrikanische Kontinent, am häufigsten findet man MS in Grönland (mit mehr als der dreifachen Inzidenz von Afrika). Es scheint keine Gesetzmäßigkeit zu geben: Südafrika: <15 MS-Fälle pro 100.000 Einwohner; weite Teile Afrikas: ca. 17; Südostasien, Japan, Peru, Indien: ca. 20; Libyen, Mittel- und Teile Südamerikas, China: ca. 23; Syrien, Iran, Türkei, Argentinien, Australien, Neuseeland, Afghanistan: ca. 26; Ungarn, Bulgarien, Rumänien: ca. 29; Russland, Spanien, Italien: ca. 31; Frankreich, Polen, Österreich, USA: ca. 35; Kanada, Deutschland, Schweiz, Benelux, Estland, Litauen, Schweden, Finnland, Griechenland: ca. 38; Lettland ca. 41; England, Island, Norwegen: ca. 44 und Dänemark mit Grönland >45 MS-Fälle pro 100.000 Einwohner. Es gibt »hot spots« in verschiedenen »MS-armen« Regionen, in denen lokal begrenzt die Inzidenzen hochschießen: Uruguay passt mit ca. 35 MS-Fällen eher in die Gruppe um Deutschland (38) als nach Südamerika mit den Nachbarländern Brasilien (25) und Argentinien (23). Warum? Und warum haben Estland und Litauen eine Inzidenz von 38, das dazwischen liegende Lettland aber 41 MS-Fälle pro Jahr? Weiß man nicht!

Warum ist die Klärung dieser Frage nicht unbedeutend? Z. B. aus sozio-ökonomischen Gründen! Wenn in Deutschland jährlich anstelle der tatsächlichen 31.000 neuen Patienten nur die »normalen« 20.000 Patienten wie im größten Teil der Welt aufträten – die Staaten, in denen diese oder gar niedrigere Inzidenzen vorliegen, repräsentieren mehr als die Hälfte der Weltbevölkerung – würde das die zusätzlichen Therapiekosten um 36% verringern und damit je nach medikamentöser Therapie unser Gesundheitssystem um 275 bis 480 Millionen Euro entlasten. Also um bis zu 1,5% der gesamten jährlichen Gesundheitskosten. Das klingt zunächst nach nicht viel: 1,5%. Aber denken Sie daran: Das beträfe nur eine Indikation von vielen, bei denen das ähnlich sein könnte. Und so liege ich wohl nicht sehr weit daneben, wenn ich schätze, dass man allein auf diese Weise locker ein Drittel der aktuellen Medikamentenkosten im Gesundheitssystem sparen könnte – vermutlich weitaus mehr.

Weitere Merkwürdigkeiten: Betroffen sind vor allem Frauen im Verhältnis 2:1; warum, weiß kein Mensch! Die Ursache der Erkrankung, die Ätiologie, ist unbekannt, ebenso die individuelle Entstehung der Krankheit, die Pathogenese. Vermutet wird, dass es nicht einen einzelnen auslösenden Faktor gibt. Es scheint ethnische Einflüsse zu geben: In den USA ist die Inzidenz bei kaukasischen Einwohnern höher als bei den afro- oder lateinamerikanischen. Es gibt Hinweise, dass Infektionen eine Rolle spielen könnten. Hygiene könnte ein Faktor sein: Wegen der hohen hygienischen Standards der nördlichen Hemisphäre scheint das Immunsystem vor allem in der Kindheit weniger herausgefordert zu werden als in Regionen mit niedrigem Hygieneniveau. Übergewicht in der Kindheit soll eine Rolle spielen. Genetisch scheint MS nicht bedingt zu sein, aber es gibt Hinweise, dass eine genetische Prädisposition eine Rolle spielen könnte – also »Neigung« zu MS. Was heißt das alles konkret? Keine Ahnung! (Behalten Sie aber das Immunsystem im Hinterkopf…)

Das Problem, will man hinter solche Fragen kommen: Je mehr »Faktoren« zu berücksichtigen sind und je mehr die Patienten sich hinsichtlich dieser Faktoren unterscheiden (mit anderen Worten: je personalisierter es wird), desto größer muss die »Stichprobe«, also die Menge der zu untersuchenden Patienten sein. Auch das werden wir weiter unten drastisch sehen, wenn es um Brustkrebs geht.

Auf der anderen Seite ist es aufwendig, überhaupt Patienten zu rekrutieren. Und Patienten kosten in der medizinischen Untersuchung auch erheblich mehr als im »üblichen Praxis- oder Klinikalltag«. Eben weil ja, in nicht unerheblichem Umfang, zusätzlicher Aufwand betrieben werden muss. Das bedeutet: Wenn man überhaupt aus klinischen Untersuchungen zu Aussagen kommen möchte, gibt es eine finanzielle Grenze nach oben, oberhalb derer sich Klinische Studien nicht mehr durchführen lassen – auch nicht durch die reiche Pharmaindustrie: Es ist nicht selten, dass die Entwicklung eines typischen Hightech-Medikaments von heute Kosten im hohen dreistelligen Millionenbereich generieren. Dieser Zwang steht somit der multifaktoriellen Analyse umso drastischer entgegen, je mehr Faktoren zu berücksichtigen sind. Das Dilemma: Je komplexer medizinische Forschung ist, desto einfachere Mittel müssen aus Kostengründen angewendet werden. Das führt zu umso größeren Problemen, je größer dieses Dilemma ist.

Und so ist auch zu erklären, warum wirtschaftlich orientierte Unternehmen wie Pharmafirmen bestimmte Erkrankungen, man nennt sie »orphan diseases«, also Erkrankungen, um die sich niemand kümmert, die also »Waisen« sind, nicht zum Ziel ihrer Aktivitäten machen – Multiple Sklerose war bis zur »Entdeckung« einer Hochpreis-Therapie so eine »seltene Erkrankung«. Wenn der Umsatz in einer angemessenen Periode, meistens der verbliebenen Patentschutzzeit, den man mit dem Vertrieb eines Medikamentes gegen solche Erkrankungen machen kann, *unter* den Entwicklungskosten liegt, weil es einfach »zu wenige« Patienten gibt und/oder die Umlage der Kosten auf den Preis zu nicht mehr bezahlbaren Medikamentenkosten führte, ist es wirtschaftlich gar nicht gerechtfertigt, solche Kosten zu schultern: Ein Unternehmen kann es sich schlichtweg nicht leisten, mehr auszugeben als es einnimmt. Unternehmen, die sich solchen Erkrankungen dennoch widmen, tun das dann in der Regel nicht aus Profitgründen oder indem sie die Entwicklungskosten auf andere Entwicklungen verteilen.

Diese Form der Mischkalkulation wird aber immer schwerer möglich, je mehr Generikahersteller, die solche Entwicklungskosten nicht haben und daher ganz anders kalkulieren können, die Preise in den Keller drücken: So altruistisch ist offenbar unsere Gesellschaft dann doch nicht, im Bewusstsein, damit Anderes zu ermöglichen, freiwillig höhere Preise zu zahlen. Und so sorgen Generika zwar für niedrige Preise, führen aber gleichzeitig dazu, dass man sich in der Entwicklung auf häufige und damit lukrative Erkrankungen beschränkt.

So kommen wir zu der gegenwärtigen Praxis, dass zu wenig Informationen im Rahmen von Klinischen Studien, aus denen die Medizin ihre Erkenntnisse bezieht, generiert werden können, zu viele Faktoren ausgeschlossen werden müssen und diese wenigen Informationen auch noch vage bleiben müssen, bis die tägliche Routine außerhalb klinischer Forschung genügend Informationen generiert hat, die dann systematisch ausgewertet werden könnten. Und so erhält ein Patient in Afrika, Europa, Asien und Amerika bei MS die gleiche, aus den Erkenntnissen von Studien unter Laborbedingungen in Europa und den USA abgeleitete Therapie – unabhängig davon, ob sie aufgrund der Faktoren »passt«!

Genau das, die systematische Auswertung von Daten aus der Praxis, erfolgt bis heute nicht: Auch 20 Jahre nach den ersten klinischen Studien eines neuen Wirkstoffes gibt es in der Regel wenige Untersuchungen, die zur Mehrung von Erkenntnissen zur täglichen Anwendung beitragen. Ich nenne es das »CIA-Prinzip«: Die hatten 2001 auch die erforderlichen Daten, werteten sie allerdings nicht ausreichend aus. Warum auch, solange alles »gut« geht? Dem, der Studien durchführt, dem Pharma-Unternehmen, fehlt jegliche Motivation: Es verdient ja bereits Geld damit, und häufig nicht zu schlecht. Im Gegenteil: Es könnte ja herauskommen, dass… Es kann also kein Interesse an weiteren Untersuchungen zur Wirksamkeit haben. Oder anders herum: Wir verlassen uns auch nach Jahren noch darauf, was einmal im Rahmen eines Zulassungsverfahrens vor zig Jahren vermeintlich herausgefunden wurde.

Und das ist häufig fatal, wie man an Contergan sehen kann. Denn zunächst wurde Thalidomid, so der Name des Wirkstoffes, als leichtes Schlafmittel für Schwangere in den Himmel gehoben, weil man eben Erkenntnisse aus solchen Laboruntersuchungen hatte. Die tägliche Praxis aber führte dann schnell zum Verdammen dieses Wirkstoffes. Und dann war es jahrzehntelang still um dieses Präparat, obwohl es eines der effektivsten und wenigen Medikamente ist, die Lepra *heilen* können, wie Untersuchungen ergeben haben. Auch bei anderen Erkrankungen wie Krebs, Morbus Crohn (Entzündung des Verdauungstraktes) oder Multiplem Myelom (»Knochenmarkkrebs«) hilft es sogar bei Patienten, bei denen andere Therapien versagen. Daher ist es schade, nein unverantwortlich, ein Medikament, das vielleicht die letzte Hoffnung für viele schwer erkrankte Menschen ist, aufgrund unzureichender Daten und Analysen zunächst zuzulassen, danach aber auch wieder aus den gleichen Gründen zu verbieten und medienwirksam zu verdammen.

Bei der gesamten Problematik kommt noch eines hinzu. QA/QC basiert in der Forschung auf der Begutachtung von Journalbeiträgen durch Gutachtergremien *vor* einer Veröffentlichung und durch Überprüfung der Ergebnisse durch unabhängige Arbeitsgruppen danach.

Das passiert in der Angewandten Forschung nicht! Egal welcher Hersteller – er würde sich bedanken, wenn er die Ergebnisse seiner Aktivitäten öffentlich und damit dem Wettbewerb zugänglich machen müsste. Nachvollziehbar! Aber auf der anderen Seite der Medaille führt das dazu, dass Erkenntnisse aus klinischen Studien Vertrauenssache sind: Man muss schon sehr viel Vertrauen in die Seriosität des jeweiligen Herstellers haben! Das ist oft durchaus gerechtfertigt: Keiner der großen, internationalen Pharmagiganten kann es sich leisten, unkorrekt zu arbeiten. Und doch fällt es mir seit Genzyme zunehmend schwerer, diesen Vertrauensvorschuss auch tatsächlich entgegenzubringen.

Es ist Illusion, anzunehmen, dass sich das ändern wird. Man wird von Unternehmen nicht verlangen können, dem Wettbewerb in die Hände zu spielen. Man wird auch nicht verlangen können, den hohen Aufwand, der im Rahmen einer Medikamentenzulassung erforderlich ist, über den Lebenszyklus des Medikaments auszudehnen – das könnte sich kein Gesundheitssystem auf diesem Planeten leisten. Aber man kann doch etwas tun. Nur das erfordert einiges Umdenken von allen Beteiligten.

Chemiecocktails und Strahlenduschen

Was ist Krebs?

»Eine bösartige Wucherung von Gewebe!« könnte eine korrekte Antwort lauten. Aber hier wie weiter oben bei der Frage nach dem Grund, warum wir leben, interessiert mich diese richtige, vordergründige Antwort an dieser Stelle nicht!

Vielmehr möchte ich, wie oben, sehr viel tiefgreifender darauf abzielen, dass es sich dabei um das Sichtbarwerden der zeitweisen, kurzfristigen Unfähigkeit des Immunsystems handelt, mit einem Problem fertig zu werden, mit dem es ansonsten tagtäglich mehrfach sehr zuverlässig und erfolgreich umgeht: Der Entdeckung und Elimination von »Fremdem« jeglicher Art – seien es entartete körpereigene Tumor- oder von Viren befallene Zellen oder körperfremde in Form von Bakterien, Pilzen, Parasiten oder auch Spenderorganen oder Blutbestandteilen falscher Blutgruppe. Mehr nicht!

Wir alle haben Krebs!

Ja, wirklich. Wir haben tatsächlich *alle* Krebs, ausnahmslos!

Jeder Einzelne, auch der, der bislang noch nicht auffällig wurde. Sie und ich! Unser ganzes Leben lang, *in jedem Augenblick*. Auch jetzt!

Denn unter den 10 (oder von mir aus auch 100) Billionen Zellen unseres Körpers sind mit absoluter Sicherheit immer ein paar, die bösartig entartet sind. Und damit die Keimzelle für Krebs, ließe man sie gewähren.

Die Frage, die nun auftreten könnte, ob denn bereits eine einzige entartete Krebszelle als »Krebs« bezeichnet werden kann, ist mir zu akademischer Natur! Natürlich kann man das! Denn ab wie vielen Zellen denn sonst? 2, 200, 200.000? Und warum erst ab da? Wenn man übereinkommt, z. B. ab 200 identischen entarteten Zellen von Krebs zu sprechen und sie finden nur 198 – tun Sie dann nichts, denn Sie haben ja definitionsgemäß keinen Krebs? Warten Sie, bis Sie 201 zählen? Oder eliminieren Sie auch eine einzige, wenn Sie derer (zufällig) gewahr werden? Es wäre äußerst töricht, wenn nicht!

Was heißt in diesem Zusammenhang »entartet«? Um das zu verstehen, muss man zunächst einmal wissen, was »normal« ist!

Normal ist, dass eine Zelle im »G_0-Stadium« ist – in der »Ruhephase«. Als solche bezeichnet man *nicht* eine Phase, in der die Zelle keinerlei Aktivitäten aufweist. Im Gegenteil: Hier ist sie äußerst aktiv und geht ihrer normalen Funktion als Nervenzelle, Drüsenzelle, Muskelzelle usw. nach. »Ruhe« heißt hier nur, dass sie sich nicht im »Zellzyklus« befindet, über den sie sich teilt. Diese Ruhephase kann sehr unterschiedlich lang sein: Bei Zellen, die sich nicht mehr teilen werden, wie Nervenzellen, hält sie ein Leben lang an. Bei »normalen« Zellen dauert sie Wochen, Monate oder gar Jahre, je nach Zelltyp, kann aber, wenn es erforderlich wird (Wundheilung), unterbrochen werden. Und in einzelnen Fällen (Schleimhaut) dauert sie nur wenige Tage oder gar Stunden.

Befindet sich eine Zelle nicht in der Ruhephase, folgt sie dem Zellzyklus, über den sie sich teilt. Sie tritt dann aus dem G_0-Stadium in das G_1-Stadium (Gap-Phase; Wachstum der Zelle vor der DNA-Verdoppelung) über, gefolgt vom S-Stadium (»Synthese-Phase«), in dem die DNA dupliziert wird, und dem G_2-Stadium, in dem durch weiteres Zellwachstum die »Mitose« vorbereitet wird. Die eigentliche Zellteilung erfolgt im folgenden M- oder Mitose-Stadium. Ist es abgeschlossen, liegen zwei Tochterzellen vor, die wieder in das G_1-Stadium (zum abschließenden Wachstum der Tochterzellen) und aus ihm heraus in die Ruhephase wechseln. Beim Menschen dauert ein Zellzyklus etwa 20 Stunden. Einzelheiten erspare ich mir, da sie für unsere Thematik keine Rolle spielen.

Jede der 10(0) Billionen Zellen hat von der Natur eine gewisse Lebenszeit in Form von Anzahl der Zellzyklen zugewiesen bekommen. Ist für eine Zelle »ihre Zeit« gekommen, kommt nicht etwa der »Sensenmann« oder ein »Vollstrecker«, der sie tötet und abtransportiert. Vielmehr folgt sie auch hier dem genetischen Programm in ihrem Zellkern. Das bedeutet: Sie weiß selbst, was wann zu tun ist und aktiviert den Teil des genetischen Programms, der ablaufen muss, um ohne großes Aufsehen (soll heißen: Eingriff durch andere Phänomene) endgültig und restlos zu verschwinden. Der Fachmann spricht somit vom »programmierten Selbstmord« oder »Apoptose« (von gr. apopiptein, abfallen).

Hierbei handelt es sich um einen hochkomplexen Vorgang. Durch ein Signal, das entweder von außen (»extrinsisch«) über Rezeptoren, die die Zelle genau dafür hat (»Todesrezeptoren«), oder von innen (»intrinsisch«) kommt, wenn etwas »nicht stimmt«, werden bestimmte, nur bei Apoptose verwendete Enzyme, sog. Caspasen (Akronym aus den Buchstaben der englischen Bezeichnung der Enzymklasse: Cysteinyl-Aspartate Specific ProteASE), aktiviert, die nun an verschiedenen Punkten in der Zelle zu wirken beginnen. Und zwar in Form von Kaskaden, was bedeutet, dass jeder Schritt mehrere gleiche weitere Schritte anstößt, sodass die Wirkung nach dem Schneeballprinzip exponentiell ansteigt.

Ein Ziel der Wirkung ist die Membran um den Zellkern, in dem die genetische Information der Zelle sitzt, die Chromosomen, die so vom Zellinneren und seinen Enzymen isoliert sind. Der Abbau von Teilen dieser Membran durch die Caspasen führt nun dazu, dass zunächst die Membran insgesamt abgebaut wird; die DNA aus dem Zellkern liegt nun ungeschützt vor und kann dann in der Folge durch Enzyme des Zellsaftes angegriffen und weiter abgebaut werden. Diese sekundären Enzyme werden ebenfalls durch die Caspasen aktiviert. Der sehr effektive Reparaturmechanismus, der die DNA normalerweise vor Zerstörung schützt bzw. Reparaturen ausführt, ist ebenfalls Ziel der Caspasen – er wird einfach abgeschaltet. Dies ist wichtig, damit z. B. evtl. in das Genom eingebaute Viren, sog. Retroviren wie Herpes-, Hepatitis- oder Humane Immundefizienz-Viren, nicht die Gunst der Stunde nutzen können, in letzter Sekunde noch exprimiert zu werden und so einen Ausbruch der Infektion hervorzurufen. Indem die gesamte DNA schnellstmöglich geshreddert wird, wird auch die Information für das Virus geshreddert. Alles andere hat Zeit.

Zweites Ziel ist das Zytoskelett der Zelle, also die form- und haltgebenden Strukturen. Auch hier werden Caspasen zerstörend aktiv, indem sie bestimmte Eiweiße des Skeletts abbauen, deren Abbauprodukte nun Startsignal zum Abbau insgesamt sind. Als Ergebnis liegt nun nach kurzer Zeit eine noch »zuckende« Zellleiche vor; zuckend, da noch Zellaktivitäten nötig sind und ablaufen. So enthält sie noch aktive Enzyme, ansonsten aber nur noch Abbauprodukte von Membranen, Skelettstrukturen und der DNA, Zellorganellen und Strukturen, die noch wichtig sind und daher erhalten werden; und erinnert daher an körpereigene Micellen oder Liposomen, die im Blut Transportfunktion haben (»LDL/HDL«). Zu diesem Zeitpunkt kann man also bereits nicht mehr von einer Zelle sprechen, da ihre wesentlichen Bestandteile, vorrangig der Zellkern, nicht mehr bestehen und die genetische Information nur noch in Form von nicht mehr nutzbaren Bruchstücken vorliegt.

Dennoch ist das, was hier noch besteht, kein zu entsorgender Abfall, sondern im Gegenteil super Material zum Recyceln. Die ehemalige Zelle bleibt somit vor Ort (anders als andere Abfallobjekte oder rote Blutkörperchen, die in der Regel zur Leber transportiert und dort entsorgt werden). Sie schnürt nun aktiv in einer Art letzten Aufbäumens sukzessiv kleine Bläschen mit diesem »halbverdauten« Zellinhalt ab. Die entstehenden »Vesikel« können nun von Nachbarzellen, so die zur »Phagozytose«, also zur Aufnahme von Substanzen über solche Vesikel fähig sind, aufgenommen werden. Können die das nicht, erfolgt es spätestens durch Makrophagen, Fresszellen, die Teil des Immunsystems sind. Diese hatte die Selbstmörder-Zelle durch Ausschütten von Botenstoffen angelockt, nachdem sie das Signal zum Selbstmord erhalten hatte und begann, sich zu zerstören. Und so bleibt von einer Zelle, die Apoptose begangen hat, buchstäblich nichts mehr übrig: Sie hat sich selbst und vollständig nachhaltig recycelt.

Das passiert, im wahrsten Sinne des Wortes, minütlich und ganz natürlich. Wenn z. B. im entstehenden Gehirn des Embryos Nervenzellen zusammengeschaltet werden müssen, um Hirnstrukturen zu verschalten. Man sagt, bis zu 50% der Hirnzellen eines Embryos erfahren dieses Schicksal während seines Werdens.

Auf diese Weise werden auch in Geweben alte Zellen durch neue ersetzt – für jede neue Zelle muss ja eine alte entfernt werden, sollen im Erwachsenenalter Organe während der natürlichen Regeneration nicht wachsen. Programmierter Selbstmord der Zellen ist also eine der selbstverständlichsten Aktivitäten eines lebenden Organismus und läuft zu jedem Zeitpunkt tausendfach ab.

Plausibilitätsbetrachtung: Wenn wir einmal von den 10 Billionen = 10^{13} Zellen des Körpers, einem Lebensalter von 80 Jahren = 2.524.538.880 = $2{,}5 \cdot 10^9$ Sekunden und der Annahme ausgehen, dass jede dieser Zellen natürlicherweise Apoptose auslöst, heißt das, dass statistisch *sekündlich* 4.000 Zellen diesen Selbstmord begehen. Das ist bereits, für sich betrachtet, eine Menge.

Da viele Zellen im Laufe eines Menschenlebens gar nicht »erneuert« werden, die meisten Nervenzellen in Hirn und Rückenmark z B., andere aber, Haut- und

Schleimhautzellen, dafür eventuell sogar stündlich, kann man nur Schätzungen angeben, wo der Wert wirklich liegt. Man vermutet daher, dass *pro Sekunde* etwa 50 Millionen, also jede *zweihunderttausendste* Zelle des Körpers den Weg der Apoptose gehen. Oder mit anderen Worten: Sekündlich begeht in Münster, Augsburg, Erfurt, Rostock oder Kassel, alles Städte mit 200.000 Einwohnern, einer von ihnen Selbstmord, am Tag also 86.400 – der betreffende Ort wäre nach ca. $2^1/_2$ Tagen also ausgestorben, alle fünf, 1,2% der Bevölkerung, nach zwei Wochen und Deutschland insgesamt nach $2^3/_4$ Jahren.

»Normale« Ursache für Apoptose kann vieles sein, z. B. das Alter der Zelle. Wann eine Zelle natürlicherweise »in dem Alter« ist, zu sterben, signalisieren u. a. die »Telomere«. Als Telomer bezeichnet der Fachmann die freien Enden des Chromosoms. Sie haben nur einen einzigen Zweck: Es ist die Aufsetzfläche für die Maschine, die im Zellzyklus in der S-Phase für die Verdoppelung des DNA-Fadens verantwortlich ist, aus dem die Chromosomen bestehen.

Stellen Sie sich die Maschine hierzu als Raupenschlepper vor, der nur einen Vorwärtsgang hat und nicht wenden kann. An seiner Front hat er nun anstelle der Schaufel oder des Schildes eines echten Schleppers den komplizierten Kopierer, mit dem die DNA entwirrt, in die beiden Stränge aufgeteilt und kopiert wird.

Wenn Sie diesen Schlepper auf das Chromosom setzen, um es zu duplizieren, trifft der Kopierer nicht am Ende des Chromosoms auf die zu verdoppelnde DNA, sondern ein Stück weiter innen – genau um so viel, wie der Schlepper lang ist. Da dieser weder einen Rückwärtsgang hat noch wenden kann, aber auf dem Chromosom stehen können muss, kann also das Stückchen Chromosom, auf dem er zu Beginn des Vorgangs steht, nicht kopiert werden. Das ist nicht tragisch; denn die Natur war klug genug, an dieser Stelle keine wichtige Information zu hinterlegen: Sie dient nur und ausdrücklich als Aufsetzpunkt des Schleppers. (Ist das nun »Junk-DNA«? Nein! Sie hat ja eine im wahrsten Sinne des Wortes lebenswichtige Funktion. Aber sie codiert nichts.)

Hat sich eine Zelle nun geteilt, so ist somit ein Chromosom der Tochterzelle um exakt diese Aufsetzfläche kürzer geworden. Und so schrumpft es mit jeder weiteren Zellteilung um die Länge einer weiteren »Aufsetzfläche«. Das bedeutet, dass die Natur dafür hat Sorge tragen müssen, dass »genügend« Aufsetzflächen existieren, um eine reibungslose Zellteilung während eines ganzen (Zell-)Lebens zu gewährleisten. Dieses Stück endständigen Chromosoms, das aus einer Aneinanderreihung von »informationslosen« Aufsetzflächen für den Kopierer besteht, nennt man »Telomer«. Und durch die Länge dieser Telomere wird festgelegt, durch wie viele Zellzyklen eine Zelle gehen, sich teilen kann.

Was passiert nun, wenn alle Aufsetzflächen des Telomers durch Zellteilungen »verbraucht« wurden? Dann setzt die Maschine auf Bereichen auf, die Information tragen! Und diese werden nicht bzw. unvollständig kopiert. Je nachdem, wie wichtig diese verloren gegangene Information ist, führt das somit zu evtl. schwerwiegenden Ausfallerscheinungen der normalen Zellfunktion.

Das merkt die Zelle. Und sie folgt nun, um Schlimmeres zu vermeiden, dem, was die Natur für diesem Fall vorgesehen hat: Sie löst Apoptose aus und begeht dadurch Selbstmord nach dem Motto »lieber tot als kaputt«. Exakt das ist der Grund, warum das Leben jedes Lebewesens auf diesem Planeten begrenzt ist: Je nach Art, Rate der Zellteilungen und Länge der Telomere lässt sich die maximale Zeit abschätzen, bis bei den Zellen die Telomere »verbraucht« sind. Beim Menschen sind das ungefähr 120 Jahre. Und sofern man nicht gentechnisch die Telomere verlängert, um zusätzliche Aufsetzflächen und damit Lebenszeit zu bekommen, ist das ein unumstößliches Gesetz – man kann also auf Jungbrunnen und Kosmetika, die ihn versprechen, getrost verzichten! Das genetische Programm der Lebewesen lässt sich nicht abschalten…

Das ist auch der Grund, warum man im Alter immer größere Beschwerden bekommt. Da die Zellen unterschiedlicher Gewebe unterschiedlich schnell altern, gibt es eben auch gewebespezifisch eine unterschiedlich lange »Fitness« der Zellen. Und damit zunehmende Ausfallerscheinungen von Fähigkeiten.

Kleiner Einschub: Sie erinnern sich an Dolly, das Klonschaf? Was hat das nicht für Horrorszenarien gegeben! Grundlos. Denn es war klar was passieren musste: Dolly hatte die »biologische Uhr« ihrer »Gen-Mutter« mitbekommen in Form der Länge der Telomere, die die noch hatte, als man ihr das Genom entnahm. Das bedeutet erstens: ihre Lebenszeit war beschränkt auf die verbliebene Lebenszeit ihrer Gen-Mutter, und sie hatte trotz »Jugend« mit den gleichen altersbedingten Problemen zu kämpfen wie ihre Genmutter im Alter: Rheuma etc. Alles aufgrund der kürzeren Telomere, die sie geerbt hatte. Und so starb Dolly zu früh für ein Schaf und mit untypischen Altersgebrechen! Seither hat sich das Thema Klonierung von Menschen glücklicherweise beruhigt…)

Übrigens: Es gibt tatsächlich ein Enzym, das Telomere verlängern kann, die »Telomerase«. Forscher haben vor einiger Zeit das Leben der Fruchtfliege *Drosophila melanogaster* erfolgreich verlängert, indem sie deren Telomere mit der Telomerase verlängert haben. Doch leider dürfen Sie das nur als Beweis betrachten, dass der Ablauf, wie ich ihn eben geschildert habe, tatsächlich so wie angegeben ist, unser Wissen über Telomere also korrekt. Denn wenn eine solche Lebensverlängerung auch beim Menschen erfolgreich und komplikationslos verlaufen soll, gibt es nur zwei Möglichkeiten:

(1) Sie erfolgt an einer befruchteten Eizelle und nur an ihr; damit ist dann sichergestellt, dass alle aus ihr entstehenden Zellen ebenfalls über verlängerte Telomere verfügen. Das wird in der Praxis unmöglich zu bewerkstelligen sein. Zwar könnte man sich noch die Befruchtung der Eizelle in der Petrischale vorstellen und damit die Möglichkeit, unmittelbar danach, also noch vor der ersten Zellteilung, eingreifen zu können. Dann aber sicherstellen, die Telomere aller 46 Chromosomen vollständig und korrekt wie gewünscht zu verlängern, ist so gut wie unmöglich. Bei Drosophila ging das auch nur, weil genügend Eizellen verändert wurden. Das heißt: über Statistik, nicht durch gezielte Manipulation. Und so gab es neben sehr, sehr vielen »normalen« Fruchtfliegen eben auch ein paar wenige, die länger lebten.

(2) Die andere Methode wäre, zu einem späteren Zeitpunkt, vielleicht sogar erst im Erwachsenenalter eine Telomerverlängerung durchzuführen. Dann aber müsste das bei *allen* Zellen des Körpers erfolgen. Und in diesem Fall hätten wir das Problem der befruchteten Eizelle kurz einmal zehn billionenmal vervielfacht. Ich hänge mich nicht weit aus dem Fenster, wenn ich ein zweites Mal ein entschiedenes »Geht nicht« wage! Insofern: keine Angst! Es wird sie noch lange nicht geben, die Ewig-Leben-Spritze…

Allerdings: In manchen Zelltypen, so Krebszellen, bestimmten Zellen des Immunsystems und Stammzellen, ist die Telomerase auch biologisch und in jedem von uns aktiv. Das ist der Grund, warum Krebszellen sich häufig beliebig lange teilen können und Immun- und Stammzellen ein Leben lang unverändert erhalten bleiben (können). Und so könnte die Hintertür zum eben Gesagten darin bestehen, den Körper selbst dazu zu bringen, die Telomerase in allen Körperzellen zu aktivieren. Denkbar, aber nicht mit der derzeitigen Technologie und unserem heutigen Wissen!

Neben dem natürlichen Ende besteht eine weitere Ursache für Apoptose in Gendefekten, die die Zelle nicht korrigieren kann. So gibt es das Protein p53, Spitzname »Wächter des Genoms«, das als »Transkriptionsfaktor« nach Schädigung der DNA (wie sie bei der Kopie »alter« Zellen auftreten, siehe »Telomerase«, aber auch durch UV- oder Röntgenstrahlen oder Gifte, z. B. 5-Fluor-Uracil, ein Krebstherapeutikum) die Expression von Genen reguliert, die ihrerseits bei der DNA-Reparatur eine Rolle spielen. Ferner kann es den Zellzyklus anhalten, und zwar an zwei Stellen: (1) im G_1-Stadium, indem es den Übergang in das G_0-Stadium, also die Ruhephase, erzwingt. Und (2) im G_2-Stadium, also nach Verdoppelung der DNA in der S-Phase, um ggf. Schäden an der soeben verdoppelten DNA reparieren zu können. p53 ist somit ein Indikator, der in »normalen« Zellen unter »normalen Bedingungen«(G_0) nicht nachweisbar ist, weil nicht benötigt; nach einem Ereignis aber, bei dem Schäden im Genom gesetzt wurden, signalisiert, dass mit diesem etwas nicht stimmt (G_1/G_2). Und je größer der Schaden, desto mehr p53 wird exprimiert, sammelt sich also an. Wird dann einmal eine Schwelle überschritten, werden obige Caspasen aktiviert: Die Apoptose beginnt. Auf diese Weise begeht eine Zelle »freiwillig« Selbstmord, wenn die Gefahr besteht, dass der auf jeden Fall zu schützende Schatz, ein fehlerfreies Genom, kompromittiert worden sein könnte. Und das ist daher die Standardreaktion von Zellen, die bei Infektionen von Viren befallen wurden.

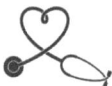

Bisher kamen die Signale zur Apoptose von innen heraus, also »intrinsisch«. Es gibt aber auch den »extrinsischen« Weg, bei dem spezifische Signalstoffe, z. B. der Tumor-Nekrose-Faktor TNF-α oder andere Cytokine (Botenstoffe), an die Todesrezeptoren außen auf der Zellmembran andocken. Diese können aus vielen Quellen stammen. So können sie von Zellen des Immunsystems abgegeben werden, aber auch von Gewebezellen. Und so sind Krebszellen über diesen Vorgang durchaus in der Lage, gesundes Gewebe zu zerstören – um sich selbst einzunisten. Das führt dann häufig zu inoperablen Tumoren, da Tumorgewebe nicht einfach von gesundem Gewebe getrennt werden kann.

TNF ist übrigens ein Beispiel dafür, dass der Name einer Verbindung häufig in die Irre führt! Entdeckt im Rahmen der Apoptose-Untersuchungen als ein Auslöser für den Zell-Selbstmord (damals als »Tumornekrose« verstanden; Nekrose ist aber die pathologische Form der physiologischen Apoptose: Hier werden Zellen mechanisch durch Gifte oder mangelnden Sauerstoff zerstört, sodass deren Zellsaft austritt und letztlich zu Entzündungen mit Gewebeuntergang führt), gab man ihm seinen Namen. Erst später fand man heraus, dass er für weit mehr und wesentlich wichtigere Dinge zuständig ist. Ausgeschüttet vornehmlich von Makrophagen, also Fresszellen, und damit als Bestandteil des Immunsystems ist TNF-α auch für das Gegenteil zuständig: Auslösung von Zellproliferation (Zellteilung, Zellwachstum; Wachstumsfaktor) sowie die Ausdifferenzierung von Zellen, also die Bildung der spezifischen Funktionen der Zelle. Als Fieberauslöser ist er bei Infektionen ein wesentlicher Bestandteil der Virusabwehr.

Und so sind »Krebsgene« *keine* Krebs auslösenden Gene. Vielmehr haben sie, intakt, wichtige Funktionen, z. B. bei der Zellteilung. Erst wenn sie defekt sind, z. B. nach Mutation, führt ihre »Defektheit« zu Problemen, die letztlich in Krebs enden *können* – nicht zwangsläufig müssen! Man fand sie bei der Untersuchung von Tumor- (Krebs-) Zellen. Und schon hatten sie ihren Namen weg, weil man fälschlicherweise dachte, sie könnten Krebsauslöser sein.

Ein weiterer Grund zu extern ausgelöster Apoptose kann bei Zellen eintreten, die den Kontakt zu Nachbarzellen verloren haben. Üblicherweise lebt nämlich eine Körperzelle nicht isoliert und im luftleeren Raum vor sich hin. Wie am Beispiel der Heilung nach Verwundung gezeigt, kommunizieren Zellen vielmehr in sehr komplexer Weise miteinander, was sich auch darin ausdrückt, dass eine von einem Virus befallene Zelle vor der Einleitung der Apoptose Signalstoffe aussendet, die den Nachbarzellen mitteilen sollen, dass gerade ein Virusangriff stattfindet und sie sich schützen sollen.

Fehlt nun der Kontakt zu anderen Zellen oder der sog. extrazellulären Matrix (in der Regel dem Bindegewebe), kann das Anlass sein, dass eine Zelle denkt, sie wurde aus ihrer Umgebung gerissen und sich daher zum Schutz des gesamten Organismus im Zweifel lieber tötet. Und hier liegt ein Problem von Krebszellen: Die tun das eben nicht mehr, sondern sind als »Metastasen« eines Primärtumors fähig, quietschfidel ohne Probleme in eigener Regie an anderen, vollkommen gewebefremden Orten zu siedeln. Und so kommt es dazu, dass Krebszellen aus einem Organ durchaus Metastasen in anderen Organen hervorrufen können.

Wie beim Immunsystem sind die Zusammenhänge sehr kompliziert; und so gibt es neben dem skizzierten Weg über Caspasen auch andere Wege, Apoptose durchzuführen und Auslöser, die sie verursachen. Aber an dieser Stelle soll es genügen. Auch ist der Ablauf nicht so einfach, wie eben geschildert. Das hat einen Grund: Apoptose ist ein sehr gefährliches Schwert! Einmal ausgelöst, ist sie nicht mehr zu stoppen. Es muss also unbedingt und zuverlässig dafür gesorgt werden, dass nicht aus Versehen oder durch nicht autorisierte, ggf. sogar köperfremde Zellen ein Desaster angerichtet wird, indem ganze Gewebe in den Selbstmord getrieben werden (siehe Transplantation, Autoimmunerkrankungen, multiples Organversagen). Und so reicht es nicht aus, dass ein Todesrezeptor einfach einmal von einem Botenstoff heimgesucht wird – die Hürden, die eine Zelle von außen zum Selbstmord treiben, liegen schon erheblich höher…

Doch zurück zum Krebs. »Normal« heißt also, zusammengefasst, dass eine Zelle sehr genau prüft, ob an ihr noch alles in Ordnung ist und im Falle, dass nicht, oder in Ausnahmesituationen wie Entfernung aus der Umgebung, Virenbefall, auf Geheiß des Immunsystems oder wenn »ihr Stündlein geschlagen hat«, ihrer Existenz ein freiwilliges und aufgeräumtes Ende setzt und ansonsten artig in ihrer Ruhephase ihren eigentlichen Aufgaben im Körper nachkommt und sich hin und wieder einmal teilt, wenn es nötig ist. Und nur dann!

Tut sie das nicht, ist sie »entartet«. Das bedeutet: »Entartung« heißt hier nicht, dass sie aktiv etwas Böses macht wie Gifte produzieren, in Stoffwechselprozesse anderer Zellen eingreifen und sie gar umprogrammieren, wie es Bakterien und Viren tun, oder sonstige unschöne Dinge anstellt wie Parasiten sie anrichten können. Das Problem von Krebs lässt sich »lediglich« auf das ungebremste Wachstum einer entarteten Zelle zurückführen, die nicht mehr in die G_0-Phase wechselt, sich daher kontinuierlich spätestens alle 20 Stunden teilt und nur indirekt und wegen dieses Wachstums zum Problem für den Körper wird. Und das einzig »Böse« an ihr ist, dass sie ggf. Tochterzellen im Körper verteilt, die dann eigene Tumore bilden können (was »gutartige« Tumore nicht tun!). Erst die Konsequenzen, die sich aus *ungebremstem Wachstum* ergeben, machen also den Tumor böse: Verschluss von Gefäßen und Hohlorganen wie Bronchien (Atmung), Speiseröhre (Nahrungsaufnahme), Magen (Verdauung), Darm (Darmverschluss) oder Gewebekompression in Schädel und Wirbelsäule.

Und so sind auch Tumore, die Zellen betreffen, die Hormone produzieren, »nur« in *diesem* Sinne böse, auch wenn nun durch das vermehrte Produzieren des Hormons ggf. gesundheitliche Probleme resultieren. Denn was der Tumor da nun zu viel und unreguliert sezerniert, ist ein lebensnotwendiger Botenstoff und in »normalen« Mengen und, vor allem, wenn korrekt reguliert, lebensnotwendig.

Böse ist ferner, dass Tumore, die eine entartete Zelle dann bilden, anders als »gutartige« Tumore das umgebende Gewebe nicht »verdrängen«, also ansonsten intakt lassen, sondern in der Regel infiltrieren (einwachsen). Sie machen sich dadurch ggf. inoperabel, zumindest aber häufig schwer zu operieren, und eine chirurgische Entfernung nicht selten zum Glückspiel. Hier kommt die Fähigkeit von Krebszellen zum Tragen, gesunde Zellen zur Apoptose zu bringen und sich damit einen Weg *durch* gesundes Gewebe zu bahnen. Außerdem wachsen bösartige Tumore meist schneller als gutartige und lassen sich optisch schlechter vom umgebenden Gewebe unterscheiden.

Da sie schnell und ungehindert wachsen, bilden Krebszellen auch Gewebe mit hoher Zelldichte, was dazu führt, dass diese einen hohen Stoffwechsel haben (→ PET) und daher eigene, teilweise effizientere weil dickere Blutgefäße generieren (Angiogenese) und so das umgebende Gewebe zusätzlich schwächen, indem sie diesem im wahrsten Sinne des Wortes das Wasser – Blut abgraben.

Und noch ein Problem haben Krebszellen. Da sie aufgrund der fehlenden Ruhephase schneller als gesundes Gewebe wachsen, ist auch die Gefahr von Mutationen erheblich größer. Daher verändern sich Krebszellen durchaus und durchaus schnell, was ein Grund für die Schwierigkeit ist, Erkennungsmerkmale, die sie von gesunden Zellen unterscheiden und die als Angriffsziel eines trainierten Immunsystems oder spezialisierter therapeutischer Antikörper dienen könnten, zu identifizieren: Hat man eines, kann das bereits ein paar Generationen (= Zellteilungen) weiter wieder verschwunden sein! Dieses Übel teilen sie mit manchen Viren – auch hier ist es häufig nötig (Influenza), jährlich neue Impfstoffe zu entwickeln, da der Virus sein Äußeres verändert hat.

Entartet heißt also in diesem Zusammenhang, dass eine Zelle, warum auch immer, eben *nicht* Apoptose begeht, wenn ihre Zeit gekommen ist, ihr Genom stark beschädigt wurde oder sie die Fähigkeit verloren hat, sich in Ruhephasen zu begeben. Sie vermehrt sich dann weiter und wird dadurch zur Keimzelle einer Geschwulst, die, hindert man sie nicht daran, immer weiter wächst.

Entartet kann aber auch heißen, dass sie auf Signale »von draußen« nicht mehr akkurat reagiert. Stellen Sie sich eine Wunde am Arm vor. Damit die geschlossen werden kann, müssen sich die Zellen der Haut und des Gewebes darunter teilen, um die durch die Wunde verloren oder untergegangenen Zellen zu ersetzen. Das bedeutet, dass die Zellen der Wundränder beginnen, auf einander zuzuwachsen, um so neues Gewebe zu bilden. Das soll allerdings nur solange passieren, bis sich die beiden Ränder berühren: Dann ist die Wunde geschlossen. In diesem Fall also signalisiert eine Zelle einer anderen: Du kannst aufhören, dich zu teilen – ich bin hier und habe die Wunde geschlossen. Und die reagiert darauf in der Regel wie erwartet.

Aus allerlei Gründen aber kann es vorkommen, dass die Zelle nicht auf das Signal reagiert und sich unvermindert weiter teilt. Daraus resultiert nun eine Geschwulst, die, je nachdem, wodurch und daher wie stark die Zelle geschädigt wurde, gut- oder bösartig sein kann.

Und es gibt auch andere Signale »von draußen«, die sie ignorieren kann. So ist das Immunsystem durchaus in der Lage, Zellen, die es als gefährlich erachtet, zu eliminieren. Dies tut es in der Regel dadurch, dass es die Zielzelle (z.B. über die o.g. Todesrezeptoren) veranlasst, Selbstmord zu begehen. Was die dann in der Regel auch macht, da sie gar nicht anders kann: Programm ist Programm, und einmal angeworfen läuft es ab. Entartete Zellen nun kümmern sich aufgrund ihrer Entartung um diese Aufforderung nicht die Bohne. Und so bilden sie erneut die Keimzelle für Geschwülste und Tumore.

Es gibt noch einen anderen Grund für die Entartung: mutiertes p53. Wir kennen es von oben als »Wächter des Genoms«. Als »Transkriptionsfaktor«, also Faktor der bei der Transkription, dem »Umschreiben« (lat.: trans-scribere) der Information eines Gens im Genom auf sog. Boten-(Messenger-)RNA, die den Zellkern verlassen und dadurch im Zellinneren als Vorlage für die Synthese von Proteinen dienen kann, hat es eine extrem wichtige Bedeutung bei der Synthese der Proteine einer Zelle, ihrem Proteom. Ist p53 (z. B. nach Strahlenbelastung oder durch chemische Gifte) mutiert, kann es mit einiger Wahrscheinlichkeit diese Funktion nicht mehr korrekt ausführen. Das Problem dabei: Nicht korrekt funktionierendes p53 kann die Zelle auch nicht aus dem Zellzyklus in die Ruhephase führen! Das aber bedeutet: ununterbrochene Zellteilung! Und da p53 als »Wächter des Genoms« selbst betroffen ist, gibt es keine Kontrollinstanz, die Apoptose auslösen könnte. Das Ergebnis ist eine entartete Zelle, die nun ungehindert wachsen und nicht mehr so einfach getötet werden kann. Nach der Definition ist das aber eine Tumorzelle! p53 ist somit ein Vertreter der »Krebsgene«, also von Genen, die im normalen Zustand eine normale, oft wie hier lebenswichtige Funktion ausüben, die nichts, aber auch gar nichts mit Krebs zu tun hat; die aber, wenn mutiert, zu unkontrolliertem und nicht aufhaltbarem Zellwachstum führen: Krebs. Im Falle von p53 ist das mit einem Risiko von 88% Nebennierenrindenkrebs. Wir kommen auf solche Horrorzahlen noch zurück.

Solche »Oncogene« (Krebsgene) können auch aus Viren stammen. Virusgene in menschlichem Genom, die für die Replikation des Virus zuständig sind, üben oft selbst eine Kontrollfunktion aus, da ja die Expression des Virusgenoms, aber auch die Vermehrung durch Zellteilung eines der primären Ziele des Virus sind. Mit anderen Worten: Unkontrolliertes Wachstum ist im Interesse des Virus (Virusvermehrung), das Anhalten des Zellzyklus (Ruhephase) durch p53 nicht! Und Apoptose schon gleich gar nicht. Daher kann Krebs auch von bestimmten Viren ausgelöst werden. Die Papillomaviren (HPV) befallen Schleimhäute und bauen, als Retroviren, ihr Erbgut in das des Menschen ein. Wie mutiertes p53 können sie nun Apoptose und die Überführung der Zelle in die Ruhephase verhindern. Das Ergebnis: meist gutartige Genitalwarzen, manchmal bösartige Tumore des Gebärmutterhalses und an Penis, Scheide und After, wie man glaubt.

Aber auch Gene von bestimmten Wachstumsfaktoren und ihrer Rezeptoren, G-Proteinen (die bei der intrazellulären Weiterleitung von Signalen mitwirken, die an den Rezeptoren ausgelöst werden) und manchen Kinasen (die auch bei der Signalweiterleitung mitwirken) sind potentielle Krebsgene: Mutieren sie, kann ebenfalls die Unterbrechung des Zellzyklus unterbleiben und die Fähigkeit zur Apoptose ausgeschaltet werden.

Das alles bedeutet, dass die Entartung der Zelle selbst, wie gesagt, eigentlich gar nicht das Problem ist. Die *Auswirkungen* des resultierenden unkontrollierten Wachstums entarteter Zellen und das Unvermögen, das Wachstum zu stoppen, sind das eigentliche Problem beim Krebs.

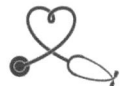

Mit all diesen Detailinformationen möchte ich eigentlich nur eines erreichen: Ich möchte, dass Sie keine Angst vor Krebs haben, da Krebs kein Befall mit Parasiten oder Aliens oder gar erschreckenden Erregern wie Ebola ist und da Krebszellen keine Monsterzellen sind, die irgendetwas Böses können, was gesunde Zellen nicht auch könnten; oder die ihren Körper »vergiften«! Und bei den geschilderten potentiellen Ursachen für Entartung ist offenbar das Auftreten einer Entartung eher die Ausnahme denn die Regel.

Auch ist Krebs nicht das Ergebnis »unsoliden Lebenswandels«, wie uns, leider auch von Ärzten, häufig einzureden versucht wird: Was wird nicht alles als Faktor diskutiert, der Anlass zu Krebs sein soll. Und so ist es auch Quatsch, anzunehmen, dass mutierte »Krebsgene«, die Firmen wie 23andMe im Genom entdecken, oder Retroviren im Genom automatisch zu Krebs führen *müssen*! Auch in diesem Fall ist es eine Frage, wie gut das Immunsystem trainiert ist und ungestört von anderen Baustellen seiner ureigensten Aufgabe nachgehen kann. Richtig ist natürlich, dass Zellen, die derart »belastet« sind, leichter entarten können als unbelastete. Ob sich das aber jemals bemerkbar macht und, wenn ja, wie schnell und wie schnell »gefährlich«, ist damit noch lange nicht gesagt. So gibt es Krebsarten, die so spät im Leben auftreten und derart langsam wachsen, dass Ärzte sich schon einmal zu der (richtigen!) Äußerung hinreißen lassen: »Da machen wir gar nichts! Eines ist sicher: An diesem Krebs werden sie nicht sterben!« Bei Prostatakrebs ist das so, der – selbst wenn man ihn diagnostiziert hat – häufig nur beobachtet wird (»Aktives Beobachten«). Es besteht also zunächst einmal kein Anlass zu Hysterie.

Vielmehr ist allen diesen »Krebsauslösern« gemein, dass sie ursächlich oder zusätzlich das Immunsystem schwächen oder überlasten können, was dann in der Folge zum Ausbruch von Krebs führen *kann* – aber nicht zwingend muss. Und so erklären sich die Fälle, dass starke Raucher trotzdem erst im hohen Alter sterben, ohne jemals Krebs entwickelt zu haben: Ihr Immunsystem ist mit den gesetzten Schäden selbst fertig geworden.

So merkwürdig und vielleicht doof es klingen mag: Krebs ist ein normaler Teil von Ihnen, da er zum täglichen Leben gehört. Es bleiben ihre eigenen Zellen, nichts Fremdes und nichts Ansteckendes: Keine entartete Zelle kann veranlassen, dass eine gesunde Zelle entartet. Alle Krebszellen eines Tumors und der Tochtergeschwulste sind die Nachkommen einer einzigen Zelle, entstanden durch unkontrolliertes Wachstum.

Es gibt nun ernsthafte Abschätzungen, dass bei jedem Menschen *täglich* acht bis zehn Zellen derart entarten. Das bedeutet: Gäbe es nicht einen Mechanismus im Körper eines jeden Menschen, der Krebszellen entdeckt und eliminiert, würden bei jedem *täglich* acht bis zehn neue Primärtumore an den unterschiedlichsten Stellen entstehen. Das passiert aber offenbar nicht!

Wenn daher eine entartete Zelle nicht erkannt wird, zeigt das nur, dass dieser Mechanismus, das Immunsystem, nicht (mehr) zufriedenstellend arbeitet. Auch wenn nur kurzzeitig. Und das kann man ihm noch nicht einmal krumm nehmen: Wenn bei einem Menschen einmal im Leben Krebs »ausbricht«, heißt das, dass dem Immunsystem in den 29.219 Tagen eines 80-jährigen Lebens eine von 233.753 bis 292.192 entarteten Zellen durch die Lappen gerutscht ist. Zeigen Sie mir irgendeine Aktivität eines Menschen, die auch nur annähernd so effektiv und zuverlässig (99,99957%) ausgeübt wird wie die Elimination entarteter Zellen, *selbst bei bereits an Krebs Erkrankten*. Denn ein bereits bestehender Tumor ändert ja nichts an der möglichen Entartung anderer Zellen…

Wie effektiv das Immunsystem dabei sein kann, wird klar, wenn man seine Aktivität an fremden Zellen beobachtet. So nach Transplantationen, wenn es nicht effektiv durch Immunsuppressiva daran gehindert wird. Dann wird schon einmal eine vollständige, transplantierte Leber, ein riesiges Organ mit einem Gewicht von ca. drei bis vier Pfund, innerhalb von einer bis maximal zwei Wochen *vollständig* über Apoptose aufgelöst und *rückstandsfrei* entfernt. Wobei sie, wie oben geschildert, recycelt wird, nicht entsorgt. Eine erstaunliche Leistung!

Gerade Transplantationen zeigen die Bedeutung des Immunsystems bei Krebs. Damit das Transplantat nicht abgestoßen wird, muss das Immunsystem unterdrückt werden. Damit aber steigt nachweisbar das Risiko, an Krebs zu erkranken, je nach angewandter Suppression um den Faktor 20 bis 100.

Das ist auch das Problem bei AIDS. Man stirbt nicht am Erreger, dem HI-Virus. Man stirbt, weil das Immunsystem mit Infektionen, die ihm normalerweise keine Probleme bereiten, nicht fertig wird: An den sog. opportunistischen Infektionen, die sich nicht vermeiden lassen, will man nicht in Isolationsabteilungen von Krankenhäusern sein Leben fristen. Man stirbt, weil Ziel des HI-Virus ausgerechnet Zellen des Immunsystems sind, die bei Infektionen und ihrer Abwehr eine zentrale Rolle spielen. HIV legt das Immunsystem lahm und ermöglicht so opportunistischen Keimen, den Rest zu erledigen.

Oder man stirbt am Kaposi-Sarkom, einer Krebsart, die typisch für AIDS ist und entsteht, wenn aufgrund eines darniederliegenden Immunsystems der in vielen Menschen unauffällig bleibende Humane Herpesvirus Typ 8 (HH8) seine Aktivitäten aufnimmt und verhindert, dass die befallene Zelle in den Ruhezustand zurückkehrt. Und auch hier steigt das generelle Krebsrisiko analog zu den immunsupprimierten Patienten um Faktoren bis zu 100.

Daher sollte man sich bei Krebs fragen: *Warum* erkennt das Immunsystem die entartete Zelle nicht, die es ansonsten erkennen würde? Die korrekte Antwort auf *diese* Frage muss die weiteren Aktionen vorgeben, nicht die auf die Frage: Wie töte ich den Tumor am nachhaltigsten? Denn zur Zerstörung entarteter Zellen braucht man offenbar keine Chemotherapie und keine Bestrahlung: Das kann der Körper, wie er täglich und nach Transplantationen beweist, selbst, und das auch noch wesentlich besser, effektiver, effizienter, nebenwirkungs- und risikolos – und nachhaltiger!

An dieser Stelle fallen mir sofort meine frühere Kollegin und der Cellist aus dem Kapitel *Lass Wissen regnen!* ein! Wie haben die es geschafft, ohne Bestrahlung und Chemotherapie ihren Krebs zu besiegen? Doch ganz offenbar mit den Möglichkeiten, die ihnen ihr eigener Körper gegeben hat!

Bitte missinterpretieren Sie dieses Statement nicht derart, dass ich empfehle, von der Anwendung heutiger Therapiemaßnahmen Abstand zu nehmen. Keinesfalls! Derzeit ist state of the art, möglichst schonende Varianten dieser rabiaten Rundum-Keulen einzusetzen, weil man eben auf die Frage nach dem Warum noch keine befriedigende Antwort und damit keine Lösung des Problems hat – es gibt nicht viele andere wirksame Methoden. Und zurzeit arbeitet man mit Hochtouren daran, die beste dieser Methoden individuell herauszufinden. Es gilt also, bis ein Durchbruch in der Forschung gelungen sein wird und Erkenntnis über die Mechanismen der Spontanheilungen gewonnen wurde, die etablierten, nachweislich wirksamen Methoden anzuwenden und »nur« zu versuchen, sie aufgrund individueller Eigenschaften so zu modifizieren, dass die Belastung bei gleicher Wirksamkeit auf ein Minimum reduziert wird.

Grundsätzlich ist dies in meinen Augen aber der falsche weil widernatürliche Ansatz, von dem so bald wie möglich abgewichen werden muss. Davon sind auch die meisten Fachleute überzeugt. Und so existieren die verschiedensten Überlegungen, wie man Herr über das Problem Krebs wird.

Allerdings unterscheiden sich dabei die Geister. Viele meinen, man müsse neue Hightech-Medikamente finden, die gezielt auf Krebszellen gerichtet sind, diese selektiv aufstöbern und vernichten. So versucht man mit viel Sachverstand, Kreativität und Motivation, Strukturen auf Krebszellen zu finden, über die solche Hightech-Wirkstoffe die Krebszellen exakt genug erkennen können, um nicht auch gesunde anzugreifen. Ein sehr anspruchsvolles Ziel. Denn wenn schon das Immunsystem, das seit mindestens 200.000 Jahren gelernt hat, Freund von Feind zu unterscheiden, offenbar Probleme hatte – wieso kommen wir auf die Idee, es besser zu können? Es ist, wie oben gesehen, nicht trivial, auf diese Weise identifizierte, »böse« Zellen zu entdecken und zu vernichten, z. B. über Apoptose. So glauben wir mit diesem Ansatz erneut, besser sein zu können als die Natur.

Wenn das nicht geht, dann über eingeschleuste Gifte. Dazu gibt es eine ganz trickreiche Idee. Genauer zwei: Entweder, man entwickelt ein Gift, das speziell auf entartete Zellen wirkt, nicht aber auf gesunde, weil es selbst »intelligent« genug ist, beide voneinander zu unterscheiden. Auf der Stufe des Giftes selbst wird das wohl leider nicht möglich sein, da die Stoffwechselvorgänge in beiden Zellen, einer gesunden wie einer entarteten, praktisch gleich sind, es also keine Unterscheidungsmerkmale im Stoffwechsel gibt wie zwischen Mensch und Bakterium, was die Antibiotika nutzen. Vielversprechender Ansatzpunkt könnte sein, dass sich der Stoffwechsel einer Zelle in ihrer Ruhephase deutlich von dem in den Phasen des Zellzyklus unterscheidet – und man das von außerhalb der Zelle einfach und idiotensicher feststellen kann.

Also geht man eine Stufe weiter und verpackt diese Gifte in »Shuttles«, die so intelligent sind, die Zellen unterscheiden zu können. Das geht theoretisch sogar, wie köpereigene Shuttles zeigen, die gewebespezifisch sind und sogar gesunde Zellen unterschiedlicher Gewebe unterscheiden können. Nur: da ist uns die Natur 250 Millionen Jahre voraus, wir müssen da erst noch ein wenig von ihr lernen. Prinzipiell aber ist das der Weg, der heute erforscht wird, um »intelligente« Wirkstoffe, die sich ihr Ziel selber suchen, zu entwickeln. Und man hat erste Fortschritte gemacht, wenn auch leider nicht bei Krebs. Allerdings: Wenn wir es fertig bringen, solche Unterscheidungsmerkmale für die intelligente Krebspille zu finden, können wir diese auch dem Immunsystem zeigen, was die Pille dann wieder überflüssig macht.

Oder, und das wird schon angewendet, auch und gerade bei bestimmten Krebsarten: Man entwickelt ein Gift, das zunächst nicht giftig ist, sondern erst, nachdem man es irgendwie verändert hat. Die Theorie: Man überflutet den gesamten Körper unspezifisch mit einer Substanz, die das Potential eines Giftes hat, aber zunächst harmlos ist. Ist diese »Pro-Drug«, die Medikamentenvorstufe, dann in alle Zellen eingedrungen, versucht man, sie in das Gift umzuwandeln. Das muss nun aber sehr spezifisch und nur in Krebszellen erfolgen, sonst wäre das durchaus unangenehm für den Patienten...

Und genau hier liegt das Problem. Diese Spezifität ist nicht zu gewährleisten: Zu ähnlich sind sich gesunde und entartete Zelle! Und so ist zurzeit nur *ein einziger* Unterschied nutzbar, um das zu tun: das erheblich schnellere Wachstum und der höhere Stoffwechsel von Krebszellen aufgrund der Tatsache, dass sie eben nicht in die oben genannte Ruhephase einer Zelle eintreten, sondern im Zellzyklus bleiben und sich permanent teilen.

So benutzt man bei manchen Hautkrebsarten eine Verbindung, die erst giftig wird, wenn sie aufgrund von Wärmestrahlung »aktiviert« wurde. Also schmiert man die betroffenen Hautpartien mit einer Creme ein, die diese Pro-Drug enthält, und sorgt ggf. sogar durch das Stanzen unendlich vieler kleiner Löcher mittels Laser in die Haut, dass die Creme sehr schnell resorbiert wird. Krebszellen mit ihrem hohen Stoffwechsel und ohne Ruhephase nehmen nun den Wirkstoff recht schnell auf, binnen Minuten, während die gesunden Zellen daneben noch faul auf und *in* der Haut liegen. Wenn man jetzt zum richtigen Zeitpunkt, der weit genug nach der Anwendung der Creme liegt aber noch weit genug vor dem Zeitpunkt, zu dem auch die faulen gesunden Zellen angefangen haben, ihn aufzunehmen – im Beispiel drei Stunden! – die Pro-Drug in die Drug umwandelt, was wieder schnell gehen muss, hier durch 20 Minuten Bestrahlung mit ganzen Batterien von Wärmestrahlern, wird in den Krebszellen das Gift hergestellt – und (fast) nur dort. Konsequenz: Der Tumor verschwindet binnen Tagen.

Nicht schlecht. Ansatz muss in meinen Augen allerdings dennoch der Einsatz der körpereigenen Möglichkeiten sein, die ja da sind, nur nicht (ausreichend) aktiv werden – warum auch immer. *Hier* muss angesetzt werden! Es geht wieder einmal darum, nicht *Symptome* –Krebs – sondern die *Ursache* zu bekämpfen – warum es zum Tumor kommt bzw. gekommen ist. Oder genauer: Warum das Immunsystem das nicht entdeckt hat. Also Hilfe zur Selbsthilfe, die darin besteht, dem Immunsystem zu zeigen, was ihm durch die Lappen gegangen ist. Den Rest kann es alleine! Wir müssen also lernen, zu verstehen, wie der Körper normalerweise auf entartete Zellen reagiert, sie identifiziert und eliminiert und ihn aus diesem Wissen heraus unterstützen, genau das zu tun.

Insofern ist es in meinen Augen falsch, Krebs in einzelne Arten zu unterscheiden, zumindest was mögliche Therapien angeht. Z. B. anhand von »Krebsgenen«. Denn egal, um was für einen Krebs es sich handelt: Es ist in jedem Fall eine körpereigene Zelle, die entartet ist, und die dem Immunsystem durchgerutscht ist. Die Frage, *warum* das so ist, dürfte aber unabhängig von der Krebsart sein. So wird die Klärung dieser Frage vermutlich das Problem Krebs wieder auf ein gemeinsames Podest heben – inklusive möglicher Therapien, die dann aus der Klärung resultieren. Denn ob das Immunsystem nun eine entartete Prostatazelle killt oder eine entartete Brustgewebszelle, dürfte unerheblich sein. Erkennen muss es sie!

Nur, und um es nochmals klar zu sagen – solange wir darauf keinen Einfluss nehmen, dem Körper keine Hilfe zur Selbsthilfe geben können, weder auf einer hohen, allgemeinen Ebene noch in den tiefer liegenden spezieller Krebsarten, bleibt nur der Ausweg über die existierenden Keulen als Therapiemaßnahme – wir haben derzeit nichts Besseres!

Natürlich ist klar: Wenn Krebs diagnostiziert wird, ist schon ein wenig mehr los als dass dem Immunsystem ein Ziel durch die Lappen gegangen ist: Es hat sich bereits ein Tumor, also eine Ansammlung von Zellen gebildet, die als Tochterzellen der entarteten Primärzelle auch alle und in der gleichen Weise entartet sind. Und so ist sicherlich nicht ausreichend, die den Krebs auslösende Zelle zu entdecken und nachträglich zu eliminieren. Und das heißt (heute noch) daher in der Regel: Das Skalpell muss her!

Dagegen ist auch nichts zu sagen. Aber es ist nicht die erstrebenswerte Methode. Denn einerseits birgt jeder operative Eingriff Risiken – umso mehr, je komplizierter es ist, an den Tumor heranzukommen, man denke an Hirntumore. Andererseits ist mit der Entfernung des Tumors nicht sichergestellt, dass man jede entartete Zelle auch tatsächlich erwischt hat. Und so arbeitet man üblicherweise »großzügig« und entfernt mehr Gewebe als eigentlich erforderlich wäre. Um auf der sicheren Seite zu sein. Das mag häufig auch unproblematisch sein, da das fehlende, gesunde Gewebe von den benachbarten gesunden Zellen problemlos und ohne Funktionsausfälle ersetzt werden kann und wird. Es gibt aber auch

Fälle, z. B. im Nervensystem und Gehirn, wo man damit Schäden setzen kann, die man nicht möchte. Und die dann, wie beim Cellisten, bleiben.

Daher ist die Krebstherapie von heute in der Regel eine Kombinationstherapie. Das beginnt damit, dass man häufig zunächst versucht, den Tumor selbst zu verkleinern, um ihn, ggf. aufgrund seiner Lage, besser chirurgisch entfernen zu können. Bei dieser Therapieform, der »neo-adjuvanten Therapie«, wird Chemotherapie als vorbereitende Maßnahme *vor* einer OP eingesetzt. Es gibt Tumoren, die auf diese Weise erst oder zumindest leichter operabel werden.

Wird Chemo-/Radiotherapie *nach* einer OP eingesetzt, spricht man von »adjuvanter Therapie«. Ziel ist es hier, etwa nicht erfasste oder durch den mechanischen Eingriff in den Kreislauf freigesetzte Tumorzellen zu zerstören.

Radio- und Chemotherapie sind »Keulen«! Beide Therapieformen unterscheiden nicht zwischen gesunden und entarteten, also Gewebe- und Tumorzellen; noch nicht einmal über Tricks wie bei Hautkrebs oben.

Die Idee hinter der Radiotherapie ist, so viele Schäden wie möglich in den bestrahlten Zellen zu setzen, sodass die Zelle selbst sich zur Apoptose genötigt fühlt. Dies erfolgt durch »ionisierende Strahlung«, also Strahlen, die Moleküle »ionisieren« können. Solche ionisierten Verbindungen sind chemisch sehr reaktiv und reagieren mit umgebenden Substanzen zu etwas, das die zelleigenen Mechanismen als »fremd« erkennen können und dann, wie nach Infektion mit Viren, den Selbstmord einleiten. Grundsätzlich gibt es zwei Arten solcher provozierten chemischen Veränderungen: Schäden am Genom bis hin zu den sog. Doppelstrangbrüchen, die mit dem Leben nicht vereinbar und damit Anlass zum Selbstmord sind. Und Fremdverbindungen im Zellsaft, dem Cytosol, indem Wassermoleküle ionisiert wurden, deren sehr reaktive Bruchstücke nun mit allem möglichen reagieren, was lebensnotwendig ist (»freie Radikale«). Auch das bringt die Zelle dazu, sich selbst zu meucheln.

Da die eingesetzten Gamma-, Röntgen-, Elektronen-, Neutronen- oder Protonenstrahlen gesundes von erkranktem Gewebe nicht unterscheiden können und diese Gewebe sich nur sehr wenig hinsichtlich der Empfindlichkeit auf die Bestrahlung unterscheiden, ist bei dieser Form der Therapie von entscheidender Bedeutung, die geeignete Strahlungsquelle einzusetzen und die Strahlendosis richtig abzuschätzen; sowie das bestrahlte Gebiet so gut wie es irgendwie nur geht auf das Tumorgewebe zu beschränken, um das umgebende gesunde Gewebe zu verschonen. Denn nicht immer führen die gesetzten Schäden zur Apoptose; leider sind sie auch häufig Grund dafür, dass eine gesunde Zelle »nur« entartet, weil der gesetzte Schaden nicht groß genug war... Und dann hätte man das Gegenteil erreicht: Einen Tumor durch einen anderen ersetzt.

Hightech-Versionen dieser Therapieform sind das Cyber Knife und das Gamma Knife. Und die Protonentherapie ermöglicht, sehr viel gezielter das Tumorgewebe zu zerstören als die Photonen, die Cyber und Gamma Knife benutzen – und einfachere Geräte auch. Leider fehlt hier der Platz, genauer darauf einzugehen. Eventuell können folgende Links als erste Anlaufstelle helfen: cyber-knife.net, gamma-knife.de, protonia-it-foundation.de. (Hinweis: Ich kann für die Seriosität der Inhalte dieser Links nicht garantieren, und es fehlt der Platz für weitere; also bitte googeln.)

Die Idee hinter der Chemotherapie ist eine andere. Hier spielt eine Rolle, dass sich aufgrund des Fehlens der Ruhephase entartetes Gewebe schneller teilt als normales – der Tumor wächst ja. Das bedeutet, er braucht mehr und schneller Bausteine zum Zellaufbau als das umgebende Gewebe.

Diese bietet man ihm an – allerdings in einer Form, die Schäden bewirkt. Am effizientesten ist es, solche Schäden am Erbgut einer Zelle zu setzen, da diese dann einmal mehr zur Apoptose genötigt wird. Häufig verwendet man Analoga der Nucleotide (also der Bausteine der DNA), die dann während der S-Phase bei der Zellteilung in das Genom beider Zellen eingebaut werden – bekannt ist 5-Fluor-Uracil, ein sog. Antimetabolit, das Zellen wie »normales« Uracil ins Genom einbauen. Versuchen diese nun, sich im Rahmen des Tumorwachstums zu teilen, führt das zu schadhaften Genomen. Die provozierten Strang- oder gar Doppelstrangbrüche sind, wie nach Bestrahlung oben, nicht mit dem Leben vereinbar: Die Zelle löst also Apoptose aus.

Gleiches passiert, wenn eine so geschädigte Zelle »nur« das geschädigte Gen abliest, um daraus ein Protein herzustellen, sich also nicht teilt. Es dürfte durch den Schaden in der Regel so »deformiert« sein, dass es schnell, meistens bereits während der Herstellung, als fremd erkannt wird. Je nach Schwere der Schäden kann das dazu führen, dass die Zelle auch hier Apoptose auslöst, bevor sie sich also überhaupt geteilt hat und dadurch zum Tumorwachstum beitragen konnte.

Das Problem: Wenn auch langsamer, werden auch gesunde Zellen geschädigt, da Chemotherapie, anders als Bestrahlung, über einen längeren Zeitraum erfolgt.

Und dadurch die Möglichkeit, gesunde Zellen außerhalb ihrer Ruhephase zu erwischen, steigt. Und so ist die Chemotherapie, wie die Bestrahlung, ein Ritt auf der Rasierklinge! Hinzu kommt, dass es auch gesundes, schnell wachsendes Gewebe gibt: Alle Schleimhautarten und Haare. Und so erklären sich die teilweise schweren Nebenwirkungen einer Chemotherapie wie Haarausfall (Schädigung der Haarfollikel) und Durchfall (Schädigung der Epithelzellen des Darms). Ein weiteres Problem sei auch nicht verheimlicht: Viele der eingesetzten »Zytostatika« sind selbst tumorauslösend. Man versucht hier also im wahrsten Sinne des Wortes, den Teufel mit dem Beelzebub auszutreiben – weil man keine andere Wahl hat und hofft, dass Beelzebub weniger böse ist als Teufel.

Da diese Methode das Wachstum des Tumorgewebes hemmt, nennt man sie auch »wachstumshemmende« Therapie oder »Zytostase« (alles gr.; von kytos = Gefäß, Höhlung und stasis = Stillstand von histemi = stillstehen lassen).

Beiden Methoden ist damit gemein, dass sie systembedingt nicht vollständig und nicht zielgerichtet arbeiten können. So sind in der Regel mehrere Sitzungen erforderlich, da pro Sitzung nur in der Größenordnung 90% der abzutötenden Zellen erwischt werden. Will man daher »einigermaßen sicher« sein, zielt man auf eine Zerstörung von mindestens 99,99% der Tumorzellen ab. Das sind somit mindestens vier, eher mehr Sitzungen, wobei die jeweils folgenden Sitzungen mehr Schäden am gesunden Gewebe setzen als die vorangehenden, da die Folgeanwendungen mit gleicher »Härte« durchgeführt werden müssen wie die vorangehenden, obwohl bereits große Teile des Tumorgewebes zerstört wurden.

Der Grund ist ein ähnlicher wie bei Antibiotika: Hört man zu früh mit einer Behandlung auf, überleben die besonders resistenten Mutanten der »Erreger«, hier also der entarteten Zellen. Erzeugt man bei Infektionen so multiresistente Keime mit ihren Problemen, züchtet man bei Krebs besonders hartnäckige Tumore. Und so wird in der Regel nach dem Prinzip »schnell, aber mit geballter Faust« verfahren und nicht nur *ein* Zytostatikum eingesetzt sondern mehrere, und diese auch in hohen Dosen; mit entsprechenden Nebenwirkungen…

Klar ist aber nach dem Geschilderten, dass nach solchen Behandlungen mit einiger Wahrscheinlichkeit noch Tumorzellen übriggeblieben sind; also nicht Metastasen, Tochtertumore, sondern Zellen des Primärtumors. Und wenn dann das Immunsystem nicht dafür sorgt, und das kann es nach diesen Torturen nicht zuverlässig, weil durch die Behandlung und, wie wir im folgenden Kapitel noch sehen werden, durch die Psyche in solchen Situationen extrem geschwächt, dass der Rest erkannt und eliminiert wird, kann es zu erneutem Tumorwachstum kommen. Das oder das erneute Wuchern nicht gefundener Metastasen ist dann das, was man als Rezidiv, also »Rückfall« bezeichnet. Und das ist der Grund, warum man bis zu zehn Jahre benötigt, bis man annehmen kann, dass der Tumor und seine Tochtergeschwüre bei einer Behandlung vollständig zerstört wurden.

Nochmals, und wegen der Wichtigkeit für das Überleben auch an dieser Stelle: Diese Schilderung soll und darf niemanden davon abhalten, das aktuelle Prozedere über sich ergehen zu lassen, sofern ein seriöser Arzt das anrät! Auch nicht, wenn es (in meinen Augen unverantwortliche) Alternativmediziner gibt, die es angeblich besser wissen. Sie *können* es nicht besser wissen! Denn während die Schulmedizin trotz all der oben geschilderten Beschränkungen wenn schon nicht Beweise dann zumindest Hinweise aufgrund systematischer Forschung vorlegen kann, kann, wie ebenfalls oben beschrieben, die Alternativmedizin das prinzipiell *nicht*. Jeder Alternativmediziner kann also nur glauben, es aber nicht wissen! Wer anderes behauptet ist ein Scharlatan!

Es gibt heute ein paar erfolgversprechende Ansätze, über Immuntherapien und mit »Zytokinen« (im Unterschied zur stasis = Stillstand hier kinos = Bewegung von kineo = in Bewegung setzen) dem näher zu kommen, was ich im Abschnitt zuvor propagiert habe: Hilfe zur Selbsthilfe, also Unterstützung und in-den-Hintern-Treten des Immunsystems; aber bis auf einige Ausnahmen ist das noch lange nicht so weit vorangeschritten, dass man auf die Keulen verzichten könnte.

Und so gab es bereits früh und gibt es auch heute Ansätze, das Immunsystem, genauer einige dafür zuständige Zellen des Immunsystems, auf die Krebszelle zu »trainieren«. Indem man versucht, ganz analog zur Impfung gegen Viren und Bakterien, bei denen unschädlich gemachte Erreger dazu dienen, Immunschutz zu erlangen; durch unschädlich gemachte Krebszellen, besser: Teilen davon, noch besser: den unverwechselbaren Merkmalen solcher Zellen, das Augenmerk des Immunsystems auf diese Zellen zu richten. Daher nennt man diesen Weg auch »Tumorvakzinierung«, Impfung gegen Tumore, wobei es hier nicht um Prophylaxe geht wie bei der »richtigen« Impfung, sondern zunächst um Therapie – und anschließende Prophylaxe, falls noch die eine oder andere Zelle übrig geblieben ist. Allerdings bisher nach herben Rückschlägen ohne bahnbrechenden Erfolg, da man noch mit Hochdruck daran arbeitet, festzustellen, welche außerhalb der

Zelle befindlichen Komponenten der Zellmembran, an denen das Immunsystem sie erkennen und selektieren könnte, sich bei gesunder und Tumorzelle unterscheiden. Schließlich wäre das Schlimmste, was man tun könnte, das Immunsystem gegen eigene (nicht entartete) Zellen aufzubringen!

Dies wäre der Weg, den zu gehen extrem wünschenswert wäre. Denn ist das Immunsystem einmal gegen die Krebszellen gerichtet, zerstört es *alle* auf diesem entarteten Tumor basierenden Zellen – Primärtumor, aber auch Metastasen und Sekundärtumore. Egal, wo sie sind und wie gut man an sie heran kommt. Und das auch noch über Jahre hinaus, Rezidive gibt es dann nicht.

Entfallen könnte das Messer und damit OP-bedingte Risiken; entfallen könnten die Probleme und Nebenwirkungen von Strahlen- und Chemotherapie. Und man könnte bereits kurz nach erfolgreicher Behandlung davon ausgehen, dass der Krebs endgültig besiegt wurde, nicht erst nach 10-jährigem Martyrium. Ganz so, wie es bei jedem Gesunden der Fall ist.

Denn, nicht vergessen: Wir alle haben Krebs. Jeder, und zu jedem Zeitpunkt.

Er bricht meistens und bei vielen nur nicht aus. Denn ein effektives, in 250 Millionen Jahren Evolution entstandenes und optimiertes Immunsystem sorgt in der Regel dafür, dass entartete Zellen schnell, effektiv und ohne Aufsicht des Bewusstseins oder eines Arztes vollkommen automatisch entfernt werden. Manchmal muss man ihm dabei nur ein bisschen helfen... Und so lasse sich nach dem amerikanischen Psychologen Robert Ader, Professor an University of Rochester Medical Center, Schöpfer des Begriffs Psychoneuroimmunologie und deren Mitbegründer, die Frage, warum manche Menschen an Krebs erkranken, auch anders stellen: Warum bleiben die meisten verschont? Denn »Krankheit ist die Ausnahme, nicht die Regel!«

Was also, um die Frage vom Anfang des Kapitels wieder aufzunehmen, ist Krebs?

Krebs ist keine Krankheit, schon gleich gar nicht eine genetisch bedingte! Er ist das Symptom eines (kurzfristigen) Versagens des Immunsystems. Und alle aktuellen Krebstherapien bekämpfen daher nicht die Ursache, sondern mehr oder weniger gut nur die Symptome. Und das sollten wir schnellstens ändern!

Mein Arzt bin ich!

Nach all diesen Informationen und Richtigstellungen möchte ich noch einmal die Frage aus dem Kapitel *Evidence und Rückzugslinien* stellen: Warum gibt es uns?

Nicht wegen unserer Medizin! Es ist *nicht* die Medizin, es ist *nicht* der Arzt, die heilen! Wer, als Arzt, glaubt, durch *sein* Wirken und das der Pharmaindustrie sei auch nur ein Patient geheilt worden, hat nichts, aber auch gar nichts verstanden!

Das soll keine Abwertung ärztlichen Könnens sein! In der Notfallmedizin, in der Hirn- und Gefäßchirurgie und auf vielen Gebieten ärztlichen Wirkens leisten Ärzte Grandioses. Was heute medizinisch möglich ist, sei es Wiederherstellung zerstörter Körperregionen oder von Funktionen abgetrennter Gliedmaßen; sei es Behandlung schwerster Verbrennungen oder Optimierung des Zustandes nach Rehabilitationsmaßnahmen; sei es Rettung Frühstgeborener oder Minimierung von Schäden nach Herzinfarkt oder Schlaganfall; das alles ist geradezu fantastisch und Ausdruck höchsten wissenschaftlichen und fachlichen Könnens, auf das nicht nur Ärzte und medizinisches Fachpersonal stolz sein können, sondern wir alle *müssen*, da es eine kollektive, ja kulturelle Errungenschaft dieser Art, uns Menschen, ist, die auf diesem Planeten einzigartig ist. Es ist das Ergebnis der mühevollen, systematischen und akribischen Arbeit von Abermillionen Menschen, die dieses Wissen angesammelt haben, auch künftig mehren werden und sinnvoll anwenden.

Und doch sind alle diese Maßnahmen nichts anderes als Hilfestellungen, die zwar häufig genug dringend erforderlich sind, um das Ergebnis zu optimieren; die aber doch letztlich nicht mehr sind als unterstützende Maßnahmen von Phänomenen, die weit außerhalb ärztlicher Kunst und Möglichkeiten liegen. Es ist nämlich der Mensch selbst, der sich heilt:

Mein Arzt bin ich!

Arzt, Pharmazie und Medizintechnik sowie »die Medizin«, selbst und gerade die Schulmedizin, können ihn nur dabei unterstützen. Ärzte können große Flächen verbrannter Haut abdecken und mit der hochgezüchteten Apparatemedizin dafür sorgen, dass kein Keim in den nach schwersten Verbrennungen schutzlosen Körper gelangt, der ihn töten würde; und dass der überlastete Körper nicht an der Überlastung scheitert. Ohne dies hätte er keine Chance, sich zu heilen!

Sie können Patienten sedieren oder in Narkose versetzen und wieder daraus holen, um dem Körper überhaupt die Chance zu geben, ungestört von Schmerz und bewusstem Erleben seine Selbstheilungskräfte in Gang zu setzen. Ohne diese Maßnahmen würde es manchmal kaum möglich sein, einen Zustand herbeizuführen, in dem der Körper sich selbst heilen kann.

Sie können mit modernen Medikamenten dafür sorgen, dass eine Infektion auf ein Maß beschränkt wird, mit dem ein wodurch auch immer überlastetes Immunsystem und ein geschwächter Körper auch fertig werden können.

Und so verdanken Millionen von Menschen täglich den Ärzten ihr Leben. Das steht außer Frage, und daran diskutiere ich auch nicht herum! Aber – darum geht es auch nicht.

Denn am Ende des Tages sind es die Selbstheilungskräfte und *nur* sie, die den Menschen wieder heilen. Der Arzt kann eine Schnittwunde nähen, damit die Wundränder beisammen bleiben und eine »schöne« Narbe zurück bleibt. Die Wunde schließen muss aber der Körper selbst. Das wusste schon Paracelsus, und leider ist dieses Wissen seither allzu sehr durch Arroganz und Eitelkeit verdrängt worden: »Der Arzt verbindet deine Wunden. Dein innerer Arzt aber wird dich gesunden. Bitte ihn darum, sooft du kannst.« Es ist schon fast erschreckend, wie modern Paracelsus ist: Psyche und Inneres Gespräch als Ursache von Heilung!

Auch das wird inzwischen zunehmend anerkannt, auch von Ärzten. Und es hat durchaus ersten Einzug in die Schulmedizin gefunden. Aber das heißt auch, liebe Alternativfanatiker: Auch die Wirkung eines Alternativmediziners ist genau darauf beschränkt: Hilfestellung. Auch er kann für sich und sein Handeln nicht in Anspruch nehmen, der *Grund* für eine Heilung zu sein! Auch er kann maximal dabei geholfen haben, dass sich der Patient *selbst* heilt.

Es ist vollkommen egal, wie der Patient dazu gekommen ist, sich zu heilen: durch Schul- oder Alternativmedizin. Keine Seite sollte arrogant die Nase heben, wenn es um die jeweils andere geht… Daher ist es in meinen Augen auch nicht gerechtfertigt, von »Spontanheilung« zu sprechen, wenn Schulmedizin einmal versagt hat. Das ist arrogant weil abwertend. Es ist und bleibt Heilung – ohne schulmedizinische Unterstützung.

Und so, lieber Patient, bist *Du* gefordert! Du kannst und darfst nicht mehr, wie früher, einen passiven Part spielen: Der Doktor wird mir schon das richtige Mittelchen verschreiben! Das geht nicht mehr, denn inzwischen wissen wir, dass das nicht zu einer Heilung führt! Gefordert ist der aktive Patient, der sich mit seiner Erkrankung auseinandersetzt und aktiv mit Arzt, Komplementärmediziner und Pflegepersonal den Weg zum gemeinsamen Ziel geht: Der Verbesserung seiner akuten oder chronischen Situation möglichst bis zur Heilung.

Warum also gibt es uns?

Alle heute lebenden Lebewesen existieren, da die Natur sie mit der Fähigkeit ausgestattet hat, mit (fast) allen Problemen selbst fertig werden zu können, mit denen sie sie konfrontiert. Seit mindestens 250 Millionen Jahren!

Unser Immunsystem ist der Grund, warum wir (noch) existieren. Als Feuerwehr sorgt es dafür, dass eliminiert wird, was immer uns daran hindern könnte, zu leben: Entartete körpereigene Zellen (Krebs), eingedrungene Krankheitserreger wie Bakterien, Viren und Parasiten. Als Müllabfuhr kümmert es sich um giftige Nahrungsbestandteile. Und als Polizei spürt es körpereigene und –fremde Zellen auf, die den geregelten Ablauf im Körper stören, negativ beeinflussen und behindern könnten – und handelt entsprechend Ohne dieses Immunsystem gäbe es uns nicht, und das Einzige, was Ärzte, Komplementärmediziner und Pharma tun können, ist, dafür zu sorgen, dass dieses System möglichst optimal und effizient in möglichst allen möglichen und unmöglichen Situationen funktioniert.

Das Immunsystem ist das zentrale Element der Funktionserhaltung! Und mit der Effizienz und Aktivität dieses Systems steht und fällt unsere Gesundheit.

Und so mehren sich Hinweise, dass allzu viel Hygiene, eine hochgepriesene moderne Errungenschaft, die tatsächlich sehr viel Leid beendet hat, eher negativ ist, da das Immunsystem nicht genug trainiert und herausgefordert wird. (Das hatten wir weiter oben bei Multipler Sklerose schon.) Wir Menschen neigen zum

Übertreiben. Inzwischen weiß man, warum auf dem Land aufgewachsene Kinder »gesünder« sind als ihre Altersgenossen in den Städten: Herausforderung des Immunsystems durch Wiese, Wald und Stall! Die zunehmende Bedeutung von Allergien und Asthma wird *auch* ihre Ursache in übertriebener Hygiene haben.

Zum Nachdenken: Wir putzen dank jahrzehntelanger, gebetsmühlenartiger Aufklärung in einer modernen Gesellschaft alle artig dreimal am Tag die Zähne! (Und geben, wenn wir ehrlich sind, zu, dass es tatsächlich nur einmal, maximal zweimal passiert.) Wie kann es da sein, dass mit einer Rate von 90% trotz dieser Hygienemaßnahmen die am weitesten verbreitete *Zivilisationskrankheit*, also Krankheit der »entwickelten« Länder, ausgerechnet Karies ist? Das passt irgendwie nicht zusammen!

Es wäre interessant, die Krebsinzidenz in Abhängigkeit von Hygienemaßnahmen zu untersuchen. Es würde mich nicht wundern, wenn dabei herauskäme, dass Menschen umso häufiger an Krebs erkranken, je mehr Hygiene sie betreiben…

Daher ist auch absolut nicht nachvollziehbar, warum es Menschen gibt, die ihre Kinder nicht impfen lassen. Auf dem Land impfen sich Kinder automatisch, wenn sie im Dreck spielen, sich an Zäunen und Brettern mit rostigen Nägeln und Spleißen verletzen und mit dem Vieh in Kontakt kommen – u. a. durch Erreger von Tierkrankheiten, die für den Menschen unschädlich sind, aber ob ihrer Verwandtschaft mit für Menschen bedenklichen Erregern für einen Impfschutz, in jedem Fall aber ein aktives Immunsystem sorgen (können) – z. B. Kuhpocken.

Ja, impfen birgt ein Risiko. Wir werden manchmal mit Beispielen wirklich schlimmer »Impfunfälle« konfrontiert. Wer aber meint, seinen Nachkommen zu helfen, indem er dieses Risiko durch Impfverweigerung versucht auszuschalten, schadet ihnen, indem er nicht nur das Risiko erhöht, an den Folgen mangelnden Impfschutzes zu erkranken. Er schadet ihnen, da er das Immunsystem als Ganzes nicht trainiert. Er schadet der Allgemeinheit, da es so eher zu Durchseuchungen kommen kann. Fragt sich daher, was schlimmer, welches Risiko höher ist. Für mich ist es die Impfverweigerung!

Denn wer weiß schon, ob man nicht später gerade *aufgrund* eines weniger herausgeforderten und damit weniger effektiven Immunsystems an Krebs erkrankt oder eine Infektion nicht übersteht… (Und abgesehen davon: Auch Kinder auf dem Land leben unter einem natürlichen »Impfrisiko«. Denn Tetanus lauert an jedem herumliegenden rostigen Nagel. Und tollwütiges Getier findet man eher dort als in Städten. Das kann auch schon 'mal schief gehen.)

Neben unserem Immunsystem steht unser *Gerinnungssystem*. Auch dies wurde in den gleichen Zeiträumen optimiert, um Verletzungen entgegenzutreten und zu verhindern, dass sie Tor für Infektionen sein können oder lebensnotwendige Ressourcen verloren gehen. Ohne dieses System wären Alternativmediziner, Ärzte und Pharma ebenfalls ziemlich aufgeschmissen. Wer sich einmal etwas tiefer und jenseits von Multiple Choice mit der Komplexizität dieses Systems befasst hat, wird demütig und respektvoll vor den Leistungen der Natur und lernt, die von uns Menschen zu relativieren – egal, wie genial die sind!

Da gibt es den Darm. Häufig unterschätzt, wenig bekannt. Wer seine Funktion auf die Verdauung der täglichen Nahrungsration beschränkt, weiß es entweder nicht besser oder ist arrogant. Teil des Darms ist das ENS, das »Enterische Nervensystem« – ein »zweites Gehirn«, das mit bis zu 200 Millionen Nervenzellen fünfmal mehr besitzt als das Rückenmark, Sitz von teilweise lebenserhaltenden Reflexen und seit jeher für ebenso wichtig wie das Gehirn empfunden. Es durchzieht eingebettet in die Muskeln des Verdauungsapparates den gesamten Magen-Darm-Trakt, vulgo Bauch. Als Teil des »Vegetativen Nervensystems«, das neben dem »Zentralen Nervensystem«, Gehirn und Rückenmark, existiert, kontrolliert es vollkommen unabhängig und autonom lebenswichtige Aktionen wie Herzschlag, Atmung, Blutdruck und eben Verdauung und Stoffwechsel. Daher nennen manche es auch das »autonome« Nervensystem, obwohl sich zunehmend zeigt, dass es zwar autonom aber so isoliert wie bislang gedacht gar nicht ist. Um dieses Nervensystem kümmert sich sogar seit vielen Jahrzehnten eine eigene Disziplin, die wenig bekannt ist und, wenn doch, bislang wenig Aufmerksamkeit, geschweige denn Anerkennung gefunden und erfahren hat: Neurogastroenterologie.

Nur wenige Fachleute kennen das ENS ausreichend, da es, wie schon gesagt, vollkommen unabhängig vom »ersten Gehirn« und dem Zentralnervensystem funktioniert und ein Leben außerhalb des Rampenlichts freier Zugänglichkeit führt – mit eigenen Nervenzellen, eigenen Reizleitern, eigenen Rezeptoren und einem eigenen Gedächtnis. Es schüttet aber die gleichen Neurotransmitter wie das Gehirn aus, z. B. den Gemütsbotenstoff Serotonin zu 95% und Dopamin. Es spricht also dessen Sprache, und produziert darüber hinaus ca. 40 Botenstoffe wie

Benzodiazepine – natürliche Varianten des Beruhigungsmittels Valium – und, wie das Gehirn, Endorphine. Wie eng die Beziehung des ENS zum Gehirn ist, zeigt die Entwicklung im Fötus: Nach der Ausbildung des Neuralrohrs wird im weiteren Verlauf ein Teil dessen vom Kopf umschlossen und bildet Rückenmark und Gehirn, der Rest wandert in den Bauchraum als ENS. Wahrlich, ein zweites Gehirn, das vielleicht tatsächlich nur deshalb nicht im Kopf angesiedelt ist, weil der schon mit dem ersten voll ist und – aufgrund der anatomischen Verhältnisse des Beckens einer Gebärenden – nicht größer werden darf! Er ist schon so groß, dass Menschen noch unfertig geboren werden und außerhalb des Körpers »nachreifen« müssen. Und so reift das ENS analog zum Gehirn nach der Geburt noch drei weitere Jahre lang.

Warum eingebettet im Darm? Plausibilitätsbetrachtung! Nervenzellen sind äußerst empfindlich! Wer einmal ein Gehirn ohne die Hirnhäute gesehen hat, stellt fest, dass es sehr filigran, mechanisch empfindlich und verletzbar ist. Daher sind alle Teile des zentralen Nervensystems (ZNS) in spezielles Stützgewebe (Gliazellen) und darüber hinaus auch in Knochen eingebettet und sogar durch Flüssigkeit gegen Erschütterungen mechanisch entkoppelt: das Gehirn im Schädel, das Rückenmark in den Wirbelkörpern. Auch der Sympathikus liegt, wenn nicht *in* Knochen, so zumindest eng anliegend *an* Knochen: Eben dem Wirbelkanal. Und jetzt schauen Sie sich einmal den Körper eines Menschen an. Wo könnte noch, ähnlich geschützt, ein zweites Gehirn ebenso angesiedelt werden? Knochen gibt es keine mehr – die Rippen werden für die Atmung benötigt – und das Becken trägt schon alle Eingeweide – und ggf. Nachwuchs. Und so bleibt nur – denken Sie an die Härte gut durchtrainierter, angespannter Muskulatur – ein Ort, der geeignet ist, das empfindliche Nervengewebe zu stabilisieren: Der Platz zwischen längsgestreifter und quergestreifter und damit in alle Richtungen stabiler Muskulatur des Darmes. Diese Muskulatur ist aufgrund dauernder Beanspruchung durch die Peristaltik bei jedem und immer gut durchtrainiert! Die Ansiedlung des ENS im Darm muss also genauso wenig bedeuten, dass dieses nur für Verdauung zuständig ist, wie sich unser Hirn nur aufgrund unserer wichtigsten Sinnesorgane Auge, Ohr, Nase und Zunge im Schädel befindet. Ist also das ENS tatsächlich »nur« ein Teil des vegetativen Nervensystems oder vielleicht nicht doch eher ein Außenposten des ZNS?

Was auch wenig bekannt ist: 90% der nervlichen Verbindungen zwischen Gehirn und ENS laufen nicht *zum ENS*, sondern *zurück zum Gehirn*! Eben weil die Informationen, die vom ENS kommen, wesentlich wichtiger sind als die Steuerung des ENS durch das Gehirn. Das bedeutet: Das Gehirn weiß zu jedem Zeitpunkt sehr genau, was »im Bauch« entschieden wird – es wird uns in der Regel allerdings nicht bewusst. Es sei denn, es betrifft Übelkeit, Erbrechen oder Bauchschmerzen. Und dabei handelt es sich, wie Schmerz nach Verbrennen, lediglich um eine Information – wie bei Verbrennungen die Reflexbögen im Rückenmark kümmert sich auch das ENS um die adäquate Reaktion selbst.

Nicht nur der Volksmund bringt dieses »zweite Gehirn« und Psyche zusammen, wie sich an Begriffen wie »Schmetterlinge im Bauch«, »auf den Magen schlagender« Ärger oder »auf den Darm drückende« Anspannung ausdrückt. Oder im »nervösen Darm«. Neuere Forschungsergebnisse zeigen, dass Psyche und Verdauungssystem enger gekoppelt sind als vermutet. So gibt es das Krankheitsbild des »irritablen Darms«, die Volkskrankheit »Reizdarm« (IBS – irritable bowel syndrome), das sich in Unwohlsein, Unregelmäßigkeiten beim Stuhlgang, Blähungen und Bauchschmerzen äußert, obwohl keine anatomischen oder physiologischen Gründe vorzuliegen scheinen. Weil es tatsächlich keine gibt? Ein möglicher Hintergrund für die ca. 50 Erkrankungen, die in diesem Zusammenhang derzeit diskutiert werden: Neuronale Fehlfunktion des ENS oder »Missverständnisse« zwischen erstem und zweitem Gehirn. Erstaunlich: Sogar eigene Neurosen kann das zweite Hirn entwickeln, wie man heute weiß. Und so helfen in vielen Fällen solcher »Bauchschmerzen« Medikamente, die bislang bei Angst eingesetzt wurden: Psychopharmaka. (Ich benutze hier bewusst noch den Begriff »Neurose«, den es eigentlich zugunsten von »Psychose« nicht mehr gibt. Denn noch ist nicht klar, ob das ENS zur Psyche beiträgt.)

Auch die Kommunikation mit dem Gehirn lässt sich zeigen: Werden Gifte über den Magen-Darm-Trakt aufgenommen, aktiviert das ENS nicht nur mögliche Abwehrmaßnahmen wie Darmperistaltik und Verhinderung der Rückresorption von Wasser, was sich in Durchfall äußert – es informiert auch direkt nachweisbar das Gehirn. Daher gibt es Forscher, die annehmen, dass die Stimmungen eines Menschen bis hin zu seinen Depressionen durch das ENS generiert und an das ZNS weiter gegeben werden. Das korreliert mit dem »wohligen Gefühl« nach einer üppigen Mahlzeit in netter Umgebung oder Gereiztheit, ja Aggressivität bei brennendem Hunger. Das ENS, ein weiterer Co-Prozessor, (einer) der Emotions-Filter unseres Gehirns?! Ein Teil der Psyche?

Es interagiert sehr heftig mit dem Immunsystem – ja die meisten Teile des Immunsystems liegen sogar hier in unmittelbarer Nachbarschaft – und unter der Haut, einer weiteren möglichen Eintrittspforte für Keime. Und wo sitzen sie dort? In der Nähe von Nervenenden! Nervenenden des ENS. War man lange Zeit der Auffassung, Nerven können nur zu anderen Nerven oder Muskeln leitende Kontakte (Synapsen) ausbilden, scheint es so zu sein, dass zumindest auch Zellen des Immunsystems als Ziel von Nervenreizen infrage kommen können.

Dieser Darm und das dazugehörige Nervensystem spielen eine große Rolle bei dem Bestreben des Körpers, in der Balance zu bleiben. Wie weit das gehen kann, weiß der Volksmund, wenn er von »Bauchgefühl« und »Entscheidungen aus dem Bauch heraus« spricht; wir hatten das bereits im Kapitel *Evidence und Rückzugslinien*. Ich bin sicher, wir werden die wissenschaftlichen Hintergründe für diese Redewendungen irgendwann einmal kennen… Denn auch Paracelsus sagte bereits: »Die wichtigsten Dinge des Lebens spielen sich zwischen Anfang und Ende des Verdauungskanals ab.«

Erstaunlich, was unser Körper so kann. Gehen wir ins Tierreich, gibt es sogar noch weitere, sehr erstaunliche Fähigkeiten, die selbst die moderne Medizin von heute nicht hinbekommt. Von Axolottls (und nicht nur von denen!) wissen wir, dass deren Beine nachwachsen, wenn sie sie aus irgendeinem Grunde, vielleicht beim Angriff eines Räubers, verlieren – wir Menschen haben diese Fähigkeit zur Restauration im Laufe der Evolution leider verloren, weil sie sich, anders als bei Axolotls, als nicht notwendig erwies, um die Art zu erhalten: Aufgrund der Sozialisierung wurden Artgenossen, die nach einer überlebten Amputation nicht mehr jagen gehen konnten, von Clanmitgliedern mitversorgt.

Der Schwanz von Salamandern und Geckos wächst auch nach, weil die ihn bewusst und aktiv abwerfen, wenn ein Fressfeind ihn erwischt hat. Bei vielen Schwanzlurchen wachsen selbst *Organe* nach, die verloren gehen. Dass so etwas selbst beim Menschen theoretisch möglich ist, sehen wir an unserer Leber, die zur »Regeneration« fähig ist, wenigstens im gewissen Maße, und wenn noch ein Rest verblieben ist.

Heute kann die Schulmedizin das noch nicht, vielleicht morgen. Denn natürlich sind die Forscher dabei, zu untersuchen, wie das geht und wie man das nutzen könnte. Erste Erfolge sind seit neuestem erkennbar. Das bedeutet: In vermutlich nicht mehr allzu fernen Tagen wird ihre Aufgabe darin bestehen, dem Körper zu helfen, selbst das amputierte Bein oder die nach Quetschung entfernte Niere zu ersetzen. Auch hier: Assistenz der Selbstheilungskräfte, mehr nicht, denn die Heilung muss von Körper selbst kommen – trotz, aber auch durch Hightech-Medizin.

Natürlich ist es Unsinn, Brüche nicht richten zu lassen, weil sie auch ohne anständig gerichtet zu werden meistens wieder verheilen – nur nicht so »schön« und »passend« zur gewünschten Funktion. Natürlich ist es Quatsch, auf Impfungen und Antibiotika zu verzichten, weil das Immunsystem selbst damit fertig wird, zumindest theoretisch. Und natürlich macht es keinen Sinn, einen durchbrochenen Blinddarm nicht zu operieren, bei Blutverlust Wunden nicht zu schließen oder einen Tumor nicht zu entfernen im Glauben, der Mensch könnte das alleine. Er kann es, allerdings nur im überschaubaren, täglich üblichen Maße. In Extremsituationen braucht er Hilfe.

Und genau darum geht es! Antibiotika helfen, indem sie bei Infektionen die Bakterien- oder Viruslast auf ein Maß reduzieren, das es dem Immunsystem ermöglicht, überhaupt aktiv werden zu können. Denn erfolgreich abgewehrte Keime entfernen die Medikamente nicht – das macht unser Körper – das Immunsystem! Entfernt man den Tumor als Quelle für Metastasen nicht, hat das Immunsystem schwer zu arbeiten und könnte unter der Last zusammenbrechen. Verschließt man eine unter Druck stehende, aufgerissene Arterie nicht, kann der Körper nicht damit beginnen, die Wunde zu reparieren. Auch hier: durch die chirurgischen Aktivitäten wird die Wunde nicht geheilt – das muss der Körper selbst machen.

Also: Moderne Medizin tut gut daran, sich als *Assistent* aufzufassen – als Gehilfe eines Phänomens, das in mehr als 250 Millionen Jahren vom ersten Säugetier an von der Natur dahin optimiert wurde, mit allen Problemen dieser Welt selbst klar zu kommen – sogar mit denen, die wir in jüngster Zeit selbst verursacht haben. Unser eigener Körper ist ein weitaus besserer Arzt als jede Koryphäe auf ihrem Gebiet. Denn er weiß um spezifische Randbedingungen, der Arzt nicht unbedingt. Da unser Unterbewusstsein zu jedem beliebigen Zeitpunkt über den aktuellen Zustand des Körpers informiert ist. Signale von Nervenzellen, die Spiegel von Hormonen und die An- oder Abwesenheit von Botenstoffen dienen nur einem einzigen Zweck: diesen Gesamtzustand abzubilden. Das geht weit über das hinaus, was der Arzt auch versucht zu ermitteln, wenn er Blut-, Urin- und

Stuhlproben analysieren lässt und Blutdruck und Puls misst. Und daher weiß nur der Patient, was ihm wirklich fehlt! Bewusst oder unbewusst...

Vielleicht hilft spätestens diese Einsicht dabei, sich als Arzt mit dem Patienten auf Augenhöhe zu treffen.

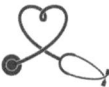

Sie wissen, was ich von Tierversuchen und der Übertragung von Erkenntnissen aus ihnen auf den Menschen halte! Sie sind zwar in der Grundlagenforschung notwendig, da wir ansonsten keinerlei wissenschaftlichen Fortschritt in der Medizin generieren können; aber ob ihre Ergebnisse so ohne weiteres auch im Rahmen angewandter Forschung und spätestens in der Praxis für den Menschen gültig sind, bleibt in den meisten Fällen mehr als fraglich.

Vor allem, wenn es um Fragen geht, bei denen ein psychologisches Moment eine Rolle spielt. Es ist schwierig genug, die Psyche eines Menschen erfassen zu können – um wie viel schwerer muss es dann sein, hinter tierische Psyche zu kommen? Und dann auch noch Rückschlüsse auf den Menschen ziehen... (Sie bezweifeln, dass auch Tiere eine Psyche haben können? Woher wissen Sie das? Haben Dijksterhuis und Solms Sie nicht überzeugt?)

Um genau so einen Problemkreis soll es hier gehen: Stress!

Ich überlasse es Ihnen, sich Informationen zu Stress aus Tierversuchen zu ergoogeln. Es gibt haufenweise aus Ratten-, Mäuse-, Schweine- und sonstigen Versuchen gewonnene »neueste Erkenntnisse«, wo die Versuchstiere in mehr oder weniger geeigneter Weise unter Stress gesetzt wurden – was der Mensch als Stress für das Tier ansieht. Das Thema ist so komplex, dass ich es hier auch nicht andeutungsweise adäquat behandeln könnte. Vielmehr möchte ich Sie einladen, einmal eine Plausibilitätsbetrachtung mit mir anzustellen und aus ihr eine Konsequenz zu ziehen. Mehr nicht. Aber das reicht in meinen Augen auch.

Wir alle kennen Stress! Meinen wir, und verstehen darunter die Zeitnot, in der wir sind, wenn wir morgens zu spät und mit dickem Kopf nach durchzechter

Nacht aufgestanden sind und nun Gefahr laufen, den Bus zu verpassen, der uns gerade noch rechtzeitig zur Arbeit oder in die Schule bringen soll. Wir verstehen darunter das Gefühl, dass uns beschleicht, wenn wir genervt über die dämlichen Vordermänner im Stau stehen, obwohl wir doch diesen wichtigen Termin haben. Was sind das auch für Idioten. Können kein Auto fahren. Sollten doch besser auf den öffentlichen Nahverkehr umsteigen, wenn sie zu dämlich zum Autofahren sind; aber nicht Könner wie mich von ihrem Können abhalten!

Es ist das Gefühl, das wir haben, wenn wir als Schüler oder Student am Tag vor der Klausur nachts feststellen, dass wir überhaupt nichts von dem verstanden haben, was am nächsten Tag geprüft wird, und die Wahrscheinlichkeit, es in den verbleibenden Stunden noch zu schaffen, sehr stark und zunehmend gegen Null geht. Oder als Spekulant, wenn die Kurse ins Bodenlose fallen oder aufgrund eines Kabeldefekts keine Nanodeals mehr möglich sind. Oder als Berufstätiger in der Mittagspause, der nur eine Flasche Wasser und ein paar gesunde Müsliriegel kaufen möchte und sich an der Kasse hinter den allgegenwärtigen Rentnern, die ihre Rechnung mit Cents zahlen, die sie mangels Sehkraft von der Kassiererin zählen lassen müssen, oder hinter Müttern mit quengelndem Nachwuchs beim Wocheneinkauf anstellen muss – müssen die denn unbedingt *jetzt* einkaufen?

Beruflich sind wir permanent im Stress. Das gehört zum guten Ton: Wer nicht in Dauerstress ist, macht etwas falsch! Weil wir glauben, das unserem Chef und den neidischen Kollegen gegenüber demonstrieren zu müssen. Schaut 'mal her, wie wichtig und unentbehrlich ich bin: Alle wollen etwas von mir, sodass ich keinerlei Zeit mehr habe. Aus Angst, dieser könnte tatsächlich den Eindruck gewinnen, auf einen verzichten zu können, oder dass jene sich besser ins rechte Licht rücken könnten. Oder wenn die Generation Internet meint, Armageddon, der jüngste Tag steht vor der Tür, weil der Akku des iPhone leer ist oder das iPad kein Netz hat und man nicht mehr online ist – das Schlimmste, was überhaupt passieren kann.

Das ist die subjektive Art von Stress, die selbstprovozierte, individuelle, evtl. eingebildete: »Lass mich in Ruhe, ich bin im Stress!« Bad stress oder Disstress! Denn sie beruht auf Empfindungen wie Wut, Ärger, Frust, Unterwürfigkeit… Daneben gibt es den »Eustress«, den »guten« Stress, der auch auf Empfindungen beruht: Freude, Liebe, Anerkennung, Verlangen, Glücksempfinden. Er belastet zwar, wie der Disstress, den Organismus, indem er versucht, sich an die als »übermächtig« aber positiv empfundenen Stressauslöser anzupassen. Da dies positiv aufgefasst wird, unterbleiben die negativen psychologischen Wirkungen der Stresssituation auf die Physis. Beide Formen des subjektiven Stresses sind somit ein psychologisches Phänomen (das sich nach derzeitigem Erkenntnisstand allerdings über psychoneuroimmunologische Effekte auf die Physis überträgt).

Durch Disstress zeigt sich allerdings sehr häufig nur, dass man nicht besonders gut zu Selbstorganisation und effektivem Zeitmanagement fähig und wenig selbstbewusst ist. Man lässt sich durch verschiedene Dinge ablenken, versucht hier zu helfen, dort zu mobben, fängt hier und da etwas an, ohne es jeweils zu einem Zustand zu bringen, an dem man sinnvollerweise unterbrechen kann; oder weil der Arbeitstag in 5 Minuten vorbei ist und man sich auf den Feierabend vorbereiten muss. Weshalb man dann später viel und viel mehr Zeit damit verbringen muss, sich wieder in die jeweilige Situation hinein zu versetzen, damit es weiter gehen kann. Auch das macht »Stress«. Und auch hier wieder negative Empfindungen: Unsicherheit, Neid, Unzufriedenheit…

»Stress« begleitet uns auch in der Familie. Ob es die lieben Kleinen sind, die 'mal wieder nerven, wenn man abends, vom Beruf »gestresst«, nach Hause kommt und nur seine Ruhe haben will. Oder der Partner, der unbedingt etwas will, wozu man keine Lust hat. Oder die lieben Verwandten, die sich kurzerhand selbst eingeladen haben, wozu man nun wirklich überhaupt keine Lust hat. Oder Freunde, für die man Beziehungsmülleimer spielen muss – und so gar nicht dazu in Stimmung ist. Stress pur!

Auch außerhalb von Familie, Freunden und Beruf: nur Stress. Die Schlangen an den Kassen am wochenendlichen Einkauf verschwinden 'mal wieder so weit hinterm Horizont, dass man Angst davor hat, sich hinten anzustellen – man könnte ja ins Nichts 'runter fallen! Vor der Autowaschanlage stehen wieder Hunderte von Wagen, die eher auf den Schrottplatz gehörten als hierher – wozu die noch waschen? Und muss denn unbedingt jetzt und hier dieser Hirnie ausgerechnet *vor mir* Fahrschule machen und den Motor abwürgen? Wirklich! So dämlich habe ich mich nie angestellt. Und dann nervt auch noch das Smartphone… Achten Sie einmal darauf, wie sehr wir alle im »Stress« sind…

Und so kommt es schnell zu einem Phänomen, das derzeit als Hype durch unsere Gesellschaft geistert: Burn-out! Das Burn-out-Syndrom beginnt oft mit Begeisterung für eine Sache, führt dann aber aufgrund von Frustration, dass es nicht so kommt, wie gedacht, zu Desillusion, weil man erkennt, sich geirrt zu haben und Teilnahmslosigkeit, weil man resigniert und aufgegeben hat, es doch noch zu erreichen, zu Depression, häufig gepaart mit Aggression und Suchtverhalten. An diesem Phänomen scheiden sich die Geister: Von Schulmedizinern nicht als Krankheit anerkannt weil psychogener Natur, ist es vermeintlich ein klassisches psychologisches Problem der Bewältigung des Lebens. Und in der Tat: Mag auch hinter dem Phänomen als solchem eine Menge stecken – derzeit ist es hip und in, unter »Burn-out« zu leiden als Ausdruck des permanenten Stresses, unter dem man als Erfolgreicher steht. Denn Hand aufs Herz: Wer, der sich als burn-out bezeichnet, befindet sich tatsächlich auf der letzten Stufe einer Entwicklung, die man mit Begeisterung für eine Sache begann, dann desillusioniert wurde und daraufhin resignierte? Meistens steigt man doch frustriert vom täglicher Unzulänglichkeit und damit verbundenem »Stress« ein und ist dann in der Folge deprimiert und/oder aggressiv. Das aber ist nicht burn-out!

Solche Art Stress ist etwas sehr Individuelles! Denn das, was wir vulgo als Stress bezeichnen, ist nicht der medizinische, der objektive Stress. Er betrifft Solms bewusstes bzw. Freuds unbewusstes Es, also die animalischen Verhaltensmuster und Affekte (Gefühle). Und somit etwas Psychologisches; und das macht es, dass viele »Stress-Erkenntnisse« von anderen Spezies nur sehr eingeschränkt berücksichtigt werden können. Zumal, wenn man Tieren eine eigene Psyche abspricht, was heute (noch) die überwiegende Mehrheit selbst der Fachleute tut.

Denn Stress ist auch etwas Somatisches und lässt sich auf morphologische Strukturen zurückführen! »Physischer«, objektiver Stress ist messbar und hängt einmal mehr mit unserer Entstehungsgeschichte zusammen. Ich hoffe, Sie nicht zu sehr zu *stressen*, wenn ich wieder auf meinen gesamtheitlichen Fokuswechsel und Chaplins Totale zu sprechen komme. Es ist nun einmal leider so ;-)

Jedes Lebewesen kennt zwei Zustände: Aktivität und Passivität, wobei Passivität ähnlich der Ruhephase von Zellen aufzufassen ist und nicht heißt, dass man nicht agieren kann. Die Passivität ist somit eher eine »passive« Aktivität. Sind wir »passiv«, relaxen wir, chillen, meditieren oder lassen es uns gut gehen – wie immer Sie das bezeichnen wollen, wobei letzteres die »Passivität« am besten aufzeigt: wir *lassen* es uns gut gehen. Häufig liegen wir dazu auf der Couch oder in der Hängematte, die Augen geschlossen, lassen uns mit Musik berieseln, ohne den Sinn des Textes zu hinterfragen – Hauptsache, er passt in unsere Stimmung. (Bewusstsein oder Unterbewusstsein? Dijksterhuis und Solms lassen grüßen!)

Wir freuen uns dann über das Kaminfeuer, so wie wir damals uns mit dem Gefühl der Freude nach erfolgreicher Jagd an dem Feuer in der Höhle gewärmt haben. Und wir haben ein Bierchen, ein Weinchen und ein paar Chips vor uns in Griffweite liegen. Der Gipfel ist, wenn dann auch noch der Partner kuschelt und streichelt; zumindest bei der einen Hälfte der Gesellschaft: die mit dem zweiten X... Ach, ist das schön!

Physiologisch ist das der Zustand, in dem der Parasympathikus in uns regiert, einer der drei Teile, aus denen das oben bereits angesprochene vegetative Nervensystem besteht, das den Stoffwechsel und die Regeneration nach Aktivitäten reguliert und von dem das ENS der dritte Teil ist. In diesem Zustand erfolgt Verdauung, der Aufbau körpereigener Depots (»anaboler« Stoffwechsel) und Reparaturen, also alles Dinge, für die der Körper Ruhe braucht. Daher wird er manchmal auch »Ruhenerv« genannt. Er entspringt als Nervus pelvinus dem untersten Teil der Wirbelsäule, dem Kreuzbein, sowie in Form der Hirnnerven III, VI, IX und X (Vagus) dem stammesgeschichtlich ältesten Teil unseres Hirns, Mittel- und Stammhirn, und ist daher bei allen Säugetieren vorhanden. Und nur aufgrund dieser sehr alten Gemeinsamkeit ist es überhaupt angezeigt, sich hier Erkenntnisse von Untersuchungen an anderen Tieren zu holen, sofern auch dort »nur« der medizinische Stress untersucht wird! Die (nicht willkürlich steuerbare, daher autonome) Aktivierung des Parasympathikus bringt einen in einen Zustand seelischer und körperlicher Ausgeglichenheit.

Man kann also nicht einfach *willkürlich* einen »Schalter« umlegen, um in diesen Ruhezustand zu kommen. Aber man kann durch geeignete Maßnahmen, der Fachmann spricht von einer Entspannungsantwort (auf einen Stressauslöser), erreichen, dass der Körper nach einer Weile *unwillkürlich* in diesen Zustand kommt. Über Autosuggestion, Meditation, inneres Zwiegespräch, z. B. mit einem Gott, mentales Training, Zwang zur Ruhe, Kuscheln, Entspannungsübungen und sonstigen Ritualen. Schnulzen und Liebesfilme können je nach Individuum ähnliches erreichen, aber auch, wie bei mir, das Gegenteil: Aggressivität und damit – Stress. Also Vorsicht!

Sein Gegenspieler ist der Sympathikus, der zweite und letzte Teil des VNS. Auch er kann nicht willkürlich aktiviert werden, aber wie beim Parasympathikus auch, kann man durch verschiedene Methoden erreichen, dass der Körper unwillkürlich in diesen »Stressmodus« wechselt: Autosuggestion, Anspannung, Thriller oder Horrorfilme und Sport, was für manche eh der Horror ist. Und eben auch, sich dauernd einzureden, man stünde unter Stress. Man bezeichnet das als Selbsthypnose.

Anders als der Parasympathikus, der aus einzelnen Nerven besteht, die dem Gehirn (und dem Kreuzbein) entspringen, liegen seine Wurzeln im Mark der Brust- und Lendenwirbel. Diese bilden dann ein Geflecht aus Nervenzellen, das sich links und rechts der Wirbelsäule entlang zieht. Dennoch wird auch er, wie der Parasympathikus, aus dem Hirnstamm und dem Mittelhirn und darüber hinaus dem Hypothalamus innerviert.

Zuständig ist er für alles, was außerhalb der durch den Parasympathikus gesteuerten Passivität abläuft. Und das sind, denken Sie an unsere Vorfahren, mit denen wir zumindest hinsichtlich unserer Körperfunktionen auf einer Stufe stehen: Flucht oder Kampf – direkt oder im übertragenen Sinne. Also Aktionen, die schnelle Reaktionen erfordern. Und dies ist ein Grund, warum er so eng mit den Reflexbögen des Rückenmarks und den Autopiloten im Hirn verbunden ist.

Alles, was an »aktiven« Aktivitäten entfaltet werden kann, lässt sich auf eine dieser beiden, wenn man etwas detaillierter betrachtet, vier Grundaktivitäten zurückführen: Einfrieren (erhöhte Aufmerksamkeit bei Bewegungslosigkeit, um nicht entdeckt zu werden; »Freeze«), Kampf (»Fight«), Flucht (»Flight«) und Furcht (Muskellähmung, um sich totzustellen; »Fright«). Bei allen geht es darum, in kürzester Zeit Entscheidungen zu treffen, und zwar möglichst die richtigen: Es hängt (zumindest im übertragenen Sinne) das Leben davon ab. Für Verdauung, Regeneration und Ruhe ist dann nicht die Spur von Platz. Was interessieren schon Nährstoffe im Darm, wenn zu befürchten steht, dass man die nächsten Sekunden nicht überleben wird? Flucht! Was interessieren Reparaturarbeiten, wenn es da die Chance gibt, an ein paarungswilliges Weibchen oder eine lang ersehnte Beute zu gelangen? Angriff! Und – warum baggert der DA DRÜBEN MEINE FRAU AN??

Was wird in allen Fällen benötigt? Exzellente sensorische Informationen! Viel Energie und Sauerstoff! Reibungslose Versorgung mit Nachschub! Hohe Beweglichkeit! Effiziente Entsorgung von giftigen Abfallprodukten! Also: enge Pupillen und gespitzte Ohren, um so viel wie möglich zu erfassen; schneller Puls, um schnell ans Ziel zu kommen; hoher Blutdruck, um hohen Blutdurchsatz zu erreichen und in entlegenste Körperregionen zu kommen; schnelle Atmung, um viel

Sauerstoff zu- und viel Kohlendioxid abführen sowie Erweiterung der Bronchien, um gut atmen zu können; Mobilisierung von Energiereserven wie Glycogen und somit »kataboler« (abbauender!) Stoffwechsel; betriebswarme Muskeln, um nicht Opfer durch Krämpfe zu werden; damit verbunden: Wärmeabführung wie bei einem unter Volllast laufenden Rennwagenmotor – Schwitzen; ggf. Entleerung von Enddarm und Blase, um Platz für die zu erwartenden Abfallprodukte des Stoffwechsels zu schaffen und »leichter« und damit mobiler zu werden. Wenn Ihr Kind dauernd nässt, sollten Sie sich fragen, warum es offenbar dauernd im Stress ist, und zwar in »echtem«…

Diesen Zustand nennt man *auch* Stress! Er ist der eigentliche, »medizinische« Stress und hat mit dem »Stress« von oben, der so individuell ist, nicht viel zu tun. Denn dieser hier ist, im Gegensatz zum obigen, nicht individuell sondern in vergleichbaren Situationen bei allen Menschen, ja sogar bei allen Säugetieren der gleiche. In ihm wird das »Stresshormon« Adrenalin und andere ausgeschüttet, um den gesamten Körper in die Fähigkeit zu Höchstleistungen versetzen zu können. Auch Endorphine werden freigesetzt, um Schmerzen bei zu erwartenden Verletzungen im Rahmen des folgenden Geschehens ignorieren zu können. Das ist der Grund, warum Marathon-Läufer so fanatisch sind, wenn es um ihren Sport geht: die Sucht nach den Endorphinen, die aufgrund tatsächlich empfundener oder in Erwartung von schmerzhaften Ereignissen ausgeschüttet werden. Wie jede Droge, können auch Endorphine süchtig machen…

Und während ich mich mit geeigneten Maßnahmen aktiv aus dem obigen, »individuellen« »Stress« herausholen oder in ihn hineinbringen kann, kann ich das aufgrund des vollständig autonomen Nervensystem, das Parasympathikus, Sympathikus und ENS bilden, bei dem »medizinischen« Stress nur indirekt und über die bereits genannten Umwege! Allerdings nicht garantiert: Ich kann mir noch so viel einreden, es sei ja alles in Ordnung! Wenn ich hinter mir einen gereizten Tiger auf mich zu sprinten sehe, der mir ganz offensichtlich ans Leder will, sagt mein Sympathikus: Du kannst mich mal! Ich bin autonom und weiß es besser. Der will *nicht* nur spielen! Und das ist der Grund, warum wir so häufig wenig rational reagieren – umso irrationaler, je mehr wir in einer Situation sind, die vom Sympathikus dominiert wird.

Wenn wir also künftig von Stress reden, sollten wir sehr genau unterscheiden, was wir meinen. Reden wir also nun einmal von »richtigem« Stress. Wären Sie Natur und müssten die Geschöpfe, die Sie da erschaffen, mit entsprechenden Fähigkeiten versehen – Was würden Sie bei Angriff oder Flucht, also im Stress, für richtig halten? Muss die Blutgerinnung funktionieren? Aber sicher! Entweder, man ist bereits verletzt, oder man wird es: Im Kampf oder bei dem Versuch, auf den rettenden Baum zu fliehen. Wunden, die dabei auftreten, und das können ganz erhebliche sein, würden zu starken Blutungen führen, damit zu Blutdruckabfall und somit richtig kontraproduktiv sein im Bestreben des Sympathikus, für möglichst viel Action sorgen zu können. Also: Im Stress ist das Gerinnungssystem alarmiert und steht Gewehr bei Fuß.

Und das Immunsystem, das doch nach dem, was wir bislang gesehen haben, so wichtig für uns Menschen ist, entartete Zellen zu zerstören? Im Ernst: ist *das* gerade die Zeit, sich um ein paar entartete Zellen zu kümmern, die da im Körper sind und dort nichts zu suchen haben? Wohl eher nicht!

Üblicherweise dauert eine Stresssituation nicht lange – entweder die Flucht gelingt und man ist sicher; oder sie gelingt nicht und man ist tot; oder man hat das Beutetier erwischt und das ist tot; oder man hat es nicht erwischt und nun das damit verbundene Problem, hungrig zu bleiben: Ärger, Wut, aber kein Stress mehr! Wir sprechen also von Minuten, die diese Situation anhält. Denn die meisten Säugetiere, mit denen wir unser Immunsystem teilen, sind »befellt«, tragen also ein Fell. Die können die gewaltige Menge an Wärme, die in diesem Zustand erzeugt wird, nicht wie wir durch Schwitzen abführen – sie müssen hecheln. Und das geht während der Jagd nicht. Konsequenz: Wenn sie nicht an Hitzschlag sterben wollen, darf diese Ausnahmesituation nicht lange anhalten.

Und so ist bei den Buschmännern Afrikas eine Jagdstrategie, das befellte Beutetier, Gazellen, Kudus usw., solange zu scheuchen, bis es exakt aus diesen Gründen einem Hitzschlag erliegt. Buschmänner tragen kein Fell – sie können so erheblich länger jagen als Gazellen gejagt werden können und sind somit im Vorteil. Wir sprechen also von Zeiträumen von 15 Minuten (Jäger: Raubkatzen) bis eine Stunde (Beutetiere: Kudu) in der sich die Stresssituation abspielt. Also kein Zeitraum, in dem das Immunsystem irgendetwas tun könnte, was es danach nicht auch tun könnte – so schnell vermehrt sich selbst die heimtückischste entartete Zelle nicht: Ein Zellzyklus dauert, wie gesagt, in der Größenordnung 20 Stunden! Aber um Bakterien muss es sich kümmern. Bei einer typischen Zyklenzeit von 20 Minuten entstehen pro Stunde drei Bakteriengenerationen. Das bedeutet, dass sich die Bakterienlast innerhalb einer Stunde verachtfacht: 2^3! Das ist schon etwas. Und hat daher auch Konsequenzen!

Geht man einmal ins Detail, ist die Sache nicht ganz so einfach! Wie gesagt: eine Stresssituation dauert in freier Wildbahn nicht sehr lange. Und daher werden aufgrund des Stresses zunächst »Stresshormone« der Klasse der Katecholamine, also Adrenalin und Noradrenalin freigesetzt und das Immunsystem aktiviert, um mögliche eingedrungene Bakterien anzugreifen. Ferner Dopamin, auch ein Katecholamin und damit Stresshormon, das als »Glückshormon« ausgeschüttet wird – um die Situation nicht gleich als unausweichlich einzuschätzen.

Hält Stress aber länger als eine Stunde an, erfolgt genau das, was wir eben überlegt haben: Der Körper ist offenbar in einer absoluten und sehr schwierigen Ausnahmesituation, in der die Abwehr entarteter Zellen das geringste Problem sind. Daher schüttet er nun andere Stresshormone aus, die Glucocorticoide. Bekannteste Verbindung: Cortison. Wir kennen es als Immunsuppressivum, das auch in klinischer Praxis eingesetzt wird, um das Immunsystem zu unterdrücken! Z. B. nach Transplantationen. Diese Corticoide wiederum bewirken nun eine Reihe von kaskadenartig verlaufenden Folgereaktionen, die sich bis auf die zelluläre Ebene zurückverfolgen lassen, indem z. B. die Expression von Genen verändert wird. Und damit unterbleibt auch die Abwehr von Fremdem: Es gibt offenbar Wichtigeres zu tun.

Das ist auch der Grund für merkwürdige Phänomene: Vor Prüfungen spürt man keine Erkältungserscheinungen, nach der Prüfung sofort; und Husten und Schnupfen treten immer dann auf, wenn man es nicht brauchen kann: am Wochenende und in Ferien. Grund: in dieser Zeit *nach* dem Stress sinken die stressbedingten Cortisonspiegel wieder und der Körper findet endlich die Ruhe, das Immunsystem arbeiten zu lassen… Denn all diese unangenehmen Begleiterscheinungen wie Fieber, Schnupfen und Husten sind nur das Zeichen, dass der Körper gerade richtig aktiv ist im Bemühen, mit den Erregern fertig zu werden! Also sind die Entzündungserscheinungen eigentlich etwas, das *nicht* unterdrückt werden sollte, weil der Körper sich darüber selbst heilt.

Im Detail ist es sogar noch ein Stück komplizierter! »Das« Immunsystem besteht aus zwei Teilen – dem sog. »humoralen« Immunsystem und dem »zellulären«. Ohne nun zu tief in die Materie eindringen zu wollen, da sie wirklich kompliziert ist (es gibt das angeborene und das adaptive, und Grenzen verschwimmen immer mal wieder), kann man vereinfachend sagen: Der humorale Teil (lat. humor = Feuchtigkeit, Saft, Flüssigkeit) erfolgt in den Körperflüssigkeiten mit gelösten Komponenten wie freien Antikörpern und Faktoren des »Komplementsystems«. (Bitte googeln, wenn von Interesse! Das ginge hier wirklich zu weit.) Diese Antikörper werden zwar auch von Zellen des Immunsystems produziert, aber dann an die Flüssigkeiten wie Blut oder Lymphe abgegeben wie amerikanische Marschflugkörper: Fire and forget – abfeuern und sich selbst überlassen! Dort binden sie an bestimmte Teile (antigene Determinanten oder kurz Antigene) des zu zerstörenden Eindringlings wie einem Bakterium, Parasiten oder Virus, der durch eine Wunde in den Körper gelangt sein könnte, und »markieren« ihn so. Diesen Mechanismus nennt man Opsonisierung (gr.; opson = Würze; also Würzen). Was von bestimmten Zellen des Immunsystem, den Phagocyten, Granulocyten oder Makrophagen erkannt wird, die die Eindringlinge dann eliminieren. (Bei »antigen« steht also »-gen« nicht für ein Gen, sondern heißt nur nach dem griechischen gignomai, »ich bringe hervor«, »erzeugend«, also »Antikörper erzeugend«. Das »Gen« als Träger von Information stammt von »genos«, Geschlecht, da Wilhelm Johannsen diesen Begriff 1909 für »Objekte« prägte, die mit Vererbung zu tun haben.) Daher vereinfachend: Humorale Abwehr = Militär zu Abwehr von Massen von *Eindringlingen* wie eigenständig wirkenden Bakterien und Parasiten, aber auch Viren.

Die »zelluläre« Immunantwort dagegen basiert auf anderen Immunzellen und ist gegen andere »Fremdkörper« gerichtet: Viren und entartete Zellen. Viren auch, da sie in so großer Zahl auftreten können, dass die erste Abwehr durch das humorale System nicht ausreichend gewesen sein könnte und es daher einigen wenigen gelungen sein mag, inzwischen Körperzellen zu befallen, sich dort dem Zugriff zu entziehen und der humoralen Abwehr im weiteren Verlauf so zu entgehen. Und mit Retrovieren gibt es solche, die ggf. noch nicht einmal von außen kommen sondern aus befallenen Körperzellen freigesetzt werden. Sie programmieren sie dann um. Daher kann ein Virus in dieser Hinsicht auch mit einer entarteten Zelle verglichen werden.

Die weißen Blutkörperchen der zellulären Immunantwort tragen die erforderlichen Antikörper als Teil ihrer Zellmembran auf ihrer Oberfläche. Das bedeutet, sie werden *als Zelle* (daher die Bezeichnung zelluläre Immunantwort) aktiv, wenn sie mit dem zu eliminierenden Fremdkörper in Kontakt treten. Z. B. indem sie als »T-Killer-Zelle« ein Enzym, Perforin, abgeben, das nun ein Loch in die Zellmembran der über den Antikörper gebundenen Zielzelle bohrt, durch das sie eine Familie weiterer Enzyme, das sog. Granzym B, in die Zelle einbringen. Diese Enzyme veranlassen diese nun zur Apoptose. Wichtig hierbei: Das erfolgt *nur* in Verbindung mit Cytokinen, also Botenstoffen, oder einem Co-Stimulator. Denn wir haben oben beim Kennenlernen der Apoptose bereits festgestellt, dass das Auslösen des programmierten Selbstmordes einer Zelle von außen eine gefährliche Waffe ist. Daher: Kein Co-Stimulator und/oder Cytokin – keine Zerstörung. Die zelluläre Antwort ist also zeitaufwendiger und davon abhängig, dass die entsprechenden Botenstoffe gesendet werden – was nicht im Stress erfolgt. Ebenso vereinfachend wie zuvor: zelluläre Immunantwort = Polizei zur Entfernung eigener Zellen aufgrund *innerer* Störenfriede.

Und genau das ist das Problem! Cortison nun bewirkt, dass diese zelluläre Immunantwort unterbleibt, da der Körper im Stress Probleme außerhalb des Körpers annimmt: freeze, fight, flight, fright. Und das bedeutet: Im Stress findet zwar evtl. ein Militär-, nicht aber ein Polizeieinsatz statt. Ganz wie im Krieg! Dem Krebs sind somit Tür und Tor geöffnet. Und die Eliminierung von Viren unterbleibt. Konsequenz: erhöhte Anfälligkeit für Grippe, Influenza oder Herpes-Infektionen. Besonders tragisch, wenn solche Viren, wie Papilloma-Viren, auch Krebs auslösen können. Und zwar, solange dieser Zustand bestehen bleibt!

Auf der anderen Seite wird durch Cortison die humorale Antwort verstärkt, um mögliche Eindringlinge zu entfernen: Es werden damit auch vermehrt Antikörper gebildet, die möglichst breit zielgerichtet sind. Und das führt dazu, dass zwar echte Eindringlinge wie Bakterien schnell und zuverlässig entfernt werden können. Aber es führt zu einer Situation, in der der so provozierte »Entzündungscharakter« erhalten bleibt und ggf. sogar Antikörper gebildet werden könnten, die gegen eigene Zellen gerichtet sind. Das hat Auswirkungen auf bestimmte Erkrankungen. Denken Sie an Rheuma oder Asthma, Allergien oder Autoimmunerkrankungen wie Neurodermitis, MS und ALS. Permanenter Stress bewirkt also, dass Rheumatiker oder Asthmatiker verstärkt unter ihrem Problem leiden. Und bei MS-Patienten ggf. ein »Schub« ausgelöst wird.

Das heißt also, dass die Aktivität des Immunsystems als Reparaturwerkstatt für körpereigene Probleme des Körpers, die sicherlich viel zeitaufwendiger ist als in Minuten abzuhandeln wäre, in den durch den Parasympathikus gesteuerten Zeitrahmen fällt – die Ruhephase. Und das wiederum bedeutet, dass man, braucht man es, lange Stresssituationen vermeiden sollte. Denn es gibt, außer Stress, auch andere Möglichkeiten, das Immunsystem zu aktivieren. Über die Psyche: durch Meditation u. ä. Hier aber richtig, inklusive zellulärer Antwort…

So sollte man Sorge tragen, sich nicht durch vermeintlichen, permanenten »Stress« tatsächlich in echten, medizinischen permanenten Stress zu bringen, der dann das Immunsystem lange genug unterdrückt, dass es tatsächlich zu Problemen kommen kann. Und Auslöser für permanenten Stress können sehr, sehr viele Faktoren sein. Bis hin zur Unzufriedenheit über die aktuelle soziale Situation bei Langzeitarbeitslosen. Oder der Information, dass man Krebs hat, vielleicht sogar unheilbaren. Oder bei familiärer Häufung ein Brustkrebsgen hat. Oder lange damit kämpft, mit der Schmach, von Bohlen als Scheiße bezeichnet worden zu sein und seither von Schulkameraden gemobbt zu werden, fertig gemacht zu werden. Oder Heidis Ansichten über Germany's Next Top Model zu genügen. Und so sieht man hier gut, welchen Einfluss die Psyche haben kann und hat.

Wie weitreichend das alles sein kann, wenn man etwas genauer hinschaut, mag Folgendes zeigen: Hohe Cortisonspiegel durch permanenten Stress während der Schwangerschaft bekommt auch der Fötus mit. Das bedeutet nun nicht nur, dass sein eigenes Immunsystem unter Stress angelegt und damit fehlprogrammiert wird: Das humorale System erfährt eine sehr starke Aufwertung, das zelluläre eine ebenso starke Abwertung. Damit kommen die Kinder mit einer sehr stark erhöhten Neigung zu Allergien und einem erhöhten Krebsrisiko und Anfälligkeit gegenüber Virusinfektionen zur Welt. Das setzt sich dann nach der Geburt fort. Viele medizinische Probleme lassen sich im späteren Leben auf diese Fehlentwicklung des kindlichen Immunsystems durch medizinischen Stress der Mutter in der Schwangerschaft zurückführen.

Ist Krebs also schlicht das Ergebnis eines über einen gewissen Zeitraum durch vermeintlichen oder echten Stress geschwächten Immunsystems? Für mich: ja! Und daher keine Erkrankung, sondern ein Symptom – ein Zeichen!

Ich weiß nicht, wie es Ihnen geht – aber mir reicht die Betrachtung, festzustellen, dass Stress bei Erkrankungen eher negativ zu beurteilen und zu verhindern ist, weil er das Immunsystem negativ beeinflusst. Dazu brauche ich keine Ergebnisse von Tierexperimenten, die das bestätigen. Heißt: Wenn der Körper schon in einer dummen Situation weil ernstlich erkrankt ist, gilt es, weitere Stressfaktoren zu vermeiden und ihn aus dem krankheitsbedingten Stress zu holen!

Diese Erkenntnisse werden nun zunehmend von der Wissenschaft bestätigt. Psychoneuroimmunologie und Psychoneuroendokrinologie sind zwei recht neue Disziplinen, die sich der Frage widmen, wie Psyche, Gehirn und Nervensystem sowie Immun- und/oder Hormonsystem mit einander interagieren. Sie sind relativ jung, da erst in den 1970er Jahren entstanden. Und bei weitem noch nicht von jedem Schulmediziner akzeptiert. Auch heute nicht.

Erkenntnisse aus diesen Disziplinen zeigen, dass alle Teile: Gehirn, Drüsen und Zellen des Immunsystems, aber auch »normale« Körperzellen, Botenstoffe sezernieren, die dem gesamten Organismus den aktuellen Zustand mitteilen sollen. Diese Botenstoffe gelangen an die Zellen, an die sie gerichtet sind, und bewirken bei denen eine Veränderung der Aktivitäten – worüber sie ihrerseits durch Botenstoffe informieren. Das bedeutet: Wir haben nicht nur die allseits bekannten Informationswege Nervenreizleitung und Hormone, sondern darüber hinaus ein ziemlich komplexes und kompliziertes System aus sich gegenseitig beeinflussenden Meldungen über Botenstoffe. Sie bewirken, dass Gehirn (mit seinem Nervensystem und der Psyche), ENS (mit einem eigenen Nervengeflecht und vielleicht eigener Psyche?) und Immun- und Drüsensystem nicht mehr als isolierte Teile des Menschen betrachtet werden können und dürfen, die sich zwar gegenseitig beeinflussen können aber ansonsten autark agieren. Im Gegenteil: Vielmehr bilden sie eine untrennbare Einheit. Und diese Einheit reagiert als Einheit auf Störungen von außen. Oder bewirkt sie nach außen!

Und so hat ein primär psychisches Phänomen (FFFF: fright, flight, fight, freeze), Stress, über das Immunsystem nicht nur indirekt Einfluss auf ein somatisches wie Krebs, sondern durchaus auch direkt. Heute weiß man aus Erkenntnissen dieser neuen Disziplinen, dass entartete Zellen adrenerge Rezeptoren auf der Oberfläche ausbilden können. Das bedeutet: Sie können auf Noradrenalin und Adrenalin und somit auf Stress direkt reagieren! Das führt dazu, dass die Zelle angeregt wird, sich zu teilen und Botenstoffe zu produzieren, die dann neue Blutgefäße wachsen lassen, um besser versorgt zu werden (Angiogenese). Auch die Neigung zur Ausbildung von Metastasen wird gefördert. Also ganz platt: Je größer der Stress desto schneller und effizienter das Tumorwachstum!

Wie eng dieses Zusammenspiel ist und wie komplex die ganze Situation, zeigt Dopamin. Dopamin ist zunächst ein Neurotransmitter, also ein Botenstoff, der benötigt wird, um Reize zwischen zwei Nervenzellen zu übertragen: Das Reizen einer »dopaminergen« Nervenzelle setzt an deren Ende diesen Botenstoff frei, der dann den »Synaptischen Spalt« überwindet, an den Rezeptor der verknüpften dopaminergen Nervenzelle andockt und so einen Reiz in der nachgeschalteten Nervenzelle erzeugt. Was passiert, wenn das nicht mehr richtig funktioniert, kennen wir als Krankheitsbild: Parkinson. Das bedeutet: Ohne Dopamin keine Nervenreizleitung (zumindest bei dopaminergen Nerven; es gibt auch andere, wie die schon genannten adrenergen oder serotoninerge).

Darüber hinaus ist Dopamin aber auch ein Hormon, ein »Neurohormon«, das in einer Drüse des Gehirns, dem Hypothalamus, gebildet und ins Blut abgegeben wird! Seine Wirkung bleibt damit nicht, wie bei Neurotransmittern sonst üblich, lokal auf den synaptischen Spalt, beschränkt. Als Stresshormon wie Adrenalin und Noradrenalin auch, versetzt es, wie oben gesehen, den gesamten Körper in eine »Stresssituation«. Mit den genannten Konsequenzen für das Immunsystem. Denn die Zellen des Immunsystems haben Rezeptoren für diese Hormone!

Das heißt: Dopamin wirkt bei allen drei oben genannten Komponenten: (1) im Rahmen der Nervenreizleitung und damit im Gehirn und ist so ein Teil der Vorgänge im Gehirn, die sich dann u. a. als »Psyche« äußern; es ist (2) ein Hormon, was aus einer Drüse sezerniert wird, und damit Teil des Drüsensystems des Körpers; und es interagiert (3) mit dem Immunsystem.

Apropos Psyche: Dopamin gilt als »Glückshormon«, da es antriebssteigernd und motivationsfördernd wirkt – wichtig bei Flucht oder Kampf, beim Einfrieren oder Schreckstarre… Und daher wird es manchmal auch dafür missbraucht!

Mastzellen sind Zellen des Immunsystems. Sie sind mit für die nach Sekunden einsetzende »allergische Immunantwort« verantwortlich, indem sie nach Kontakt mit »gewürzten« Antigenen den Botenstoff Histamin freisetzen; und auch Heparin, um in dem nun »entzündeten« Bereich die Durchblutung zu fördern. Diese Mastzellen sitzen vor allem in der Darmwand (Submucosa) und unter der Haut, genauer: der Lederhaut – also genau da, wo mögliche Eindringlinge als erstes auftreten. Und wie wir bereits wissen, ist hier auch das/ein Interface zwischen Nerven- und Immunsystem angesiedelt.

Sie sehen: Sie *können* die genannten Komponenten gar nicht voneinander trennen! Sie basieren auf den gleichen Komponenten und sprechen die gleiche

»Sprache«. Dopamin ist nur ein Beispiel! Adrenalin und Noradrenalin haben auch diese doppelte Funktion als Neurotransmitter und Hormon. Das bedeutet, auch einzelne Zellen, die Adrenalin/Noradrenalin produzieren können, können direkt zu adrenergen Nervenzellen Kontakt aufnehmen. Z. B. die Zellen des Nebennierenmarks, wo es als Hormon gebildet wird.

Wie Sie wissen, arbeite ich gerne mit Bildern. Und so stelle ich mir vor, dass so Nervenzellen über die »Standleitungen« eines Festnetzes, ihre Nervenbahnen, untereinander und über Mobilfunk, die Hormone und Botenstoffe, mit anderen, teilweise sogar mobilen Zellen wie denen des Immunsystems kommunizieren. Und wie in der Informationstechnologie auch, sind beide Wege kompatibel zu einander. So drängt sich mir ein weiteres Bild auf: Ein natürliches, körpereigenes Internet… (Im Ernst: Das Bild gefällt mir! Das körpereigene Internet ist ähnlich komplex und kompliziert aber auch robust und redundant wie »unser« Internet. Und jede Zelle ist, wie wir, ein Teil davon.)

Und in der aktuellen Forschung glauben wir tatsächlich, die Kenntnis des Genoms und des Proteoms einer Zelle reicht aus, um effektive Therapien gegen Krebs entwickeln zu können. Wie arrogant!

Das alles aber hat gravierende Folgen! Denn nun ist die Hirnaktivität nicht nur abhängig von Reizen, wie sie durch Sinneswahrnehmungen und Innere Bilder und Gespräche entstehen; und nicht nur darauf beschränkt. Sondern über die gemeinsamen Informationsträger wie Dopamin, Adrenalin und Noradrenalin kann nun jede einzelne Zelle direkt mit Nervenzellen kommunizieren, wenn sie ein Mobiltelefon besitzt – und zwar exakt so, als würde eine andere Nervenzelle das über das Festnetz tun! Das heißt letztlich: Nicht nur die verschiedenen Filter im Gehirn, die wir zu Beginn des Buches besprochen haben, fließen in die Wahrnehmung ein, sondern auch die Filter, die durch die Gesamtheit der Zellen des Körpers gebildet werden, die zum Telefonieren oder zur Nutzung des »Internets« in der Lage sind. Das sind: Zellen des Immun- und Drüsensystems…

Solch einen Filter kennt man als *sickness behavior* (Verhalten bei Krankheit) z. B. bei Infektionen. Dabei handelt es sich um ein primär vom Immunsystem gemeldetes Problem, das in Form einer sekundären Antwort ein Schonverhalten provoziert, das sich nun in Appetitlosigkeit, »Anorexie«, und Niedergeschlagenheit äußern kann. Das bedeutet: Wir haben hier eine Umkehrung der Situation von oben: Nicht die Psyche, Stress, führt zu Problemen des Immunsystems, sondern das Immunsystem führt zu einem psychologischen Effekt mit entsprechendem Verhalten.

Der Sinn: Der Körper wird dadurch veranlasst, Bewegungen auf das absolut notwendige zu reduzieren, die dadurch eingesparte Energie für die Fieberantwort zu verwenden und sich in seine Höhle zurückzuziehen, wo man Schutz vor möglichen Räubern hat, solange man psychisch und physisch beeinträchtigt ist. Die Anorexie führt zu eingeschränkter Verdauung, was vor allem die Aufnahme von Eisen aus der Nahrung reduziert, das Bakterien bei ihrer Reproduktion unterstützen würde. Und so werden auch die Eisenspiegel im Plasma aus diesem Grunde gesenkt, was sich in Müdigkeit äußert. Eine erhöhte Empfindlichkeit gegenüber Schmerzen sorgt dafür, dass der Körper das betroffene Gewebe schont und vor allem keinen Druck auf verletzte oder entzündete Gewebe ausübt, indem er auf einer Wunde schläft, steht oder läuft. Der Drang zu Körperpflege wird reduziert. Denn die ist oft mit Wassermangel verbunden (weil die Tiere sich mit ihrem Speichel durch Lecken säubern. Aber unser Es, bewusst oder unbewusst, kann noch nicht wissen, dass das bei uns Menschen heute anders läuft; es ist sehr konservativ…)

Ist also *anorexia nervosa*, Magersucht, weniger ein psychisches/psychogenes Problem, wie man bisher oft annimmt, als eher die Reaktion des Körpers auf ein entgleistes Drüsen- oder Immunsystem in Form eines *sickness behavior*? Und mit welcher Ursache – und noch wichtiger: Konsequenz?

Wow! Starker Tobak!

Das sollte man sich nochmals sehr genau vor Augen führen! Wenn jede Zelle einen »Normalzustand« besitzt und den über die genannten Möglichkeiten kommunizieren kann und kommuniziert, stellt sich nach kurzer Zeit ein »Gleichgewicht« im Körper ein, von dem Gehirn (Psyche, Nervensystem) und Immun- und Drüsensystem über besagte Telefonate und das »Internet« wissen. Und inzwischen wissen wir auch, wo der Sitz dieses Zustandssensors ist: ganz weit vorne im präfrontalen Cortex. Hier scheint das Zentrum zu sein, in dem die Schnappschüsse über Ist- und Sollzustand des Körpers repräsentiert sind.

Kommt nun irgendein Teil dieses Systems aus diesem Normalzustand, bleibt das nicht unbemerkt, und zwar ebenfalls von allen Teilnehmern: Psyche, Nerven,

Drüsen- und Immunsystem. Diese Teile versuchen nun anhand ihrer jeweiligen Möglichkeiten, den Sollzustand wiederherzustellen. Man nennt das Homöostase – Gleichgewichtszustand (gr. homoiostásis Gleichstand). Und dazu brauchen sie (und Sie!) noch nicht einmal das Bewusstsein! Nochmals: Wow!

Sind so auch die »Phantomschmerzen« erklärbar? Also die Schmerzen, die man empfindet, aber gar nicht empfinden dürfte, da der Ausgangspunkt des Schmerzes z. B. nach Amputation einer Gliedmaße gar nicht mehr vorhanden ist! In einer harmloseren Variante kennen wir das Phänomen, wenn z. B. ein Zahn weiterhin schmerzt, obwohl der behandelt wurde, das Problem also beseitigt. Lässt hier Solms unbewusstes Ich eine »Schmerzblase« an die Oberfläche des bewussten Ichs steigen, weil es damit nicht klar kommt, den Soll-Zustand nicht wiederherstellen zu können und um Hilfe bittet?

Das bedeutet: Gefühle und Gedanken (Psyche), aber auch Wahrnehmungen (Nervensystem) können Immun- und Drüsensystem beeinflussen und darüber und auch direkt die restlichen Gewebe und Organe. Und umgekehrt: Immun- und Drüsensystem beeinflussen die Gefühle und Gedanken – und hin und wieder auch die Wahrnehmung. Das wiederum bedeutet, dass wichtig ist, zu erkunden, an welcher Stelle das eigentliche Problem liegt. Will man nicht nur Symptome bekämpfen ohne die Ursache zu eliminieren, macht es keinen Sinn, die organischen Symptome zu behandeln, wenn der Grund in der Psyche liegt. Das wird nichts bringen, da die Homöostase zwischen den Komponenten dadurch nicht hergestellt würde. Und der Gang zum Psychiater/Psychologen kann aus den gleichen Gründen unterbleiben, wenn die Ursache somatischer Natur ist – und adäquat behandelt wird.

Ich hoffe, dass Sie ermessen können, welche Konsequenzen die Information der letzten Seiten tatsächlich hat. Denn nun müssen Erkrankungen wie Multiple Sklerose und Krebs, Asthma und Rheuma und viele andere in einem völlig neuen Licht gesehen werden! Sie sind nicht mehr die Konsequenz eines defekten Teils der Maschine Mensch; sie können auch die Konsequenz einer defekten Psyche und damit in einer kaputten Gesellschaft begründet sein.

Ist die dramatisch wachsende Zahl von Allergien und Allergikern vor allem in den Industrienationen somit vielleicht nur Ausdruck dafür, dass sie als »moderne« Gesellschaft dauernden Stress verlangt und produziert? Ich jedenfalls bin überzeugt davon. So ist die Frage, ob die neuesten Varianten von Allergien,

»Nahrungsmittelallergien« wie Lactose- und Glutenintoleranz, nicht lediglich Ausdruck dieser Situation sind und einer somatischen Ursache entbehren. (Wie gesagt: ich halte das Phänomen nicht für psychogen, also eingebildet, sondern für psychoneuroimmunologisch!) Bis vor wenigen Jahrzehnten, als in Europa noch so gut wie jeder Säugling gestillt wurde, gab es Lactoseintoleranz so gut wie nicht. Und den Begriff Gluten lernte ich während meines Studiums kennen – aber nicht in Zusammenhang mit Allergie! Heute gibt's bei jedem Bäcker gluten- und lacto-sefreie Backwaren... Wäre das so, könnte es ein Grund dafür sein, dass Allergien gegen Nüsse komplementärmedizinisch behandelt werden können.

Könnte das auch der Grund sein, warum es verschiedene Formen von MS gibt –die benigne also »gutartige«, bei der zwar Schübe auftreten, aber keine Schäden bleiben? Und die primär progrediente also »bösartige«, bei der man tun kann, was man will: Sie lässt sich nicht behandeln. Die »remittierende«, in der Schübe wieder spurlos verschwinden, aber in die »sekundär progrediente« übergeht, bei der dann zunehmend Schäden zurückbleiben? Könnte es sein, dass diese vier Formen, manche glauben, es gäbe mehr, lediglich Ausdruck dessen sind, wie und womit der Körper auf die Attacken des Immunsystems den eigenen Nervenzellen gegenüber reagiert? Denn jeder Verlauf der MS ist unterschiedlich, MS so indivi-duell wie Krebs. Ist das dann auch der Grund, warum die derzeit auf dem Markt befindlichen Medikamente alle (nicht) so wirken, wie sie sollten – und alle, ob Botenstoff wie Interferon-beta oder Antikörper wie MabCampath – in ähnlichem Ausmaß? Ist das also vielleicht gar keine Medikamentenwirkung?

Könnte man sie durch Plazebo ersetzen – mit ähnlichem Effekt? Das hat bis heute kein Mensch ernsthaft geprüft! Ich komme zunehmend zu dem Eindruck, dem könnte so sein. Und daher wäre es wichtig, das einmal zu untersuchen. Denn wenn man die Hightech-Präparate von heute mit Jahrestherapiekosten von 50.000 € (Interferon) bzw. 85.000 € (Antikörper) und mehr bei 30.000 Patienten durch Milchzucker für Cent-Bruchteile ersetzen könnte...

Lawrence (»Larry«) Jacobs, der amerikanische Neurologe, der das erste Mal einen MS-Patienten mit Interferon-beta behandelte, Biogens Zulassungsstudien durchführte und auf den die Therapie von MS mit diesem Botenstoff zurück-geht, hatte einmal in einer persönlichen Mitteilung geäußert, dass Patienten selbst Jahre nach einer *einmaligen* Gabe von Interferon-beta beschwerdefrei geblieben waren. Da er das aber nicht im Rahmen von Studien erhoben hatte, wurde das leider nie publiziert. Schreit das nicht geradezu nach Plazeboeffekt? Ist das gar der Grund, warum keines der Medikamente, die zur Anwendung kommen, über eine Wirksamkeit hinauskommen, die einen auch als Plazeboeffekt nicht staunen lassen würde? Es geht sogar noch weiter: Gibt es die diskutierten Untergruppen gar nicht und Patienten mit »benigner Form« haben »nur« eine besonders »gute« Psyche, die mit »primär progredienter Form« setzten sie nur nicht (richtig?) ein; und die andern liegen dazwischen. Also: Gnadenloser Optimist (beginge), Normalmensch (remittierend), zunehmend resignierend (sekundär progredient), gnadenloser Pessimist und Hypochonder (primär progredient)?

Um es ganz klar zu äußern: Diese Fragen begründen noch nicht einmal eine *These*; sie sind eine Überlegung, die durch *nichts* begründet ist als durch Plausibilität, Jacobs Beobachtung – und dem ewigen Fragen »Warum?«! Ich höre geradezu die Neurologen laut aufschreien. Aber wenn sie sich dann wieder beruhigt haben: Könnten sie einmal über den Tellerrand ihrer Schulmedizin blinzeln? Ist das alles wirklich *so* weit hergeholt? Ich bin *kein* Fachmann und lasse mich gerne durch Fakten überzeugen…

Nochmals und ausdrücklich: Solange das nur eine Überlegung ist, die keinerlei Fundament hat: *Kein Patient soll und darf sie als Anlass nehmen, auf die heute üblichen Therapien und den Rat seines Arztes zu verzichten!*

Durch andauernde Selbstansprache, man sei, warum auch immer, im Stress, kann man sich durchaus via Autosuggestion in echten Stress versetzen. Der beruht zwar nicht auf tatsächlichen Stress auslösenden Informationen wie der optischen Wahrnehmung des angreifenden Tigers hinter einem, aber die Ergebnisse solcher Autosuggestionen führen zu den gleichen Symptomen: schnelle Atmung, hoher Puls und Blutdruck, weite Pupillen… Denn man hat Angst, das Leitgefühl bei Flucht. Und damit das gleiche medizinische Ergebnis: Stress. Umgekehrt kann man, auch via Autosuggestion, dafür sorgen, dass genau das nicht eintritt.

Daher ist im Krankheitsfall eine der ersten Maßnahmen, dafür zu sorgen, dass man die Situation nicht noch verschlimmert – auch wenn das ob der häufig niederschmetternden Nachricht bei der Diagnose oftmals übermenschliche Kräfte verlangt. Die Alternative aber ist, dass man einen Teufelskreis in Gang setzt, aus dem auszubrechen dann nur noch immer schwerer möglich ist.

Das heißt: »Think positive!« Fang an, Dich konstruktiv mit dem Problem zu beschäftigen. Schalte das Hirn an und die Angst aus. Versuche, nicht zu fliehen, auch nicht zu kämpfen. Beides erzeugt Stress! Sondern versuche, dich aktiv in einen Zustand zu bringen, in dem das Immunsystem seine Arbeit aufnehmen kann: Entspannung. Das kann, Stichwort: Eustress, durchaus mit körperlicher Anstrengung verbunden sein, solange die nicht dazu führt, dass der Körper via Stresshormon Cortison in den physiologischen Stress gerät.

Krebs ist kein Todesurteil, sondern eine Herausforderung, den Körper wieder dazu zu bringen, das zu tun, was er ansonsten auch tut. So, wie eine Niederlage nicht das Ende ist sondern eine Chance, neu zu beginnen. Der Körper kann mit Krebs und anderen schweren Erkrankungen fertig werden! Das beweist er jeden Tag. Man muss ihn nur lassen und dabei unterstützen. Hier ist im Vorteil, das zu erkennen, wer ein halb volles Glas sehen kann wo andere ein halb leeres sehen…

Erinnern Sie sich an den Cellisten? Als er sich vorstellte, den Krebs wie einen Felsen mit verschiedenen Werkzeugen zu zertrümmern half das nicht. Er hatte Angst vor dem Krebs, Leitgefühl bei Flucht, durch Aggression, Leitgefühl bei Kampf, ersetzt. Beides resultiert in Stress unter der Herrschaft des Sympathikus. Als er auf Anraten seines Therapeuten sein Inneres Auge auf das gesunde Gewebe richtete, um durch Wachstum den Krebs zu verdrängen, ließ er sich von Gefühlen leiten, die die Aktivität des Parasympathikus unterstützten: Aufbau, Gesundheit. Und damit intakte zelluläre Immunabwehr… Und so möchte ich an dieser Stelle gerne die »Irische Philosophie« des Lebens anbringen, die jeder Tourist auf Kärtchen in den Andenkenläden auf der Grünen Insel kaufen kann; die aber dadurch nicht verkehrter wird:

»Es gibt nur zwei Dinge, um die du dir Sorgen machen musst: Geht es dir gut, oder nicht?
Wenn es dir gut geht, brauchst du dir keine Sorgen mehr zu machen.
Wenn es dir schlecht geht, gibt nur zwei Dinge, um die du dir Sorgen machen musst: Wird es dir wieder besser gehen, oder du wirst sterben?
Wenn es dir wieder besser geht, brauchst du dir keine Sorgen mehr zu machen.
Wenn du sterben wirst, gibt nur zwei Dinge, um die du dir Sorgen machen musst: Kommst du in den Himmel oder in die Hölle?
Wenn du in den Himmel kommst, brauchst du dir keine Sorgen mehr zu machen.
Aber wenn du in die Hölle kommst, wirst du so beschäftigt damit sein, deinen Freunden die Hände zu schütteln – du wirst dann keine Zeit haben, dir Sorgen zu machen!«

Konsequenz: Du brauchst dir überhaupt keine Sorgen zu machen! Also warum tust du es? Das hat etwas!

Zunehmend mehr Mediziner sind der Auffassung: Es gilt, Dinge zu vermeiden, die Stress hervorrufen oder verstärken können: Angst vor anstehenden Therapien wie Chemo- und/oder Radiotherapie. Think positive! Es sind *Hilfsmittel* für das Immunsystem, nicht unerträgliche Belastungen, die man gerne vermiede. Man sollte sich sagen: »Ja, beide Therapieformen belasten mich und sind Scheiße! Aber ich habe nicht die Absicht, mein Immunsystem noch mehr zu schwächen, indem ich es stressbedingt noch unterdrücke – Stress, den ich mir mache, weil ich Angst vor den Nebenwirkungen habe! So ist das eben: Wenn ich meinem Immunsystem helfen will, kostet das halt ein paar Haare, und ich muss eine Weile Windeln tragen – na und? Wer das nicht versteht, kann mir gestohlen bleiben!«

Was sagt der Arzt da? Schlechte Prognose? Na dem werde ich's 'mal zeigen… Stümper, der hat ja keine Ahnung, wozu ich fähig bin! Von wegen schlechte Prognose – der kennt mich doch gar nicht! Erst einmal Stress abbauen und dann dafür sorgen, dass mein Immunsystem in die Lage kommt, aktiv werden zu können. Ein, zwei Gläschen Rotwein und/oder ein bisschen Schokolade zwecks Selbstbelohnung für den harten Weg, der vor mir und meinem Immunsystem liegt, und los geht's. Und wenn dieses jetzt noch Hilfe braucht: Kommt her Ihr Strahlenkanonen und Giftcocktails. Herzlich willkommen! Helft mir beim Ausmerzen dieser Zellen, die nicht aufhören wollen zu wachsen.

Es geht dabei nicht darum, den Krebs »wegzulachen«! Sondern mit positiver Grundeinstellung, wie sie auch für Gesunde stresssenkend und damit hilfreich ist, erst gar nicht zu erkranken, die Realität zu akzeptieren und aktiv das Beste daraus zu machen. Walter M. Gallmeier, Krebsspezialist, Pionier der internistischen Onkologie und Vorstand der Medizinischen Klinik und des Instituts für Medizinische Onkologie, Hämatologie und Knochenmarkstransplantation des Klinikums Nürnberg, wusste, dass Krebsgeheilte in der Regel »keine Schöngeister« sind, die ihre Tumore mit Gottvertrauen einfach wegwünschen oder sich durch Lachen selbst heilen, sondern eher Menschen mit »gesundem Realismus«. »Irgendwann sagen sie sich: ›Ich bin ja heute wieder nicht tot‹ und leben einfach weiter. Eine Bilanz des bisherigen Lebens zu ziehen mit dem nüchternen Ergebnis: ›Das kann es noch nicht gewesen sein‹ gehört ebenso dazu wie das Gefühl, noch gebraucht zu werden.« Lebenswille und Lebensmüdigkeit sind nicht nur Bezeichnungen für diffuse Gefühle. Wer sich aufgibt und mit dem Leben »innerlich abschließt«, der sucht den Tod und findet ihn. Das ist in Pflegekreisen kein Geheimnis!

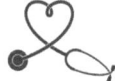

Zurzeit wird diskutiert, ob nicht eine solche positive Einstellung erheblich mehr zu einer Heilung beitragen kann als ein Medikament. Zumindest in vielen Fällen! Spätestens hier kommt nämlich das Stichwort »Plazebo« ins Spiel, lat. für »ich werde gefallen«. Es gibt inzwischen genügend Studien und Hinweise, in denen Patienten geheilt wurden, die mit Plazebo, also einem Scheinmedikament ohne Wirkstoff, behandelt wurden. In der Annahme, einen Wirkstoff zu erhalten und dass sich um sie »gekümmert« wird, waren sie positiv konditioniert. Das rief die Selbstheilungskräfte auf den Plan, aktivierte das Immunsystem – so erklärt man sich dieses Phänomen – und brachte die Heilung. Wichtig dabei: Der Patient muss daran glauben. Nicht notwendigerweise, dass das Medikament hilft, wie wir noch sehen werden, aber dass die Therapie etwas bewirkt. Denn offenbar geht das über das Unterbewusstsein und nicht über den Verstand.

Demgegenüber stehen Hinweise, dass Patienten trotz der Verabreichung eines *Wirkstoffes* in der Erkrankung fortschritten. Weil man ihnen sagte, sie bekämen nur ein Scheinmedikament. Sie fühlten sich allein gelassen, deprimiert. Diesen Effekt nennt man Nozeboeffekt (»ich werde schaden«), und er ist ebenfalls gut dokumentiert.

So wurde in den USA im Rahmen der Untersuchung eines Antidepressivums eine Studie durchgeführt, in der dieses gegen ein Plazebo getestet wurde. Eines Tages hatte einer der Patienten, ein 26 Jahre alter Mann, eine Überdosis des ihm im Rahmen der Studie gegebenen Präparates in suizidaler Absicht genommen. Seine Freundin fand ihn und brachte ihn sofort ins Krankenhaus. Seine vitalen Parameter waren sehr besorgniserregend: Puls deutlich erhöht bei 110 (normal für ihn als gesunden jungen Mann: 60), Blutdruck extrem niedrig: 80/40 (normal 120-130/80). Um ihm akkurat helfen zu können, versuchten die Ärzte, das Mittel herauszufinden, das er zu sich genommen und das die Freundin in die Klinik mitgenommen hatte. Dabei stellte sich heraus: Er war in der Plazebogruppe, die

Überdosis war somit keine »Überdosis« – und die Einnahme hatte daher diese Symptome gar nicht hervorrufen können. Wie kam es zu diesem Nozeboeffekt?

Prof. Dr. med. Ulrike Bingel von der Klinik für Neurologie an der Universität Essen und Leiterin der Schmerzambulanz begründet das so: »Es war die Erwartungshaltung, die der junge Mann an die Tabletten geknüpft hat. Er hat ja gedacht, das seien Tabletten, die ihm gegen Depressionen helfen und hat die in großer Menge eingenommen mit dem Ziel, sich das Leben zu nehmen. Und hat jetzt genau die körperlichen Symptome entwickelt, die er davon erwartet hatte.« Als man ihn darüber informiert hatte, dass er lediglich Plazebo bekommen hatte, besserten sich die Symptome sehr schnell wieder.

Ein anderes Beispiel: In einer britischen Studie an Krebspatienten bekamen diese anstelle einer hochdosierten Chemotherapie lediglich Kochsalzlösung. Und dennoch fielen bei jedem dritten Patienten die Haare aus – eine unerwünschte Nebenwirkung von Chemotherapeutika. Ein Nozeboeffekt!

Ich kenne ihn auch aus eigener beruflicher Erfahrung. In einer Variante sog. plazebokontrollierter Studien werden Patienten in zwei Gruppen eingeteilt: Eine bekommt Plazebo, eine Wirkstoff (das »Verum«). Dabei wissen die Patienten nicht, in welcher Gruppe sie sind, was sie also bekommen werden. Man nennt das eine »blinde« Studie (der Patient »sieht« nichts) – sie wird durchgeführt, um Einflüsse auf die Wirksamkeit des Wirkstoffes dadurch zu verhindern, dass der Patient weiß, was er bekommt. Im Rahmen der Studie müssen die Patienten über den Wirkstoff, seine Wirkung, Wirksamkeit und Nebenwirkungen aufgeklärt werden. Damit die »Verblindung« aufrecht erhalten bleibt, erfahren das also auch Patienten, die Plazebo bekommen werden. Der Nozeboeffekt: Auch in der Plazebogruppe werden exakt die Nebenwirkungen mit der gleichen Häufigkeit gefunden, die in der Verum-Gruppe auch auftreten – obwohl das gar nicht möglich ist! So ist das Problem, dass die vorgeschriebenen Beipackzettel bei Medikamenten zwar einerseits gut sind, da sie den Patienten informieren, aber auch bedenklich, da sie über den Nozeboeffekt dafür sorgen können, dass er aus Angst exakt die Nebenwirkungen entwickeln kann, vor denen gewarnt wird.

Bernard Lown, amerikanischer Kardiologe und Friedensnobelpreisträger, hatte als Assistenzarzt eine Patientin, die an Trikuspidalklappenstenose litt, abgekürzt »TS«. Dabei handelt es sich um eine nicht lebensgefährliche Erkrankung des Herzens, bei der die Klappe zwischen dem rechten Vorhof und der rechten Herzkammer aufgrund einer Verengung nicht optimal arbeitet, was zu einer verminderten Füllung des Vorhofs führt. Während der Visite nun fiel dieser Begriff »TS«, was die Patientin in ihrer Angst als »terminal situation« und damit Tod missinterpretierte. Lown konnte die in Panik geratene Frau nicht davon überzeugen, dass dem nicht so war und sie nicht würde sterben müssen. Stunden später starb sie tatsächlich an Ersticken durch Ödeme (Wassereinlagerungen) in der Lunge, psychosomatisch ausgelöst infolge des Nozeboeffektes.

Und wer kennt nicht Voodoo – die kreolische Religion, die aus Afrika stammt und auch auf Haiti und in Teilen der USA weit verbreitet ist. Teil dieser Religion ist der aus Haiti stammende Brauch der Voodoo-Puppen, über die Schwarze Magie ausgeübt werden kann, wie viele glauben. Und so gibt es tatsächlich Berichte, die Anlass zu der Vermutung geben, dass hier der Nozeboeffekt eine Rolle spielte – bis hin zum Tod aufgrund panischer Angst wie bei der Patientin von Bernard Lown.

Henry K. Beecher, ein amerikanischer Anästhesist, hatte den »positiven Bruder« des Nozeboeffektes, den Plazeboeffekt, wiederentdeckt, nachdem er schon von Hippokrates (460 – 370 v. Chr.) erfolgreich eingesetzt worden, danach aber in Vergessenheit geraten war. 1955 veröffentlichte er eine Abhandlung über seine Erkenntnisse, als er in den letzten Jahren im zweiten Weltkrieg als Narkosearzt der Amerikaner in Bedrängnis kam: Mitten im Gefecht ging ihm das Morphium aus. Er hatte keine Möglichkeit mehr, die Schmerzen der zum Teil schwerstens Verwundeten zu lindern. In seiner Not applizierte er Kochsalzlösung – im Rahmen der Schmerzlinderung ein Plazebo. Mit erstaunlichem Effekt: Über ein Drittel der Verletzten reagierte, als ob es Morphium bekommen hätte. Dieser Artikel führte dann dazu, dass der beobachtete »Plazeboeffekt« in der Folge von vielen untersucht wurde.

Er wird heute nur noch von wenigen Medizinern angezweifelt. Und so stellt selbst die Bundesärztekammer fest, dass sich »mit dem Einsatz von Plazebos […] erwünschte Arzneimittelwirkungen maximieren, unerwünschte Wirkungen von Medikamenten verringern und Kosten im Gesundheitswesen sparen« lassen. Prof. Dr. Robert Jütte, Medizinhistoriker.

Der zeichnet auch für eine Stellungnahme der Ärztekammer verantwortlich (www.bundesaerztekammer.de/downloads/Placebo_LF_1_17012011.pdf), deren »Ziel […] [es sei], den Ärzten die Bedeutung des Placeboeffekts in der täglichen Behandlung von Patienten deutlich zu machen.« Und weiter: »Welche verblüffenden Ergebnisse sich mit Scheinpräparaten erzielen lassen, zeigen verschiedene Studien. So helfen Placebos einer Untersuchung zufolge in Deutschland 59 Prozent der Patienten mit Magengeschwüren. Bei Depressionen zeigten Placebos in beinahe ebenso vielen Fällen Wirkung wie tatsächliche Psychopharmaka.« Der Hauptgeschäftsführer der Bundesärztekammer, Prof. Dr. Christoph Fuchs: »Placebos wirken stärker und sehr viel komplexer als bisher angenommen. Ihr Einsatz ist von enormer Bedeutung für die ärztliche Praxis.«

An anderer Stelle heißt es: »Eine der wichtigsten Ergebnisse der Forschung ist, dass der Plazeboeffekt hirnphysiologisch und anatomisch lokalisierbar ist.« (http://www.aerzteblatt.de/archiv/81193/Placebos-Mehr-als-nur-Einbildung).

Und weiter: »Der Plazeboeffekt ist damit nicht auf ein bloßes Epiphänomen [Phänomen, das eine Ursache hat, aber keine Wirkung, Anm. d. Autors] reduzierbar. Da der Plazeboeffekt nachgewiesenermaßen eine neurobiologische Basis hat, rückt damit die Frage seiner therapeutischen Relevanz mehr und mehr in den Mittelpunkt.« So lege eine Vielzahl von Studien nahe, dass vor allem die Aktivierung der Stirnlappen (präfrontaler Cortex) die Wirkungsweise des Plazeboeffektes erklären könne.

Einer der überzeugendsten Hinweise stammt aus einem Versuch, in dem Probanden mit elektrischen Stromstößen traktiert wurden. Überzeugend deshalb, weil jeder Proband, anders als in Studien, in denen der eine das »Verum«, also das wirksame Präparate erhält, der andere Plazebo, die gleichen Prozeduren über sich ergehen lassen musste. Solche Studien, bei denen ein Vergleich am gleichen Objekt erfolgen kann, haben vor allem dann eine weitaus höhere Aussagekraft, wenn die Ausprägung eines Phänomens individuell unterschiedlich ist (hohe »interindividuelle Streuung«), weil jeder seine eigene Kontrolle ist.

So wurde zunächst festgestellt, bei welcher Stromstärke der Proband den Schmerz als unerträglich empfand. Dann gab man ihm ein Nozebo, eine Pille mit Milchzucker, das keine negative Wirkung entfalten konnte, und sagte ihm, dass diese Pille die Schmerzempfindlichkeit erhöhte. Prompt sank die Stromstärke dramatisch, die der Proband als gerade noch erträglich empfand. Im weiteren Verlauf wurde ihm die *gleiche* Pille nochmals gegeben, aber gesagt, sie würde für eine höhere Schmerzunempfindlichkeit sorgen – ein Plazebo. Und siehe da: Die Leidensschwelle lag viel höher als im Ausgangsfall ohne »Behandlung«. Und zwar bei *allen* Probanden, ohne Ausnahme! Die Ergebnisse wurden mehrfach reproduziert, sind also »wissenschaftlich nachgewiesen«.

Unter anderem auch durch eine Abwandlung: Zu gleichen Ergebnissen führte nämlich eine Studie in Italien, in der nicht Stromstöße als Schmerzreiz gegeben wurden, sondern die Hitzewirkungen eines Lasers. Auch hier: Mit Plazebo war bei allen Patienten die Schmerzschwelle signifikant höher.

Dem ist man nachgegangen. Man hat mit modernen neurobiologischen und biochemischen Verfahren herausgefunden, dass bei den Patienten in *Erwartung des Schmerzes und der Gabe eines dagegen wirkenden Mittels* nicht nur bestimmte Hirnareale aktiv sondern auch Endorphine freigesetzt wurden. Und diese körpereigenen Schmerzmittel führten zur Schmerzfreiheit. Dies wies man nach, indem man in einem zweiten Versuch die Wirkung dieser Endorphine durch Besetzung der Rezeptoren medikamentös unterdrückte. Das Ergebnis: die schmerzsenkende Wirkung des Plazebos war verschwunden! Wenn das kein naturwissenschaftlicher Beweis des Plazeboeffektes ist, was dann?

Und auch Ulrike Bingel kann dies zeigen, indem sie eine Wärmeplatte für solche Untersuchungen verwendet. Im ersten Durchgang des Versuchs bekommen die Probanden kein Schmerzmittel, die laufende Infusion enthält Kochsalzlösung. Wird die Wärmeplatte angeschaltet, empfindet der Proband, wie zu erwarten, Schmerz. Wird nun in einem zweiten Durchgang das Kochsalz, vom Patienten unbemerkt, durch ein hochwirksames Schmerzmittel, ein Opiat, ersetzt, zeigt sich, dass das Opiat tatsächlich wirksam ist: Der Proband empfindet einen deutlich geringeren Schmerz.

Durchgang drei: Dem Probanden wird gesagt, er bekäme ein Schmerzmittel. Das Ergebnis: Die Intensität des Schmerzes ist nochmals geringer, obwohl sich an der Infusion nichts geändert hatte: der Plazeboeffekt. Dies ist allein deshalb bemerkenswert, weil er offenbar nicht einen Teil einer Medikamentenwirkung »vorweg« nimmt, sondern ganz offensichtlich auf eine mögliche, in Studien nachgewiesene Wirkung »drauf gesetzt« werden kann!

Letzter Durchgang: Obwohl sie weiterhin Schmerzmittel bekommen, wurde ihnen gesagt, sie erhielten keines mehr. Es trat der Nozeboeffekt auf: Die Wirkung des Opiats wurde allein durch die Annahme, kein Schmerzmittel mehr zu bekommen, *vollkommen* aufgehoben und die Schmerzempfindung auf ein Niveau angehoben, dass höher als beim zweiten Durchgang war, wo den Probanden das

Opiat gegeben wurde, ohne dass sie es wussten (Wirkung des Medikaments). Sie erreichte fast die Höhe, die im ersten Durchgang ohne Schmerzmittel festgestellt wurde. Sehr erstaunlich! Denn die Effekte lassen sich im Kernspintomographen des Hirns, also einem bildgebenden Verfahren, zweifelsfrei und objektiv nachweisen.

Ist Ihnen die Bedeutung dieses Versuches wirklich klar? *Der Nozeboeffekt kann die Wirkung zweifelsfrei wirksamer Medikamente vollständig aufheben!*

Das also ist die Antwort auf die Frage, warum Medikamente überflüssig und ein Gespräch sehr viel wirksamer sein können. Voraussetzung für den Plazeboeffekt ist der Glaube an die Behandlung, also die psychologische Konditionierung des Patienten. Dann kann er oft seine eigenen Medikamente freisetzen.

Nach Bingels Erkenntnissen ist der Plazebo- und damit auch der Nozeboeffekt individuell sehr unterschiedlich ausgeprägt: Der eine hat eine sehr ausgeprägte Neigung dazu, der andere eher weniger. Und manche reagieren überhaupt nicht auf diese Scheinbehandlungen. Warum das so ist, ist nicht bekannt und daher Ziel aktueller Forschung. Was aber ziemlich alarmierend sein sollte, ist, dass der Nozeboeffekt so mächtig ist, dass er Medikamentenwirkungen aufheben kann. Ich denke an dieser Stelle an den in der Schulmedizin so gerne verwendeten Begriff evidence von oben! Kann man tatsächlich noch von erkenntnisgestützter Medizin reden, wenn Erkenntnisse aus wissenschaftlichen Untersuchungen von der Psyche komplett über den Haufen geworfen werden können?

Wer als Alternativmediziner dies argumentativ dazu nutzen möchte, eine Positionierung gegenüber der Schulmedizin vorzunehmen, sollte vorsichtig damit sein, vor allem, wenn er Probleme damit hat, sein Wirken über Plazebo zu erklären. Denn es gibt keinen Grund, anzunehmen, dass der Nozeboeffekt nicht auch sein Wirken betreffen könnte…

Plazebo- und Nozeboeffekte betreffen nicht nur die Endorphine bei Schmerz. Ein anderes verblüffendes Beispiel ist die Parkinson'sche Erkrankung. Bei ihr ist das Problem, dass Nervenzellen mit zunehmendem Alter des Patienten weniger Dopamin produzieren und abgeben. Dopamin ist, wie wir von oben wissen, ein Neurotransmitter und damit für Nervenreizleitung erforderlich. Und so forscht man seit über 20 Jahren daran, wie man das Gehirn dazu bringen kann, wieder Dopamin in der erforderlichen Menge zu produzieren.

Dazu werden unterschiedlichste Methoden eingesetzt: Elektrostimulation (allerdings moderner als mit der Bagdad-Batterie!), Implantation neuronaler Stammzellen oder die Gabe von Levodopa, einem Mediator, der bei der Dopaminbildung mitwirkt (weil Dopamin selbst die Blut-Hirnschranke nicht passieren kann, eine Gabe also wirkungslos bliebe). Kurz Hightech überall.

Und an dieser Stelle geben Forscher in Vancouver Parkinsonpatienten nur Plazebo. Ergebnis: Den Patienten ging es schnell besser, ihre Bewegungen waren flüssiger und besser koordiniert. Grund: Das Gehirn hat die Plazebogabe mit der Produktion von eigenem Dopamin beantwortet. Nur deshalb, weil der Patient an die Wirkung geglaubt hat. Und auch bei Demenz scheint dieser Effekt hilfreich zu sein. Derzeit läuft eine finnische Studie, die das annehmen lässt.

Nicht minder eindrucksvoll folgende Geschichte. Patienten mit Problemen durch Kniegelenksarthrose wurden in den USA vor einigen Jahren in zwei Gruppen eingeteilt. Bei beiden Gruppen wurde unter lokaler Betäubung ein Hautschnitt gesetzt, über den bei der einen Gruppe ein Arthroskop für eine Kniespiegelung eingeführt wurde. Bei diesen Patienten wurde eine Behandlung des Knorpels vorgenommen – so wie es der aktuelle Stand der medizinischen Kunst vorgibt.

Bei den anderen allerdings wurde weder ein Arthroskop eingeführt noch eine Knorpelbehandlung vorgenommen. Dabei bemühten sich die Chirurgen, an dem Knie so realistisch wie möglich herum zu manipulieren, um dem Patienten den Eindruck zu vermitteln (Plazebo), bei ihm würde tatsächlich eine Spiegelung vorgenommen. Aufgrund der lokalen Anästhesie konnte er aber nicht feststellen, ob das tatsächlich so war.

Das mehr als erstaunliche Ergebnis: Selbst ein Jahr nach dem Eingriff konnte kein Unterschied bei den Patienten in der subjektiven Einschätzung des OP-Erfolges festgestellt werden. Die Symptome besserten sich in beiden Gruppen gleich und in beiden Gruppen war die Zahl der beschwerdefreien Patienten nach der »Behandlung« gleich groß. Die Notwendigkeit zu einer nicht risikoarmen Kniespiegelung gilt seither als mehr als fraglich! Plazebo-Effekt also auch bei chirurgischen Eingriffen, nicht nur bei Medikamenten! Eine überraschende und revolutionäre Erkenntnis.

Wohl gemerkt. Das sind Ergebnisse aus der Schulmedizin! Hier zeigt eine Wissenschaft anhand der ihr eigenen Methoden die eigenen Grenzen auf! Es sind daher keine Versuche von Alternativmedizinern, ihrem Tätigkeitsfeld größere Bedeutung zu vermitteln, sondern Resultat wissenschaftlich exakter Forschung.

Und so war natürlich der Aufschrei bei den Chirurgen groß! Niemand hört gerne, dass das, was er tut, absolut unnötig, ja sogar problematisch sein könnte und Nichtstun eher angesagt wäre. Daher wurden noch andere Indikationen geprüft.

So gibt es eine Methode, die Durchblutung des Herzens zu verbessern. Bei ihr wird ein Herzkatheter in die Herzkammer geschoben, an dessen Spitze ein Laser sitzt. Mit diesem Laser werden nun von innen her kleine Löcher in die Herzwand gebrannt, um dadurch die Bildung neuer Blutgefäße zu provozieren. Das Verfahren nennt sich »perkutane transmyokardiale Laservaskularisierung« und gilt als der letzte Schrei – ziemlich teuer und nicht ganz ungefährlich. Die Motivation für den Eingriff, die sich auch hier wieder bestätigte: Den Patienten geht es nach dieser Behandlung nachweislich und deutlich besser. Erkenntnis durch evidence.

Aber auch denen, denen zwar der Katheter geschoben wurde, der Laser aber, ohne dass der Patient dessen gewahr wurde, nicht zum Einsatz kam, ging es besser. Und sie werden es kaum glauben: genauso viel besser und in gleichem Ausmaß wie den tatsächlich behandelten. Auch das ist evidence.

In den Niederlanden wurden Verwachsungen, »Verklebungen« von Geweben mit Organen im Bauchraum, behandelt, nachdem die Patienten über Schmerzen im Unterbauch geklagt hatten, die nicht anders, z. B. über einen entzündeten Blinddarm, erklärbar waren. Zum Einsatz kam die »Schlüssellochchirurgie«, bei der nicht mehr ein riesiger Schnitt quer über den Unterbauch durchgeführt wird sondern zwei kleine Schnitte, über die zwei Endoskope eingeführt werden. Die so gefundenen Verwachsungen wurden dann abgetragen, was oftmals sehr langwierig war und die OP-Dauer verlängerte. Das Ergebnis: ca. 50% der Patienten waren auch nach einem Jahr absolut schmerzfrei.

Von den neuesten Erkenntnissen in der Plazeboforschung beeinflusst, führten die Mediziner dann nachträglich eine Kontrollgruppe ein. Hier wurden auch die beiden kleinen Schnitte durch- und die Endoskope eingeführt. Die eventuell vorhandenen Verwachsungen wurden dokumentiert, um sie ggf. nachträglich entfernen zu können. Abgetragen wurden sie jedoch nicht. Das Ergebnis nach einem Jahr: In beiden Gruppen, der, bei der die Adhäsionen entfernt wurden, und der, bei der das nicht erfolgte, war die Zahl beschwerdefreier Patienten statistisch signifikant und in gleichem Ausmaß erhöht. Konsequenz: Dieser Eingriff ist offenbar nicht erforderlich, die Klinik verzichtet seither auf ihn!

Wie erklärt man sich heute die Erkenntnisse von Beecher im Zweiten Weltkrieg? Morphium, ein Opiat, das damals gegen Schmerzen gegeben wurde und auch heute noch verwendet wird, ist das in Pflanzen und chemischen Retorten produzierte Analogon einer vom menschlichen Gehirn produzierten Verbindung, dem Enkephalin. Es ist Metabolit der allgemein bekannten Endorphine, die vom Hypothalamus und der Hypophyse gebildet und freigesetzt werden. Zum Beispiel unter Stress.

Auf einen Schmerzreiz nun passieren zwei Dinge: Die Reflexbögen im Rückenmark entziehen den betroffenen Körperteil der Ursache des Schmerzes. Und ein Signal wird an das Gehirn gesendet, das als Schmerz wahrgenommen wird. Daraufhin produziert dieses die Endorphine, also das besagte Enkephalin, das Rezeptoren in den Synapsen, also den Kontaktstellen schmerzleitender Nervenfasern, besetzt. Und dort bewirkt es, dass die so blockierte Zelle den Reiz nur noch abgeschwächt, vielleicht sogar gar nicht mehr weiterleiten kann.

Will man aus medizinischen Gründen Schmerz unterdrücken, appliziert man Opiate wie Morphin, also die »nicht-menschliche« Variante des Schmerzmittels. Da dem Enkephalin sehr ähnlich, besetzen sie die gleichen Rezeptoren und führen zum gleichen Ergebnis. Offensichtlich bei einem Drittel der Soldaten im Krieg nun bewirkte der Plazeboeffekt, dass das Gehirn diese Endorphine selbst produzierte – so gut, dass sie die Wirkung des Morphins nicht nur teilweise wie bei manchen Plazeboeffekten herbeiführte, sondern sehr viel stärker.

Und das Gehirn kann über den Plazeboeffekt andere Mechanismen in Gang setzen. Zum Beispiel das Immunsystem. Walter Gallmeier hat früh verstanden, wie wichtig die Vernetzung von körperlichen und seelischen Prozessen ist. Von ihm stammt das Zitat: »Wer nicht an Wunder glaubt, ist kein Realist.« und meinte mit »Wunder« sehr wissenschaftlich »ein außergewöhnliches Ereignis, das jeder menschlichen Erfahrung von der Wirkung der Naturgesetze widerspricht.«
Er erzählte gerne folgende Anekdote: »Ausgerechnet während einer Geschäftsreise ins ferne New York befällt einen Mann aus Kalifornien ein so unerträglicher Zahnschmerz, dass er sich gezwungen sieht, einen Zahnarzt aufzusuchen. Der

Bohrmeister diagnostiziert eine schwere Zahnentzündung. Vor jeder weiteren Behandlung will der Notfallpatient zunächst seinen ›faith healer‹ an der Westküste konsultieren. Der Geistheiler lässt sich die Sache erklären und bietet seinem Klienten eine Fernbehandlung an: Genau um acht Uhr abends solle der sich in seinem Hotelzimmer auf den Heiler konzentrieren. Der werde seinerseits exakt um diese Zeit heilende Energien über den Kontinent schicken. Der Geschäftsmann tut wie ihm geheißen - und kurz nach acht verflüchtigt sich das Zahnweh wie von selbst. Am nächsten Morgen sucht er noch einmal den Zahnarzt auf, zur Nachuntersuchung der transkontinentalen Therapie. Der Dentaldoktor glaubt erst seinen Ohren, dann seinen Augen nicht zu trauen: Von einer Entzündung, einem vereiterten Zahn keine Spur. Eine Wunderheilung? Dem ratlosen New Yorker Zahnarzt ließ die ›Wunderheilung‹ keine Ruhe. Er rief den für das Psi-Ereignis verantwortlichen Geistheiler in Kalifornien an und fragte ihn, was zum Teufel er denn am Vortag um fünf Uhr nachmittags - acht Uhr Ostküstenzeit - angestellt habe. ›Gestern um fünf?‹ fragte der Heiler verständnislos zurück. Wie er denn die verblüffende Fernheilung des vereiterten Zahnes fertiggebracht habe? ›Fernheilung? Au verdammt, den Termin habe ich völlig verschwitzt.‹ «

Was machen wir nun mit all dem Wissen? Die Konsequenz ziehen: Vermittle dem Patienten, ihm würde mit Hightech geholfen, und vergiss Hightech!

Nein, das wäre kurzsichtig. In dieser Pauschalisierung stimmt das sicher nicht. Es gibt nämlich auch Verfahren, in denen die Überlegenheit der Therapie über Plazebo durchaus nachgewiesen ist. Aber es stellt sich spätestens hier die Frage: Welchen tatsächlichen Wert hat evidence, rückblickend betrachtet, wenn die Erkenntnisse nicht gegen den offenbar mächtigen Plazeboeffekt getestet wurden?

Kann man eigentlich noch von moderner Medizin als erkenntnisbasierter Medizin sprechen, wenn dieser Effekt nicht berücksichtigt wird/wurde? Ist das dann nicht in großen Teilen »nur« Erfahrungsmedizin – vergleichbar mit den Erkenntnissen von Schamanen und Druiden? Denn die haben ihr über viele Generationen tradiertes Wissen um die Heilkräfte der Natur auch mit Hilfe von evidence gesammelt: Half eine Behandlung, wurde sie beibehalten, half sie nicht, dann nicht! Man sollte prüfen, ob es nicht erneut zu einer »Nachzulassung« kommen sollte, wie ich sie im Kapitel QA/QC vorgestellt hatte: Medikamente und Eingriffe, die nicht gegen Plazebo geprüft wurden, müssten sich dieser Herausforderung stellen. Ich bin sicher, das würde den Medikamentendschungel deutlich lichten. Aber Pharmas Lobby ist sicher stark genug, das zu verhindern. Und wenn es nur an »ethischen Bedenken« scheitern sollte…

Seither wurden noch viele andere Studien mit ähnlichem Ergebnis durchgeführt. Sie werden in der Fachwelt heftigst und kontrovers diskutiert bis hin zu gegenseitigen Vorwürfen genau solch ethischer Art. Aber exakt das zeigt, dass auf diesem Gebiet einiges im Argen liegt, denn getroffene Hunde beißen. Seriöse wissenschaftliche Arbeitsweise ist aber nicht das Beißen, wenn einem andere Meinungen nicht passen, sondern, da man ja guter Schulmediziner ist und damit Descartes folgt, die Bereitschaft zu (methodischen) Zweifeln an der Richtigkeit des eigenen Weltbildes, wenn es offenbar Erkenntnisse gibt, die nicht oder nur schwer mit diesem in Einklang zu bringen sind. Schwer in Wissenschaften, die das nicht gewohnt sind… Wie der Schulmedizin, wenn sie selbst betroffen ist!

Daher auch an dieser Stelle: Das alles soll nicht heißen, das jeder chirurgische Eingriff unnötig ist! Aber es ist tatsächlich zu prüfen, ob nicht viele Eingriffe in neuem Licht gesehen werden müssen – so wie die Gabe vieler Medikamente. Was häufig verschwiegen wird: Höchstens 10 bis 20% aller Operationsverfahren beruhen auf Erkenntnissen aus Studien, sind also »evidence based«. Bei vielen anderen liegen zwar Erfahrungen aus langer Anwendung vor, ohne allerdings jemals systematisch und wissenschaftlich in Klinischen Studien geprüft worden zu sein, speziell auch hinsichtlich ihrer Überlegenheit anderen Ansätzen gegenüber. Nochmals: Was aber ist das dann? Von der Schulmedizin so verabscheute Erfahrungsmedizin, nicht etwa evidence based…

Und so besteht zunehmend die Vermutung, dass manches, was tagtäglich im Operationssaal geschieht, vollkommen sinnlos und daher überflüssig sein könnte. Und es ist wohl durchaus gerechtfertigt, zu vermuten, dass diese Gefahr umso größer ist, je mehr Geld sich damit machen lässt. Ohne jemandem dabei allzu Böses unterstellen zu wollen. Leider dient Hightech manchmal offenbar zum Selbstzweck nach dem Motto: Warum wird es gemacht? Weil es geht und nicht jeder es kann. Aber ich, ich hab's in Amerika gelernt!

Das ist, was derzeit unser Gesundheitssystem teuer macht: Kostenintensive Therapiemaßnahmen, die nicht gezeigt haben, dass sie wirklich zu Erfolgen führen. Das zu beurteilen darf aber nicht Sache derer sein, die es heute tun: die Kostenträger und ihre medizinischen Appendices.

321

Aus solchen Gründen wird in heute üblichen Klinischen Studien beim Testen von Medikamenten immer eine Vergleichsgruppe geführt, gegen die getestet wird. In der Regel ist das eine Gruppe, die eine »eingeführte« Therapie erhält. So testet man, ob die neue der alten überlegen ist. Gibt es eine solche »Therapie der Wahl« nicht, wird gegen unbehandelte Patienten getestet – eben um diesen »Plazeboeffekt« zu berücksichtigen. Es gibt Studien, da sieht das Prüfpräparat, ähnlich wie die Eingriffe oben, nicht besonders gut aus im Vergleich mit Plazebo! Nur erfährt die Öffentlichkeit davon selten etwas, und wenn, dann nicht viel… Zu viel steht für Fachleute und Hersteller auf dem Spiel!

Leider hat sich noch nicht durchgesetzt, auch in den Fällen, in denen es eine Therapie der Wahl gibt, zusätzlich eine Plazebogruppe mit zu untersuchen. Vordergründig werden ethische Bedenken angeführt: Es gäbe ja eine wirksame Therapie der Wahl, die man einem Patienten nicht vorenthalten dürfe. Ich halte das für fadenscheinig: Man kann die Plazebogruppe sofort auflösen, sollte sich während der Studie zeigen, dass andere Gruppen mit Verum überlegen sind. Das ist klinische Praxis. Zeigen sich solche Anzeichen von Überlegenheit aber nicht, ist durchaus zu hinterfragen, ob denn die Therapie der Wahl tatsächlich eine Therapie der Wahl war und ist…

So sollte allen Kritikern, die nun gerne die Ethik ins Spiel bringen, zum Trotz, auch bei neuen operativen Eingriffen gegen die jeweils bestehende Therapie der Wahl getestet werden. Gibt es die nicht, eben gegen Nichtbehandlung. Das ist, zumindest in einer »Erprobungsphase« und analog zu plazebokontrollierten Medikamentenprüfungen, sehr viel ethischer als unnötige Eingriffe vorzunehmen und den Patienten damit unnötigem Risiko auszusetzen.

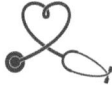

Wie man heute annimmt, basiert der Plazeboeffekt auf verschiedenen Mechanismen. Dazu gehören

- die Erwartungshaltung des Patienten, also was sich der Patient von der *Behandlung*, nicht also notwendigerweise vom Medikament, verspricht;

- das Vertrauensverhältnis gegenüber dem Arzt und sein Glauben an die Therapie als eine der wichtigsten Voraussetzungen und

- positive Lernerfahrungen (z. B. mit Behandlungen) aus der Vergangenheit sowie

- (auto-)suggestive Effekte: die Wirkung einer Kraft, die nicht durch den medizinischen Wirkstoff entsteht.

Wie weit das gehen kann, zeigt sich, wenn man den Patienten *nicht* darüber im Unklaren lässt, dass er Plazebo anstelle wirksamer Substanz bekommt. In einer amerikanischen Studie erhielt die Hälfte der Patienten Plazebo im Bewusstsein, dass sie eine wirkungslose Verbindung erhielten. Die andere Hälfte erhielt nichts. Nach drei Wochen »Therapie« berichteten 59% der Plazebo-Patienten eine Verbesserung; aber auch 35% der nicht Behandelten. Erstaunlich, aber evidence! Und so gibt es sogar außerhalb von Studien Patienten, die ihrem Arzt berichten, dass sie ihre Beruhigungsmittel dauernd in ihrer Tasche mitnähmen, sie aber niemals einnähmen. Und dennoch hätten sie seither keine Angstzustände mehr. Evidence!

Etwas Ähnliches kenne ich aus eigener Erfahrung. So war ich sehr, sehr starker Raucher. Als ich irgendwann einmal in einem »klaren Moment« den Konsum reduzieren wollte, kam ich auf die Idee, Zigaretten durch eine Pfeife zu ersetzen. Ich dachte mir, man müsse Pfeifen vor dem erneuten Gebrauch auskühlen lassen und könne nicht inhalieren. So hoffte ich, den Tabakkonsum einzuschränken.
	Naiv! Wer sagt, dass man nicht auch Pfeifenrauch auf Lunge rauchen kann? Und wer hat behauptet, man darf nur *eine* Pfeife rauchen? Kurze Zeit später hatte ich zehn – eine war immer kalt! Und so wurde es sogar schlimmer. Bis ich eines Tages den ernsthaften Entschluss gefasst hatte, mit dem Unsinn aufzuhören. Ich beschloss, mein gesamtes Equipment auch weiter mit mir herumzuschleppen. Mehr noch: Pfeifentabak wird nach wenigen Tagen trocken. Ich warf dann den Tabak weg und kaufte mir ein Päckchen neuen. Das machte ich ein halbes Jahr, bevor ich auch die Pfeifentasche zuhause ließ. Das Ergebnis: Seit meinem Entschluss hatte ich zwar durchaus hin und wieder das Verlangen, zu rauchen – sehr viel häufiger am Anfang als dann zum Schluss. Da ich aber aufhören wollte und nicht mich und andere damit betrog, dass man wolle aber warum auch immer

nicht könne, dachte ich in den Momenten: ›Wenn du wirklich willst, kannst du ja – du hast alles, was du brauchst, bei dir. Willst du wirklich?‹ Und weil ich wirklich aufhören wollte, unterlies ich es. Und habe seither nie wieder geraucht. Das ist jetzt 25 Jahre her.

Vielleicht ist das ein Tipp, der dem einen oder anderen von Ihnen helfen kann, von der Zigarette loszukommen. Ich bin heute der Überzeugung: Das war der Plazeboeffekt in umgekehrter Form: Das Ziel war nicht die Gabe einer helfenden Verbindung, sondern die Nichtgabe einer schadenden.

Ich komme, da das für mich der eindrucksvollste Beweis ist, wie wichtig der psychische Aspekt und die aktive Mitwirkung des Patienten bei einer Erkrankung ist, nochmals auf das letzte Beispiel zurück: Nichtbehandlung kann offenbar in einem Drittel der Probanden dennoch zu einer Wirkung führen – ein eindrucksvolles Zeichen, dass für den Plazeboeffekt die Erwartungshaltung tatsächlich eine ausschlaggebende Rolle spielt. Quasi der Plazeboeffekt des Plazeboeffektes. (Und somit, liebe Homöopathen, der versprochene Hinweis, dass Homöopathie wirkt, wenn man sie mit dem Plazeboeffekt gleichsetzt.) In fast zwei Drittel der Fälle aber, also bei fast doppelt so vielen Fällen, kann die Verwendung eines Plazebos zur Verbesserung führen, *selbst wenn jedem klar ist, dass das eigentlich nicht sein kann*, weil wirkungslose Präparate eingesetzt wurden und das dem Probanden bekannt war.

Das zeigt aber auch, dass es offenbar irgendeine Aktion geben muss, die außer dem »Nichts« noch erfolgen muss. Warum? Muss hier über diesen Umweg das Unterbewusstsein aktiviert werden? An dieser Stelle fällt mir der Cellist von oben ein, der auch erst wieder laufen lernen konnte, als das Unterbewusstsein via Hypnose aktiviert wurde. Ist die rein physische Gabe eines Plazebos also eine Möglichkeit, das Unterbewusstsein zu aktivieren und, wie bei Hypnose, über Innere Bilder dafür zu sorgen, dass der Körper den Ist-Zustand mit körpereigenen Möglichkeiten auf den im präfrontalen Cortex gespeicherten Soll-Zustand zurückführt?

Da erscheint doch der Sinn des heutigen Goldstandards klinischer Forschung, der sog. Doppel-Blind-Versuch, der bisher als der aussagekräftigste galt, weil von keinerlei möglichen Informationen beeinflusst, und bei dem weder Patient noch behandelnder Arzt weiß, was gegeben wird, in vollkommen neuem Licht: Muss, nein *darf* der überhaupt noch sein? Kommt man nicht, im Gegenteil, zu höheren

Erfolgszahlen ohne ihn? Eben *weil* jeder weiß was gemacht wird? Auch wenn es nichts ist! Man sollte einmal eine Studie durchführen, in der eine »normale« Studienführung gegen eine doppel-blinde Studienführung geprüft wird. Sollte sich dann herausstellen, dass die Ergebnisse bei normaler Führung besser ausfallen, sind künftig Doppelblindstudien als schärfstes Schwert der Schulmedizin ethisch nicht mehr vertretbar!

Es wird noch erstaunlicher! Offenbar scheint auch die Farbwahrnehmung aus dem Kapitel *Von unsichtbaren Landebahnen* eine wesentliche Rolle zu spielen, was die Pharmaindustrie zunehmend erkannt hat und umsetzt. Ja sogar die Größe der Pillen – größer ist, wie immer ;-), besser – und die Häufigkeit – mehrmals am Tag ist besser als einmal. Als Konsequenz wurde jeder Erkrankung eine Farbe zugeordnet, die den Plazeboeffekt unterstützen soll. Rote oder orange Kapseln wirken vitalisierend. (Wen wundert das nach dem oben Gesagten? Winkt hier die rote oder orange Beere?) Blau wird eingesetzt, um zu beruhigen – bei Sedativa und Tranquilizern. (Und wie war das mit Viagra?) Für Abführmittel werden braune Umhüllungen verwendet. (Warum wohl?)

Was mich am meisten fasziniert, ist folgende Begebenheit: Zu Dr. Steward Wolf, einem akribischen amerikanischen Internisten an der Universität von Oklahoma, kam eines Tages ein Patient, der seit 18 Jahren unter schlimmen Asthmaanfällen litt. Zur Zeit seines Wirkens in den 1960er Jahren waren erste Medikamente in diesem Bereich gerade in der Forschung und daher noch nicht zugelassen und auf dem Markt. Also wandte er sich an den Hersteller eines der in Entwicklung befindlichen Medikamentes und bat darum, ihm Muster zur Behandlung bei diesem schweren Fall zur Verfügung zu stellen. Er bekam sie. Am Tag nach der ersten Verabreichung waren die Symptome verschwunden. Das blieb so die nächsten zwei Wochen lang. Skeptisch, dass nach 18 Jahren schwerstem Asthma durch die Applikation eines Wirkstoffes solche Resultate erzielt werden konnten und akribisch wie er war, wollte er den Dingen auf den Grund gehen, da er an einen Plazeboeffekt dachte. Daher bat er den Hersteller um ein identisch aussehendes Plazebo.
Es folgten zwei Wochen heftigste asthmatische Anfälle. Daher stellte er wieder auf das Verum um. Resultat: keine asthmatischen Anfälle. Dies erfolgte fünfmal hintereinander, immer im zwei-Wochen-Rhythmus. Und immer dasselbe Ergebnis: mit Wirkstoff symptomfrei, ohne ihn Symptome. Zufrieden mit dem Ergebnis

schrieb der Arzt an den Hersteller, um diesem von der Effektivität des neuen Wirkstoffes zu berichten. Im Antwortschreiben entschuldigte sich dann der Hersteller bei Wolf, da er aufgrund fälschlich gemeldeter Bedenklichkeiten von Anfang an nur Plazebo bekommen hatte. Für Wolf war das Grund, sich weiter mit diesem Effekt zu beschäftigen.

Eine unglaubliche Geschichte, die auch ich erst glaube, seit ich mich mit dieser Thematik etwas intensiver beschäftige. Denn das Erstaunliche an diesem Beispiel: Der Plazeboeffekt basiert hier auf der Überzeugung *des Arztes*, nicht etwa des Patienten. Vermutlich aufgrund nonverbaler Kommunikation und damit dem unbewussten Aussenden von Signalen oder Gesten, die der Patient selbst unbewusst aufgenommen und interpretiert hat, scheint dieser zu jedem Zeitpunkt »gewusst« zu haben, wann er Plazebo und wann vermeintlichen Wirkstoff erhalten hatte. Und mit den demonstrierten Ergebnissen reagiert.

Medizinisch erklärbar ist dieses Ereignis nicht. Er lässt sich nur verstehen, wenn man eben das besondere Verhältnis zwischen einem Patienten und seinem Arzt in den Mittelpunkt stellt und dann den Plazeboeffekt hinzuzieht. Das kann offenbar mehr bedeuten als die Therapie selbst. Und das wiederum führt mich auf die Selbstheilungskräfte zurück, die der Körper seit Urzeiten hat und die ihn in die Lage versetzen, mit den meisten Problemen selbst fertig zu werden.

Dieser ungewöhnliche Plazeboeffekt ist seither untersucht und mehrfach bestätigt worden, insbesondere bei Tieren und neuerdings bei Kindern (*Children´s response to treatment for tantrums is associated with the beliefs and mood of the adult carer*. Whaley B, Hyland ME J Behav Med. 2013 Aug;36(4):341-6). Man nennt ihn »Placebo by Proxy«, also Plazeboeffekt über einen Stellvertreter. Er ist so wichtig, dass der Neurologe Joseph N. Blau von der City of London Migraine Clinic einmal in der renommierten Fachzeitschrift Lancet bemerkte:»The doctor who fails to have a placebo effect on his patients should become a pathologist!« – Ein Arzt, der keinen Plazebo-Effekt bei seinem Patienten bewirkt, sollte Pathologe werden. Homöopathen können sich also zum Beweis der Wirksamkeit von Globuli nicht länger auf den Verweis der Wirkung bei Tieren beziehen!

Das bedeutet also: Auch was Krankheit und Therapie betrifft, spielt unsere Wahrnehmung eine dramatische Rolle. Der eine erträgt Schmerzen, die den anderen in den Wahnsinn und zu einem Arzt samt Schmerztherapie treiben, ohne sie als

»Schmerz« zu empfinden: »Indianer kennen keinen Schmerz«. Und der andere kann Medikamente reduzieren, weil er »konditioniert« werden kann.

Sie stutzen? Kein Anlass! Das ist etwas, was man derzeit prüft: Bei Patienten, denen ein Organ transplantiert werden musste, muss das Immunsystem unterdrückt werden, damit es dieses Organ nicht als fremd erkennt und abstößt. Das führt zu sehr vielen, teilweise sehr unschönen Begleiterscheinungen bis hin zu einer Erhöhung des Krebsrisikos – wir wissen nun, warum. Schön wäre es, wenn man auf solche Medikamente verzichten könnte.

Kennen Sie Pawlow und seine Hunde? Iwan Petrowitsch war russischer Physiologe und Mediziner und wurde durch folgenden Versuch weltberühmt, mit dem er den Begriff der »klassischen Konditionierung« begründete. Er gab einem Hund sein Fressen, nachdem er ein Glöckchen klingeln ließ. Als Parameter maß er die Menge an Speichel, die dem Hund im wahrsten Sinne des Wortes im Munde zusammenlief, wenn er des Fressens gewahr wurde.

Nach einiger Zeit ließ Pawlow das Glöckchen klingeln, ohne ihm Fressen vorzusetzen. Dennoch floss der Speichel in unveränderter Menge. Der Hund war konditioniert: Er verband Glöckchenklingeln (Reiz) mit Fressen (Reflex).

Vielleicht kennen Sie das auch. Vielleicht ist Ihnen auch schon einmal das Wasser im Mund zusammengelaufen, weil sie, auf der Straße an einer Wohnung vorbeilaufend, gerochen haben, was da in der Küche Gutes gezaubert wurde. Und das, obwohl Sie ja wussten, dass das nicht für Sie bestimmt war, es also keinen Sinn machte, schon mal Speichel zur Verdauung zu produzieren…

Werten Sie dieses Experiment nicht zu gering! Was bedeutet es? Dass allein durch einen Sinnesreiz, der nichts mit einem natürlichen Ablauf zu tun hat, komplexe Funktionen des Körpers in Gang gesetzt wurden, die dazu führten, dass spezielle Drüsen im Maul-Rachen-Raum aktiv wurden und Verdauungssäfte produzierten. Der Hund hatte Speichel *in Erwartung* von Fressen produziert. Warum also sollte das nicht auch mit anderen komplizierten Funktionen eines Organismus möglich sein wie der Modulation des Immunsystems?

Genau das wollen Forscher jetzt auch beim Menschen ausnutzen. Indem sie einen Sinneseindruck, z. B. einen Geschmackseindruck, den er nicht permanent erlebt – im Rahmen einer »konditionierten Geschmacksaversion« den bitteren des Lavendels z. B. – mit der Gabe eines Immunsuppressivums verknüpfen, versuchen sie, einen Patienten darauf zu konditionieren, über den Geschmack die

Einnahme des entsprechenden Medikamentes vorzugaukeln. Man hofft so, sein Immunsystem dazu zu bringen, so zu reagieren, als erhielte er das Medikament tatsächlich. Hätte man Erfolg, könnte man so mit einfachen Mitteln die Gabe des Medikaments und die damit verbundenen Nebenwirkungen zumindest deutlich reduzieren, wenn nicht gar verhindern.

Um zu prüfen, ob das geht, wurde gesunden Probanden während einer Lernphase Erdbeermilch angeboten, die mittels Lebensmittelfarbe giftgrün und mittels Lavendel bitter gemacht wurde. Die Probanden wurden dann in zwei Gruppen eingeteilt: Nach einer Woche Pause wurde denen der ersten Gruppe Plazebo zu der »Giftmilch« gegeben, der anderen Cyclosporin A, ein Medikament, das in der Praxis immer dann eingesetzt wird, wenn das Immunsystem eines Patienten unterdrückt werden soll. Dieser Wirkstoff hemmt die Teilung von bestimmten Bestandteilen es Immunsystems, den sog. T-Lymphozyten, sowie die Produktion von Botenstoffen, die solche T-Lymphozyten aktivieren.

Das Ergebnis: Bei Probanden, die in der »Trainingsphase« Cyclosporin erhalten hatten (→ Sollzustand) konnte in der »Abrufphase« durch alleinige Anwendung der »Giftmilch« ohne Cyclosporin eine Reaktion des Immunsystems festgestellt werden, wie sie durch Cyclosporin hervorgerufen wird; wenn auch nicht so stark ausgeprägt wie mit dem Wirkstoff (Ist- → Sollzustand). Bei der Gruppe mit Plazebo war das nicht der Fall (Ist- = Sollzustand): Da sich unter Plazebo nichts im Körper änderte, konnte der Abruf der Konditionierung ohne Plazebo nichts bewirken. Anders dagegen bei Cyclosporin. Hier war das Immunsystem unterdrückt. Und so stellte der Abruf der Konditionierung ohne Cyclosporin exakt diesen Zustand her. (Wem fällt hier das körpereigene Internet von oben ein?)

Ein ähnlicher Versuch bestand darin, die Lymphozytenzahl zu reduzieren, wie man es bei Transplantationen macht. Dabei wird bei gesunden Probanden Cortison, das Stresshormon von oben, eingesetzt, ein Wirkstoff, der aufgrund seiner Nebenwirkungen in der Allgemeinheit durchaus bekannt und nicht grundlos negativ vorbelastet ist. Nach mehreren Wochen der Cortisongabe, die nachweislich zu einer drastischen Reduktion der Lymphozyten und damit zum gewünschten Effekt führte, wurde den Probanden nach einer Erholungsphase, in der sich die Lymphozytenzahl wieder normalisierte, Plazebo infundiert, aber das Prozedere gleich gehalten. Das Ergebnis: Die Anzahl der Lymphozyten sank wieder auf das gleiche Niveau wie nach Gabe des Cortisons.

Wie kann das sein? Durch Konditionierung mit Verum in der Trainingsphase hat der Körper »Infusion« mit der Wirkung des Medikamentes in Verbindung gebracht. In der Abrufphase nun hat er aufgrund der Infusion eine Veränderung der Lymphozytenzahl wie nach Cortisongabe erwartet. Nachdem diese aber ausblieb, hat er eben sein eigenes Cortison produziert, um den Zustand zu erreichen, der nach Gabe von Cortison eingetreten war. Verblüffend! Und ein erneuter Gruß vom präfrontalen Cortex mit seinem Soll-Schnappschuss.

Derzeit ist das Problem, warum das noch nicht weiter angewendet wird, dass diese »klassische Konditionierung«, wie andere Lernvorgänge auch, nach gewisser Zeit gelöscht werden. Daher ist Ziel der Wissenschaftler z. B. um Prof. Dr. Manfred Schedlowski, Direktor des Instituts für Medizinische Psychologie und Verhaltensimmunbiologie am Universitätsklinikum Essen, zu lernen, wann das der Fall ist und wie man das ggf. verhindern oder zumindest umgehen kann.

Lassen Sie uns das aufgrund der Bedeutung noch einmal vor Augen führen! Wenn das Unterbewusstsein aufgrund der Summe aller Nervenimpulse, Hormonspiegel und Botenstoffe an- und -abwesenheiten einen Zustand vor und nach einer Medikamentengabe feststellen kann, also quasi einen Schnappschuss vom Ist und Soll, und man nun diesen Zustandswechsel mit einem Reiz verknüpfen kann – ist es da nun wirklich weit hergeholt, anzunehmen, dass eben dieses Unterbewusstsein nach einem solchen Reiz ohne Gabe versucht, den gleichen Zustandswechsel vorzunehmen? Und nun von sich aus das unternimmt, was dazu erforderlich ist? Die Antwort muss nun »ja« sein, denn es wurde durch Versuche wie oben bewiesen. Das aber eröffnet nicht nur neue therapeutische Möglichkeiten, sondern *muss* auch in einer Änderung schulmedizinischer Dogmata wie der Maschine Mensch resultieren.

Und doch: Es fällt einem Mijnheer Pommes Frites aus dem Prolog ein. Ist das hier nicht etwas Ähnliches? Nein! Mag Neurolinguistisches Programmieren (NLP) auch etwas sehr Seriöses sein – dabei geht es darum, jemanden *mental* zu konditionieren, also sein *bewusstes Verhalten* in bestimmten Situationen zu ändern. Bei Tennisspielern z. B., die man daraufhin konditioniert, auch bei drei Matchballen gegen sich noch professionell und siegesgewiss zu »funktionieren«, wenn das Gefühl einem eigentlich sagt: Das wird nichts mehr! Oder Verkäufer, an ihre

Überzeugungskräfte zu glauben. Man kann es positiver umschreiben, aber es ist de facto: Hirnwäsche!

Hier aber geht es um die Verknüpfung von Sinneseindrücken mit *Reflexen und unbewussten* Aktivitäten, also willentlich nicht steuerbaren (Re-)Aktionen des Körpers. Mental, also willentlich, geht da gar nichts! Wie beim Cellisten.

Allerdings kommt das, was ich über den Plazeboeffekt geäußert habe, einer Mischung aus NPL und Konditionierung sehr nahe: Den Körper aufgrund einer mentalen Konditionierung – der Überzeugung, man erhielte einen Wirkstoff – einen unwillkürlichen Reflex – Aktivierung/Suppression des Immunsystems – auslösen zu lassen, der einen therapeutischen Effekt hat. Und das ist das Gefährliche, denn das bedeutet, dass man dem, der dieses Konzept anwendet, sehr viel Vertrauen entgegen bringen und entgegen bringen können muss. Und so sind wir wieder bei dem besonderen Patienten-Arzt-Verhältnis!

Leider gibt es aber sehr viele Schwarze Schafe, so wie der geschilderte Motivationstrainer. Auch und gerade unter den Alternativmedizinern, aber leider auch unter Schulmedizinern. Und denen geht es rein ums Geld oder den Status Verfechter der reinen Lehre, die »Patienten« sind ihnen schlichtweg egal.

Denken Sie an dieser Stelle, wie ich auch, an Hypnose, Innere Bilder, bewusstes und unbewusstes Ich? Dann habe ich mein Ziel erreicht!

Die Sache mit Gesundheit, Schulmedizin und Wissenschaft ist komplizierter als sie oberflächlich betrachtet erscheint. Der Mensch ist eben doch sehr viel mehr als die Summe seiner wissenschaftlich erklärbaren Phänomene und alles andere als Descartes' Maschine.

Wer kennt sie nicht, die Erzählungen von Todkranken und ihrer Kraft und Energie, einen bestimmten Punkt zu erreichen, den sie erreichen wollten – den Besuch des »verlorenen Kindes« ob der ausweglosen Situation, oder bis sie ihre Dinge zu ihrer Zufriedenheit geregelt hatten – und dann plötzlich und schnell starben. Und wer kennt sie nicht, die Schilderungen über Menschen im Koma, die sich einfach nicht damit abgefunden hatten, zu sterben – und Jahre später entgegen allen Erwartungen wieder erwachten.

Ältere chinesisch-stämmige Amerikanerinnen sterben in der Woche vor dem Mid-Autumn Festival, einem wichtigen chinesischen und vietnamesischen Fest im Herbst, mit 35 Prozent geringerer Wahrscheinlichkeit als in der übrigen Zeit des Jahres, wie Todesurkunden zeigen. In der Woche nach diesem Familienfest liegt ihre Sterblichkeit um eben diesen Wert höher. Und jüdische Männer scheinen analog mit dem Sterben zu warten, bis das Passahfest vorüber ist. Wie erklärt man das, ohne die eigenen Fähigkeiten des Körpers heranzuziehen?

Auch ich habe persönlich einen vergleichbaren Fall in meiner Hobbyretterzeit erlebt, der tiefen Eindruck auf mich gemacht hat. So lieferten wir eines Tages eine junge Patientin in ein Krankenhaus ein, Mitte Zwanzig, der es äußerst schlecht ging. Sie lag nach einer Tablettenintoxikation in wohl suizidaler Absicht im Koma, GCS (Glasgow Coma Scale) 6, was recht heftig ist, und reagierte auf nicht viel. Auch die Vitalfunktionen verschlechterten sich zusehends. Wir intubierten zur Vorsicht und legten einen venösen Zugang. Ich befürchtete, dass wir sie noch auf dem Transport verlieren würden. Glücklicherweise nicht.

Ich hatte damals einen Azubi an Bord, der mich neugierig ausquetschte. Wieso, warum, weshalb, welche Chance sie hat. Leise und in der Überzeugung, dass die Patientin in ihrem Koma nichts mitbekam, gab ich ihm Antworten und meine Einschätzung. So auch die Vermutung über den Suizidversuch. Und dass es nicht selten vorkommt, dass wir den Patienten zwar retten konnten, dieser dann aber wenig später einen zweiten, dann erfolgreichen Versuch unternahm. Erfahrungswerte also, schließlich sollte er ja ausgebildet werden.

In der Notaufnahme des Krankenhauses erwachte die Patientin auf einmal und wider Erwarten – aus GCS 6 erwacht man nicht einfach so! Ihre Blicke suchten irgendetwas. Sie blieben an mir hängen, als ich dem Stationsarzt Informationen für die Anamnese gab. Offenbar hatte sie meine Stimme wiedererkannt.
»Nur damit Sie es wissen!« sprach sie mich mit kraftloser Stimme an. »Ich denke nicht daran, das noch einmal zu tun!« Der Arzt schaute mich fragend an. Ich zuckte mit den Schultern.
»Was denn?« fragte ich sie, ebenfalls ziemlich konsterniert, weil ich nicht wusste, auf was sie anspielte. Nicht im Traum dachte ich an meine Unterhaltung mit dem Azubi.
»Mir das Leben nehmen!« Ihr Blick hielt mich gefangen, ich werde ihn nie vergessen! Die Monitore zeigten Vitalfunktionen, die sie die gesamte Fahrt über nicht gehabt hatte – und die fast einem Gesunden Ehre gemacht hätten.
Hatte ich sie durch mein Gespräch mit dem Azubi bei der Ehre gepackt? Ich weiß es nicht, und es ist müßig, darüber nachzudenken. Wichtig ist: Sie hat die Vergiftung überstanden. Sicherlich auch aufgrund der Behandlung in der Notauf-

nahme. Nur – war es das wirklich allein? Oder musste sie mir etwas beweisen? Ich bin sicher, sie hat keinen weiteren Versuch unternommen…

Was mir allerdings lange nachging, war, wieso sie sich an mein leises Gespräch mit dem Azubi erinnern konnte – hatte sie doch im Koma gelegen! Das zeigt zweierlei: Dass man tunlichst im Beisein des Patienten nicht »über« ihn spricht, selbst wenn dieser vermeintlich nichts mitbekommt. Im Zweifel bekommt er es mit, und wenn nur unbewusst. Und dass man ihn mit positiven Formulierungen anspricht, auch, ja vielleicht sogar gerade, wenn er nicht bei Bewusstsein zu sein scheint. Sein Unterbewusstsein ist sicherlich wach…

Später erst habe ich erfahren, dass es dazu eine Untersuchung gibt: das Kansas-Experiment aus dem Jahre 1976, durchgeführt vom Naturwissenschaftler und Arzt M. Erik Wright. Es ging von der These aus, dass ein verunfallter Patient hilf- und orientierungslos ist und unter einer vollkommen anderen Wahrnehmung leidet, die an einen Trancezustand mit nach innen gerichteter Aufmerksamkeit erinnert. In diesem Zustand überbewertet er negative Dinge und unterbewertet positive.

Im Experiment wurden traumatisierte Patienten, die mit dem Rettungsdienst ins Krankenhaus gebracht werden mussten, in zwei Gruppen eingeteilt. Die eine wurde von Rettungsdienstmitarbeitern ohne zusätzliche Schulung betreut, die andere von solchen mit spezieller Schulung. Diese bestand darin, dass (1) der Patient schnellstmöglich vor der Öffentlichkeit abgeschirmt wurde (Geräusche, Aufmerksamkeit, Schaulustige), (2) während der erforderlichen Maßnahmen dem Patienten mit ruhiger Stimme standardisiert gesagt wurde: »Das Schlimmste ist vorbei. Wir bringen Sie jetzt ins Krankenhaus. Ihr Körper kann sich ganz auf seine Selbstheilungskräfte konzentrieren, während Sie sich jetzt ganz geborgen fühlen können. Und lassen Sie alle Organe, Ihr Herz, Ihre Blutgefäße sich selbst in einen Zustand versetzen, der Ihr Überleben und eine rasche Heilung sicherstellt. Bluten Sie gerade so viel, wie nötig ist, die Wunde zu reinigen und lassen Sie dann Ihre Gefäße sich von selbst soweit verschließen, dass Ihr Leben gesichert ist. Und alles wird optimal aufrecht erhalten, während im Krankenhaus alles schon für Ihre optimale Versorgung hergerichtet wird. Und wir werden Sie schnell und sicher dorthin bringen. Sie sind jetzt absolut sicher. Das Schlimmste ist vorbei!« und (3) jeglicher negativer Kommentar, was und zu wem auch immer (und das hatte ich falsch gemacht!) unterblieb.

Ergebnis der Studie: (1) Die Patienten des zusätzlich geschulten Personals hatten eine größere Überlebensrate während des Transports, (2) es kam zu kürzeren Krankenhausaufenthalten und (3) zu schnellerer Genesung.

Das sollte nachdenklich machen! Einfache, kostenlose Mittel mit solchen Auswirkungen. Daher ein dringender Appell an meine Mitmenschen: Auch wenn Sie keinerlei medizinische Ausbildung haben – helfen Sie Menschen, die in Not geraten sind. Ihre pure Existenz, Ihre Empathie und Ihr Sich-Sorgen mit einfachsten Mitteln reichen, dem Patienten deutlich höhere Überlebenschancen angedeihen zu lassen. Sprechen Sie ruhig und positiv mit ihm. Und seien Sie einfach merkbar für ihn da –indem Sie seine Hand halten oder über den Kopf streichen. Es geht um menschliche Wärme! Die kostet nichts, bedarf keiner Schulung und sollte bei sozialen Wesen wie uns selbstverständlich sein!

Spätestens jetzt machen mit einem Mal »Spontanheilungen« Sinn, die ich schon so oft angesprochen habe! Und komplementäre Medizin, die aus alternativer erwächst. Denn wenn mein unbewusstes Ich aus dem Kapitel *Evidence und Rückzugslinien* zu der Erkenntnis kommt: Entartete Zelle – damit kann ich alleine umgehen, dazu brauche ich nur das Immunsystem zu aktivieren, das kann das Problem lösen –, kann es sein, dass sich der Körper eben »spontan« heilt, ohne jeglichen erforderlichen Eingriff – und ohne dass uns das bewusst wird. Wozu auch? Die Fähigkeit dazu hat er ja. Und es ist dann ja alles (wieder) in Ordnung! Daher gibt es keinen Grund, dass das unbewusste Ich das bewusste aktiviert. Und daher bemerken wir gar nicht, dass wir alle Krebs haben. Zu jedem Zeitpunkt…

»Wir wissen heute, dass der Zustand unseres Körpers auch im Gehirn abgebildet ist.« meint Dr. Karin Meissner, Institut für Medizinische Psychologie an der Ludwig-Maximilians-Universität München. »Das heißt, wir können nachempfinden, wie sich ein gesunder und ein kranker Körper anfühlen. Wir können uns heute gut vorstellen, dass, wenn wir krank sind und erwarten, dass es uns bald besser geht, so ein Bild der Gesundheit wieder aktiviert wird; abgerufen aus der Erinnerung: Das könnte dann tatsächlich dazu beitragen, dass dieser Gesundheitszustand wieder eintritt.«

Das Ziel muss also heißen, den Patienten in eine Situation zu bringen, in der er sich selbst heilen kann – *und will!* Und dabei spielt keine Rolle, welche Mittel dabei eingesetzt werden. Sein Körper hat die erforderlichen Möglichkeiten dazu, und die Seele kann gestreichelt werden. Was dem Körper an Möglichkeiten fehlt, kann, so integrative Medizin das leisten kann, von dort zur Verfügung gestellt, »komplementiert« werden. Ausschließlich das ist die Rechtfertigung für Schul- und Hightech-Medizin! Mit dramatischen Konsequenzen: Ich bin überzeugt, so auf mindestens 75% aller derzeit marktüblichen Medikamente und mindestens 25% aller chirurgischen Eingriffe verzichten zu können… Und das wird vielen nicht gefallen!

Und dann wäre da noch der Einfluss der Lebensqualität. Ist es denn tatsächlich so abwegig, zu behaupten, dass Zufriedenheit, Ausgeglichenheit und Freude am Leben körpereigene Abwehrmechanismen gegen Krankheit eher, nachhaltiger und besser beeinflussen als der permanente Stress, der entsteht im Bemühen »gesund« zu sein durch Joggen, low-calorie-diets, Verzicht auf maßvollen Alkoholkonsum und fettfreies, geschmackloses Essen? Askese ist Leiden. Und Leiden ist Schaden: Nozebo – Ich werde schaden…

Ich gehe sogar einen Schritt weiter: Es mag sein, dass auch maßvoller Tabakkonsum der Gesundheit eher förderlich als schädlich ist: Wenn das Ritual, das sich mit dem Anzünden einer Pfeife oder einer Zigarre verbindet und das ruhige, entspannte Genießen danach den Körper aus einer Stress- in eine Wohlfühlsituation bringt – ist das dann nicht gesünder als ihn durch Verzicht darin zu lassen, oder gar den Stress zu vergrößern? Was glauben Sie: Wer hat das effektivere Immunsystem?

Ich bezweifle nicht, dass Tabakkonsum durch die kanzerogenen Inhaltsstoffe Lungenkrebs auslösen *kann*! Zigarette-Kettenrauchen, wie ich ihn praktiziert hatte, ist sicher nicht gesundheitsförderlich, weil nervös – und ändert auch am Permanentstress nichts! Das ist in vielen Studien nachgewiesen worden. Aber ich bezweifle, dass Tabakkonsum Krebs auslösen *muss*. Das steht, da mit anderem Fokus betrachtet, nicht im Widerspruch zu den Studien! Denn gibt es Studien, die geprüft haben, ob es positive Effekte des Rauchens gibt, die dazu führten, dass etwas Schlimmes *nicht* eintrat? Nein! Kann es auch nicht geben, denn dazu müsste man vorher wissen, auf was man zu achten hätte. Und das ist individuell!

Das ist *auch* ein Problem, unter dem Medizin leidet: Sie mag *nachträglich* erklären können, warum ein Zustand eingetreten ist, wie er eingetreten ist. Sie kann aber nicht *vorhersagen*, was passieren wird, wenn man etwas tut oder lässt. »Prognosen« sind somit nur Situationen, die eintreten *können*, nicht aber müssen:

Hier kann sie lediglich aus statistischen Betrachtungen und Erwägungen sagen, was anderen in solchen Situationen passiert ist. Für mich sind daher Studien, die bestimmte Ursachen mit bestimmten Beobachtungen verknüpfen, ohne das Individuum zu berücksichtigen, nur bedingt aussagekräftig, weil aus dem Kontext gerissen. Vor allem in ihrer pauschalen, täglich praktizierten Form.

So ist vielleicht zu erklären, warum mein Vater trotz seines extremen Tabakkonsums nicht an Krebs erkrankte: Sein Immunsystem war offenbar alert genug, entstehende Krebszellen sofort zu entdecken und zu eliminieren. Und Herzinfarkt war für ihn auch nie ein Thema… Weil er mit sich und seiner Umwelt im Reinen war? Vielleicht sogar *durch* das Rauchen?

Liebe Raucher: Das ist kein Freibrief! Ich war, wie geschildert, selbst vor vielen Jahren sehr starker Raucher. Und daher weiß ich, dass man auch mit sich im Reinen sein und weitgehend stressfrei bleiben kann, ohne zu rauchen. Man muss sich nur bemühen. Dann aber gibt es keinen Grund mehr zu rauchen…

Diese Seele-Körperbeziehung ist nichts Neues: »Körper und Seele sind nicht zwei verschiedene Dinge, sondern nur zwei verschiedene Arten, dasselbe Ding wahrzunehmen.« Wieder einmal Einstein. Und wieder haben wir das Stichwort: Wahrnehmung. Das vergessen wir allzu häufig, und umso häufiger, je mehr wir uns (aus beruflichen Gründen) zu detailliert mit der Materie beschäftigen und so den Blick für das Gesamte verlieren… Ärzte, moderne Medizin und forschende Pharmaunternehmen sind nicht überflüssig. Im Gegenteil! Es geht also nicht darum, Medizin, Schulmedizin, in toto in Frage zu stellen. Noch nicht einmal teilweise. Oder vielleicht doch: Wann immer diese sich verselbstständigt und nur noch Selbstzweck ist.

Komplementärmediziner handeln dann verantwortlich, wenn sie dies auch so sehen und, wenn erforderlich, den Gang zum Schulmediziner dringend anraten. Und Schulmediziner, wenn sie erkennen, dass nicht immer getan werden *muss*, was getan werden *kann*. Irgendwo zwischen diesen beiden Extremen liegt die Wahrheit. Und die heißt: Integrative Medizin!

Es bleibt ein Irrglaube, dass es *nur* der Hilfsmittel und der Profis bedarf, die die Schulmedizin liefert, um einen Menschen zu heilen. Daher hat das Sprichwort durchaus eine Berechtigung: Ohne Arzt (und damit Medikamente!) dauert eine Erkältung sieben Tage, mit Arzt (und Medikamenten) eine Woche!

Die Iren haben ein Sprichwort: »A good laugh and a long sleep are the two best cures for anything« – Herzhaftes Lachen und langer Schlaf sind die beiden besten Heilmittel für alles. Das ist richtiger, als man vielleicht denken mag, weil es auf die Wurzeln abzielt: die Einheit von Psyche (herzhaftes Lachen) und Physis (langer Schlaf, in dem repariert werden kann)…

Kategorisiert? Personalisiert? Individualisiert?

Im Vorwort hatte ich ein paar Worte darüber verloren, dass wir Menschen die Neigung haben, alles zu kategorisieren. Das ist so! Manchmal zu Recht, häufig nicht. Manchmal ist es auch richtig schädlich! Besonders deutlich wird es, wenn es um die Natur und speziell den Menschen geht. Da gibt es drei wesentliche und viel mehr weniger wesentliche Strömungen, den Menschen zu »erklären«: den Materialismus, den Idealismus und den Dualismus.

Der Materialismus versucht, die Vorgänge und Phänomene des Universums auf Materie und deren Gesetzmäßigkeiten zurückzuführen. Der Mensch lässt sich danach rein stofflich erklären, inklusive seiner Gedanken und Gefühle. Auch das Bewusstsein ist nach dieser Ideologie materiell erklärbar.

Der Idealismus ist so etwas wie das Gegenteil. Er geht davon aus, dass das Materielle nur Mittel zum Zweck ist, das einzig Wichtige aber das Ideelle, und dass die Wirklichkeit durch Erkenntnis und Denken bestimmt wird. Er fokussiert das immaterielle Bewusstsein.

Der Dualismus ist so etwas wie eine Kombination von beidem. Er versucht, zwei häufig gegensätzliche Positionen in ein gemeinsames Konstrukt zu pressen. Daraus ergibt sich häufig zwangsläufig ein Spannungsverhältnis. Und das finden wir heute in der Medizin! Schulmedizin folgt dem Materialismus, Psychologie dem Idealismus. Alternativmedizin kann sich nicht entscheiden, möchte sie doch so gerne materialistisch wahrgenommen werden, kann aber nicht leugnen, dass das Idealistische wesentlich ist. (Indem ich auf diese Weise kategorisiere, tue ich bewusst Unrecht! Denn vermutlich werden auf allen Seiten die Wenigsten so klar einzuteilen sein! Es geht mir hier ums konstruktive Provozieren.)

Unterhaltend und interessant ist das, wenn man die Ansätze, Prinzipien und Lehren alter und moderner Philosophen untersucht und gegeneinander abwägt. Nur – was habe ich konkret davon? Was, außer geistiger Erkenntnis, bringt mir diese Klassifizierung im Alltag? Wie hilft sie mir bei dem Thema dieses Buches? Wie ermöglicht sie, die täglichen Probleme zu lösen? Descartes, auf den unsere heutige bevorzugte professionelle Sicht des Menschen als Maschine auch und gerade in der Medizin zurück geht, wird, neben Newton, von vielen als prominentes Beispiel eines Dualisten gesehen, da er von zwei *verschiedenen*, mit einander wechselwirkenden »Substanzen« spricht: der Materie und dem Geist. Er steht damit im Gegensatz zu den Monisten.

In der Regel mache ich bis auf wenige Ausnahmen um alles, was auf »-ismus« endet oder sich davon ableitet, wie »-isten«, einen großen Bogen. Weil es sich dann in der Regel um Schubladendenken und meist borniert Ideologien und ihre nicht weniger bornierten Jünger handelt, wofür ich grundsätzlich nicht viel Verständnis habe: Katechismus, Katholizismus, Protestantismus, Islamismus, Kapitalismus, Kommunismus, Sozialismus, Feminismus, Pazifismus, Vegetarismus, Sexismus, Rassismus, Pessimismus u.v.a., nicht aber Optimismus – alles Glaubensgebilde, die sich nicht nur als wenig alltagstauglich erwiesen haben, inklusive Sozialismus *und Kapitalismus*, sondern sogar als hinderlich in der Entwicklung des Menschen.

Nun ja, der Feminismus vielleicht nicht, zumindest nicht in den 1980er Jahren. Aber heute, wenn man der damaligen Protagonistin weiterhin folgt, was die modernen Frauen von heute in der überwiegenden Zahl *nicht* tun: Feminismus in der damaligen Interpretation hat sich inzwischen totgerannt. Denn allmählich wird's zu absurd und lächerlich: »Mensch« ist nun einmal ein Wort, das einen männlichen Artikel hat, ohne männlich zu sein. Unter dem *Gattungsbegriff* »der Mensch« werden somit, ganz im Sinne der mühsam erkämpften Gleichberechtigung, *auch Frauen* – gleichberechtigt! – bezeichnet – sollte das eher nicht erfolgen? Hängt denn nun Gleichberechtigung davon ab, dass es auch »Menschinnen« gibt? Und muss ich nun, um politisch korrekt zu sein, von der Evolution des/der MenschInnen reden? Lächerlich!

Eine der Risiken und Nebenwirkungen des Ismus, hier: Feminismus, war und ist, dass sich Verhalten breit machen, die, wie so oft, auf Effekthascherei durch Unwissen basieren. Dass es neben einem Kanzler inzwischen auch eine Kanzlerin gibt, vermeintlich politisch korrekt neben dem Soldaten auch eine Soldatin usw., beruht auf exakt einer solchen Unwissenheit – oder der Neigung zur Provokation. Denn wie der Mensch, ist der Kanzler, der Soldat, der Bäcker, der Amtsträger eine geschlechtsunabhängige Sammelbezeichnung für eine Kategorie, häufig ein

Amt oder Beruf, die keinerlei Aussagen darüber macht oder präjudiziert, welches Geschlecht die *Mitglieder* dieser Kategorie haben – geschweige denn wertet und/oder diskriminiert.

Dass diese »Gattungsbezeichnung« ein formales Geschlecht hat, beruht ausschließlich auf den Eigenheiten unserer Sprache. Oder würden Sie Kinder diskriminieren wollen, indem Sie sie als Sache klassifizieren: »das« Kind? Und gibt es nun als Konsequenz den/die KindIn? Dazu ein Zitat aus Wikipedia (de. wikipedia.org/wiki/Artikel_(Wortart), 21. 08. 2014): »Der Artikel heißt in allen Sprachen der abendländischen (Schul-)Grammatiktradition analog, also engl./franz. *article*, ital. *articolo* usw. Nur in der deutschen Schulgrammatik heißt er *Geschlechtswort*. Dieser Ausdruck beruht auf einem Missverständnis. In der Schulgrammatik ist es seit der Antike üblich gewesen, das Genus eines Substantivs (da es an diesem selbst oft nicht erkennbar ist) durch Kombination mit einem Determinativ zu illustrieren, das das Genus durch Kongruenz mit dem Substantiv aufwies. [Ja, manchmal muss ich auch Wikipediaartikel dreimal lesen, Anm. d. Autors] So finden sich in lateinischen Grammatiken des Altertums Beispiele wie haec virtus ›diese Tugend‹, um zu illustrieren, dass das Substantiv virtus feminines Genus hat [und nicht maskulines, wie es der Regel, »-us«, entspräche, Anm. d. Autors]. Dies ist reine Schulgrammatikerkonvention; stattdessen hätte man auch ein kongruierendes Adjektivattribut verwenden können. [Hä?, Anm. d. Autors] Daraus haben deutsche Schulgrammatiker den Fehlschluss gezogen, es sei die Funktion des Artikels, das Genus eines Substantivs anzuzeigen, und ihn deshalb Geschlechtswort genannt. Das ist nicht die Funktion des Artikels. Seine Hauptfunktion liegt in der Opposition von der vs. ein, also der Markierung von (In-)Definitheit, beschlossen. Das Genus des Bezugsnomens weist er – ebenso wie viele andere vom Bezugsnomen abhängigen Wörter – nur zu dem Zweck auf, ebendiese Abhängigkeit zu markieren.« Ich übersetze das einmal.

Aufgabe eines Artikels ist, einen bestimmten, *den* Menschen/Kanzler/Soldaten, von einem unbestimmten, *einem* Menschen/Kanzler/Soldaten, zu unterscheiden, nicht dessen Geschlecht zu bezeichnen. Obwohl das Substantiv, das eine solche Kategorie bezeichnet, »Mensch«, »Kanzler«, »Soldat«, ein formales Geschlecht hat, »der«, heißt das nicht, dass wie bei den Kindern jedes *Element* aus dieser Kategorie exakt dieses Geschlecht haben *muss* – was Voraussetzung wäre, über eine Feminisierung der Kategoriebezeichnung Mensch/Kanzler/Soldat nachzudenken. Etwa wie im umgekehrten Fall bei der Krankenschwester, weshalb es den Krankenpfleger gibt – Schwester ist ein Substantiv, das *immer* eine weibliche Person bezeichnet. Eine(n) männliche(n) Krankenschwester kann es daher nicht geben!

Und so ist es grammatikalisch und inhaltlich korrekt und alles andere als diskriminierend, von »dem Menschen Susi Normalmensch« zu reden, »dem Kanzler Angela Merkel« und »dem Soldaten Gabi Normalsoldat«, falsch aber von »der Menschin Susi Normalbürger«, »der Kanzlerin Angela Merkel« und »der Soldatin Gabi Normalsoldat«. Dass sich das inzwischen aber eingebürgert hat, ist die Folge der dümmlichen und provokativ gemeinten Begleiterscheinung des Feminismus der 1980er Jahre, als es darum ging, dem Weiblichen mehr Geltung und Selbstbewusstsein zu verschaffen. Eben »Ismus«!

Aber ich will hier kein Fass aufmachen, ansonsten müsste ich, weil ich inzwischen das Männliche diskriminiert fühle, fordern, dass es ab heute auch einen Sonner gibt, einen Blumer und einen Wolker. Und dann freuen wir uns künftig, wenn im Wetterbericht prognostiziert wird, dass am nächsten Tag der/die SonneR mindestens 8 Stunden scheint und der/die Temperatur bei 28°C liegen wird bei nur wenigen WolkeRn, man somit den/die BlumeRn im Englischen Garten oder Tiergarten genießen kann … Prüfen Sie nur einmal, wer auf die »Innen« Wert legt: »Isten« und deren Speichellecker…

Um keine Missverständnisse aufkommen zu lassen: Für mich sind die Elemente der folgenden Paare grundsätzlich zwei Paar Stiefel und damit unterschiedlich und getrennt voneinander zu bewerten: Katholizismus – katholisch, Katholik; Protestantismus – protestantisch, Protestant; Islamismus – muslimisch, Muslim; Vegetarismus – vegetarisch, Vegetarier usw. Ich verabscheue das »Istische« und akzeptiere das »Ische«. Gefährlich wird's immer, wenn man eine Ideologie draus macht! National und sozial sind per se unproblematisch. Die Qualität des entsprechenden Ismus kennen wir.

Natürlich ist vieles, was in solchen Ismen gelehrt wird, durchaus stimmig und *manchmal* hilfreich: Ich-Bewusstsein, heute als Selbstbewusstsein bezeichnet, Klarheit und Deutlichkeit, methodische Zweifel, Wertschätzung der Mathematik – kurz Cartesianismus. Nur bin ich, mit diesen Aspekten einverstanden, damit noch kein Cartesianer; auch wenn ich Descartes berühmten Ausspruch »Cogito, ergo sum« – Ich denke, also bin ich – in seinem Kontext voll und ganz unterstreichen kann. Und seine Prinzipien, Naturwissenschaft zu praktizieren, unterschreibe.

Denn anders als er glaube ich nicht an zwei verschiedene Substanzen, die mit einander wechselwirken – Materie und Geist. Sondern an ein Phänomen mit zwei Seiten. Ganz im Sinne Einsteins, der Energie und Materie als zwei Erscheinungsformen desselben Phänomens identifizierte – beliebig in einander überführbar: $E = m \cdot c^2$. Oder des Welle-Teilchen-Dualismus: Elektronen können gleichwertig als Materie (Teilchen) oder Energie (Welle) aufgefasst werden, je nach Bedarf. Und die Realität liegt irgendwo dazwischen!

So ist es mir zu einfach, Körper und Geist, Seele, Psyche, wie immer man das nennen möchte, zu trennen – sie sind eine Einheit, und es kommt wie beim Elektron auf die Situation an, diese als eines von beiden zu betrachten. Bin ich also Monist? Und, wenn ja, in welche Richtung?

Etwa Materialist? Vieles, was Teil dieser Ideologie ist, kann ich unterstützen. Aber nicht alles: Gedanken und Gefühle lassen sich für mich nicht stofflich erklären. Oder Idealist? Auch hier kann ich vieles von mir wiederfinden. Aber auch hier: Das Bewusstsein ist für mich nicht alles, mindestens 80% regelt unser Autopilot, das Unterbewusstsein.

Muss ich mir also einen Stempel, Feminist, aufdrücken lasen, weil ich für selbstverständlich halte, was selbstverständlich ist? Bin ich konservativ, da ich der Meinung bin, dass es erhaltenswerte Dinge gibt und an Tugenden glaube? Bin ich progressiv, weil ich den Mainstream verlasse? Oder Christdemokrat, weil ich Merkel als besseren Kanzler empfinde als es der vorangehende Polit-Rambo jemals hätte sein können? Bin ich Sozialdemokrat, weil ich nur hinter wenigen konservativen Politikern stehen kann? Bin ich grün, weil ich für Nachhaltigkeit bin; Pirat, weil mit der etablierten Politik nicht einverstanden? In welche Schublade, in welche Kategorie, bitte, passe ich?

Und *muss* ich in eine Schublade passen? *Muss* ich CDU wählen, weil ich Merkel und ihren erfrischenden macholosen Führungsstil gut finde; und damit in Kauf nehmen, vieles, sehr vieles zu unterstützen, was ich zutiefst ablehne? Muss ich SPD wählen, damit unser Gesellschaftssystem etwas wärmer wird; und damit in Kauf nehmen, vieles, sehr vieles zu unterstützen, was ich zutiefst ablehne? (Déjà-vu?) Würde es das unter einer SPD-Regierung? War Schröder »wärmer«? Ich habe noch die Bilder von Anzeigen der Kampagne »Die deutsche Politik sah lange nicht mehr so gut aus wie heute« vor Augen, in der er mit *ungefärbten* Haaren, auf diese Feststellung lege ich aus juristischen Gründen Wert, in Brioni-Anzug mit Cohiba und Rotwein posierte und seinen damals bereits wirtschaftlich immer schlechter dastehenden Regierten zu verstehen gab, was er von ihnen hielt: Ich kann's mir leisten, ihr nicht! Das hatte vor ihm noch kein konservativer Politiker fertig gebracht! Muss ich die Grünen wählen, damit es nicht zu einer Großen Koalition kommt und damit in Kauf nehmen, vieles, sehr vieles zu unterstützen, was ich zutiefst ablehne (Noch 'n déjà-vu? Liegt daran, dass die inzwischen auch nicht mehr vom Rest unterscheidbar sind); z. B. ob und wann ich einen vegetarischen Tag einzulegen habe. Oder die Piraten, um meine Politikerverdrossenheit zum Ausdruck zu bringen, weil ich bis auf sehr weniges alles von denen ablehne?

Was und wer bin ich, in welche kategorisierte Richtung passe ich? Es gibt keine! Wie ich die Welt wahrnehme und interpretiere, ist einzigartig! Es gibt außer mir niemanden, der sie so »sieht« wie ich. Soll ich daraus eine Ideologie machen, den Trutzismus? Was bringt das? Und was mache ich dann mit den 7,1 Milliarden anderen Ideologien, die aktuell existieren; geschweige denn mit denen der Verstorbenen? Und die mit mir?

Vielleicht kommt nun der Hinweis, dass genau dieses Problem dazu geführt hat, dass es einige wenige Kategorien gibt nach dem Motto: Besser schlechte als keine. Denn wenn man nicht alle 7,1 Milliarden gleichwertig neben einander stellen kann, wäre die Alternative, keine zu nutzen. Und an dieser Stelle steige ich dann aus der Diskussion aus, weil solche Einwürfe wieder in einem Ismus enden und nichts erreicht wäre. Denn ich bezweifle ernsthaft, dass Schlechtes besser ist als Keines. Zumindest in der Regel! (Bitte lasst uns nicht auf dem Niveau diskutieren: Besser schlechtes Essen als keines!)

Kategorisierung ist daher für mich etwas Akademisches, etwas für Theoretiker. Etwas, damit auch die Geisteswissenschaftler unter uns etwas zu tun haben.

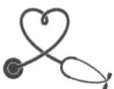

Das meine ich nicht abwertend oder böse: Es ist wichtig, dass wir uns mit diesen Dingen und auf diese Art und Weise beschäftigen, Strukturen in wesentliche

Aspekte unseres Seins bekommen. Somit haben Geisteswissenschaften für mich den gleichen hohen Stellenwert und die gleiche Berechtigung und Bedeutung wie Naturwissenschaften und Mathematik. Und Medizin, natürlich! Schließlich bin ich philosophisch sehr interessiert und halte mich für einen Philanthropen und Humanisten. Manchmal verliere ich mich in philosophischen Gedanken… Vergessen wir nicht: Naturwissenschaften, als einer deren heftigsten Befürworter ich mich betrachte, wurzeln in der Philosophie!

Nur was helfen solche Theoretisierungen im praktischen Leben? Ein geflügeltes Wort lautet: »Theorie ist fraglich, Praxis ist alles«. Nicht ganz zu Unrecht! Würde dieses Buch anders aussehen, bekennte ich mich nicht zum Trutzismus sondern zum Cartesianismus? Mit größter Wahrscheinlichkeit nicht! Genau so, wie sich täglicher Sprachgebrauch nicht die Bohne darum kümmert, zu welchen Schlüssen Germanisten kommen. Im Gegenteil: Germanisten beobachten, wie sich die Sprache entwickelt, analysieren das und ziehen daraus ihre Schüsse. Aber: niemand kümmert sich darum, was Germanisten zu sagen haben. Und je jünger die Generation, desto weniger. Stimmt's, Alter?

Gäbe es einen Unterschied in der Medikamentenentwicklung, ob Descartes Gründer eines eigenen Ismus war oder einem bereits bestehenden folgte? Sicher nicht: Was zählt, ist, was aufgrund seines Verhaltens, seines Vorlebens von seinen Nachfahren assimiliert wurde: Klarheit und Deutlichkeit, methodische Zweifel, Wertschätzung der Mathematik. Welchen Namen das dann hat und wer es erfunden hat – ausschließlich im historischen Zusammenhang und damit nur theoretisch interessant. Z. B. um zu verstehen, *wie* es dazu kam…

Ein konkretes Beispiel. Es gibt das Fach »Theoretische Chemie«. Während meines Studiums musste ich darin einen Schein sammeln, um zum Vordiplom zugelassen zu werden – oder war es das Diplom? Ich weiß es nicht mehr! Ein nettes Fach, sehr theoretisch, und die Seminare waren immer recht erheiternd, wenn auch inhaltlich schwer verdaulich, wenn man nicht eingefleischter Mathematiker war, vor allem, wenn's um »Quantenchemie« ging (ich *verstehe* ja noch nicht einmal die Quantenmechanik ;-) : »Was sind nun positive Energien?« einmal die Frage des Dozenten, des unvergessenen Heinzwerner Preuß, als wir eine Gleichung an der Tafel diskutierten. Die Antwort nach langem Schweigen des Auditoriums, weil keiner eine Ahnung hatte: »Energien, die ein Elektron hat, wenn es leise grinsend am Atomkern vorbeifliegt!« Das Auditorium grölte! Weil für einen praktischen Chemiker allein die Vorstellung, ein Elektron könnte an einem Atomkern vorbeifliegen, ohne zu interagieren, nicht denkbar war und ist. Und dann auch noch grinsend, also vollkommen unbeeinflusst! Oder, auf den Welle-Teilchen-Dualismus und eine andere Formel an der Tafel ansprechend: »Sie sollten sich Elektronen *nicht* als Teilchen vorstellen! Für mich sind sie zwar auch so kleine Kügelchen und ganz silberfarben. [...]«, wobei er uns durch einen schmalen Spalt zwischen Daumen und Zeigefinger anblickte. Allgemeines Grinsen.

Und nun? Mag die Theorie sagen, dass Elektronen keine Teilchen sind und viele physikalische Phänomene, Quantenverschränkung, Tunneln, usw. besser und einfacher über ihre Wellennatur erklärbar: Für Theoretische Chemiker und Physiker werden Elektronen durch mathematische Gleichungen abstrakt und exakt beschrieben. Das ist für sie wichtig und hilft ihnen, Theorien zu entwickeln und zu überprüfen. Und zu erklären, warum Atome und Moleküle auch elektromagnetische Strahlung in Form von Fluoreszenz abgeben oder aufnehmen können. Sie erinnern sich an den angeregten Zustand aus dem Kapitel *Von unsichtbaren Landebahnen*. Teilchen brauchen Physiker nicht, und deshalb schwingt bei denen alles! Inklusive der Strings. (Nein, meine Lieben, ich meine keine weiblichen Kleidungsstücke!)

Als praktischer Chemiker aber macht man sich die Sache wesentlich leichter, wenn man sie als Teilchen auffasst. Es ist sehr viel anschaulicher, die Triebkraft zweier Atome zu einer Reaktion mit einander zu verstehen, wenn man weiß, dass das Chloratom ein Elektron von einem Reaktionspartneratom liebend gerne aufnimmt, das es braucht, um seine »unvollendete äußerste Schale« voll zu machen. Und das Wasserstoffatom ein solches mehr als gerne abgibt, um seine »angefangene Schale« leer zu bekommen. Denn dem Streben von Atomen, sich zu Molekülen zusammenzuschließen oder in Ionen zu zerfallen, liegt eben diese Sättigung der »Schalen« zugrunde, auf denen sich die Elektronen nach dem Teilchenmodell bewegen – entweder durch Elektronenaufnahme oder –abgabe, je nachdem, was leichter zu erreichen ist. Das erklärt nicht nur die Heftigkeit, mit der die Chlor-Knallgas-Explosion erfolgt; es erklärt die Grundlagen der Chemie! Und warum Calcium lieber zwei Elektronen abgibt als sechs aufnimmt! Und dabei interessiert einen praktischen Chemiker nicht die Bohne, ob diese Elektronen nun von einem zum anderen Partner fliegen oder schwingen: Auf das Ergebnis kommt es an: in festen Bindungen lebende, zufriedene Atome mit vollen Schalen! Zufriedenheit durch Völle war immer schon erstrebtes Ziel: »Lasst wohlbeleibte Männer um mich sein, mit glatten Köpfen und die nachts gut schlafen« ließ Shakespeare Caesar sagen, wie ich oben schon bemerkte…

Natürlich kann man sich auch Wellen und deren Überlagerungen vorstellen. Und per Gleichung nachvollziehen. Nur tun Sie das einmal in einem Molekül mit vielen Atomen. Und dann noch mit Effekten wie »delozierten Elektronen« im Benzolring, was immer das auch ist. So abstrakt kann niemand denken, selbst nicht unter Zuhilfenahme von »Akkorden«, die durch Überlagerung von Schwingungen entstehen könnten. Und so ist das komplizierteste Atom, das theoretische Chemiker und Physiker tatsächlich in dieser Hinsicht einigermaßen »verstehen« können, das Wasserstoffatom. Daher gilt eben auch: Aufgrund des *Teilchenmodells* wurde durch Abstraktion und theoretische Überlegungen das Periodensystem der Elemente erstellt, das es den *Praktikern* nun leichter macht, vorherzusagen, welche Elemente eine Chance haben, sich zu verbinden, und wie.

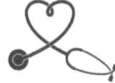

Ein anderes Beispiel! Sie haben Brustkrebs? Ok, nichts, was man auf die leichte Schulter nehmen sollte. Aber auch nicht gleichbedeutend mit einem Todesurteil! Es gibt heute gute Heilungschancen, man kann viel machen, und vermutlich können Sie selbst am meisten dagegen tun. Spontangeheilte wie meine damalige Kollegin und der Cellist von oben zeigen das eindrucksvoll. Und ich hoffe, die anderen Beispiele in den verschiedenen Kapiteln haben Ihnen das auch gezeigt. Vor allem auch das vorangehende Kapitel, in dem es um die Psyche und den Plazeboeffekt ging.

Nur 'mal so aus Interesse: Welchen Brustkrebs haben Sie? Was ich damit meine, *welchen* Brustkrebs? Na ganz einfach: Brustwarze und Warzenhof betroffen (C50.0); zentraler Drüsenkörper der Brustdrüse (C50.1); oberer innerer Quadrant der Brustdrüse (C50.2); unterer innerer Quadrant der Brustdrüse (C50.3); oberer äußerer Quadrant der Brustdrüse (C50.4); unterer äußerer Quadrant der Brustdrüse (C50.5); in der Achselhöhle liegender Fortsatz der Milchdrüse (C50.6); Brustdrüse, mehrere Teilbereiche überlappend (C50.8; nein, .7 gibt es nicht!); Brustdrüse, nicht näher bezeichnet (C50.9). Was also? Was, Sie wissen das nicht? Warum nicht? Das müssen Sie doch wissen!

Die Zahlen in Klammern sind die Klassifizierung nach ICD-10, einer Einteilung der WHO: »*International Statistical Classification of Diseases* and Related Health Problems« oder deutsch »Internationale statistische Klassifikation der Krankheiten und verwandter Gesundheitsprobleme« in der aktuellen Fassung 10 aus dem Jahre 2012. C50 betrifft das Mammakarzinom. Nur – wem hilft diese Kategorisierung, was bringt sie?

Der Frauenarzt und/oder Operateur braucht sie nicht: Der hat den Krebs ja diagnostiziert/muss ihn behandeln und weiß daher wohl am besten, was vorliegt. Sie brauchen es auch nicht; denn ich weiß nicht, wie es Ihnen geht. Aber mich interessiert herzlich wenig, ob ein Prostatatumor, so ich einen hätte, im oberen linken hinteren oder unteren rechten vorderen Oktanten der Prostata sitzt – weg muss er, der Rest ist mir egal!

Für eine Operation hilft sie auch nicht: Ob nun links oben oder rechts unten an einer von außen zugänglichen Brust herum geschnippelt wird, sollte für einen erfahrenen Operateur keinen Unterschied machen. Und ob Chemo- und/oder Radiotherapie nötig wird, adjuvant und/oder neo-adjuvant, ist auch nicht abhängig vom Ort des Geschehens, sondern von der individuellen Situation, die aber nicht in die o. g. Kategorien einfließt.

Und so ist auch fraglich, ob es in der Praxis irgendjemanden interessiert, dass 55% der Brustkrebsfälle oben-außen sitzen, 15% oben-innen, 10% unten-außen, 5% unten-innen und 15% die Brustwarze betreffen. Als mögliche Betroffene: Wäre es für Sie beruhigender, zu wissen, man gehört zu 55% der Patientinnen als zu 5%? Oder das Gegenteil? Oder was nutzt Ihnen diese Angabe sonst? Wozu also, außer für die Grundlagenforschung, die ja auch Statistik betreibt, und für das *theoretische* Wissen um Brustkrebs, gibt es diese Einteilung?

Für die Kassen! Denn danach wird personalisiert und abgerechnet. Es ist nämlich schon ein Unterschied, ob die Brustwarze und/oder der Warzenhof beteiligt sind: Sind beide nicht betroffen, muss/kann der Operateur unter Erhaltung beider intervenieren. Das heißt: einfacher Hautschnitt, Tumor freilegen, abtragen, Hautnaht. Basta. Routine wie Blinddarm, damit prima zu pauschalisieren: also Kostenpauschale.

Ist aber die Brustwarze betroffen, geht das nicht so ohne weiteres! Denn die muss nun rekonstruiert werden, sollen nicht die daraus vermutlich resultierenden psychologischen Probleme therapiert werden müssen. Was teurer käme. Diese Art der Brustkrebsbehandlung wird aber teurer sein müssen als die oben, weil das pauschalisiert nicht geht: Jede Brustwarze und ihr Hof sind anders und müssen zu der zweiten und deren Hof passen.

Und so ist für die Kostenträger sehr wohl interessant, den Brustkrebs zu klassifizieren. Und zwar möglichst in so viele Klassen, wie es unterschiedliche Behandlungsformen gibt, die pauschalisiert (= »personifiziert«) werden können. Und so kommt es zu C50!

Diese Entwicklung ist aber gefährlich und falsch. Falsch, denn nun sind Sie nicht Frau Normalpatientin mit Brustkrebs, sondern »die C50.4«. Sie sind anonym. Und Sie sind genormt! Damit können genormte Aktionen erfolgen, ohne sich um Ihre individuellen Besonderheiten kümmern zu müssen. Ganz im Sinne der Maschine Mensch. Weil bei C50.4 und einem kaputten 3er BMW klar ist, was zu erfolgen hat, bei Frau Normalpatientin und einem Eigenbauauto aber nicht.

Und gefährlich, da sich nun der kaufmännische Direktor der Klinik genötigt fühlen könnte, dafür zu sorgen, dass mehr Frauen mit kleineren Brustwarzen operiert werden. Denn je größer Warze und Warzenhof, desto länger dauert die Rekonstruktion. Aber es gibt nur eine Pauschale. Und wie schafft man es, in diesem Fall »korrigierend« einzugreifen? Ich überlasse jedem selbst, sich dazu etwas auszumalen. Mir fällt in diesem Fall die Kniegelenksarthroskopie ein, die offenbar weitestgehend unnötig ist. Und so könnte ja sein, dass vielleicht nicht jede Brustwarze hätte entfernt werden müssen, die dann entfernt wurde – einfach um höhere Pauschalen abrechnen zu können. Ich möchte wirklich niemandem unethisches Verhalten vorwerfen. Aber seit den verschiedenen Reformen des Gesundheitssystems hört man zunehmend auch von schwarzen Schafen und Abrechnungsbetrügern. Warum wohl? Ohne es rechtfertigen zu wollen: Weil Kostenträger personalisieren.

Im meiner Ausbildung zum Rettungssanitäter war ich auf Intensivstationen und als Anästhesiehelfer in OPs tätig. Wenn man morgens um 6:45 Uhr in den OP-Trakt kam, empfing einen gleich eine Tafel mit der Liste der vorzunehmenden Operationen dieses Tages. Und da stand dann nicht: 7:00 Adam Müller mit Prostata-OP, 7:30 Berta Maier mit Gebärmutterentfernung, … Nein, da stand: 7:00 Uhr TURP (Trans-urethrale Resektion der Prostata), 7:30 Hysterektomie, … Und dann wurden wir eingeteilt: Du – TURP, du – Hysterektomie, … Wenn es etwas für uns Auszubildende Interessantes gab, hieß es dann: Geh' 'mal zum Hüftgelenk in OP 7! Und auf den Intensivstationen hieß es: Wechsle 'mal die

Infusion beim Kniegelenk! Geh' 'mal schnell in die Pathologie: Da gibt's 'ne Schwammniere. Ja, weiß ich: Ich hatte am Vortag das Baby im Rettungswagen auf der Fahrt von der Wohnung ins Krankenhaus selbst auf die Welt gebracht! Und mitbekommen, wie es nach wenigen eigenen Atemzügen in seinem kurzen Leben auf der Station verstarb, kurz nachdem wir ankamen. Für mich war es nicht »die Schwammniere«, es war die erste Geburt, bei der ich nicht nur anwesend war, sondern aktiver Part, weil sich mein anleitender Profi nicht traute! Mein erstes Baby, wenn auch nicht das eigene!

Ich sehe und verstehe den Hintergrund, keine Frage! Aber ich sehe auch die Gefahr: So ist man tatsächlich die Maschine Mensch. Der Blinddarm, der entnommen werden muss wie ein verstopfter Ölfilter. Der Eierstock, der entfernt werden muss wie der Rost am Fahrgestell. Das Hüftgelenk, das gewechselt werden muss wie die Bremsscheiben. Und der Exitus, der entsorgt werden muss wie ein Totalschaden nach Begutachtung durch den Sachverständigen. Der Versicherung wegen. Natürlich merkt das der Mensch, den es betrifft. Und es macht ihn vermutlich so richtig happy! Und stärkt damit seine Abwehrkräfte und die Homöostase. Je mehr das tägliche Praxis ist, desto schwieriger wird es, wieder von ihr herunterzukommen und die Psyche mit einzubauen… »Das Schlimmste ist vorbei. Wir bringen Sie jetzt ins Krankenhaus. Ihr Körper kann sich ganz auf seine Selbstheilungskräfte konzentrieren, während Sie sich jetzt ganz geborgen fühlen können. […]« – Sie erinnern sich?

Es klingt schizophren: Das Problem der Medizin ist, dass sie eine Wissenschaft ist bzw. zu einer geworden ist. Ihr Dilemma ist, dass sie sich umso weiter von ihrem eigentlichen Zweck, den Menschen zu helfen, entfernt, je mehr sie versucht, dies systematisch und nach wissenschaftlichen Kriterien zu tun.

Sie reduziert so einen Menschen auf Zahlen: Blut- und Urinwerte, Gene und Symptome und versucht, daraus einen wissenschaftlich abgesicherten Hinweis (evidence) zu ziehen, wie nun weiter zu verfahren ist. Mit Hilfe evidenzbasierter Ansätze versucht sie, die wirksamste aller bekannten Therapien zu ermitteln, indem sie klinische Studien mit möglichst großer Aussagekraft anhand solcher Zahlen für möglichst alle verfügbaren Therapien und Medikamente durchführt und diese dann in Metaanalysen zusätzlich auswertet. Um daraus Empfehlungen für den klinischen Alltag zu gewinnen. So gilt dieses Vorgehen heute als wesentliche Errungenschaft der modernen Medizin.

Eine Überprüfung von Hypothesen und Theorien ist aber, wie ich im Kapitel *Fakten! Fakten! Fakten!* schon dargelegt habe, grundlegender Teil jeglicher wissenschaftlichen Arbeit. Daher ist »evidenzbasierte Medizin« im wissenschaftlichen Sinn eine Selbstverständlichkeit! Wenn man heute also so stolz darauf ist, es an jeder Ecke hervorzuheben, hat das andere als medizinische Gründe: Sie liegen im organisatorischen, vor allem aber wirtschaftlichen Bereich! Und in falsch verstandenem Standesdünkel: Ich praktiziere evidenzbasierte Medizin! Ein vermeintliches Qualitätssiegel.

So, wie evidenzbasierte Medizin aber heute praktiziert wird, führt sie zu nicht viel! Die sukzessiv angesammelte Erfahrung im Umgang mit Medikamenten und Therapien (hier kommt wieder Aristoteles ins Spiel: Wissen haben wir nicht!) erlaubt zwar eine gewisse Vergleichbarkeit von Therapien, kann aber kein Licht in ihre Wirkungsweise bringen – schon gar nicht individuell, was evidenzbasierte Medizin ja will. Wir werden das in diesem Kapitel noch sehen. Das ist das größte Problem, das zu mehr Verunsicherung als Erkenntnis führen kann, auch und vor allem bei Patienten. Denn häufig besteht eine manchmal recht große Diskrepanz zwischen den retrospektiven Metastudien und dem prospektiven Einzelfall – Krebs ist das beste Beispiel. Das bedeutet: Dem behandelnden Arzt kommt zunehmende Bedeutung bei der Interpretation evidenzbasierter Erfahrung und der Umsetzung in den konkreten Fall zu. Das kann der aber in den allermeisten Fällen gar nicht leisten, nicht zuletzt aufgrund unseres Gesundheitssystems mit durchgetakteter Praxis und Behandlungspauschalen, aber auch aufgrund der mehr als unzureichenden Fort- und Weiterbildung niedergelassener Ärzte – der primären Anlaufstelle für Patienten!

Bei all dem wird vergessen, ja hat man in vielen Fällen vielleicht nicht einmal realisiert, dass der Dialog mit dem Patienten und das Vertrauen des Patienten offenbar eine wesentlich größere Rolle spielen als die Gabe hochmoderner und effektiver Medikamente. Warum? Weil sich die meisten chronischen Erkrankungen auf Phänomene zurückführen lassen, mit denen der Körper selbst klar kommt. Er braucht die Medikamente nicht, die ihm gegeben werden. Er hat eigene Schmerzmittel, eigene Immunsuppressiva, eigene Schlafmittel und eigene Aufputschmittel. Und Botenstoffe.

Die Medikamente, die in solchen Fällen wirksam sind und gegeben werden, mimikrieren lediglich natürlicherweise vorhandene körpereigene Verbindungen, wenn es, wie Hormone und Cytokine, nicht sowieso die gleichen sind. Ihr purer Sinn bestand bislang darin, dass man sie geben konnte, *wann* man – der Arzt – es wollte; und weil man den Körper nicht dazu veranlassen konnte, sie selbst freizusetzen, wenn man es wollte. Wenn das nun mit Plazeboeffekt, Hypnose und psychologischen Methoden zunehmend machbar wird, sinkt im gleichen Maße die Bedeutung der Hightech-Medizin von heute. Und zwar sowohl medikamentös wie auch bei operativen Eingriffen. Und diese Aussicht mag so mancher gar nicht gerne hören!

Dazu muss aber der Patient wieder dorthin gerückt werden, wo er einstmals stand: in den Mittelpunkt. Denn der Plazeboeffekt zeigt überdeutlich, dass der Heilungsprozess zuallererst und hauptsächlich aus einer Beziehung zwischen einem Patienten und seinem Arzt und dem Vertrauen des Patienten in die Behandlung beruht. Das sehe nicht nur ich so, sondern auch (Schul-)Mediziner. Vielleicht sollten sich die Kostenträger nicht nur einmal intensiver mit dieser Thematik auseinandersetzen, sondern auch etwas näher am Puls der medizinischen Zeit horchen. Denn so können Milliarden an unsinnigen Kosten für Medikamente und aufgrund der Gier von Genzyme & Co. eingespart werden. Und sinnvoller verwendet, indem man Bruchteile für die Verbesserung und Stärkung dieser Beziehung einsetzt und den Arzt ordentlich dafür honoriert, dass er seiner eigentlichen Aufgabe nachkommt: dem Patienten zu helfen, sich zu kurieren; indem er mit dem Patienten redet! Nicht nur 6 Minuten lang und einmal im Quartal, sondern solange und sooft es erforderlich ist.

Nochmals: Es ist wichtig, dass theoretisiert wird! Denn nur so kommen wir zu Ergebnissen mit allgemeiner Aussagekraft. Vor allem in der Naturwissenschaft. Erst wenn die Betrachtung des Einzelfalls zu einer Abstraktion führen kann, die einer Theorie folgt, können wir sie als Erkenntnis katalogisieren. Das kann aber nur den »Normalfall« betreffen – den »Gesundheitsfall«, die Physiologie, von der angenommen werden kann, dass sie unabhängig vom Individuum bei allen mehr oder weniger gleich ist. Es kann aber nicht den »Ausnahmezustand« betreffen - die Erkrankung, die Pathologie. Denn die ist höchst individuell. Aber genau hier erfolgt es.

Solche Theoretisierungen aber führen uns »nur« zu Erkenntnissen, die auf exakt die Kategorien passen, anhand derer sie durchgeführt wurden. Betrifft das unbelebte Materie, die sicherlich wenig spirituelle Eigenschaften aufweist, können wir davon ausgehen, dass wir alltagstaugliche Allgemeinaussagen bekommen. Auch belebte Materie kann so »erfasst« werden, sofern sie sich jeglichem »Spirituellen« entzieht: Bakterien, einfache Lebewesen wie Würmer u. ä., denen allein schon die physiologischen und anatomischen Voraussetzungen fehlen, einen »Geist«, eine »Seele« auszubilden. Und auch einzelne tierische und menschliche Zellen, die unabhängig voneinander oder nur in kleinen Verbänden auftreten – es ist unwahrscheinlich, dass HeLa-Zellen eine Psyche haben!

Werden die Systeme, in denen solche belebten Zellen eingebunden sind, aber komplexer und inhomogener, kann das nicht mehr angenommen werden. Denn dann kann sich so etwas ausbilden wie das, was wir Psyche nennen – die immaterielle Komponente belebter Natur. Und je mehr das erfolgt, desto mehr ist der Grad an möglicher Theoretisierung abhängig von dem Grad der Spiritualität, der hier eine Rolle spielt, und dem Grad der Feingliedrigkeit, mit der Kenntnisse über diese spirituelle Komponente vorliegen. Und so nehmen die Probleme von Hai über Amphibium und Säugetier zum Menschen zu; und psychologisch müssen wir auch noch deutlich feingliedriger werden als wir derzeit sind!

Wenn wir nun aber medizinische Studien durchführen, kategorisieren wir anhand von Ein- und Ausschlusskriterien – also Selektion. Die Ergebnisse gelten somit, streng genommen, nur für Patienten, die dieser Selektion entsprechen. Wir aber dehnen sie auf alle Patienten aus. Und genau das macht uns dann häufig genug Probleme.

In der Medizin gilt der Spruch: »Ein Kind ist kein kleiner Erwachsener!« Und trotzdem erhalten Kinder von Ärzten Medikamente, die an Erwachsenen getestet wurden. Weil aus ethischen Gesichtspunkten und vollkommen zu Recht Kinder nicht in klinischen Studien eingesetzt werden sollen – es sei denn, es handelt sich um typische Probleme, die Erwachsene nicht mehr haben. Also gilt als ein Ausschlusskriterium bei klinischen Studien: Patienten unter 18 Jahren. Streng genommen ist dann aber die Anwendung so untersuchter Medikamente bei jungen Patienten *Erfahrungsmedizin*, ein Begriff, den Schulmedizin hasst wie der Teufel das Weihwasser, weil man anhand von Erfahrungen, dass z. B. die halbe Dosis offensichtlich zu keinen Problemen aber Wirkung führt, dies genau so macht; sie ist somit *wissenschaftlich* nicht gedeckt… Ist das jedem Schulmediziner klar? Pädiatrie als Erfahrungsmedizin – das hat wohl bislang kaum jemand so gesehen…

Ein anderes Kriterium: Patienten über 65 Jahre. Willkürlich gewählt mit dem Rentenalter, da man Menschen nach ihrem Ausscheiden aus dem Berufsleben nicht noch mit Studien belasten will. Warum eigentlich nicht? Denn es ist doch eine Binsenweisheit, dass der alte Organismus anders funktioniert als der junge. Wie spätestens Plaques-Ablagerungen bei Alzheimer oder Verlust der Dopamin-Produktion bei Parkinson zeigen. Und daher auch hier: Ohne wissenschaftlichen Nachweis werden diese Patienten aufgrund der Erfahrung, dass es offenbar möglich ist, auch alte Patienten mit den Erkenntnissen behandelt, die man ohne sie gewonnen hat. Pure Erfahrungsmedizin ohne jeglichen wissenschaftlichen Beweis/Hinweis…

Gerade das letzte Thema, Ausschluss von alten Patienten aus klinischen Studien, wird zunehmend zum Problem, da unsere Gesellschaft immer älter wird und die Ergebnisse von Studien damit Gefahr laufen, immer weniger repräsentativ zu sein. Denn genauso wenig, wie ein Kind ein kleiner Erwachsener ist, ist ein Alter ein alter Erwachsener! Also: Ist, was man an Patienten vor 65 meint gefunden zu haben, auch noch mit 80 gültig? Wir wissen schlicht nicht, ob es so ist. Warum eigentlich nicht?

Und so ist allein schon die demographische Entwicklung ein Kriterium, das zunehmend zu berücksichtigen ist. Aber es tut, weltweit, niemand. Weil es zusätzlichen Aufwand bedeutet. Der aber schmälerte den Gewinn oder ROI (return of investment, Rendite). Warum muss das sein, wenn es auch ohne geht, weil der einzige, der daran Kraft Amtes etwas ändern könnte, der Gesetzgeber, aufgrund ideologischer Überlegungen – Kapitalismus – und erfolgreichem Lobbying exakt der möglichen Betroffenen, Pharma und Investoren, nicht einschreitet? Die Angst davor, dass Pharma noch mehr abwandern könnte als es schon ist und Deutschland als Tummelplatz für Investoren immer unattraktiver werden könnte, ist einfach zu groß. Denn wenn man die verschreckt, gibt's nach allgemeiner Auffassung echte Probleme. Wenn man aber das Wahlvieh verschreckt, passiert – nichts! Wie also würden Sie sich verhalten?

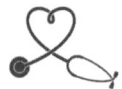

Nach meiner Überzeugung hat Theoretisieren in Verbindung mit Forschung nur auf einem Gebiet Berechtigung: der Grundlagenforschung. Nur hier, wo wir Erkenntnisse und mögliche Ansatzpunkte für angewandte Forschung geliefert bekommen, kann abstrakt genug gearbeitet werden, um im Sinne der Naturwissenschaft tätig werden zu können. Und so ist der Rattenversuch, aus dem sich eine Lebensverlängerung durch Mangel ergibt, ausschließlich als solcher zu werten: als Experiment, das unser Wissen (in diesem Fall über Ratten) erweitert. Punkt. Und weiter nichts!

Kommen wir zum Alltag, also angewandter Forschung, hilft uns dieses Wissen nur, wenn wir Einfluss auf das Leben von Ratten einnehmen wollen. In allen anderen Fällen kann man es vielleicht als Hinweis ansehen, dass aufgrund der gemeinsamen Mitgliedschaft in der Gruppe der Säugetiere das beim Menschen ähnlich sein *könnte*. Aber anzunehmen, dass es so ist, ist nicht statthaft, solange das nicht aus der Grundlagenforschung heraus bestätigt wird. Und das hieße, mit Menschen den Versuch zu wiederholen. Und spätestens dann kommen wir aus ethischen Gründen in eine Sackgasse.

Grundlagen- und angewandte Forschung sind somit zwei vollkommen unterschiedliche Dinge, die nicht miteinander in einen Topf geworfen werden dürfen, nur weil beides »Forschung« ist: Die Grundlagenforschung dient der *Mehrung* unseres Wissens, die angewandte Forschung der *Nutzung* dieses Wissens. Dazu muss es aber erst einmal da sein!

Genau das aber, beides in einen Topf zu werfen, passiert! Bis zur Einführung der Biotechnologie gab es eine klare Unterscheidung: Grundlagenforschung wurde an (halb-)staatlichen Institutionen mit öffentlichen Geldern finanziert; und angewandte Forschung war das Metier der Pharmaunternehmen mit privatem Geld. Da Grundlagenforschung von allen finanziert wurde, gehörte das daraus generierte Wissen allen. Und da Anwendungen hieraus privat finanziert wurden, gehörte der Gewinn daraus der Privatwirtschaft.

Hin und wieder kam aus der Grundlagenforschung eine Idee, die man in der angewandten Forschung aufnahm. Allerdings nur, wenn man sich bereits mit dem entsprechenden Gebiet beschäftigte! Kaum jemanden, der sich mit Herz-Kreislauf beschäftigte, interessierte, was in der Wundheilung an neuen Ansätzen aus der Grundlagenforschung kam. Und so befruchtete die Grundlagenforschung die Expertise, die die angewandte Forschung auch und bereits hatte. Und dann kamen zwei weichenstellende Ereignisse: Gentechnologie und das Fressen-und-gefressen-werden im Gesundheitssektor.

Als ich meinen ersten Job in der Privatwirtschaft antrat, hatte ich noch eine Auswahl von Dutzenden international tätigen und renommierten potentiellen Arbeitgebern. Und heute? Nennen Sie mir doch bitte nur fünf, die *nicht* zu einem Global Player gehören, der überall auf der Welt residiert, aus Steuergründen gerne in Steueroasen, nur nicht in Deutschland, wo er Steuern abführen müsste.

Was ist der Grund? Ein ähnlicher wie bei Banken: »Too big to fail«: Irgendwann erreicht eine Firmengröße eine Schwelle, jenseits derer der Staat erpressbar wird; mit Stichworten wie Abwanderung und Arbeitsplätzen. Wenn ein Generikahersteller wie Stada mit Abwanderung droht – gut, dann sind halt ein paar Hundert Arbeitsplätze weg. Engpässe bei der Versorgung sind unwahrscheinlich, weil es nicht nur *einen* Generikahersteller, Stada, gibt, der die Produkte herstellt. Und so würde sich, im Gegenteil, die Konkurrenz freuen, die vielleicht, wie Hexal, schon von einem Großen geschluckt wurde.

Wenn aber eine Firma wie Bayer mit Abwanderung drohte, dann beträfe das Zehntausende von Arbeitsplätzen. Die von Konzernleitungen gerne angeführten Begründungen, man könne durch solche Elefantenhochzeiten Forschungsetats generieren, mit denen auch sehr kostspielige Forschungen möglich sind, sind schlichtweg gelogen: Wird es wirklich kostspielig, bedient man sich heute der Start-up-Unternehmen, wie im Kapitel *Lass Wissen regnen* dargestellt.

Konsequenz ist, dass die meisten Firmen ein zunehmend ähnliches Portfolio haben. Durch den Zukauf von Firmen, die sich auf anderen Feldern getummelt hatten, kamen die Giganten nun an neue Geschäftsfelder – inklusive Expertise. Und mit einem Mal sind z. B. Bayer und Merck Wettbewerber, weil Bayer Schering und mit ihr ein Produkt gegen Multiple Sklerose übernahm und Merck Serono mit einem Wettbewerbsprodukt.

Dadurch haben wir heute auch im Gesundheitssektor die Situation wie im Nahrungsmittelbereich: Es dominieren eine Handvoll Firmen den Markt. Und da die too big to fail sind, besteht keine Aussicht darauf, dass sich an dieser Sackgassensituation etwas ändern wird.

Und es kam die Gentechnologie. Anfangs im Rahmen der neu entstehenden Biotechnologie nur implementiert von Firmen, die sich auf entsprechendem

Gebiet tummelten: Kein etablierter Hersteller von Fertilitätshormonen wäre auf die Idee gekommen, biotechnologisch hergestelltes Insulin zu vermarkten, nur weil man das in den gleichen Fermentern herstellen konnte wie die eigenen Hormone. Und umgekehrt. Es ging darum, die *Produktionsart* zu wechseln!

Dies war ein Wendepunkt, der nicht folgenlos bleiben sollte, weil seither die Grenze zwischen Grundlagen- und angewandter Forschung zunehmend verschwimmt. Zum Schaden beider! So werden heute Erkenntnisse, die in das Gebiet der Grundlagenforschung gehören, weil sie so grundlegend sind, gerne patentiert, ohne zu wissen, was man damit anfängt. Es könnte ja sein, dass sich irgendwann etwas Nützliches ergibt. Ich hatte Craig Venter mit seinen 7.000 Gen-Patenten als Beispiel schon genannt.

Richtig, das gab es schon immer: Wer die Glühbirne erfunden hat, hatte lange das Recht, sie wirtschaftlich ungehindert auszunutzen. Nur musste da, bevor man etwas patentieren konnte, das Prinzip bereits bestehen, die Forschung also erfolgt sein und Anwendung der nächste Schritt! Heute lässt man sich ein Gen patentieren, weil man es als solches im Wust des Genoms erkannt hat, ohne seine Funktion zu kennen. Und dann wartet man, was andere damit machen – um dann abzusahnen: Egal, ob dieses Gen dann für diagnostische, therapeutische oder prophylaktische Dinge verwendet werden kann: Man ist dabei und hat als einziger den finanziellen Nutzen. So viel Geld und Manpower kann ein Craig Venter gar nicht einsetzen, dass er selbst mit seinem Unternehmen 7.000 Gene beforschen könnte. Und so diente das Genomprojekt hauptsächlich dem Identifizieren von Genen, um sie dann patentieren zu können, ohne ihre Aufgabe überhaupt zu kennen. Ich könnte Ihnen Dutzende von Beispielen nennen.

Die neue Richtung lässt sich an drei wichtigen »Errungenschaften« festmachen:

* Biotechnologie ist einfach! Man braucht keine komplizierten Labors und Produktionsanlagen, die sich nur große Pharmafirmen leisten können. Sie benötigt einen Fermenter, also einen etwas besseren Kochtopf mit Deckel und Rührwerk – die gibt es bereits ab einem Liter –, ein paar Laborgeräte – und sonst nicht viel! Wer ein wenig mit Bakterien oder Säugetierzellen umgehen kann, und das kann heute jeder Student der Biologie, Biochemie oder Biotechnologie vor dem Vordiplom und viele interessierte Laien; wer im wahrsten Sinne des Wortes eine Garage mit Wasseranschluss und Abfluss

hat, man braucht noch nicht einmal einen Abzug; und wer dann noch das Geld hat, sich ein paar Laborgeräte zu kaufen, kann Biotechnologie machen! Das ist ja das Gefährliche!

• Das führte dazu, dass »jeder« Diplomand und Doktorand der Verlockung nicht widerstehen konnte, mit seinem Thema »groß raus« zu kommen. Und manchmal auch ihre Institutsleiter, die so – aus sicherer Beamtenposition – ihr Beamtengehalt oder zumindest den Forschungsetat aufbessern wollten. Ich weiß, ich pauschalisiere und das ist unfair, aber es trifft in der großen Mehrheit der Fälle leider zu – wie man an der Entwicklung seither sieht. Ergebnis: Es schossen Start-ups aus dem Boden wie die Pilze nach einem Regen, deren Geschäftsmodell ein Thema aus der *Grundlagenforschung* war, das Allgemeintauglichkeit noch nicht im Ansatz gezeigt hatte. Aber mit revolutionär klingenden *neuen* Ideen aufgrund »neuester wissenschaftlicher Erkenntnisse«, die bei Investoren die Dollarzeichen in den Augen geradezu explodieren ließen. Das Problem: Da nun als IP, »intellectual property«, patentgeschütztes Eigentum eines Unternehmens der freien Wirtschaft, war es nicht mehr Allgemeingut; und damit für die Grundlagenforschung uninteressant. Denn wozu sollte sich eine akademische Arbeitsgruppe mit einem Thema beschäftigen, um das sich ein wirtschaftlich strukturiertes Unternehmen, exzellent ausgestattet, kümmerte – und eventuellen Erfolg allein einsteckte? Vielleicht sogar noch über die eigenen Erkenntnisse dafür erst sorgte, dass das passierte. Das meiste, was wir heute über das menschliche Genom wissen, resultiert *nicht* aus solider Grundlagenforschung, sondern ist Abfallprodukt der in der Regel erfolglosen Versuche von Unternehmen der freien Wirtschaft, schnelles Geld zu machen: Craig Venter und seine 7.000 Gene. So aber funktioniert Grundlagenforschung nicht. Doch damit nicht genug. Da es ein aus der Grundlagenforschung stammendes Thema war, war oftmals die einzige Expertise das, was in der vormaligen Arbeitsgruppe verfügbar und jetzt in den zwei, drei Personen konzentriert war, die das Unternehmen gründeten und von den Mechanismen freier Wirtschaft keine Ahnung hatten. Und so wurde weitergearbeitet wie in den Arbeitsgruppen üblich – eher im akademischen als im erfolgsorientierten, Sachzwängen unterworfenen Geist. Kurz: privatwirtschaftlich finanzierte Grundlagenforschung.

Dazu ist Risikokapital aber nicht da! Es dient dazu, *marktfähige* Projekte aus der Grundlagenforschung erst marktreif zu machen und dann in den Markt zu bringen, nicht neue Ideen zur Marktfähigkeit zu bringen!

- Und dann kamen die Investoren. Beschwingt durch den Erfolg in IT und geblendet von den Margen in der Biotechnologie bei Pharma, zusammen mit der geringen Erfordernis von Hardware wie bei IT, dachten viele aufgrund geringer Ahnung, auf welches Gebiet sie sich begeben würden, in der Gentechnologie als neuem Hype könne man ebenso verfahren wie in der IT. Das war der Punkt, an dem »Wissenschaft« von »der Börse« übernommen wurde: die Börsianisierung der Wissenschaft. Es galten zunehmend nicht gesicherte Erkenntnisse der Forschung als interessant, sondern was man mit *neuem* High-Tech verdienen *könnte*. Es begann ein Wettbewerb, welcher Investor zuerst an etwas völlig Neuem verdienen konnte. So hielten nicht nur Exit-Strategie und Börsengang Einzug in die Businesspläne der Start-ups, sondern auch die quartalsweise »Information« der Öffentlichkeit. Erst wenn der Investor eine attraktive Möglichkeit sah, schnellstmöglich mit größtmöglichem ROI das Engagement wieder zu beenden, wurde finanziert. So war es wesentliche Aufgabe des Gründers, Investoren genau diesen Eindruck zu vermitteln. Lange Zeit mit gutem Erfolg, weil bis heute gilt: Wichtig ist das IP, das Patent! Was dann eigentliches Betätigungsfeld des Start-ups war, also der Inhalt des Patentes, war, wenn überhaupt, zweitrangig.

Und so kamen wir zu der heutigen Situation: Da öffentliches Geld knapp ist, leidet die (halb-)staatliche Grundlagenforschung permanent und zunehmend unter Finanzierungsbedarf. Das ist nichts Neues, denn auch früher schon gab es »Drittmittelfinanzierungen«, wenn ich mich an mein eigenes Studium erinnere. Aber damals wurden die Arbeitsgruppen gemäß dem oben Geschilderten finanziert von Firmen, die auf dem Sektor tätig waren und sich durch ihr Engagement einen Vorteil erhofften – der sich häufig genug nicht einstellte. Was aber niemanden störte, weil das eingeplant war.

Heute ist es umgekehrt. Weil als Konsequenz der Ausgründung von Start-ups aus Forschungseinrichtungen und der Gründung durch Arbeitsgruppenmitglieder viel Grundlagenforschung in Start-ups abläuft, müssen sich die Arbeitsgruppen an Forschungseinrichtungen häufig daran orientieren, was diese Start-ups (und damit »das Geld«) interessiert, um ein Stück des Investitionskuchens in Form von Drittmitteln abzubekommen. Und dementsprechend ihren Fokus ggf. ändern. Oder etwas vollständig anderes machen, auch wenn sie zuvor auf ähnlichem Gebiet gearbeitet haben. Das führt leider dazu, dass auch in staatlichen Forschungseinrichtungen der Trend dahin geht, zu beforschen, was gerade in ist. Das ist in zweierlei Hinsicht zu beklagen: Es schränkt die wissenschaftliche Kreativität und die Zahl neuer Ansätze ein, und es führt zu weiterer Auflösung der Grenzen zwischen Grundlagen- und angewandter Forschung. Und das ist unter dem Gesichtspunkt der Theoretisierung oben gar nicht gut!

Der Erfolg der Biotechnologie, ich habe einen kurzen Abriss der Geschichte im Kapitel *Lass Wissen regnen!* geschildert, lässt sich daran festmachen, dass mit ihrer Hilfe Produkte verbessert werden konnten, die es bereits gab! Angefangen von EPO über Insulin und die Fertilitätshormone bis hin zu Mediatoren wie Interferonen und selbst Wachstumshormon wurden Ende der 1980er Jahre alle diese Verbindungen aus biologischen Quellen isoliert: EPO aus Blut, Insulin aus Schweinepankreas, Fertilitätshormone aus Urin, Interferone aus menschlichen Vorhautzellen und Wachstumshormon aus der Hirnanhangdrüse kürzlich Verstorbener. Das bedeutet: Man kannte genug über die Anwendung der Wirkstoffe aus eingehender Praxis.

Das Revolutionäre und damit mit Sicherheit großen Gewinn Versprechende war damit »nur«, dass Probleme, die sich aus der Herstellung und Anwendung dieser Präparate ergaben, nun keine mehr waren – mögliche Kontamination menschlichen Blutes und Gehirngewebes mit menschlichen Krankheitserregern: Hepatitis, HIV (Blut) und Kreuzfeld-Jakob (Hirn) und begrenzte Verfügbarkeit: Schweinepankreas (Insulin), Fertilitätshormone (Urin), Interferone (nur eine Zelllinie!) und Wachstumshormon (menschliches Hirn). Die Präparate konnten in unbegrenzter Menge, billig, sehr viel billiger, und praktisch risikofrei hergestellt werden, da die Produktionssysteme, Bakterien oder Säugetierzellen, nicht mit menschlichen Erregern kontaminiert sein konnten. Nun konnte jedes minderwüchsige Kind behandelt werden, nicht nur aufgrund der geringen Verfügbarkeit von menschlichem Gehirn die schwersten Fälle. Der Markt war da, die Wirksamkeit der Substanzen schon lange bewiesen. Und da auch die Preise feststanden, aufgrund der bisherigen Verfügbarkeit hohe Preise (!), war auch die Marge entsprechend hoch, da es im Gesundheitssektor selten Beispiele dafür gibt, dass billigere Neuentwicklungen (also *nicht* Generika als Nachahmerprodukte!) am erzielbaren Preis etwas nach unten änderten. Und daher kam es exakt so wie angenommen.

Doch bereits beim Genom sieht das anders aus! Sowohl die Diagnostik als auch die Therapie sind vollkommen neu für uns. Man darf nicht vergessen: Noch vor 15 Jahren kannten wir einige wenige Gene des menschlichen Genoms. Damals gingen wir noch von 100.000 aus, die das Genom umfasst. Heute nehmen wir an, es sind nur 23.000. Wir wissen praktisch nichts, wollen das aber nicht wahr haben! Die Entwicklung des Genom-Hypes und das Schicksal von Firmen wie 23andMe zeigen, dass wir allzu »selbstbewusst«, um nicht zu sagen arrogant, an die Vermarktung dieser Thematik gegangen sind: »Wir denken über Genetik völlig anders als die meisten unserer Mitstreiter. Wenn ich früher als gewöhnlicher Mensch einen Gen-Test durchführen lassen wollte, bin ich zum Arzt gegangen. Der traditionelle Ansatz war es, sich dabei ausschließlich diejenigen Gene anzusehen, die für eine bestimmte Erkrankung in Frage kommen. Niemand wäre auf die Idee gekommen, so viele Daten wie nur irgend möglich zu scannen und nachzusehen, was deine DNA sonst noch über dich verrät. Was wir von 23andMe gemacht haben, ist zu sagen: Hier sind die 250 Aussagen, die wir über dich treffen können – und zwar nach dem heutigen Stand der Forschung. Würde man all diese Analysen jedes Mal aufs Neue einzeln abfragen, würde das Tausende von Dollar kosten.« Catherine Afarian, 23AndMe. (http://www.faz.net/aktuell/feuilleton/debatten/genomentschluesselung-fuer-alle-sie-haben-ein-erhoehtes-risiko-fuer-prostata-krebs-12651252.html; 21.08.2014) Und zwar sowohl in Diagnostik, als auch in Therapie. Ich werde im Kapitel *Long-shot – ein neuer Blickwinkel* dazu noch etwas sagen. Und was den derzeitigen Hype betrifft, das Proteom: Damit sieht es, um 10 Jahre nach hinten zeitversetzt, ähnlich aus!

Und die derzeit so beliebten Antikörper? Die stehen, was die Problematik betrifft, zwischen Biotechnologie und Genom/Proteom. Zwar haben wir aufgrund der bisherigen Grundlagenforschung schon ein wenig Wissen und Erfahrung mit solchen Verbindungen. Wir kennen zumindest die Theorie, die hinter ihnen steht, und wie sie – theoretisch – funktionieren. Und insofern haben wir von Seiten der Theorie her eher die Situation, die Ende der 1980er Jahre in der aufkommenden Biotechnologie herrschte.

Der Unterschied aber besteht darin, dass wir nicht, wie damals, *bekannte* Antikörper herstellen wollen, die wir anwenden wollen. Sondern neue, dem

Körper bislang *unbekannte* – ansonsten bräuchten wir sie nicht! Und das bringt uns in eine Situation wie beim Genom!

Wir wissen nur, dass das Immunsystem sehr komplex ist. Wir haben aber keine Ahnung, wie komplex wirklich, und Erkenntnisse aus der Psychoneuroimmunologie zeigen, dass es noch viel komplizierter ist, weil Psyche mit hineinspielt! Wir fangen gerade einmal an, zu erkennen, dass das Unterbewusstsein und die Psyche eine gewaltige Rolle spielen. Aber wir haben noch nicht einmal eine Idee davon, was auf uns zukommt, wenn wir anfangen, damit herumzuspielen. Wie sehr wir hier von einer Situation wie bei den rekombinanten Proteinen entfernt sind, werde ich Ihnen auch im Kapitel *Long-shot – ein neuer Blickwinkel* an einem erschütternden Beispiel zeigen. Uns sollte zu denken geben, dass ein Antikörper, das schärfste Schwert des Immunsystems und für das Ziel fast zu 100% tödlich, gerade einmal eine Wirkung von vielleicht 30, max. 40% hat, wenn er aus unseren Fermentern kommt, wie MabCampath und andere zeigen. Und zwar inklusive Plazeboeffekt (der vielleicht schon alleine diese 30-40% bringt!).

Und so ist, für mich als Insider, der niemals in der Situation gewesen ist, einen eigenen Antikörper herstellen zu wollen, klar, warum so viele Antikörper inzwischen versagt oder zumindest die in sie gesetzten Erwartungen nicht erfüllt haben. Und das nicht erst, seit wir alle, auch ich, vom Rathaus kommen: Wer *gezielt* in komplexe Systeme eingreifen will, sollte sich in diesen Systemen auskennen. Und wer sich nicht auskennt, sollte kleine Brötchen backen! Das ist beim Immunsystem so, das ist beim Genom so. Eine Erfahrung, die ich mit dem medikamentösen Versuch der Modulation des Immunsystems in den 1990er Jahren gemacht habe und andere mit Gentherapie. Wir hatten Glück: Es funktionierte. Aber letztendlich dann doch auch nicht so, wie wir gehofft und erwartet hatten: Mehr als der Plazeboeffekt, davon bin ich heute überzeugt, war bereits damals nicht drin.

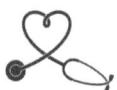

Was ist die Konsequenz? Kategorisierung ist in der Medizin als angewandter Wissenschaft aufzuheben! Und genau in diesem Umbruch sind wir derzeit. Das

Stichwort heißt: Personalisieren. Und weil das ein aktueller Hype ist, definiert jeder Personalisierung anders.

Kostenträger denken pragmatisch und ökonomisch. Für sie ist Personalisieren alles, was geeignet ist, Erstattungspauschalen zu bilden und Kosten zu senken. Daher heißt bei ihnen Personalisieren das gleiche wie Pauschalisieren. Und damit ICD-10 & Co: Die GOÄ, Gebührenordnung für Ärzte, ist die Bibel. Und das bedeutet, dass möglichst kostengünstige Dienstleistungen zum Einsatz kommen müssen, möglichst standardisiert in allen Zentren gleich und nur das aus einem Bouquet von vorgefertigten Lösungen getan wird, was absolut sein muss. Also Medizin auf geringstmöglichem Niveau. Und das wiederum heißt: Im Zweifel – nein! Unterstützt vom »medizinischen Sachverstand« des Medizinischen Dienstes, der auch meint: Im Zweifel – nein! Weil er zwar den erforderlichen Sachverstand haben mag, der aber nicht zum Tragen kommt, weil der Dienst nicht so denkt, sondern ökonomisch: Wes' Brot ich ess', des' Lied ich sing'! Wir hatten das Thema schon im Kapitel *Die Höhe der Augen*.

Das führt zu Patienten von der Stange, Ärzten von der Stange, Praxen von der Stange, Kliniken von der Stange, Behandlungen von der Stange. Massenware, wie bei H&M, C&A & Co. So, wie es unerheblich ist, ob man in New York, Barcelona, Paris, Berlin, Dublin, ja sogar Sligo, Stuttgart, Montpellier, Tarragona oder Washington shoppen geht, da überall die gleiche Auswahl Filialen der gleichen Ketten wie Zara, H&M, Primark, Butler usw. mit exakt dem gleichen Sortiment angetroffen wird, ohne jegliches lokale Kolorit, so ist es vollkommen unerheblich, in welche Praxis, in welches Krankenhaus, zu welchem Arzt Sie gehen! Aldi und Lidl der Gesundheit: Billigstleistung aus dem Umkarton auf Paletten.

In der Masse kann gespart werden. Das Individuum und seine Bedürfnisse haben das Nachsehen. Und das steht, man sollte das niemals vergessen, im Gegensatz zu unserem Grundgesetz, das größten Wert auf das Individuum und seine Individualität legt. Da es durch das Erstattungssystem unerheblich ist, zu welchem Arzt man geht, muss man nicht zu dem Arzt gehen, dem man mehr vertraut, weil der einen seit Kindesbeinen an kennt; aber das Problem hat, am anderen Ende der Stadt zu praktizieren, nachdem man bei Vattern und Muttern ausgezogen ist, und daher unbequemer zu erreichen ist als der Kollege um die Ecke. Denn mehr Zeit für mich darf und kann jener sich nicht nehmen als dieser, bei dem ich noch nie war. Und er kann aufgrund der Personalisierung auch nichts anderes machen als der andere. Aber ich kann kurz rüberspringen, was einfacher ist, weil ich so »im Stress bin«, heutzutage.

Dabei ist das genau das Verkehrte. Anhand des Plazebo-Effektes lässt sich beweisen, dass allein die Person des Arztes einen wesentlichen Anteil am Erfolg von Behandlungen hat. Ein schönes Beispiel dazu hatten wir im vorangehenden Kapitel, bei dem der Patient auf den Plazeboeffekt reagierte, dem sein Arzt unterlag.

Auf diese Weise werden wir gesundheitstechnisch zu Massenware degradiert. Zu medizinischen Schlachthähnchen oder Legehennen unter Tausenden. Mit dem Arzt als Massentierhalter und den Kostenträgern als Großabnehmern. Ab 50 Jahren vorbeugend Prostataoperation und Hysterektomie, um später entstehende, höhere Kosten durch eventuellen Krebs zu vermeiden. Prophylaxe predigen die Kostenträger nicht etwa, weil es ihnen um unsere Gesundheit und Lebensqualität ginge. Schön blöd wären die, weil sie dann an dem Ast sägten, auf dem sie sitzen: Wenn keiner mehr krank wird… Prophylaxe predigen und erstatten sie, weil Therapie in der Regel teurer wird. Und dann kommen wieder diese hässlichen und das Image von »Gesundheitskassen« ankratzenden Diskussionen um die Beitragssätze… Auf der Strecke bleibt häufig die Lebensqualität, die sich nicht nur an Medizinischem und damit Beiträgen festmachen lässt. Das aber, ein »qualitativ hochwertigeres« Leben zu ermöglichen, ist in ihrer Selbsteinschätzung nicht Aufgabe der Krankenkassen!

Hüftgelenk ab 65 – eher schwierig: Wozu? Man hat ja statistisch nur noch knapp 15 Jahre, und joggen will in diesem Alter wohl keiner mehr, der zuvor nicht auch joggte! Also: Muss es wirklich sein? Schmerzmittel sind billiger, ein Rollstuhl auch.

Pflege – ja, weil's sein muss, denn es gibt ja eine Zwangsversicherung, in die wir alle einzahlen; aber bitte aus Kostengründen in eher niedrigeren Pflegestufen als höheren, obwohl ein Heimaufenthalt erheblich teurer wäre.

Fehlt noch, dass wir wie Massentiere die jährliche Auffrischimpfung in einem Abwasch mit Antibiotikaprophylaxe und Vorsorgeuntersuchung bekommen, möglichst im Rahmen eines akuten Ereignisses, um die Häufigkeit der Arztbesuche zu reduzieren. Ich höre lieber auf, um niemanden noch auf Ideen zu bringen… Was die Kostenträger praktizieren steht im diametralen Gegensatz zu den zunehmenden Erkenntnissen über Heilung und Gesundheit. Denn die benötigen: Individualität, Ruhe, Vertrauen. Personalisierung im banalen Sinne der Bedeutung »auf die Person bezogen«, also individuell.

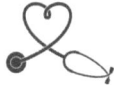

Die angewandte Forschung und damit die Industrie und Firmen, die es einmal werden wollen, Start-ups, verstehen unter Personalisieren die Berücksichtigung des Genoms. Das Genom ist einer der derzeit drei Götzen, Genom, Proteom und Antikörper, die die Forschung anbetet. Es macht uns einzigartig, das Genom ist der Schlüssel zur (chronischen) Krankheit. Das Genom ist, was einen Patienten ausmacht. Was denn anderes könnte Medizin mehr personalisieren als das, was eine Person ausmacht? Also: Personalisierung ist hier Genomifizierung – die Reduzierung eines Menschen auf sein Genom!

Doch auch das wird sich ändern! In ein paar Jahren wird alles im Sinne der Proteomisierung umgedeutet werden. Und damit wird dann der Mensch reduziert auf sein Proteom. Und eines Tages vielleicht kennt man dann die gegenseitigen Abhängigkeiten von Genom und Proteom. Der Mensch ist dann keine Maschine mehr, sondern nur noch eine Spielwiese für (bis dahin nachgewiesene vielleicht) 30.000 Gene und ihre Genprodukte und wie sie sich gegenseitig beeinflussen. Mit den Konsequenzen, die dann die Maschine Mensch betrifft.

Nicht, dass mich diese Vision schrecken würde. Im Gegenteil: Ich bin SciFi-Fan und Computer-Freak. Und einer meiner Lieblingsfilme ist Rainer Werner Fassbinders »Welt am Draht«. Es wäre schon genial, den Menschen virtuell im Rechner abbilden zu können. Das würde vieles erleichtern, weil z. B. klinische Studien entfallen könnten. Wie in anderen technischen Bereichen auch, könnten wir vieles über Simulationen klären. Dann hätten wir individuelle Avatare, also virtuelle Stellvertreter von uns, die wir in virtuelle Operationen schicken könnten und an denen solange optimiert wird, bis uns das Ergebnis passt. Um dann, auf einfachen Knopfdruck, in einem vollständig menschenlosen OP-Raum real ausgeführt zu werden. Und es wäre eine konsequente Weiterentwicklung von Untersuchungen an Gewebekulturen, um Tierversuche einzusparen. So wie im

Biologiestudium heute kein Frosch, kein Küken, keine Maus mehr seziert wird – das erfolgt alles virtuell, mit allen Vor- und Nachteilen.

Nur – wollen wir das wirklich in der Art, wie wir das zurzeit zu wollen scheinen? Ich habe den Eindruck, dass sich zunehmend ein Unwohlsein breit macht. Eine Verunsicherung, die aus der Art und Weise resultiert, wie wir mit den neuen Fähigkeiten umgehen, die uns IT und Gentechnologie bieten. Ich meine, dass es nicht gut ist, *wie* wir tun, was wir tun. Denn wir dürfen nicht vergessen, dass wir nur zu einem geringen Prozentsatz bewusst da sind: Zu 90% steuert uns der Autopilot. Und der hat sich seit 250.000 Jahren nicht mit der gleichen Geschwindigkeit weiterentwickelt wie der Neocortex – unser Großhirn…

Auch von Monoklonalen Antikörpern werden wir nicht lassen, ob's was bringt oder nicht: Es ist ja High-Tech! Und damit gut. Glauben Sie ernsthaft, ein Start-up würde zugeben: »Gut – wir hatten uns mehr erhofft«, wenn die gerade einmal mit Ach und Krach weil ein paar Prozent über dem Plazeboeffekt die Zulassung bekommen haben und endlich Geld machen können? Da haben Sie die Rechnung ohne den Wirt gemacht. Und der heißt: Investor mit seinem Exit an die Börse! Und so wird schön geredet, was auch immer schön geredet werden kann!

Dabei wird oft mit Argumenten gearbeitet, die jeglichen wissenschaftlichen Hintergrundes entbehren; und manchmal werden unfaire Methoden verwendet. Was machen z. B. zwei Biotechies, wenn sie das gleiche Produkt haben? Man ersinnt »wesentliche« Unterschiede und bläht sie von Mücken- zu Elefantengröße auf.

Erster Unterschied: Applikationsart – subkutane vs. intramuskuläre Injektion; Argument: Amerikaner bevorzugen i. m., Europäer s. c. Diese Injektionsart ist auch bei europäischen, zumindest deutschen Kassen leichter abrechenbar, da das zuhause und vom Patienten selbst vorgenommen werden kann und damit nichts kostet; zur i.m.-Injektion müsste er eher zum Arzt… Und so kam es, dass der europäische Wettbewerber auf s. c. setzte und nun Gründe suchte, warum i. m. untauglich ist: Verhärtungen im Muskel an den Einstichstellen, wenn häufig dahin gespritzt wird. Und der amerikanische umgekehrt: Hautnekrosen an der Einstichstelle, wenn dauernd in der gleichen Region subkutan appliziert wird. Und weil beide auf beiden Märkten aktiv wurden, wurden Arzt und Patient von beiden Unternehmen im Sinne der jeweils besten Behandlungsmöglichkeiten »aufgeklärt«…

Zweitens die »Galenik« – die Zusammensetzung der »Lösung« mit dem Wirkstoff im Fertigprodukt mit Hilfsstoffen. Dies ist wichtig für die Zulassung: Gleiche Produkte von unterschiedlichen Herstellern wurden und werden nicht zugelassen. Also ein Kunstgriff, trotz gleichem Wirkstoff ein unterschiedliches Produkt wegen unterschiedlicher Zusammensetzung zu erhalten. Aber das kann dem dummen Laien ja prima untergejubelt werden: Unsere Zusammensetzung ist viel verträglicher, es gibt weniger Nebenwirkungen…

Formal mögen viele Argumente richtig sein, nur ist die Frage, ob sich das in der Praxis dann auch tatsächlich so darstellt. Und so geschah es, dass mehr oder weniger zeitgleich zwei in ihrer Wirkung identische Präparate zweier Hersteller auf dem Markt erschienen, die sich, wenn überhaupt, nur in Nebenschauplätzen voneinander unterschieden. Wissenschaftlich aber, und somit für Arzt und Patienten bedeutsam, waren die wenigsten Argumente belastbar und daher zumindest fragwürdig.

Egal, was ist, es muss auch heute noch mit dem Genom in Verbindung gebracht werden! Denn das heißt ja »Personalisierung«, und die ist en vogue. Risiko, an einer chronischen Erkrankung zu erkranken? Das Genom sagt es in Form von Krankheitsgenen. Auf der Website einer renommierten Klinik kann man 54 Krankheiten aufgelistet vorfinden, für die man Gene identifiziert hat, die darüber vermeintlich Auskunft geben können – mit Ansprechpartnern. Also, lieber Hypochonder: Besuche die Liste und arbeite sie ab, ob du nicht doch an etwas leidest, von dem du noch nichts weißt. Genial: 54 Arztbesuche! Ein Jahr lang wöchentlich ein neuer Arzt…

Das Problem: Das Genom sagt nur, dass man bei den Erkrankungen oftmals Mutationen in diesen Genen gefunden hat! Ob diese Mutationen dann auch zum Ausbruch der Krankheit führen und ob man die Krankheit nicht auch ohne »genetische Prädisposition« bekommen kann, kann das Genom nicht sagen! Denn das hängt nicht vom Genom ab, sondern von ganz anderen und ganz vielen Faktoren.

Und so gibt es heute nur sehr wenige chronischen Erkrankungen, bei denen man *nachweisen* kann, dass ein Defekt im Gen dann auch tatsächlich zur Krankheit führt: Mucoviszidose, Ichthyose, Corea Huntington et. al. Nur: Bei diesen Erkrankungen benötigen wir keinen Gentest. Denn entweder ist eh klar, dass das entsprechende Gen defekt sein muss: Mucoviszidose und Ichthyose zeigen sich bereits in frühester Kindheit über nicht zu übersehende Symptome. Und bei diesen Krankheiten gibt es, anders als bei Krebs, keine Risiken, sondern Gewissheit! Oder es sind mit Sicherheit zum Tode führende Erkrankungen wie Corea Huntigton, und dann erhebt sich die Frage, ob es nicht ethisch sehr fragwürdig ist, einem Patienten zu sagen, dass er ab 40 und bis spätestens mit 55 mit Sicherheit sterben wird – man kann es nur nicht genauer festlegen.

Klar: Geht man von der Maschine Mensch aus, muss die das rational aufnehmen und wegstecken können. Und so besteht unter Schulmedizinern auch kein Zweifel, dass gemäß Descartes'scher Überzeugung dem Patienten auch die schlimmste Nachricht schonungslos mitgeteilt werden muss. Allein schon, damit nicht der leiseste Hauch von Schuld an einem selbst kleben bleibt, es sei durch nicht vollständig erfolgte Aufklärung irgendetwas (nicht) passiert.

Aber wir sind eben keine Maschine. Und es gibt sehr individuelle Unterschiede, wie jemand etwas wegsteckt. Manche vertragen die »Wahrheit«, ja fordern sie sogar. Manche nicht, auch wenn es dann heißt: »Sagen sie mir die Wahrheit, ich kann sie vertragen!« Gelogen: Anschließend ist da ein tiefes, sehr tiefes Loch! Das einschätzen zu können, verlange ich aber von jedem Arzt, auch wenn es nicht einfach ist: Ich wüsste nicht, wie es mir erginge, wenn mir gesagt würde, ich hätte das Huntington-Gen. Wer das aber nicht kann oder glaubt nicht zu können, sollte ein paar Kurse Psychologie belegen – oder Tankwart werden! Der Arzt hat den Eid geleistet, *keinem* Pateinten zu schaden! Wenn er also einen Patienten in tiefe Depressionen führt, weil er die schonungslose Wahrheit kundtut, auch in bester Absicht, bricht er seinen Eid!

Denn im Zweifel wird der Patient nach der Diagnose allein gelassen. Allein mit seinen Sorgen (»Was wird aus den Kindern?«), Ängsten (»Wird das schmerzhaft sein?«) und Nöten (»Wie kann ich meine Zukunft und die meiner Familie bis dahin möglichst normal gestalten?«). Firmen wie 23andMe braucht das nicht zu interessieren, die haben ja keinen Eid geleistet oder sich sonst wie verpflichtet – aber ist es das, was diese Gesellschaft wirklich will? Oder schreit sie nicht stumm aber umso lauter nach etwas mehr »Menschlichkeit«? Ich protze wieder mit meiner Schulbildung: »Cum tacent clamant« meinte der olle Cicero: Schweigend klagen sie an. Der stumme Schrei von Picassos Guernica! Allein dieser Begriff, »Menschlichkeit«, und das, was wir darunter gemeinhin verstehen, sagt doch schon aus, dass Descartes und die Schulmedizin nicht richtig liegen *können* mit der Maschine…

Der ethische Aspekt ist nur einer, und nicht einmal der wichtigste. An dieser Stelle noch einmal ein kurzer Blick auf den Nozeboeffekt. Wenn Psyche so wichtig ist, wie sie zu sein scheint; wenn Nozebo- und Plazeboeffekt der Ausdruck der Untrennbarkeit von Psyche und Körper ist; wenn sich inzwischen, wie die Psychoneuroimmunologie zeigen kann, psychische Einflüsse bis auf die molekulare Ebene und über Epigenetik ins Genom nachweisen lassen und umgekehrt; *darf* dann ein Arzt überhaupt noch so ehrlich dem Patienten gegenüber sein, wie das seit vielen Jahren der Fall ist? Z. B. wenn die Diagnose heißt: »Tut mir leid, aber inoperabel. Sie sollten Ihre Dinge regeln.«

Kann, ja *darf* er das angesichts Spontanheilungen überhaupt? Und sind dann nicht tiefste Depressionen die logische Konsequenz? Hat denn nun der Patient überhaupt noch eine Chance, selbst etwas gegen den Krebs ausrichten zu können? Wenn wir dann ins Kalkül ziehen, zu welchen Leistungen ein positiv eingestellter, motivierter und aktiv mitarbeitender Patient offenbar in der Lage ist – ich muss nun vorsichtig sein, das so zu formulieren, dass sich niemand getroffen fühlt, denn das will ich nicht, da ich weiß, dass für die überwiegende Zahl der Ärzte das Wohl der Patienten im Vordergrund steht.

Daher versuche ich es abstrakt. Und das geht am besten juristisch. Wie bezeichnet man ganz neutral die Tat eines Menschen, wenn sie direkt im Zusammenhang damit steht, dass ein anderer Mensch Schaden an Leib und Leben nimmt? Körperverletzung, ggf. mit Todesfolge. Da nicht beabsichtigt, allerdings fahrlässig.

Ich weiß, das ist starker Tobak, und ich meine es auch nicht so, wie es sich im ersten Moment anhören mag. Nur: Wenn ein Patient aufgrund der komplexen Wechselwirkungen in der Lage sein könnte, den Krebs zu besiegen, obwohl die Schulmedizin ihn aufgegeben hat: Indem er seine Selbstheilungskräfte aktiviert – wie und wodurch auch immer. Was eine positive Haltung, Vertrauen und aktive Arbeit voraussetzt. Und resigniert habende Schulmedizin verhindert dies, indem sie ihn aufgrund ehrlicher Machtlosigkeit oder arroganter Selbstüberschätzung in Depressionen und damit Inaktivität stürzt. Was ist das dann? Nicht auch Körperverletzung, ggf. mit Todesfolge? Selbstverständlich fahrlässig!

Zumindest ist es ein klassischer Nozeboeffekt: »Ich werde schaden«. Und der sollte auf alle Fälle vermieden werden! Also: Wirklich immer die schonungslose Wahrheit? Es gilt der antike medizinische Grundsatz »primum non nocere« –

zuallererst einmal nicht schaden! Kein leichtes und leicht zu nehmendes Thema! Hier besteht heftigster interdisziplinärer Diskussions- und Handlungsbedarf.

Wenn nun Kostenträger das noch unterstützen, indem sie einem Arzt noch nicht einmal die Gelegenheit geben, den Patienten im Gespräch aufzubauen – nennt man so etwas in der Juristerei nicht Beihilfe zu Körperverletzung, ggf. mit Todesfolge? Wobei ich in diesem Fall keine Fahrlässigkeit gelten lassen würde. Denn anders als der Arzt, der in einem Dilemma steckt, könnten Kostenträger (1) das alles wissen und (2) sich entsprechend verhalten. Aber sie tun es nicht!

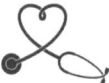

Neben den genetisch eindeutig bedingten Erkrankungen von eben gibt es noch andere, bei denen »nach neuesten wissenschaftlichen Erkenntnissen« Gene eine Rolle spielen können. Wenige stehen dabei in der allgemeinen Wahrnehmung so im Rampenlicht wie Krebs, und wenige Krebsarten sind emotional so beladen wie Brustkrebs! Daher dreht sich derzeit im Genom- und auch Proteom-Hype fast alles um Krebs und speziell um Brustkrebs. Und auch viele Antikörper, die man untersucht, haben diese Indikation als Ziel. Es gibt also sehr viel Hysterie, weil aufgrund der Genomisierung des Brustkrebs Zahlen in der Öffentlichkeit für Horror sorgen, die zu irrationalen Reaktionen schwerster Art führen: Bewusste Selbstverstümmelung aus Angst vor Erkrankung!

So gibt es Faktoren, die einen genetischen Hintergrund und bei der Entartung zur Krebszelle eine Bedeutung haben, sog. Krebs- oder Oncogene. Das sind, wir hatten das schon im Kapitel *Chemiecocktails und Strahlenduschen*, Gene, die im Körper normalerweise eine wichtige Funktion haben, im Falle ihrer Mutation aber Krebs auslösen können – allerdings nicht zwangsweise müssen!

Nein, ich muss das korrigieren! Wir werden im Verlauf dieses Kapitels erfahren, dass sie *niemals* Krebs *auslösen*, sondern lediglich *ein* Faktor sind, der bei der Entstehung von Krebs eine Rolle spielen *kann*. Insofern ist der Begriff »Krebsgen«, ja gar »Brustkrebsgen«, falsch und rein historisch zu sehen. Der Name rührt daher, dass dieses Gen zunächst im Zusammenhang mit Brustkrebs diskutiert wurde. Es findet sich aber auch in anderen Krebsarten, wie man heute weiß. Wenn ich hier also auch und weiterhin den Begriff »Brustkrebsgen« benutzen werde, so ist das der Diskussion, dem Wissensstand in der Öffentlichkeit und der manchmal vorschnellen Namensvergabe der Wissenschaftler geschuldet.

Es handelt sich in allen Fällen also um Gene, die bei der Transkription eines anderen Gens, z. B. um ein Protein herzustellen, oder bei einer Zellteilung zwecks Verdoppelung des Genoms abgelesen werden. Sind diese Gene mutiert, kann es seine eigentliche Aufgabe, bei Transkription oder Verdoppelung mitzuwirken, (1) nicht mehr so gut oder (2) gar nicht mehr ausüben – je nach Mutation! Das heißt, und das ist wichtig: *Nicht jede Mutation eines Brustkrebsgens führt zwangsläufig zu Tumoren, und nicht jeder Tumor ist böse.* Man kennt dutzende Mutationen von allen Brustkrebsgenen, und nicht jede davon ist Ursache von Krebs.

Ist eine das aber, entsteht dann ein bösartiger Tumor – Krebs; aber unabhängig von der Zellart. Wenn also unter der Mitwirkung eines solchen Gens Brustkrebs entsteht, dann nur, weil dieses (1) gar nicht mehr »funktioniert« und (2) eben in einer Brustgewebszelle mutierte. Mutiert das gleiche Gen in, sagen wir, einer Eierstockzelle, resultiert daraus ein Tumor des Eierstocks – nicht der Brust. Und das ist auch der Grund, warum BRCA-1 & Co. eben nicht nur zu *Brust*-*krebs* führen können, sondern zu ganz vielen anderen Tumoren auch – bis hin zur Prostata, also einer Krebsart, an der nur wenige Frauen erkranken …

Aufgrund von mehr oder weniger aufwendigen Untersuchungen wird nun von Wissenschaftlern ein Risiko berechnet, mit dem unter Beteiligung solcher Gene angeblich Krebs entsteht. Und dieses Risiko, und was man ggf. diagnostisch oder therapeutisch dagegen tun kann, um personalisieren, also auf ein »individuelles Risiko« herunter brechen zu können, ist derzeit Ziel der Hightech-Forschung. Aber stimmt denn alles an den Informationen, die es da in die Öffentlichkeit schafften? Nein! Und daher möchte ich einmal versuchen, etwas Emotionalität und Hysterie aus der Diskussion zu nehmen.

Personalisierung, nicht nur bei (Brust-)Krebs, erfolgt heute in der Forschung analog zur Personalisierung bei den Kostenträgern mit ihrer ICD-10 über Schubladen: Das Risiko, z. B. an Brustkrebs zu erkranken, wird zumindest in der Wahrnehmung der Öffentlichkeit, hauptsächlich abhängig davon gemacht, ob und welche der Gene, BRCA-1 (65%), BRCA-2 (45%) RAD51C (80%), RAD51D (70%), PALP2 (selten), BARD1 (unbekannt), BRIP1 (selten), ATM (selten),

AKAP9 (unbekannt), CHEL2 (selten) und viele mehr von Mutation betroffen sind.

Die Zahlen in den Klammern sind es, die der Laie aus der Presse als »neueste Erkenntnisse aus der Forschung« erfährt. Und diese Zahlen führen dann häufig zu dem genannten irrationalem Verhalten wie der prophylaktischen Amputation gesunder Brüste und dem Entfernen gesunder Eierstöcke und Eileiter! Denn es sind diese hohen, vermeintlich genetisch bedingten und damit vererbbaren und unausweichlichen »Risiken«, wie man in verschiedenen Studien glaubt herausgefunden zu haben, auf die die Aufmerksamkeit gelenkt wird; es sind aber nicht die echten Risiken, die für den größten Teil der Bevölkerung tatsächlich von Bedeutung sind. Denn wie sieht es wirklich aus?

Das Risiko, im Laufe ihres Lebens überhaupt Brustkrebs zu bekommen, liegt für Frauen statistisch gesehen bei 10 – 13%. Man nimmt an, dass jede achte bis zehnte Frau irgendwann an Brustkrebs erkrankt. (Im Folgenden werden wir den Mittelwert betrachten: 11% bzw. jede neunte Frau.) Dies sind zwar Schätzungen; aber sie beruhen auf langjährigen Untersuchungen und Erhebungen und damit großen Zahlen – und zwar schon seit einer Zeit lange vor der Genomisierung der Medizin. Schätzungen sind es deshalb, weil nicht jeder Teil unserer Welt so »entwickelt« ist, dass überall valide Statistiken über Erkrankungen erhoben werden können.

Diese Zahlen beinhalten *alle* Frauen, die Brustkrebs entwickeln werden – sowohl die, die ohne genetischen Hintergrund z. B. aufgrund von Stress und/ oder Umwelt erkranken werden, als auch die, bei denen aufgrund mutierter Gene heute zumindest eine Prädisposition diskutiert wird. Aber eben *auch* die Frauen, bei denen eines oder mehrere der o. g. Gene beteiligt sind – und sogar die, die »familiär vorbelastet« sind, warum auch immer. Und diese Zahlen sind belastbar, weil sie nicht aus Studien ermittelt wurden und werden, sondern aus tatsächlich vorliegenden und nachvollziehbaren Zahlen der Krebsregister.

Das ist nicht wenig, und für jede Frau sicherlich keine Sache, die sie so ohne weiteres wegsteckt, vor allem, wenn sie dann betroffen ist. Sie wissen ja, dass ich über meine frühere Kollegin recht gut weiß, was das bedeutet, und nachempfinden kann, was dann nach der Diagnose kommt. Ich möchte mit dem Folgenden daher auch nicht Brustkrebs (wie auch andere Krebserkrankungen und Krankheiten überhaupt) verharmlosen. Ich möchte nur die Dinge ein wenig ins richtige Licht rücken, um zu verhindern, dass Menschen sich aus Unkenntnis der wahren

Sachverhalte oder aufgrund der Tatsache, dass jemandem fette Rendite winkt, verstümmeln (lassen) oder andere irrationale Handlungen entfalten und damit *zusätzliches* Leid schaffen, ohne an der Situation tatsächlich etwas zu ändern, weil man derzeit prophylaktisch nicht wirklich viel ändern kann.

Das Risiko, selbst *mit* den Brustkrebsgenen Krebs zu entwickeln, liegt also im Durchschnitt deutlich geringer als 11%. Das ist zunächst insofern eine Aussage, als sich andere Aussagen, z. B. die Horrorzahlen von oben, dadurch relativieren und relativieren lassen müssen: Wenn das Gesamtrisiko bei 11% liegt und das Risiko bestimmter Subpopulationen sehr viel höher, wie es hier zu sein scheint, kann das nur an zwei Gründen liegen: (1) Die Subpopulation ist sehr klein, sodass diese höheren Risiken der Subpopulation nicht wesentlich zum Gesamtrisiko der Population beitragen. Dann gibt es aber für die restlichen Frauen der Population Entwarnung. Oder (2) das Risiko der Subpopulation ist fälschlicherweise so hoch wie angegeben angesetzt. Dann gibt es Entwarnung vor allem für diese Subpopulation. Um es gleich vorwegzunehmen: Beides ist der Fall!

Es gilt also aufgrund des herrschenden Genom-Hypes, bei Brustkrebs zwei Faktoren besonders zu betrachten und *auseinanderzuhalten*: (1) Vererbte mutierte Brustkrebsgene und (2) ein zusätzlich vorhandenes Risiko wie bei Angelina Jolie aufgrund einer »familiären Häufung«. Wie wir sehen werden, hat beides nicht viel mit einander zu tun, und die Konsequenzen, die Jolie daraus gezogen hat, mögen ihr Brustkrebsrisiko dramatisch gesenkt haben – nicht aber das Risiko, an anderen Krebsarten zu erkranken! Und so wird sie damit leben müssen, evtl. gesund gebliebene Brüste und Eierstöcke geopfert zu haben, ohne zu verhindern, aufgrund der familiären Häufung von Krebs mit einem höheren Risiko an einem anderen Krebs, z. B. Darm- oder Pankreaskrebs zu erkranken.

Um das klar zu machen, kategorisiere *ich* einmal! Dazu teile ich die 11% Frauen in vier Kategorien ein, anhand derer sie Brustkrebs entwickeln könnten:

1. Brustkrebs, der aufgrund Entartung einer Brustgewebszelle nach Schädigung durch Noxen oder nach Sonnenbaden, auch im Sonnenstudio, durch Strahlung bei Astronautinnen und Gipfel-Sonnenanbeterinnen, durch Gifte bei Wissenschaftlerinnen, die mit mutagenen (Mutation auslösenden) Substanzen arbeiten, oder aufgrund von sonstigen Umwelteinflüssen auftritt,

ohne dass eine Beteiligung eines Gens gegeben ist; chronischer Stress und Unzufriedenheit mit der aktuellen Situation spielt hier erheblich mit herein! Das wird der Hauptanteil an den 11% sein.

2. Brustkrebs, der aufgrund einer *genetischen Prädisposition* entsteht, die aber nichts mit »Brustkrebsgenen« zu tun hat. Das sind Fälle, in denen aufgrund einer (epi-)genetischen Besonderheit die generelle »Anfälligkeit« gegenüber Schäden am Genom höher ist als in der Allgemeinheit, was dann wie in Kategorie 1 zu Brustkrebs führen könnte. Was auch immer man darunter im Einzelnen verstehen mag – das soll hier keine Rolle spielen. (So könnte z. B. ein Brustkrebsgen in einer Brustkrebszelle aufgrund von Noxen und/ oder UV-Licht mutieren, ohne vererbt worden zu sein, dadurch aber wie ein vererbtes wirken.) Man nimmt aufgrund der aktuellen Datenlage an, dass »nur« *5 bis 10% aller Brustkrebserkrankungen* von solchen genetischen Veränderungen abhängen. (Auch hier werden wir im Folgenden den gerundeten Mittelwert, 8%, ansetzen.) Auf die Gesamtheit aller Frauen bezogen sind das (8% ·11% =) 0,88%, also weniger als ein Prozent!

3. Brustkrebs einer »Risikogruppe«, entstanden unter der Mitwirkung eines »Brustkrebsgens«, also *infolge* der vererbten Mutation eines Gens, die zu »Totalausfall« des Gens führt. Und schließlich

4. Brustkrebs einer »Hochrisikogruppe«, die aufgrund des Vererbens nicht nur eines mutierten Gens sondern weiterer erblicher Faktoren damit rechnen muss, ein sehr viel höheres Risiko zu besitzen.

Kategorie 4 ist, was man in der aktuellen Diskussion als »familiäre Häufung« bezeichnet. Bitte bemerken Sie, dass ich hier bewusst von »erblichen Faktoren«, nicht aber von »genetisch bedingt« spreche. Das werde ich weiter unten begründen.

Die konkrete Datenlage bei den Kategorien 3 und 4 ist äußerst schlecht, da Untersuchungen, die so detailliert unterscheiden, nicht vorliegen. Warum nicht, werde ich später in diesem Kapitel darlegen. Aus der täglichen Praxis weiß man aber, dass *lediglich 0,2% aller Frauen Brustkrebs in Verbindung mit mutierten Genen entwickeln werden* – eine von 500. Das entspricht, bezogen auf die 11% Brustkrebsrisiko, 1,82% für beide Gruppen zusammen.

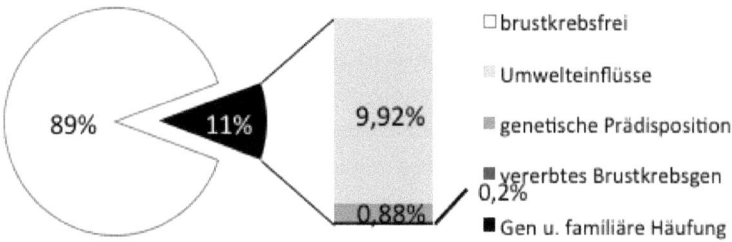

Betrachten wir nun die Kategorien 3 und 4, da die ja wegen der Erblichkeit besondere Aufmerksamkeit in der Bevölkerung genießen, sieht die Situation so aus:

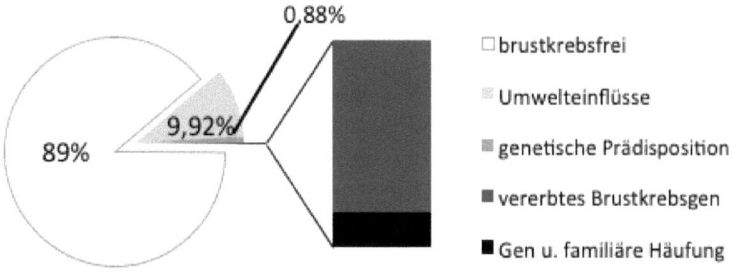

Wie passen da die 60% bei familiärer Häufung? Sie müssen ja in die 0,2% Gesamtrisiko bei vererbten Genen, also den Balken rechts, hineinpassen! Und das klappt nur über ihren Anteil in der Subpopulation, der entsprechend niedrig sein muss. Aber wie hoch? Um eine Idee dafür zu bekommen, werden wir mathematisch: Es kann folgende Gleichung aufgestellt werden:

$$R + HR = P,$$

wobei R die Anzahl Frauen in der Risikogruppe mit vererbtem Brustkrebsgen ohne familiäre Häufung ist und HR die Zahl der Frauen in der Hochrisikogruppe mit Brustkrebsgen und familiärer Häufung von Brutkrebs. P stellt die Gesamtzahl der Frauen dar, anhand derer die einzelnen Risiken oben abgeschätzt wurden, da, wie gesagt, Risiken immer nur auf eine (repräsentative) Allgemeinheit bezogen werden können.

Der Anteil an tatsächlich erkranken werdenden Frauen in der Risikogruppe ist nun die Zahl der Frauen in dieser Gruppe, R, multipliziert mit einem zunächst noch unbestimmten Risiko x. Wir kennen es nicht, da es weniger als die 0,2% von oben sein müssen, da in denen ja auch die Hochrisikogruppe enthalten ist. Diese 0,2% sind aber der maximal mögliche Wert für x. Analog beträgt der Anteil von tatsächlich erkranken werdenden Frauen in der Hochrisikogruppe die Zahl der Frauen in dieser Gruppe, HR, multipliziert mit deren Risiko, für das wir den im Zusammenhang mit BRCA-1 genannten Wert 60% (= 0,6) annehmen. Deren Summe ist dann der *Anteil* aller Frauen mit Brustkrebs mit genetischem Hintergrund, der bei besagten 0,2% der Frauen, P, liegt. Damit ergibt sich

$$x \cdot R + 0{,}6 \cdot HR = 0{,}002 \cdot P$$

Unter Zuhilfenahme der ersten Gleichung können wir eine der vier Unbekannten, R, eliminieren, da uns die Größe der Hochrisikogruppe, HR interessiert:

$$x \cdot (P - HR) + 0{,}6 \cdot HR = 0{,}002 \cdot P.$$

Nun lösen wir die Gleichung nach HR auf:

$$HR = (0{,}002 \cdot P - x \cdot P) / (0{,}6 - x) \ \text{bzw.} \ HR = P \cdot (0{,}002 - x) / (0{,}6 - x)$$

Um nicht auf *absolute* Zahlen angewiesen zu sein, die wir nicht kennen und die wir auch gar nicht wissen wollen, rechnen wir, wie in der Statistik üblich, mit *Häufigkeiten*, indem wir durch die (unbekannte) Zahl der betrachteten Allgemeinheit, P, dividieren und damit eine weitere Unbekannte eliminieren:

$$HR^* = HR / P = (0{,}002 - x) / (0{,}6 - x)$$

HR^* gibt nun die Größe der Hochrisikogruppe in Bezug auf *alle Frauen* an, also wie viele Frauen mit dem Risiko 60% leben müssen. Wie man sieht, ist er abhängig vom Risiko x, das die Frauen ohne familiäre Häufung haben, was aufgrund der oben formulierten gegenseitigen Abhängigkeit logisch ist. Wir haben daher noch immer zwei Unbekannte.

Aber nun können wir mit den beiden voneinander abhängigen Unbekannten spielen und damit zur Abschätzung einen Wert bestimmen, um den sich die Populationen der Hochrisikogruppe bewegen wird! Nehmen wir einmal an, die »*Risikogruppe*« sei mit einem gleichen Anteil am Gesamtrisiko der beiden Gruppen anzusetzen wie die Hochrisikogruppe – x · R = 0,6 · HR –, dann ist x = 0,1%. In diesem Fall liegt der Anteil an Frauen mit familiär bedingtem, hohem Risiko bei

$$HR^* = (0,002 - 0,001) / (0,600 - 0,001) = 0,00017$$

oder 0,017% aller Frauen, also etwa bei 0,2 Promille. Bezieht man das auf die 11% Brustkrebspatientinnen, entspricht das 1,5 Promille.

Stellen wir diesen Wert einmal zur Veranschaulichung in einer Graphik dar:

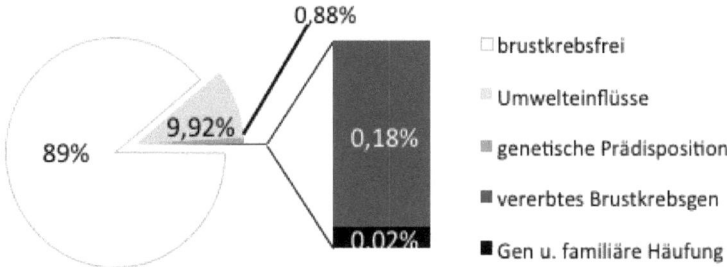

Das Ganze in Worten: Selbst wenn die 60% Risiko bei familiärer Häufung und Vorliegen eines »Brustkrebsgens« stimmen sollten, was sie nicht (!) tun, heißt das auf die Allgemeinheit bezogen, dass das »nur« etwa deutlich unter 0,2 Promille aller Frauen, 1,5 Promille der Frauen, die Brustkrebs entwickeln werden, und 10% der Frauen mit vererbtem Brustkrebsgen betrifft.

Nimmt man, was wahrscheinlicher ist, an, dass es sehr viel mehr Frauen mit nicht familiärer Häufung gibt, liegt deren Gesamtanteil am Risiko von 0,2% weitaus höher, also z. B. bei x = 0,19%. In diesem Fall liegt der Anteil an Frauen mit familiärer Häufung bei 0,0017%, also nur noch ein Zehntel so hoch. Für das andere Extrem gilt: Sehr viel kleiner als die angesetzten 0,001 kann der Wert x nicht mehr werden, da das hieße, dass es mehr Frauen mit Brustkrebsgen mit familiärer Häufung gibt also solche ohne familiäre Häufung. Und das widerspricht der Realität. Das bedeutet: die errechneten 0,02% dürften, setzt man die 60% Hochrisiko an, in der Größenordnung realistisch sein.

Achtung, das ist wichtig! Das sind lediglich Plausibilitätsbetrachtungen, in denen Annahmen gemacht wurden, die keinen nachprüfbaren Hintergrund haben. Sie sollen lediglich zeigen, wie sinnlos es ist, über Zahlen zu diskutieren und aus ihnen gravierende Konsequenzen abzuleiten, wenn die wissenschaftliche Basis nicht stimmt, da die Zahlen aus dem jeweiligen Kontext gerissen wurden und wissenschaftlich saubere Risikoabschätzungen nicht vorliegen und aus technischen Gründen so gut wie unmöglich generiert werden können.

Nochmals, denn *das* ist die wichtigste Message: *Das Risiko, aufgrund autosomal dominanter Mutationen eines »Brustkrebsgens« Brustkrebs zu entwickeln, liegt bei maximal 0,2%!* Nur bei einer demgegenüber verschwindend kleinen Untergruppe von Frauen mit eventuell höherem Risiko wegen eines familiären Hintergrundes *kann* es höher liegen, *muss aber nicht*, wobei aufgrund der Datenlage nicht gesagt werden kann, wie hoch es dann tatsächlich ist und wie viele Frauen davon letztlich betroffen sind, da es Untersuchungen dazu schlicht nicht gibt. Es bleibt nur festzuhalten: Nicht jede Frau mit geerbtem Brustkrebsgen entwickelt tatsächlich auch Brustkrebs – egal ob mit oder ohne familiäre Häufung!

Das ist zwar, keine Frage, keine Beruhigung für diejenigen, die bereits aufgrund eines Krebsgens Brustkrebs entwickelt haben! Aber es hört sich doch zumindest für die, die es noch nicht haben, dramatisch besser an als »mehr als sechs von zehn Frauen mit mutiertem BRCA-1-Gen und familiärer Häufung entwickeln Brustkrebs«.

Zur Klärung, was »*autosomal dominante Mutation*« bedeutet. »Autosomal« heißt »auf einem Autosom liegend«. Und ein Autosom ist eines der zweimal 22 Chromosomen, die nichts mit dem Geschlecht zu tun haben. Die beiden restlichen, geschlechtsbestimmenden Chromosomen 23, X wie auch Y, heißen Gonosomen. »Dominant« heißt, dass ein Merkmal *auf jeden Fall* ausgeprägt wird. Da ja, wie Sie wissen, jedes Chromosom doppelt vorhanden ist, einmal vererbt von der Mutter, einmal vom Vater, existieren immer zwei gleiche Gene – ausgeprägt wird aber in der Regel nur eines. Bei »rezessivem« Erbgang kann nun ein bestimmtes Merkmal nur ausgeprägt werden, wenn es in den Genen auf beiden Chromosomen vorhanden ist, da nun keines hinter das jeweils andere zurücktreten, lat. »recedere«, kann, wie es Merkmale, die diesem Erbgang folgen, gerne tun.

Als Beispiel wird oft die Blutgruppenzugehörigkeit verwendet. So ist z. B. Blutgruppe »A« dominant gegenüber der rezessiven Blutgruppe »0«. Ein Mensch kann daher nur dann Blutgruppe »0« angehören, wenn er diese Zugehörigkeit von beiden Eltern vererbt bekommt. Andernfalls setzt sich das Allel, also der dominante Genzwilling, mit dem Gen für Blutgruppe »A« auf dem anderen Chromosom durch.

Dominant heißt also: Eines der beiden »homologen« (also »Zwillings-«) Gene auf den beiden Chromosomen ist der Boss, hinter dem sich sein rezessiver Zwilling verstecken kann. Er bestimmt dann die Ausprägung des Merkmals. Der Vollständigkeit halber: Es gibt noch den ko-dominanten Erbgang, bei dem beide den Boss spielen und beide ihre jeweiligen Merkmale ausprägen. Auch hier ist die Blutgruppe ein anschauliches Beispiel. Neben den schon genannten Gruppen »0« und »A« gibt es ja noch die Gruppe »B«. Und A und B sind beide dominant. Wenn nun ein Individuum von einem Elternteil das dominante Gen für A erbt, vom anderen das dominante Gen für B, prägt es, weil beide dominant sind, beide Merkmale aus: Es hat dann die Blutgruppe AB. Der Erbgang ist somit »ko-dominant«.

Und schließlich gibt es noch den Erbgang »intermediär«. Bei ihm werden auch, wie bei Kodominanz, beide Merkmale ausgeprägt. Allerdings anders als bei Kodominanz nicht in voller Stärke, sondern »anteilmäßig«. So besitzen z. B. mache Pflanzen Gene für rote und weiße Blüten. Rot oder weiß blüht sie nun nur, wenn sie »homozygot«, die »Zygote« (befruchtete Eizelle) also »homologe« Gene geerbt hat; also beide Gene von »Mutter« und »Vater« rot oder weiß codieren. Ist sie »heterozygot«, liegen ein »rotes« und ein »weißes« Gen vor, und sie blüht nun rosa, weil der rote Farbstoff nur zu 50% dessen gebildet wird, was sie rot blühen ließe.

»Autosomal dominant« heißt nach diesem kurzen Ausflug in die Genetik also: Das Gen liegt auf einem Nicht-Geschlechtschromosom und entwickelt auf jeden Fall sein Merkmal, egal, was sein Zwilling dazu sagt. Im Falle des Brustkrebses heißt das also, dass das Brustkrebsgen seine Wirkung entfaltet, auch wenn das Zwillingsgen nicht mutiert ist und helfen könnte. Also der *worst case*. Und exakt das ist es, was die Panik verursacht. Denn das bedeutet in den Augen vieler, vor allem betroffener Frauen: Hast du ein Brustkrebsgen, wirst du Brustkrebs entwickeln! Und wenn nun über Risiken von 60% bei BRCA-1 und gar 80% bei RAD51C geredet wird, ist die Hysterie nicht mehr fern und gut nachvollziehbar, bleibt es bei diesem Informationsstand!

Nun werden Sie fragen, warum diese Rechnerei? Man kann auf Vorliegen eines Gens testen. Und die familiäre Häufung ist offensichtlich. Schluss: Habe ich das Gen und treten in der Familie gehäuft Brustkrebsfälle auf, sind für mich die Kriterien der Studie erfüllt und ich habe daher ein Risiko von 60% und ggf. mehr. Die Argumentation von Angelina Jolie,

Aber genau das ist ein Fehlschluss. Denn die familiäre Häufung von Brustkrebs hat nichts mit den *Brustkrebsgenen* zu tun, wie wir noch sehen werden! Wir haben hier zwei Faktoren, die voneinander unabhängig sind aber sich gegenseitig beeinflussen (können). Das aber heißt, dass selbst bei familiärer Häufung und vererbtem Brustkrebsgen Burstkrebs nicht ausbrechen *muss*! Denn selbst in den Studien haben ja immerhin 4 von 10 Frauen trotz vererbtem Brustkrebsgen *und* familiärer Häufung Brustkrebs *nicht* bekommen – also fast die Hälfte! Und daher müssen die kursierenden 60% und mehr Risiko in einem anderen Kontext gesehen werden.

Das kann man sich eigentlich anhand eines Bildes auch anschaulich klar machen. Wenn Sie ein Auto fahren, von dem Sie erfahren, dass es aufgrund eines Konstruktionsfehlers (Genmutation) in seltenen (0,2%) Fällen zu Unfällen aufgrund nicht funktionierender Bremsen (Brustkrebs) kommt, steigt Ihr eigenes Risiko, einen solchen Unfall zu haben (zu erkranken), nicht deshalb, weil Ihre Schwestern, Mutter, Tanten, Großmutter, Großtanten usw. auch ein solches Auto fahren (auch dieses Gen haben; familiäre Häufung). Denn schließlich fahren die alle ja nicht *Ihr* Auto, sondern ihr eigenes (ihren eigenen Körper). Es ist wie beim kniffeln: Wenn Ihre drei Mitspieler bereits einen Kniffel bekommen haben, steigt damit nicht die Wahrscheinlichkeit, dass Sie auch einen bekommen werden. Wenn also Ihr Unfallrisiko tatsächlich aufgrund familiärer Häufung höher ist, dann vielleicht, weil die Mitglieder Ihrer Familie erblich bedingt alle schlechter sehen als normal. Oder an Narkolepsie leiden und während der Fahrt kurz einschlafen können. Das führt dann insgesamt zu einem höheren Unfallrisiko, nicht aber aufgrund der Bremsen Ihres Autos! Wenn Sie dann aber den Unfall haben (an Brustkrebs erkrankt sind), fällt es schwer, nachträglich zu entscheiden, ob die schadhafte Bremse schuld war oder der Sekundenschlaf.

Ich will ja nicht leugnen, dass, verglichen mit Frauen, denen zwar ein mutiertes Gen vererbt wurde, die aber keinen familiär gehäuften Hintergrund haben, das Risiko derer, die diesen Hintergrund haben, höher ist. Doch wird es nicht bei 60% und mehr liegen. Wo könnte es liegen? Betrachten wir dazu nochmals die Gleichung von oben, ersetzen aber die 60% Risiko durch einen unbekannten Wert y. Dann bekommen wir:

$$HR^* = HR / P = (0,002 - x) / (y - x)$$

Hier haben wir anstelle von zwei Unbekannten drei – diese Gleichung ermöglicht ohne weitere Zusatzinformationen noch nicht einmal die Berechnung eines Bereichs. Das ist die wesentliche Botschaft: *Solange der Anteil an Frauen mit vererbtem Brustkrebsgen und familiärer Häufung (HR*) an den 0,2% Brustkrebs mit genetischem Hintergrund nicht bekannt ist, und der wurde niemals ermittelt, kann auch keine Abschätzung für das Risiko (y) berechnet werden.* Genau darauf möchte ich hinaus! Also bitte Schluss mit der Diskussion über familiäre Häufung! Sie entspringt lediglich dem aktuellen Genom-Hype und hat keinen fassbaren Hintergrund. Hysterie ist alles andere als angesagt.

Es ist daher streng anzuraten, das Problem »Brustkrebs« vom Einflussfaktor »familiäre Häufung« zu entkoppeln. Das ist eine gute Nachricht für Frauen, die Angst haben, aufgrund des Vorliegens eines Brustkrebsgens Brustkrebs zu entwickeln. Aber es gibt auch eine schlechte: Liegt familiäre Häufung vor, kann (muss aber nicht) das ein Hinweis darauf sein, dass generell das Krebsrisiko hoch ist, wie wir noch sehen werden. Das *kann* dann zu Brustkrebs führen, *muss* aber nicht.

Wenn Sie also künftig an Brustkrebs denken, denken Sie an diese drei Zahlen: *Das Risiko, überhaupt Brustkrebs zu entwickeln, liegt bei 11%, Brustkrebs als Folge einer genetisch bedingten »Anfälligkeit« gegen Umwelteinflüsse zu entwickeln, bei deutlich unter 1%. Und das unter Beteiligung von Brustkrebsgenen bedingte bei 0,2%. Nur in extrem seltenen Ausnahmefällen im Promille-Bereich und darunter kann es eventuell bei familiärer Häufung höher liegen. Um wie viel höher es dann liegt, kann allerdings mit den vorliegenden Daten nicht ermittelt und daher abgeschätzt werden.* Denn – warum sollte sich das Krebsrisiko bei einer Frau mit geerbtem Gen und familiärer Häufung von dem einer Frau mit geerbtem Gen ohne familiäre Häufung so dramatisch unterscheiden? Sie haben ja *beide* das Gen… Daher:

Ausatmen!

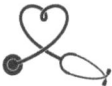

Kommen wir nun zu den wenigen Frauen, bei denen eine familiäre Häufung von Brustkrebs und damit angeblich ein dramatisch höheres Risiko vorliegt. Sind die Daten falsch? Hat da jemand gelogen oder auch nur dramatisiert?

Genau das ist die spannende Frage! Um sie vorweg zu beantworten: Nein, die Daten sind korrekt und wurden wissenschaftlich exakt erhoben. Nochmals nein, es hat niemand gelogen. Und, ja, es wurde dramatisiert.

An ihr möchte ich zeigen, wie »sinnvoll« es ist, den Menschen mithilfe seines Genoms zu personalisieren, wenn man wenige und ungenaue Erkenntnisse hat! Zumindest heute, in der angewandten Form und damit die Praxis betreffend. Von der Diskussion in der Öffentlichkeit ganz zu schweigen. Begründung: die Ergebnisse der Studien wurden aus dem Zusammenhang gerissen und werden heute fälschlicherweise in einem ganz anderen Zusammenhang diskutiert.

Oder anders ausgedrückt: Exakt diese Diskrepanz zeigt, dass ich richtig liege, wenn ich fordere, dass häufiger ein Fokuswechsel vorgenommen werden muss, wenn Erkenntnisse aus der Forschung interpretiert werden. Und zwar, *bevor* vermeintliche »neue Erkenntnisse« die Bevölkerung heimsuchen. Das hat nichts mit Verheimlichung zu tun, sondern schlicht und ergreifend mit Ehrlichkeit!

Das kann man sehr deutlich einer vorsichtigen Stellungnahme des NCI, des amerikanischen Krebsinstituts, zu den Ergebnissen der Studie entnehmen, aus der die Risikozahlen von oben stammen: »[…] Da sich die Familienmitglieder auch andere Gene teilen und sie häufig auch denselben Umwelteinflüssen unterworfen sind, geben die Risikoeinschätzungen dieser Untersuchungen das Risiko einer Krebserkrankung durch BRCA-Genmutation der Allgemeinbevölkerung möglicherweise nicht angemessen wieder. Darüber hinaus liegen keine Zahlen aus der Allgemeinbevölkerung vor, die das Krebsrisiko von Trägerinnen einer BRCA-1- oder BRCA-2-Mutation, mit dem von Frauen ohne diese Mutation vergleichen.«

Wichtig ist hierbei der der letzte Satz. Er sagt, dass es *keine* Untersuchungen an der *Allgemeinbevölkerung* gibt. Das ist politisch korrekt (= diplomatisch) verklausuliert für: Die untersuchten Patientinnen waren *nicht repräsentativ!* Was wir anhand der Überlegungen oben ja schon annehmen mussten und was sich im Folgenden noch eindrucksvoll bestätigen wird! Und damit ist praktisch alles gesagt: Wenn nicht repräsentativ, ist die Studie *bedeutungslos*, hat keinerlei Aussagekraft und kann ganz einfach vergessen werden.

Es gibt nun vier Punkte, die zu der Einschätzung führen, dass die Studie zu praktisch keinerlei belastbarer Aussage taugt, und die ich im Folgenden kommentieren werde:

- Motivation

- Abhängigkeiten,

- Studiendesign,

- Ein- und Ausschlusskriterien.

Vorweg: Die Ergebnisse bei BRCA-1 stammen aus Untersuchungen anfangs der 1990er Jahre. Damals hatte man in bestimmten Populationen eine sehr stark erhöhte Häufung von Brustkrebs festgestellt, und vor allem eine, die, wie man annahm, einen genetischen Hintergrund haben *musste*, weil auffällig viele Fälle gehäuft in Familien auftraten und dann auch noch in unmittelbar folgenden Generationen. Das konnte man nur über Vererbung erklären. Und im Rahmen des beginnenden Genom-Hypes hatte man sofort den Verdacht, dass ein Gen dafür verantwortlich gemacht werden könnte und müsste.

Und dieses »Brustkrebsgen« *suchte* man nun, denn man kannte es noch nicht. Durchaus streng wissenschaftlich und seriös. Daher die Bemerkungen oben. So erklärt sich auch der Name: BReast CAncer. Erst viel später, als man es gefunden hatte, fand man heraus, wozu es tatsächlich da ist, und dass es Brustkrebs nicht nur nicht *auslöst*, sondern auch nicht auf Brustkrebs beschränkt ist.

Motivation

Die Motivation war also, ein Gen nachzuweisen und auf den Chromosomen zu lokalisieren, das für das Auftreten von Krebs verantwortlich gemacht werden konnte, nicht die statistische Häufigkeit zu ermitteln, mit der es das tat. Denn zum damaligen Zeitpunkt stand die These, Krebs allgemein und Brustkrebs im Besonderen könne genetische Ursachen haben, im diametralen Gegensatz zur herrschenden Lehrmeinung. Es galt also zunächst, überzeugende Argumente gegen diese Lehrmeinung zu suchen und wissenschaftlich exakt darzulegen, um Skeptiker, Schulmediziner und Naturwissenschaftler, zu überzeugen. Und zwar auf rein wissenschaftlichem Wege. Dazu diente die Studie, zu nichts anderem!

In *diesem* Kontext, einem sehr wissenschaftlichen, sind dann auch die 60% »Risiko« zu sehen, die nicht ein Risiko sind, sondern der Anteil der untersuchten Frauen, die Brustkrebs *bereits entwickelt hatten*. Wäre das Ergebnis der Studie um die 50% gewesen, hätte man davon ausgehen müssen, dass Gene keine Rolle spielen, da genauso viele Frauen ohne Krebsgen Brustkrebs entwickelt hatten wie mit. Bei unter 50% hätte man sogar die Beteiligung eines Gens schlichtweg ablehnen müssen, da dann mehr Frauen Brustkrebs ohne Gen entwickelt hätten als mit.

Das ist die eigentliche Aussage der Studie! Und so sind entsprechend die anderen Horrorzahlen zu interpretieren: 80% heißt *nicht*, dass 80% der Frauen mit Brustkrebsgen und familiärer Häufung Brustkrebs entwickeln *könnten*, sondern das bei Frauen, die Brustkrebs entwickelt *haben* und bei denen dieser familiär gehäuft auftritt, bei 80% das Gen mutiert war. Das aber ist von der Konsequenz her betrachtet etwas anderes: So wie zwar jede(r) Mann/Frau ein Mensch ist, nicht aber jeder Mensch ein(e) Mann/Frau. Das heißt: Es ging nur darum, möglichst eindrucksvoll genetische Aspekte in das Thema (Brust-)Krebs zu bringen! Diese Motivation hatte aber entscheidende Einflüsse auf alle studienrelevanten Parameter. So z.B. auf die

Abhängigkeiten

Was, mit dem Wissen von heute, nicht erfasst wurde: Gab es in der untersuchten Bevölkerungsgruppe noch weitere mutierte Gene, die einen Einfluss auf das ermittelte Risiko hätten haben können? Für das eigentliche Ziel, Nachweis und Lokalisation eines postulierten Brustkrebsgens, spielt das keine Rolle. Aber für die

Risikoabschätzung! Denn man darf ja nicht vergessen, was ich im Kapitel *Chemie-cocktails und Strahlenduschen* bereits dargestellt habe: Da gibt es den »Wächter des Genoms«, das Gen p53, das als »Transkriptionsfaktor« bei der Zellteilung eine Rolle spielt. Ist dieses Gen mutiert, entartet die Zelle auch. Wissen wir heute!

Obwohl seit 1979 bekannt, wurde seine Funktion als Wächter erst 1992 festgestellt, also *nach* der Entdeckung von BRCA-1 und der Studie. Könnte also bei den untersuchten Frauen neben BRCA-1 auch p53 mutiert gewesen sein? Beim Nebennierenrindenkarzinom beispielsweise ist in 88% exakt das, ein angeborenes, mutiertes Gen p53, Faktor bei der Entstehung von Krebs. Leider wissen wir das aus den Studien nicht.

BRCA-1 ist »im normalen Leben« wie p53 ein »Transkriptionsfaktor«. Und nicht nur BRCA-1, sondern auch die o. g. anderen Gene wie BRCA-2 und RAD51C, die Proteine codieren, die bei der DNA-Reparatur eine wesentliche Rolle spielen. Welche, weiß man heute noch nicht genau. Sie werden also aktiv, wenn sich, z. B. aufgrund von zu hoher UV-Belastung, schädigenden Noxen oder in die Hose gegangener Zellteilungen, DNA-Schäden einstellen, die repariert werden müssen. Das ist ihre *eigentliche* Funktion.

Sind diese Transkriptionsfaktoren aber mutiert, können die DNA-Schäden nicht repariert werden. Und dadurch kommt p53 auf den Plan! Das Ergebnis kennen Sie: Apoptose. Und damit *keine* entartete Zelle und kein Krebs!

Es müssen also mindestens drei Komponenten zusammen kommen, um Brustkrebs zu entwickeln, bei dem Gene eine Rolle spielen:

- DNA-Schäden, anstehende Zellteilung oder Anderes als *Auslöser*, damit die »(Brust-)Krebsgene« überhaupt erst aktiv werden können;

- mindestens ein defektes (Brust-)Krebsgen, das aufgrund Mutation diese Aktivitäten nicht korrekt vornehmen kann und damit die Zelle entarten lässt, und in der Folge ein

- nicht aktiv werdendes p53-Gen – warum auch immer –, das üblicherweise die Notbremse zieht!

Vor *diesem* Hintergrund ist die Wirkungsweise eines defekten Brustkrebsgens zu sehen, und daher könnte der wahre Grund sein: p53 war ebenfalls mutiert und konnte so nicht seinen Part erfüllen, nämlich die Zelle zur Apoptose bringen. Das würde die extreme Situation bei den untersuchten Patientinnen erklären. Ja, man könnte sogar einen Schritt weiter gehen und sagen: Es waren gar nicht die Brustkrebsgene, die zu den Häufungen an Brustkrebs geführt haben, sondern ein mutiertes p53-Gen! Und die Brustkrebsgene waren lediglich Faktoren, ohne die es vielleicht gar nicht zum Ausbruch gekommen wäre. Ja es geht sogar, zugegebenermaßen sehr provokant, noch einen Schritt weiter: Wäre es, weil evtl. ein mutiertes p53-Gen die eigentliche Ursache war, unerheblich gewesen, ob das Brustkrebsgen mutiert war? Und noch provokanter: war es das überhaupt, zumindest in einer »schädlichen« Form? Aber, wie gesagt, das sind alles reine Vermutungen, die sich nachträglich leider nicht mehr klären lassen.

Und das ist somit auch die versprochene Begründung, warum ich weiter oben von »geerbtem« Risiko gesprochen habe, nicht von »genetischem«: Es kann sein, dass das Problem gar nicht bei den Krebsgenen lag sondern bei anderen (vererbten?) Faktoren…

Das alles deckt sich sehr gut mit den vorhin gemachten Angaben! Selbst wenn Brustkrebsgene vorliegen und aufgrund ihrer Mutation bei DNA-schädigenden Wirkungen nichts ausrichten können, zieht p53 immer noch die Notbremse, was offenbar zu der tatsächlich beobachteten, niedrigen Gesamtrate von 0,2% Brustkrebs mit genetischer Beteiligung führt.

Denn ein weiterer Aspekt scheint dafür zu sprechen: Die pure Existenz von Patientinnen, die solch ein »Brustkrebsgen« tragen. Die vorliegende Mutation besteht ja bei familiärer Häufung bereits seit der Befruchtung der Eizelle, weil sie vererbt wird. Das bedeutet, dass die Mechanismen, die zu Brustkrebs führen können, bereits im Mutterleib beim Embryo ablaufen müssten, denn auch dessen DNA kann ja und wird auch tatsächlich durch Umwelteinflüsse geschädigt. Und wie wir aus trauriger Erfahrung her wissen: Auch kleinste Kinder können Krebs entwickeln und kommen nicht selten bereits mit Krebs auf die Welt. Da aber im Wachstum, und vor allem in der Pubertät, die Brüste wachsen, also Zellteilung massiv erfolgt, ist die Frage, warum nicht schon hier Probleme auftreten.

Also ist der Grund, warum nicht bereits Neugeborene mit einem Brustkrebsgen an Brustkrebs leiden: Der Körper funktioniert, *trotz* dessen Vorliegens, einwandfrei und eliminiert Zellen, die auch durch dessen Aktivität entartet sind, sehr zuverlässig! Das bedeutet weiter: Zu dem Zeitpunkt, an dem dann Brustkrebs tatsächlich ausbricht, muss etwas anders sein als bis dahin. Das Brustkrebsgen kann es nicht sein, denn das wurde vererbt. Die Schäden können es auch nicht sein, denn sofern die Patientin nicht z.B. berufsbedingt höheren Risiken durch Strahlen oder Noxen ausgesetzt ist, dürfte sich an möglichen Auslösern auch nichts geändert haben. Also bleibt: ein zusätzliches individuelles Problem. p53? Immunsystem? Stress? Depression? Individuell, weil der Zeitpunkt des Auftretens des Brustkrebses sehr individuell unterschiedlich ist.

Das steht auch im Einklang mit den in Studien beobachteten Befunden, dass familiär vorbelastete Frauen im Schnitt viele Jahre früher Brustkrebs entwickeln als nicht vorbelastete: Es muss exakt diese zusätzliche Komponente auftreten, die auch bei nicht vorbelasteten Frauen zum Krebs führt. Das könnte ein früh »in die Jahre kommendes« oder »durch Stress stotterndes« Immunsystem sein, das die Wirkungslosigkeit eines mutierten p53-Gens nicht mehr so effizient kompensieren kann wie zuvor. Bei unvorbelastetem Brustkrebs würde das zwar auch so sein; aber hier gibt es ja noch das intakte p53-Gen, das tätig werden kann: Die Frau erkrankt somit statistisch später.

Eine Frau kann also, theoretisch, niemals Brustkrebs entwickeln, wenn p53 perfekt funktioniert, selbst wenn alle derzeit bekannten Brustkrebsgene mutiert wären. Denn dann würden ja »nur« DNA-Schäden nicht repariert, die betroffene Zelle daher über das perfekt funktionierende p53 eliminiert. Business as usual! Geht die Zellteilung gut, schweigt p53 und alles ist in Ordnung; geht sie schief, weil z.B. einer der mutierten Transkriptionsfaktoren dazwischen funkt, wird sie durch p53 bereits bei ihrer Entstehung wieder gnadenlos eliminiert!

Mit DNA-Schäden umgehen kann aber neben p53 auch das Immunsystem: Zellen zerstören, wenn es sie als entartete erkennt. Denn auch entartete Zellen mit mutiertem p53 kann das Immunsystem erkennen und eliminieren, wie Nebennierenrindenkrebs zeigt: Auch der tritt erst auf, wenn ein weiterer Faktor hinzukommt! Übrigens: Ein mutiertes p53-Gen wird bei 60% aller Tumore gefunden. Nicht nur bei Brustkrebs. Es ist also mehr als wahrscheinlich, dass das bei den untersuchten Patientinnen damals auch der Fall war. Und es wird autosomal-dominant vererbt…

Dumm wird's somit erst, wenn *beides*, Reparatur *und* Elimination, nicht funktionieren. Und so kommen wir wieder zu meiner Überzeugung: Nicht Vorbelastung durch ein Brustkrebsgen und familiäre Häufung ist der ausschlaggebende Faktor, Brustkrebs zu entwickeln. Es ist das manchmal nicht zuverlässig genug arbeitende Immunsystem als oberste Instanz! Und das wird durch die Psyche beeinflusst, wie wir aus dem vorangehenden Kapitel wissen.

Dies ist ein gewichtiges Argument gegen »Personalisierung« mittels Genom! Bei all diesen Patientinnen liegt das gleiche Problem vor: Ein oder mehrere mutierte »Brustkrebsgene«. Und doch kann das Wissen darum nicht vorhersagen, ob und, wenn, wann dann der Krebs tatsächlich ausbricht. Eben weil das Genom hierbei eine untergeordnete Rolle spielt: Es liefert einen, aber eben nur einen Faktor unter vielen, und es ist noch nicht einmal der wesentlichste…

Das bedeutet: Wir haben bei den diskutierten Studien das Problem, nicht zu wissen, ob und was für Mechanismen noch »defekt« waren. p53 und das Immunsystem sind zwei. Vermutlich gibt es noch ein paar mehr. Und vielleicht ja sogar etwas, das wir selbst heute noch gar nicht kennen… Das ist der Grund, warum ich skeptisch bin, wenn es heißt, dass ein Gen, hier ein »Brustkrebsgen«, für Krebs *verantwortlich* sein soll. Das wurde noch nicht bewiesen!

Nochmals mein Verweis auf das Kapitel *Chemiecocktails und Strahlenduschen*: Das Krebsrisiko bei Immunsuppression nach Transplantation steigt um den Faktor 20 bis 100! Könnte also eine hohe Krebsrate von 60% vor diesem Hintergrund nicht geradezu ein Beweis dafür sein, dass bei den untersuchten Patientinnen das Immunsystem weniger effektiv, also »supprimiert« oder »in die Jahre gekommen« war? Wodurch auch immer! Nur 'mal so zum Gehirn stürmen: Welcher Faktor liegt zwischen den genetisch bedingten 1,8% und den gefundenen 60%? 33 – ein Wert, der im unteren Bereich eines unterdrückten Immunsystems nach Transplantation liegt. Spricht das nicht dafür, dass es so ist? Ein supprimiertes und supprimiert vererbtes Immunsystem könnte die hohe Frequenz von Brustkrebs in den untersuchten Familien erklären. Wurde das untersucht? Nein! Interessant wäre, festzustellen, worunter die anderen Familienmitglieder der untersuchten Familien litten. Es würde mich nicht wundern, wenn da die eine oder andere

Erkrankung herauskäme, die mit einem weniger effektiven Immunsystem in Zusammenhang gebracht werden muss. Zum Beispiel auch bei den Männern…

Im Umkehrschluss heißt das: Nun könnte man diese »familiäre Häufung« konterkarieren, indem man sich um das Immunsystem der Betroffenen kümmert und z.B. Lebenswandel und Stressfaktoren analysiert – und ggf. medikamentös etwas nachhilft, das Immunsystem zu stärken, um so von den 60% näher an die unvermeidlichen 1,8% zu gelangen. Das aber geht nur ohne Hysterie auf allen Seiten und mit der Erkenntnis der Fachleute, dass nicht immer alles an Genen liegen muss, zumindest denen, an denen man selbst forscht (Tunnelblick!).

Diese Unsicherheiten drücken sich in der Stellungnahme des NCI aus: »Da sich die Familienmitglieder auch andere Gene teilen und sie häufig auch denselben Umwelteinflüssen unterworfen sind, geben die Risikoeinschätzungen dieser Untersuchungen das Risiko einer Krebserkrankung durch BRCA-Genmutation der Allgemeinbevölkerung möglicherweise nicht angemessen wieder.« »Möglicherweise«, weil wir es schlicht und ergreifend aufgrund fehlender Daten nicht wissen!

Studiendesign

Üblicherweise führt man Studien »prospektiv«, also in die Zukunft schauend durch, um eine Theorie zu beweisen; das heißt, zunächst steht da die These, z. B.: »Das Risiko, an Brustkrebs zu erkranken, liegt bei x%«. Dann werden Studien durchgeführt und Ergebnisse generiert, die die These stützen oder wiederlegen. Das bedeutet: bis dahin kennt man das Ergebnis der Untersuchungen nicht! Die Studien aber, aus denen die Daten zu BRCA-1 stammen, dienten einem ganz anderen Zweck und hatten daher kein typisches Design klinischer Studien: Es handelte sich um »Koppelungsanalysen«. Sie erfolgen üblicherweise bei »Kreuzungsexperimenten«, Versuchen, bei denen das genetische Material zweier Elternteile mit bekanntem Genom »gekreuzt« und in den Nachkommen analysiert wird. Über Generationen hinweg.

Betrifft das menschliche Gene, kann man, wie ich bereits oben anhand der Unterschiede zwischen Medizin als (Wäre-schön-wenn-weil-alles-viel-einfacher-wäre-Natur-)Wissenschaft und Naturwissenschaft beschrieben habe, solche Kreuzungsexperimente aus ethischen Gründen nicht durchführen. Also behilft man sich hier, indem man stattdessen Erkenntnisse aus Stammbäumen heranzieht. Und zwar über mindestens drei Generationen.

Bei solchen Studien helfen Familien, in denen sich nichts tut, nichts! *Also werden die auch nicht berücksichtigt.* Und so kann allein deshalb schon kein allgemeines Risiko ermittelt werden! Wenn man so will, ist also die Studie, aus der dieses hohe »Risiko« ermittelt wurde, eine retrospektive Studie. Da die Ergebnisse bereits vorlagen, bevor die Studie begann, und man daher *anhand* der Ergebnisse designen konnte. Solche in die Vergangenheit gerichteten Studien helfen oft bei der Klärung der Frage »Warum?«, also anderen Fragestellungen, können aber nichts zu Risiken aussagen!

Ein- und Ausschlusskriterien

Die Erkenntnisse basieren auf Untersuchungen an Familien, bei denen auffällig oft und regelmäßig in folgenden Generationen Brustkrebs aufgetreten ist. Und zwar *ausschließlich* auf diesen! Platt umschrieben: Man suchte Familien mit möglichst vielen Brustkrebsfällen und hat Familien ausgeschlossen, in denen Frauen *keinen* Krebs oder familiär nur vereinzelt entwickelt hatten! Insgesamt waren das nicht mehr als ein paar Dutzend Familien mit insgesamt wenigen Hundert Familienangehörigen, die untersucht wurden. Und von denen auf eine Allgemeinheit von 3,6 Mrd. Frauen weltweit oder auch nur 500 Mio. in der »westlichen Welt« zu schließen, ist schon etwas ambitioniert – um nicht zu sagen: kühn.

Wissenschaftlich gesprochen wurde also eine sehr kleine Stichprobe nicht nur retrospektiv, sondern auch mit sehr restriktiven Ein- und Ausschlusskriterien untersucht: Viele Brustkrebsfälle, mehrere Generationen, nur Frauen. (Auch Männer können, wenn auch seltener, zu 1%, Brustkrebs entwickeln!) Also eine extreme Hochrisikogruppe. Und die Stickprobe war sehr klein – ausreichend, die spezifische Frage zu beantworten, aber nicht ausreichend, ein valides allgemeines Risiko ermitteln zu können.

Hinzu kommt, dass eine sehr spezielle Gruppe Menschen untersucht wurde: Mormonen. Das ist in keiner Weise diskriminierend gemeint! Denn diese Tatsache kann nicht unerhebliche Einflüsse haben, die das Bild vollkommen verfälschen. So leben Mormonen zum überwiegenden Teil in den USA, dort in Utah und den angrenzenden Gebieten der benachbarten Bundesstaaten, von denen sich die meisten, wie Utah selbst, durch eine trockene, teilweise wüstenartige Umwelt (»Große Salzwüste«, Great Salt Lake Desert) mit extremem Steppenklima und hohen Temperaturen im Sommer sowie sehr niedrigen im Winter auszeichnen: Nevada, Arizona, New Mexico, Colorado. Utah liegt im Durchschnitt 2.000 Meter über dem Meeresspiegel, sodass die Sonneneinstrahlung höher und damit mögliche schädigende Wirkungen deutlich stärker sind als in tiefer liegenden Gebieten wie z.B. Ost- und Westküste oder dem Mittleren Westen. (Man kennt solche Phänomene regionaler Häufungen z.B. im Umfeld von südfranzösischen Winzern, bei denen aufgrund der gebückten Arbeit die Fälle von Melanomen an Hals und Nacken erheblich zahlreicher sind als in der Allgemeinbevölkerung.) Da Umwelteinflüsse bei Krebsentstehung eine große Rolle spielen können, ist dies also ein nicht zu vernachlässigender Faktor, der nicht für die amerikanische und schon gleich gar nicht für eine weltweite Allgemeinheit repräsentativ ist. Hätten die untersuchten Familien in anderen Regionen gelebt – hätte es andere Resultate gegeben? Das weiß man nicht, denn das hat man nicht untersucht! (Im Falle der Winzer und Erntehelfer wäre das der Fall!)

Man kann die Frage anders stellen: Warum erfolgten die Untersuchungen gerade mit diesen Patientinnen? Das Problem könnte also gewesen sein, dass es außerhalb dieser Gesellschaft und Region nicht zu solchen drastischen Häufungen von Brustkrebs gekommen ist. Und das sollte einem dann allein schon zu denken geben…

Mormonen führen auch heute noch glaubensbedingt ein eher einfaches, entbehrungsreiches und von Arbeit, gerade auch schwerer körperlicher Arbeit, geprägtes Leben. Vor allem auch Frauen, die sehr häufig viele moderne technische Hilfsmittel wie Waschmaschinen und Küchenmaschinen durch reine Muskelarbeit ersetzen. Und wenn drei Generationen beobachtet wurden, sprechen wir von Frauen, die schon zu Anfang des 20. Jh. gelebt hatten, als diese Problematik noch sehr viel größer war.

Das bedeutet: Auch die Lebensweise der Mormonen ist nicht für den Rest der Welt repräsentativ. Könnte das ein Grund sein, dass ein Immunsystem, wie oben formuliert, früher »in die Jahre kommt«? Mit hoher Wahrscheinlichkeit! (Permanenter Stress durch harte Arbeit → Immunsuppression → Stopp zellulärer Immunantwort → hohes Krebsrisiko.) Lebensweise ist neben Umwelteinflüssen durchaus eine der Haupteinflussgrößen bei der Entstehung von Krebs. Und wie wir im letzten Kapitel gesehen haben, kann ein supprimiertes Immunsystem während einer Schwangerschaft auch das im Werden befindliche Immunsystem des Fötus negativ beeinflussen. Es wird somit »vererbt«. Wären die betroffen

Familien keine Mormonen gewesen – wären die Ergebnisse die gleichen gewesen? Auch das weiß man nicht, da es nicht untersucht wurde!

Mormonen bilden eine mehr oder weniger geschlossene religiöse Gemeinschaft, die aufgrund der strengen und auch in den USA für Viele etwas befremdlichen Religiosität nur wenig Austausch mit anderen (Religions-)Gemeinschaften pflegt. Utah hat etwas mehr als zwei Drittel der Einwohner Berlins, 2,7 Millionen; sie bestehen zu 70% aus Mormonen. 80% der heutigen Bevölkerung versammeln sich mit 720 Einwohner/km^2 in der Metropolregion, einem Streifen von ca. 150 km Länge und durchschnittlich 20 km Breite westlich der Gebirgskette der »Wasatch Mountains«, also 1,4% der Fläche des Bundesstaates. Die restlichen 20% verteilen sich auf den Rest und sorgen dort für extrem dünne Besiedlung von 2,5 Einwohner/km^2.

Diese weitgehend dünne Besiedlung, vor allem auch in der Vergangenheit, was für die Vererbung wichtig ist, und die sehr spezielle Art des Lebens und des Glaubens führt dazu, dass man, auch und gerade bei Familiengründungen, lieber »unter sich« blieb und bleibt. Das kann, über viele Generationen, zu Veränderungen am Erbgut im Sinne von Verlust »genetischer Vielfalt« führen. Aufgrund ihrer Lebensweise ist auch die Generationsfolge kürzer als anderswo: Frauen werden früher schwanger und bekommen mehr Kinder. Hinzu kommt, dass zumindest bis zum Beginn des 20. Jh. Polygamie häufig anzutreffen war – und auch heute noch, von manchen orthodoxen »Familien«, betrieben wird. Daher können sich solche genetischen Veränderungen schneller durchsetzen. Es ist also nicht auszuschließen, dass die Familien, die damals untersucht wurden, ein Problem dieser Art hatten und damit Einflussgrößen bestanden, die man nicht kannte und/oder in Erwägung gezogen hatte; die aber Einfluss auf die Entstehung von Brustkrebs hatten. *Auch das* wollte das NCI mit seiner Anmerkung ausdrücken.

Ohne das in irgendeiner Weise vergleichen und werten zu wollen: Wir kennen solche Phänomene bei vielen »geschlossenen« Bevölkerungsgruppen, und die wohl bekannteste dürfte die im Umfeld von »Inzest« sein, bei der der dadurch verursachte Verlust genetischer Vielfalt zu vergleichbaren Häufungen von Abnormitäten führen kann. Nicht zwangsläufig muss; aber das Risiko ist höher als in der Normalbevölkerung. Und es steigt mit sinkender genetischer Vielfalt.

So gibt es, auch in Deutschland, Gegenden und/oder Gesellschaftsgruppen, häufig in Migrantenghettos, in denen sich die dort bestehende, zahlenmäßig kleine Bevölkerung unter einander mischt, ohne »neues Blut« von außerhalb zu bekommen. Heirat in der Familie – Cousins – ist oftmals weit verbreitet. Hier häufen sich dann auch nachweislich bestimmte Abweichungen von der Norm.

So leiden viele Kinder an seltenen Erbkrankheiten wie Schwerhörigkeit, Epilepsie oder Muskelschwund. Häufig ist auch die Lebenserwartung geringer: Eine Untersuchung der Universität Birmingham aus den 1990er Jahren, bei der 5.000 Mütter und ihre Kinder untersucht wurden, ergab, dass rund 60 Prozent der Todesfälle und schweren Erkrankungen bei Kindern hätten vermieden werden können, wenn es keinen Inzest gegeben hätte. Diese Übereinstimmung der Rate mit der des Brustkrebses ist vermutlich ein Zufall, aber es ist schon interessant, dass die »Risiken« in beiden Fällen in ähnlicher Größenordnung liegen. Das Risiko, dass verwandte Ehepartner ein genetisch geschädigtes Kind zur Welt bringen, kann dreimal so hoch sein wie normal.

Es gibt durchaus Anzeichen dafür, dass die beobachteten Häufungen von Brustkrebs in den o.g. Studien ihre Ursache in einem solchen Phänomen haben. Alles in allem ergibt sich hier, was man in der amerikanischen Justiz als »begründete Zweifel« bezeichnet, die zum sofortigen Freispruch führen…

Ich möchte nun, da es mir nicht darum geht, genüsslich von der Warte eines vom Rathaus Kommenden die damaligen Erkenntnisse »auseinanderzunehmen« und niederzumachen, mit der Auflistung dieser denkbaren Einflussgrößen enden – ich bin sicher, dass noch erheblich mehr und vielleicht noch bedeutendere sichtbar werden, wenn man sich kritisch mit der Studie und ihrer Durchführung auseinandersetzt. Ich kann nur nochmals betonen: Selbst heute, selbst nach der »Entschlüsselung« des Genoms, ist bei weitem noch nicht einmal im Ansatz klar, welche Effekte im Genom welchen Einfluss haben können. Wer heute aus dem Genom Erkenntnisse solcher Tragweite ableitet, erinnert mich an den großen Strategen George W. und seinen großspurigen Kommentar nach der Bombardierung des Iraks: »Mission accomplished« – Das war's. Und dann ging's erst richtig los und wird dank IS wohl noch lange nicht beendet sein…

Ich bin sicher, der Sie behandelnde Arzt würde in entsprechende Richtung argumentieren, sollten sie ihn als Frau darauf ansprechen. Denn das ist die seriöse Auskunft. Glauben Sie also nicht alles, was in der Presse gehandelt wird. Auch seriöse Presse hat ein Problem: Sie ist existenziell von Auflage und Quote abhängig. Und wenn nach dem alten Journalistenmotto »*Bad news is good news*« –

schlechte Nachrichten sind gute Nachrichten – Horrormeldungen wie die der brustamputierten Angelina Jolie die Auflagen und Quoten in die Höhe schnellen lassen: Haben Sie sich vielleicht einmal Gedanken gemacht, dass Sie daran auch Mitschuld tragen könnten? Ja, ich meine Sie persönlich! Denn *Sie* haben es in der Hand, ob reißerische Aufmacher lukrativ für die Presse sind. Viele falsche Horrormeldungen und Fehlinformationen gäbe es nicht, wenn es egal wäre, ob sie publiziert würden oder nicht. Weil sich Quote und Auflage nicht ändert.

Es hat also, wie gesagt, wenig mit mangelnder Seriosität zu tun, wenn auch in »seriösen« Medien diese Zahlen kreisen. Wenn bei der Sensationsgeilheit der Menschheit, die ja besonders drastisch in den USA als »Reality TV« zutage tritt, nur Medien konsumiert werden, die den Schrott »bringen«, kann man nicht erwarten, dass die anderen still daneben stehen und zuschauen, wie ihre Auflagen in den Boden sinken. Es wäre über kurz oder lang ihr Tod. Daher machen letztlich alle mit, wie man an Gladbeck sehen konnte. Einige unter uns werden sich noch an das Geißeldrama 1988 erinnern: Zustände wie in den USA, in denen die medieneigenen Hubschrauber über den Tatorten kreisen und alles dokumentieren, was abläuft. Die Polizei wurde tagelang durch den Tross der Journalisten derart behindert, dass sie nicht eingreifen konnte, nur damit diese die Kidnapper dabei filmen konnten, wie sie die Geiseln vergewaltigten. Und alle hingen hinter der Glotze! Reality TV at its best!

Halten wir daher an dieser Stelle noch einmal fest: *Es gibt keine verlässlichen Angaben darüber, wie hoch das Risiko von Frauen ist, bei denen es in der Familie gehäuft zu Brustkrebs gekommen ist, durch ein oder mehrere vererbte Krebsgene tatsächlich auch Brustkrebs zu entwickeln. Die verfügbaren Daten und Studien sind nicht geeignet, diese Frage zu beantworten. Aus ihnen ein wie auch immer geartetes Risiko ableiten zu wollen, ist nicht statthaft, nicht möglich und daher reinster Unsinn und unverantwortliche Panikmache!*

Verstehen Sie nun, warum ich nur Statistiken traue, die ich selbst »gefälscht« habe? Ich will damit ausdrücken: Um die Qualität einer statistischen Aussage ermessen zu können, reicht es nicht, die Ergebnisse zu betrachten! Es muss auch ein Auge darauf geworfen werden, aus welchen Untersuchungen die Daten kommen, mit denen dann Statistik betrieben wird. Und es muss die Motivation ins Kalkül gezogen werden: Warum wurde die Studie gemacht, von wem, wie, mit welchen Methoden – und wem hilft sie? Diese »Metadaten« bekommt Otto Normalverbraucher in der Regel nicht zu sehen! Aber sie sind mindestens genauso wichtig wie die Daten selbst!

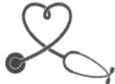

Ich rate dringend, sich von »Horrormeldungen« nicht verrückt machen zu lassen. Was Susi Normalverbraucher und ihr Mann Otto an Informationen bekommen, ist in der Regel nur dazu da, ökonomische Interessen zu vertreten: Auflagen- und Quotenerhöhung, Kurspflege bei börsennotierten Unternehmen, Eitelkeit bei Forschern. Das ist mit Krebs so, mit Omega-3 und Cholesterin. Und BMI.

23andMe wurde, wie gesagt, von Google-Mitarbeitern gegründet. Die sind es gewohnt, aus Nichts Geld zu machen. Das ist nicht weiter schlimm, solange das Nichts nicht weh tut oder zu ernsten Konsequenzen führt! Wer blöd genug ist, sich Dinge andrehen zu lassen, die er nicht braucht, soll glücklich werden. Denn die Erfahrung zeigt, dass der dann in der Regel *so* dämlich ist, dass er das zweite Mal auch hereinfällt. Oder es toll findet.

Besagte Mitarbeiter haben also bei Google kräftig verdient. So viel, dass sie nach dem IT-Hype nun auch auf den Genom-Hype aufspringen wollten und konnten. Glaubt ernsthaft jemand, dass sich dadurch, dass sie sich nun in einem sehr heiklen Bereich, Gesundheit, bewegen, Mentalität und Gefühl für Moral auch nur andeutungsweise geändert haben könnte? Möge ruhig weiter träumen, wer jetzt »ja« sagt.

Letztendlich hat 23andMe nichts anderes getan als Google getan hat und tut: Sie bieten einen Service an! Bei Google ist der für den Nutzer kostenlos; aber nur vordergründig, denn er wird durch Werbung finanziert. Bei 23andMe nun ist der Kunde auch der, der zahlt. Und er darf kräftig zahlen, da es ja um sehr viel wertvollere Dinge geht: seine Gesundheit. Und der Service wird bzw. wurde auch erbracht! Was der Kunde nun mit dem Ergebnis macht, ist nach Auffassung der Macher nicht mehr Sache von 23andMe, so, wie es nicht Sache von Google ist, was der Kunde mit Informationen macht, die die Suchmaschine ihm liefert.

Wenn man sich also in die Hirne der 23andMe-Verantwortlichen hineinversetzt, ist es eigentlich klar, was zu erfolgen hatte. Es wurden von Google irre Summen investiert, um die Voraussetzungen zu schaffen, Dienstleistungen anbieten zu können, die zumindest weit entfernt etwas mit dem zu tun haben, was man davor gemacht hat: Informationen sammeln, generieren und nutzen. Und das konnte man dann. Also lag doch nahe, das dann auch wirtschaftlich zu nutzen! Und nach guter amerikanischer Wirtschaftsphilosophie: aggressiv und effektiv!

Konsequenz: Ein Markt musste geschaffen werden. Und zwar einer, der die angebotenen Dienstleistungen rechtfertigt und fordert. Was also lag näher als Horrorszenarien in die Welt zu setzen oder bestehende Mücken zu Elefanten aufzublasen, die geradezu danach schreien, die jeweilige Dienstleistung endlich anzubieten. Da kam dann das Wissen um Studien gerade recht, die schön schwarz malen: 60% Risiko! *Brustkrebsgen!* Und, noch besser, nicht nur eines, wie die Wissenschaft zeigen kann! Eine ganze Gruppe. Und dann sind da ja noch die Erbkrankheiten. Corea Huntington, Alzheimer, Parkinson, MS, ALD, ALS, auch wenn man bei einigen von ihnen nur eine Prädisposition annimmt... Das reinste Eldorado für Ex-Suchmaschinen-Betreiber...

Ich kann mir geradezu bildlich vorstellen, wie es in den Köpfen der Verantwortlichen aussah, als man sich überlegte, dass die Hälfte der Weltpopulation potentielle Kunden werden könnten, um zu prüfen, ob man zu den 6 von 10 Frauen gehören könnte, denen »nach wissenschaftlichen Erkenntnissen« Schlimmes droht. Und so sehe ich geradezu die Dollarzeichen in den Augen: 7,1 Mrd. ÷ 2 (nur Frauen) · 10% (nur westliche Welt) · 99$ = ...

Verachtungswürdig? Nicht, wenn man der Meinung ist, Ethik und Moral haben im Business nichts zu suchen! Und wer ist nicht dieser Meinung?

Ich! Aber leider fühle ich mich da ziemlich alleine. Denn was 23andMe da gemacht hat, folgt nur allgemeinem Geschäftsgebaren, auch hier bei uns in Deutschland: emotionslose Geschäfte mit dem Leid anderer. Siehe Genzyme! Ich werde im Kapitel *Long-shot – ein neuer Blickwinkel* noch ein Beispiel dazu bringen!

Für alle, die sich mit dem Gesagten nicht beruhigen lassen können oder wollen: Kann man als Träger eines »Brustkrebsgens« Prophylaxe betreiben? Oder anders gefragt: Kann ich vorbeugend etwas tun, wenn ich im Bewusstsein, ein Krebsgen zu haben, etwas tun will?

Nun ja – das kommt darauf an, aus welchem Blickwinkel man es betrachtet! Und daher rate ich dringend, diese Frage Ihrem Arzt zu stellen. Aus meiner Sicht ist folgendes dazu zu sagen: Betrachtet man es »genomisch«, was ja zurzeit der Hype ist, dann: nein! Wir kennen heute keine Möglichkeit, ohne Eingriff in das Genom (»Knock-out-Gene«) gezielt das Ablesen von Genen zu steuern, hier: zu verhindern. Eingreifen *wollen* wir heute aber nicht, weil wir bitter gelernt haben, es (noch) nicht zu können. Denn das müsste ja mittels Genommanipulation nach Art einer Gentherapie erfolgen, da *jede* Zelle, zumindest jede Brustgewebszelle, genetisch behandelt werden müsste. (Und natürlich alle anderen auch, die betroffen sein könnten: Eierstock, Eileiter, Prostata, Darm, Pankreas...) Könnte man das, könnte man über Gentherapie aber sogar Besseres erreichen: Das Ersetzen des mutierten Gens durch ein intaktes. Also nicht Prophylaxe, sondern Heilung.

Mit ersten Gehversuchen namens Gentherapie haben wir aber, wie gesagt, dramatisch schlechte Erfahrungen gemacht und wir wüssten heute auch nicht, wie wir das Ablesen steuern sollten. Vielleicht erfahren wir über das Proteom-Projekt etwas dazu. (Wer nun auf CRISPR verweist, hat Recht; aber das ist noch experimentell, das dauert noch ein bisschen.) Das bedeutet, wir können eine Zelle, die das mutierte BRCA-1-Gen (und auch jedes andere, auch nicht mutierte) abliest, nicht daran hindern, es zu tun. Und auch nicht steuern, wann. Tut sie es aber, mutiert sie zur Krebszelle – sofern nicht andere Mechanismen Apoptose auslösen, und selbst das ist nicht sicher.

Wann aber liest sie dieses Gen ab? Und wann liest sie es so ab, dass daraus tatsächlich Krebs entsteht? Nach einer DNA-Schädigung des Genoms oder bei einer Zellteilung. Dies ist aber nicht zu verhindern, da es zu viele natürliche und noch sehr viel mehr anthropogene Ursachen gibt. Das bedeutet: Bis der Krebs ausgebrochen ist, ist es vollkommen unerheblich, zu wissen, dass man Träger ist und welches Gen verantwortlich zeichnet: Man kann nichts tun als warten.

Betrachtet man es aber vom Ergebnis her, einem möglichen Tumor, gibt es durchaus Möglichkeiten. Und zwar prinzipiell zwei: rationale und irrationale.

Rationale Prophylaxe betreibt, wer die Auslöser des Brustkrebs versucht möglichst zu meiden, und zwar konsequenter als Nichtvorbelastete. Auslöser sind, wie mehrfach erwähnt, alle Phänomene, die geeignet sind, Schäden an der DNA zu erzeugen, die dann die mutierten Brustkrebsgene aktivieren. Wenn man weiß, dass man einen hohen Risikofaktor besitzt, weil in mehreren folgenden Generationen der eigenen Familie oder bei nahen Verwandten mehrfach Brustkrebs aufgetreten ist, und dazu braucht man keinen Gentest, ist es sinnvoll und sicherlich risikomindernd, nicht zu rauchen oder nicht neben einer stark befahrenen Durchgangsstraße zu wohnen oder zu arbeiten. Auch würde ich dann von Städten wie Los Angeles (Angelina Jolie!) mit seinem Smog und ganzen Ländern wie China abraten, solange deren boomende Wirtschaft eine der Hauptursachen für zunehmende globale Luftverschmutzung ist.

Ich würde auch direkte Sonnenlichteinstrahlung vermeiden. Gemäßigte Breiten sind dann als Hauptaufenthaltsort ratsam anstelle von Ländern mit hoher Sonneneinstrahlung. Irland oder UK, nicht aber die Vereinigten Arabischen Emirate, Australien oder Zentralafrika. Und Urlaube mit viel Sonne und Strand sowie Sonnenstudios wären tabu und Skifahren nur wie ein Raumfahrer erlaubt: Mit vollem Anzug und Helm – die Berghütten nicht auf der Terrasse, sondern im bequemen Stüberl mit seiner Anwesenheit beglückend. Prominenten, die sich wie Angelina Jolie gerne sonnengebräunt in der Öffentlichkeit zeigen, wird dies nicht gefallen.

Nur: sie teilen dieses Schicksal mit vielen anderen Menschen, u. a. denen mit hellem Hauttyp, bei denen Sonneneinstrahlung und Sonnenstudios zu Hautkrebs führen können: Bei Glück zum weniger bösartigen Basaliom, dem »weißen Hautkrebs«, bei Pech zum Melanom, dem »schwarzen Hautkrebs«. Und der ist hinsichtlich der Perspektiven noch ein wenig ekliger als selbst Brustkrebs. Und so senken Hellhäutige und Frauen mit Brustkrebsgen das Risiko, an Krebs zu erkranken, mit T-Shirt, langen Hosen und Sonnenhut ungemein. Wer das nicht will, sollte sich aber nicht beklagen und mit den Folgen leben!

Denken Sie an das Immunsystem! Alle Faktoren, die das Immunsystem negativ beeinflussen, sollten unterbleiben. Vorbelastete Patienten haben das erheblich mehr zu beherzigen. Und das bedeutet: Möglichst nur »guten« Stress, »Eustress«, der die Psyche nicht negativ belastet und zu Cortisonausschüttungen führt. Also: Think positive, wann immer es geht – möglichst immer! Ein glücklicher und/oder zufriedener Mensch lebt hier deutlich risikoärmer. Und wenn das bedeutet, dass man Schönheitsideale nicht trifft: Was ist einem wichtiger? Schlank, rank und geliftet, dass der Bauchnabel zum Kinngrübchen wird – oder bessere Aussichten, nicht an genetisch beeinflusstem Krebs zu erkranken? Denn schlank zu bleiben, wenn man nicht zu den »Beneidenswerten« gehört, deren Stoffwechsel es ihnen ermöglicht, zu futtern, was man will, ohne zuzunehmen, ist ein Kraftakt und damit Stressfaktor. Und die Anzeige der digitalen Waage jeden Morgen auch!

Sorgen Sie für einen Tagesablauf, auch im Beruf, der ihnen möglichst wenig Stress bringt. Ich bin sicher: 90% des Stresses, der vermeintlich durch die Umwelt erzeugt wird, ist in Wirklichkeit selbstgemachter Stress. Lernen Sie optimale Selbstverwaltung und Zeitmanagement. Lassen Sie sich Ihr Verhalten nicht von anderen aufdrängen. Werden Sie selbstbewusster. Wenn nicht Ihre Selbstachtung, Ihr Körper wird es Ihnen danken. Das gilt für Alle, insbesondere aber für die, die auf ein funktionierendes Immunsystem mehr angewiesen sind als andere.

Und so ist die beste Prophylaxe, die Sie machen können, an diesen täglichen Dingen zu schrauben, die Sie beeinflussen können. Wenn Ihr Glück darin besteht, sich vegetarisch zu ernähren mit viel Omega-3, tun Sie das! Sind Sie aber Raubtier, essen Sie Fleisch! Egal, was andere Ihnen aufzwingen wollen. Folgen Sie nicht dem Mainstream, denn Sie sind ein wichtiges und wertvolles Individuum mit eigener Persönlichkeit. Werden Sie nicht beliebiges Abbild von Modeerscheinungen. Im Zweifel schaffen Sie es sowieso nicht, haben aber Schäden gesetzt, die sich rächen!

Rationale Prophylaxe betreibt auch, wer das Wissen um ein Krebsgen nutzt, verstärkt engmaschige Vorsorgeuntersuchungen durchzuführen. Doch Vorsicht! Auf die Vorsorgeuntersuchungen kommt es an. Abtasten der Brüste ist kein Problem! Interessant ist ein sehr unterstützenswertes Projekt: www.discovering-hands.de. Hier wird der aufgrund ihrer Behinderung höher entwickelte Tastsinn von Blinden genutzt, kleinste Unregelmäßigkeiten zu finden, die ein sehender Mensch niemals ertasten würde (Wahrnehmung!).

Ohne Hinweis auf Ungereimtheiten sollte man auf häufige Mammographien verzichten. Denn jede Mammographie ist eine Belastung mit Röntgenstrahlung! Und sollte man tatsächlich zu den 5 – 10% gehören, die eine genetisch bedingte »Sensibilität« für Brustkrebs haben, könnte diese zusätzliche Strahlenbelastung erst der Grund sein, dass sich ein Tumor bildet. Es ist also das Beste, sich mit einem Arzt seines Vertrauens zu beratschlagen, auch wenn die Kasse dafür nur 6 – 10 Minuten ansetzt. Dann rechnen Sie die 85 Euro für eine Stunde einmal privat ab. Es ist Ihr Leben!

Mit diesen Methoden wird zwar nicht verhindert, dass Tumore entstehen können. Und so ist das eigentlich keine Prophylaxe. Aber sie werden sehr viel früher entdeckt und können in der Regel einfacher und unter Brusterhalt behandelt werden. In dieser Hinsicht wäre es dann im Hinblick auf die sonst notwendigen schweren Interventionen wie Amputation dann doch Prophylaxe. Gerade was das betrifft, Prophylaxe durch Vorsorge und rechtzeitiges Eingreifen, hat man in letzter Zeit sehr viel erreicht. Seit man weiß, dass viele Krebsarten hormonabhängig sind, kann man mit gezielter Gabe von Hormonen oder ihren Antagonisten vieles erreichen – sogar schon, bevor ein Tumor überhaupt chirurgisch entfernt werden kann. Es muss also nicht immer gleich der Eierstock samt Eileiter raus!

Ein ganz wichtiger Hinweis! Ich hoffe, im vorangehenden Kapitel ausreichend dargestellt zu haben, wie wichtig das Vertrauensverhältnis zu Ihrem Arzt ist. Tun Sie sich den Gefallen, und wechseln Sie den Arzt solange, bis Sie den gefunden haben, mit »dem Sie können«! Auch wenn die Kasse das nicht zahlt. Denn nochmals: es ist Ihr Leben, und Vertrauen zu Ihrem Arzt ist der Schlüssel zu jeder Heilung. Denken Sie an Dr. Wolf und seinen Patienten: Der reagierte auf Plazebo, wann immer sein Arzt annahm, es sei Verum. Und er reagierte nicht auf Plazebo, wann immer sein Arzt annahm, es sei Plazebo. Deutlicher kann man die Bedeutung des Patienten-Arzt-Verhältnisses nicht darstellen!

Irrationale Prophylaxe betreibt, wer den radikalen Weg geht: Amputation der *gesunden* Brüste, um Krebs zu verhindern. Denn es müssen schon beide sein, wenn man nicht weiß, wo der Brustkrebs auftreten könnte. Prominente wie Angelina Jolie sind diesen Weg gegangen! Leider.

Denn das Problem: Wenn man konsequent sein will, ist es damit nicht getan! RAD51C führt, wie ich oben schon angedeutet habe, angeblich auch in 40% zu Eierstockkrebs! Das sind vergleichbare Horrorszenarien mit vergleichbaren Hintergründen aufgrund vergleichbarer Datenlage und damit vergleichbarer Zuverlässigkeit. Und auch BRCA-1 und BRCA-2 können dafür Ursache sein. Also: Prophylaktisch raus mit Ovarien und Ovidukten? Und wenn wir schon einmal dabei sind: Da war doch noch das Risiko, an Gebärmutterhalskrebs zu erkranken. Also noch schnell Hysterektomie, wenn man schon 'mal da unten auf hat? Dann weiß man ja, das BRCA-1 auch beim Kolonkarzinom, also Dickdarmkrebs involviert sein kann. Also raus damit! Führt zwar zum Anus praeter und speziell zu erfolgender Darmentleerung, aber immerhin kein Darmkrebs! Wo hat BRCA-1 noch seine Finger drin? In der Prostata. Frauen verfügen darüber aber nicht, sonst könnte man die gleich auch noch mit entfernen. Hilft Kosten sparen und wird daher von Kassen gerne übernommen! Der Pankreas kann noch betroffen sein. Also raus damit! Glucagon und Insulin kann man schließlich spritzen, man braucht diese Drüse nicht wirklich. Denn dank Nahrungsergänzungsstoffen kann man ja heute einiges machen…

Irrationale Prophylaxe betreibt auch, wer sich den Ergebnissen einiger Studien folgend prophylaktisch beide Eierstöcke und Eileiter entfernen lässt. Stichwort: Östrogen und östrogenabhängiger Krebs. Nach diesen Studien würde dadurch das Brustkrebsrisiko gesenkt, weil viele Brustkrebsarten östrogenabhängig sind! Irrational ist das deshalb, weil man dann, wenn man konsequent ist, nicht bei Brustkrebs aufhören sondern Eierstöcke und Eileiter auch bei anderen hormonabhängigen Krebsarten entfernen sollte. Und dann können wir wieder einen Radikalausverkauf der Organe wie eben machen.

Wo fängt man an, wo hört man auf? Als ich Jugendlicher war, galt noch das Prinzip: Mandeln und Blinddarm braucht man nicht, können also bedenkenlos entfernt werden und sollten es auch prophylaktisch, um mögliche Probleme zu verhindern. Wer denkt heute noch so?

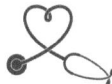

Und es gibt noch einen anderen Grund, der mich an vielen Ergebnissen zweifeln lässt. Zumindest wie sie, leider auch von vielen Fachleuten, interpretiert werden. Viele Erkenntnisse im Umfeld von Krebs und speziell auch Brustkrebs sind Erkenntnisse aus »retrospektiven« Untersuchungen oder gar »Metaanalysen«.

Ohne nun auch hier tiefer in die Materie einsteigen zu wollen: Retrospektive Untersuchungen sind nachträgliche Untersuchungen von Daten, die in Studien mit ganz anderen Fragestellungen generiert wurden. Das bedeutet, dass sie, genau wie die Koppelungsanalysen, ganz andere Ziele hatten. Und so teilen sie mit diesen Analysen, dass die Auswahl der Patienten ggf. nicht geeignet war, die Fragen zu beantworten, die man nun retrospektiv beantworten möchte. Das führt dazu, dass die Aussagenkraft solcher Studien – nun sagen wir: weniger hoch ist als in prospektiven Studien, die das entsprechende Ziel haben. Manche Wissenschaftler sind so restriktiv, dass sie retrospektive Analysen generell nicht akzeptieren. So weit will ich nicht gehen: Es gibt, wenn gut und sorgfältig gemacht, durchaus wichtige Erkenntnisse aus solchen Studien zu gewinnen.

Will man den negativen Einfluss eines eventuell nicht (ganz) passenden Patientenkollektivs möglichst gering werden lassen, bietet sich eine »Metaanalyse« an. Das ist nichts anderes als eine retrospektive Analyse wie eben, nur werden hier viele, am besten sehr viele Studien herangezogen und deren Patientenkollektive »zusammengeschmissen« um zu Patientenzahlen in den zig Tausenden zu kommen; und erneut mit neuer Fragestellung analysiert. Auch für solche Studien gilt: Viele lehnen sie als nicht wissenschaftlich ab, und auch hier bin ich weniger radikal und erkenne durchaus ihren Nutzen, wenn man es richtig macht. Aber auf das »richtig« kommt es eben an. Und das ist leider nicht immer gegeben.

Denn egal ob retrospektiv oder meta: Es müssen in diesen Studien auch die Parameter gemessen worden sein, die eine Aussage zulassen. Es bringt, überspitzt ausgedrückt, nichts, alle Verkehrsunfälle dieser Welt retrospektiv oder per Metaanalyse nochmals auszuwerten, wenn man ein Brustkrebsrisiko feststellen möchte. Das ist meistens das Problem.

Dienen solche nachträglichen Untersuchungen »nur« dazu, Ansatzpunkte zu finden, und dann sind wir wieder bei der Grundlagenforschung, mit denen dann »richtig«, also prospektiv geforscht wird, ist nichts daran auszusetzen; und dann werden sie oft auch von Kritikern akzeptiert, da die eigentliche Forschung dann ja erst beginnt. Wenn sie aber, wie bei Brustkrebs, benutzt werden, um allgemein gültige Aussagen zu treffen, habe auch ich massive Bauchschmerzen damit. Denn zu viel steht auf dem Spiel.

Sollen klare und belastbare Aussagen möglich werden, müssen Untersuchungen an repräsentativen Stichproben vorgenommen werden. Das bedeutet: mit Frauen, die keinen selektiven Ein- und Ausschlusskriterien folgen, die irgendetwas mit Brustkrebs zu tun haben! In dieser Stichprobe werden sich dann Frauen finden, die keine Mutationen in den suspekten Genen haben, solche mit einfachen Mutationen an allen möglichen, nicht nur krebsspezifischen suspekten Genen und solche, die sogar mehrfache Mutationen haben. Zusammen mit solchen, die niemals Brustkrebs entwickeln werden und solchen, die es aus nicht genetischen Gründen tun. Und in dieser Stichprobe muss nun die Krebshäufigkeit festgestellt und den einzelnen Untergruppen »ohne Gen«, »BRCA-1-Gen«, »BRCA-2-Gen«… zugeordnet werden. Nur aus solchen Studien heraus können verlässliche Risiken ermittelt werden, da nur so wissenschaftlich exakt gearbeitet wird!

Warum macht man das nicht, um endlich einmal ein für alle Male diese Horrorzahlen aus der Welt zu schaffen? Nun ja – da gibt es ein klitzekleines Problemchen! Da man prospektiv nicht weiß, ob und, wenn ja, zu welchem Zeitpunkt eine Frau Brustkrebs entwickelt, muss man sie solange in der Studie halten, bis sie keinen Brustkrebs mehr entwickeln *kann*. Denn bis dahin bleibt ja unklar, ob sie nicht doch noch einen entwickeln wird. Wann ist das? Wenn sie tot ist – warum auch immer. Das bedeutet: Man muss Frauen, die prospektiv untersucht werden, lebenslang in der Studie behalten, und kann diese erst beenden, wenn alle untersuchten Frauen gestorben sind. (Ich weiß, das klingt alles sehr makaber! Aber so ist das eben zuweilen in der Wissenschaft…)

Lassen wir dieses Problem einmal als prinzipiell lösbar außen vor, wenn es auch durchaus dazu geeignet ist, eine solche Studie in praxi zu verhindern: Wer die Studie heute startet und Patientinnen ab einem Alter von 14 Jahren mit einschließt, was von der Theorie her sehr sinnvoll wäre, da sich in diesem Alter die Brust gerade entwickelt, muss bis zur Auswertung 70 Jahre warten, da Frauen heute im Durchschnitt 84 Jahre alt werden. Wenn auch möglich, erscheint mir der Versuch, eine solche Studie zu starten, wenig aussichtsreich! Und sei es nur, weil diese Studie mindestens zwei Forschergenerationen benötigt. Und was macht man aus ethischen Gründen, wenn sich inzwischen Erkenntnisse ergeben, die man beim Start der Studie noch nicht hatte? In beiden Richtungen – positiv wie negativ! Sie sehen, solch lange Studien sind »etwas problematisch«.

Das größere Problem aber sind die Fallzahlen. Das beginnt damit, dass ja nur 11% der Frauen nach aktuellem Kenntnisstand Brustkrebs entwickeln. Das bedeutet: Die Anzahl von zu »rekrutierenden« Patientinnen, wie man sagt, ist neunmal höher als die Mindestzahl von Patientinnen, anhand derer ich überhaupt Einflüsse feststellen kann, weil sie Brustkrebs entwickeln. Das bedeutet: 8 von 9 Patientinnen bräuchte ich nicht in der Studie – ich weiß bloß nicht, welche! Und muss sie daher mitführen. Mit allen Konsequenzen.

Und das potenziert sich sehr schnell. Denn jedes Gen, das eine Rolle spielt, muss nun als Einfluss nehmender Faktor betrachtet werden, nicht als primärer oder sekundärer »Endpunkt«, wie man Beobachtungsparameter im Fachjargon nennt, oder gar als Einschlusskriterium. (Wer den Unterschied wissen möchte: Ich gebe gerne Privatstunden… ;-) Setzen wir nun die 0,2% geninduzierten Brustkrebses von oben an und nehmen gleiche Inzidenzen für lediglich die vier wichtigsten Krebsgene und p53 an, so müssen wir pro Faktor von einer Wahrscheinlichkeit an genetisch bedingtem Brustkrebs zu erkranken, von $0,2\% \div 5 = 0,04\%$ ausgehen. Wenn wir nun eine »multifaktorielle Analyse« unter diesen Voraussetzungen durchführen wollen, brauchen wir pro Faktor vielleicht 20 Patientinnen, um zu gesicherten Aussagen kommen zu können, also $(20 \div 0,04\% =)$ 50.000 Frauen.

Insgesamt also, da wir ja fünf Faktoren haben, 250.000. Auch muss man berücksichtigen, dass es auch »drop outs« gibt, also Patientinnen, die, warum auch immer, frühzeitig aus der Studie fallen. Gute Richtschnur: 20%. Dann wären wir bei 300.000. Man stelle sich vor: 300.000 Frauen 70 Jahre lang untersucht – und dann ohne zwei weitere Generationen wegen der Vererbung berücksichtigen zu können!

Nehmen wir auch nur eine weitere Generation an, um familiäre Häufung zu berücksichtigen, lägen wir bei mindestens einer Million Patientinnen, da nicht jede ein Kind bekommt oder das Kind ein Sohn ist. Und die Studie dauerte 160 Jahre.

Und hört es mit p53 auf? Sicher nicht! Das heißt: Selbst wenn man eine solche Studie durchführen könnte, kann man nicht sicher sein, dass sie aussagekräftige Ergebnisse bringt, wenn wesentliche Einflussgrößen nicht berücksichtigt werden – z. B. weil wir sie noch nicht kennen: Stichwort: Proteom. Sie sind dann zwar aussagekräftiger als die oben, aber tatsächlich valide Ergebnisse können wir nur erhalten, wenn wir absolut sicher sind, *jede* Einflussmöglichkeit berücksichtigt zu haben, zumindest aber die wesentlichen. Wenigstens was das Genom betrifft. Wann werden wir so viel wissen, das behaupten zu können?

Das heißt aber auch, dass sich mit jedem zusätzlichen »Faktor« die erforderliche Anzahl von Patientinnen dramatisch erhöht. Eine Studie also, die Klarheit über den Einfluss von Krebsgenen auf das allgemeine Krebsrisiko schafft, ist heute und in diesem System schlicht nicht durchführbar! Und wenn es nur an den Kosten scheitert. *Deshalb* wurde und wird sie in absehbarer Zeit, zumindest in dieser Form, nicht durchgeführt werden (können)!

Was und wem also hilft also das Wissen um Krebsgene und die Genomifizierung? *Nur* der Grundlagenforschung!

Forschern, die eventuell aufgrund der Kenntnisse, welche Gene einen Einfluss auf ein Krankheitsgeschehen nehmen könnten, spezielle Ansatzpunkte für bestimmte Therapiemaßnahmen finden könnten. Kann man über ein mutiertes BRCA-1 (oder jedes andere Krebsgen) Zellen selektiv identifizieren – wie auch immer? Kann man von außen provozieren, dass Zellen, die BRCA1 ablesen (und so entarten), dies irgendwie kundtun? Gibt es Möglichkeiten, in den Stoffwechsel/Signaltransduktion einzugreifen, bei dem/der BRCA-1 eine Rolle spielt?

Also: Welchen Einfluss nimmt BRCA-1 auf das Proteom – und kann man sich das zunutze machen? Kann man, mutiertes BRCA-1 epigenetisch ausschalten, indem man das Gen spezifisch markiert (CRISPR)? Wie geht das konkret? Kann man vielleicht sogar epigenetisch Einfluss auf die Histone nehmen, die mit dem Gen assoziiert sind – und so alternativ das Ablesen dieses Gens verhindern? Und wie geht *das* konkret? Und was hat das für andere Konsequenzen? Auf dieses Thema werde ich im Kapitel *Long-shot – ein neuer Blickwinkel* noch einmal zurückkommen!

Theoretisch können wir das, weil wir erkannt haben, dass die Natur das machen kann und macht. Da es also prinzipiell möglich ist, können wir es prinzipiell eben auch. Praktisch aber müssen wir uns leider fragen: wie? Wenn wir dies alles wissen – dann erst können wir mit dem Wissen, jemand hat das BRCA-1- oder ein anderes Krebs-Gen, etwas Sinnvolles anfangen. Vorher nicht! Es hat ja auch ein paar Jahrzehnte gedauert seit dem ersten Telefon bis zum iPhone6, dem verbiegbaren!

Und das führt uns zu der Verallgemeinerung: Das heutige Wissen um die Existenz und Korrelation eines Gens mit einer Krankheit reicht nicht aus! Um tatsächlich mit Hilfe von Genen etwas Sinnvolles machen zu können, brauchen wir erheblich mehr, als wir heute können und wissen! Das sollten die vielen engagierten Gründer von Start-ups realisieren, und das sollten Investoren in solche Unternehmen realisieren. Bevor die Basics nicht klar sind, machen Anwendungen keinen wirklichen Sinn und Investitionen sind verloren! Wenn der Genom-Hype *ein* positives Ergebnis hat, dann diese Erkenntnis. Leider verstehen das viele noch immer nicht!

Es tut mir leid, aber ich komme immer mehr zu dem Eindruck, dass viele derzeit diskutierten und verfolgten Erkenntnisse aus dem Genom die hilflosen Versuche sind, nachträglich den hohen Aufwand zu rechtfertigen, mit dem man aufgrund der Dollarzeichen in den Augen das Genomprojekt damals durchgepaukt hat. Und so finden sich bei vielen »Forschungsvorhaben« und Start-ups exakt die Mitspieler wieder, die man auch im Genomprojekt hatte…

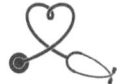

Das Personalisieren ist somit in weiten Bereichen nichts wesentlich anderes als das Kategorisieren mit anderen Kriterien und damit ähnlich obsolet! Es ist, wenn man so will, ein Hightech-Kategorisieren, weil man zum Kategorisieren Hightech-Erkenntnisse heranzieht, von denen man noch nichts versteht. Lasst uns daher diese Phase möglichst schnell überwinden – sie führt außerhalb der Grundlagenforschung zu nichts!

Ziel muss die Individualisierung sein! In eine Therapieentscheidung müssen so viele individuelle Parameter einfließen, wie nur irgendwie möglich! Da es praktisch nicht machbar sein wird, *alle* Eigenheiten eines Individuums einbeziehen zu können und damit zum nicht erreichbaren Ideal einer auf jedes Individuum maßgeschneiderten Medizin zu kommen, heißt das letztlich zwar, dass erneut kategorisiert wird. Aber zumindest mit dem kleinstmöglichen Raster, und nicht, wie heute, mit dem größtmöglichen; wie die Krankenkassen das wollen und wie es aus derzeitigen praktischen Gründen auch die Medizin tut.

Ich gebe zu: Das ist nicht einfach. Denn es bedeutet eine vollständige Umorientierung heutiger medizinischer Forschung. Es können nicht mehr Studien mit wenigen Patienten herangezogen werden. Es können nicht mehr Ergebnisse dieser Studien mit »einfachen« statistischen Auswertungen »verallgemeinert« werden. Wir brauchen Studien, die es ermöglichen, viele Faktoren in die Analysen mit einzubeziehen. Die Statistik macht da mit: Es gibt die Multifaktoriellen Analysen von oben, mit denen genau so etwas möglich ist. Die wichtigste Voraussetzung dazu haben wir also. Und mit riesigen Datenmengen umgehen, die dazu erforderlich werden, siehe die 300.000 Frauen bei Brustkrebs, können wir inzwischen auch. Das Stichwort heißt Big Data.

Personalisieren und Individualisieren werden leider häufig synonym verwendet und, wie oben schon geäußert, von jedem anders. Manche verstehen darunter eine maßgeschneiderte Pharmakotherapie. Die kennen wir bereits. Hier werden geschlechtsspezifische Wirkungen und die physiologische Konstitution des Patienten berücksichtigt. Ich mache da einen Unterschied: das ist personalisierte, nicht aber individualisierte Medizin. Es ist Medizin, die den Menschen als Descartes Maschine betrachtet. Berücksichtigt man nun noch die individuelle, psychische Seite, wird daraus erst individualisierte Medizin.

Die in den vorangehenden Abschnitten am Beispiel von Brustkrebs dargestellte Einbeziehung des Genoms, wie sie sich in der Pharmakogenomik kondensieren lässt, mögen vielleicht zur Personalisierung ausreichen, wenn man das dann richtig macht. Zur Individualisierung aber reichen sie bei weitem nicht aus. Das wird inzwischen von vielen so gesehen: Urban Wiesing, Vorsitzender der Zentralen Ethikkommission der Bundesärztekammer: »Personale Eigenschaften manifestieren sich nicht auf molekularer, sondern auf personaler Ebene.« (Die personalisierte Medizin kommt aus den Startblöcken von: Walter Pytlik, Biotech/Life Sciences Portal Baden-Württemberg, 7. Februar 2011.)

Und auch das Proteom, so dann einmal von dieser Seite Erkenntnisse zu erwarten sind, wird daran nicht viel ändern: »Der häufig synonym gebrauchte Begriff «personalisierte Medizin» ist in diesem Bedeutungskontext insofern irreführend, als die personale Seite des Menschen, also seine Fähigkeit zur Reflexion und Selbstbestimmung, zunächst gar nicht gemeint ist, sondern auf fundamentale biologische Strukturen und Prozesse abgehoben wird.« so die Bundeszentrale für gesundheitliche Aufklärung (www.leitbegriffe.bzga.de).

Um wirklich zu personalisierter Medizin im Sinne von individualisierter Medizin zu kommen, muss der Mensch künftig als mehr verstanden werden denn als Descartes Maschine. Neben biologischen Markern, »Biomarkern«, die bei einer Erkrankung eine Rolle spielen und aus verschiedenen Quellen wie Genom und Proteom kommen können, gilt es verstärkt auch, die Psyche und das soziale Umfeld zu berücksichtigen. Heiner Raspe von der Universität Lübeck nennt dies Einbeziehung von »Psycho-« und »Soziomarkern«.

Lassen Sie uns also künftig von »personalisierter Medizin« immer dann sprechen, wenn versucht wird, mit Hilfe von »Biomarkern« persönliche Kriterien zu berücksichtigen, die das Individuum mit anderen teilt, obwohl es aus »persönlichen« Quellen wie dem Genom und dem Proteom stammt: Auch das Genom teilen wir ja, und wenn auch nur mit unseren Eltern und Verwandten.

Und lassen Sie uns von »individualisierter Medizin« sprechen, wenn darüber hinaus die ganz spezifischen Einflussgrößen des Individuums in Form der »Psycho- und Sozialmarker« berücksichtigt werden, die ihn einzigartig machen. Das muss nicht bedeuten, dass es künftig 7,1 Mrd. individualisierte Therapieansätze geben wird und muss. Denn auch im Bereich psychischer und sozialer

Marker teilen wir manches mit anderen Individuen. Aber es kann nur – und muss daher! – darauf hinauslaufen, dass das alte Mütterchen, das nach dem Tode ihres Mannes von einer bescheidenen Witwenrente lebt, von den mitten im eigenen Berufs- und Familienleben stehenden Kindern weitgehend allein gelassen, eine andere Therapie bekommt als derzeit, wenn sie mit ihren Wehwehchen zum Arzt kommt, und der die psychisch bedingten somatischen Symptome bekämpft, indem er das eigentliche Übel mit Psychopharmaka wegspritzt, weil die Kassen das so wollen, um aus ihrer pauschalisierenden Kostenreduktion nicht ausbrechen zu müssen.

Long-shot - ein neuer Blickwinkel

Gut! Wir haben uns lang genug mit Chaplins Tragödien beschäftigt. Zeit, einmal seiner Behauptung zu folgen und die Welt als Komödie zu betrachten, indem wir den Fokus von der Großaufnahme zur Totalen zu wechseln.

Zunächst: Ich bleibe auch hierbei dem Wissen um die Methodischen Zweifel nach Descartes treu. Und daher behaupte ich nicht, dass das Folgende so sei, sondern nur, dass ich es aufgrund meiner Erkenntnisse und Wahrnehmungen so »sehe«. Solange mir aber niemand den Descartes'schen Dämon zeigen kann, der meine Wahrnehmungen ggf. trübt, halte ich es und die sich daraus ergebenden Konsequenzen für richtig: »Medito, ergo cognosco« – ich denke nach, also erkenne ich. (Ausnahmsweise von mir :-)

Was sich aus all dem in den vorangehenden Kapiteln Geschilderten ergibt, ist: Wir liegen mit der Schulmedizin und damit mit Descartes' Betrachtungsweise des Menschen als Maschine falsch! Gut – nicht vollständig, aber zunehmend.

Seine mechanistische Sicht mag eine gute Grundlage für wissenschaftliche Forschung sein, wenn es um *unbelebte* Natur geht. Oder, was gleichbedeutend ist, dem »unbeseelten« Teil der belebten Natur – dem, was übrig bleibt, wenn Psyche fehlt. Beides als »Maschine« zu betrachten, ist nicht nur legitim, es zeigt sich auch, dass es möglich und richtig ist. In der Weise, wie wir zunehmend feiner hinter die Gesetzmäßigkeiten kommen, die in der unbeseelten Natur herrschen, sind wir in der Lage, Vorhersagen machen zu können, wie sich diese Maschine in verschiedenen Situationen verhält. So können wir auf Kometen landen und wissen, was passiert, wenn man Menschen Grippeviren entgegen schleudert – bis auf die molekulare Ebene. Oder verstehen, warum Hummeln fliegen, obwohl sie das aerodynamisch eigentlich gar nicht dürften, und Tausendfüßler laufen, ohne zu stolpern. Unsere Vorhersagen werden umso richtiger, je genauer wir diese Maschinen als solche verstehen. Daher wird es uns möglich sein, zunehmend bessere und genialere Lösungen für unsere täglichen Anforderungen an unser Leben – nicht an uns selbst! – zu finden.

Aber wie die Physiker lernen mussten, gibt es neben der »klassischen« Physik, zu der übrigens auch die in diesem Buch erwähnte Dunkle Materie und Energie gehören, auch wenn sie noch so fremd und (noch) unerklärbar sind, auch die »nicht-klassische Physik«. In der die Naturgesetze des Makrokosmos nicht nur nicht gelten sondern Regeln bestehen, die sich mit der klassischen Sicht nicht in Einklang bringen lassen: die Welt des Mikrokosmos', des Quantenzoos, in dem Teilchen spontan entstehen und wieder ins Nichts verschwinden, Elektronen sich verschränken, tunneln und unterschiedlich benehmen, je nachdem ob man Voyeur spielt oder nicht; in der man nicht gleichzeitig Ort und Impuls eines Teilchens feststellen kann, ein Teilchen ohne wesentliche Wechselwirkung durch massive Materie wie die komplette Erde samt Magnetfeld fliegt, als sei die nicht vorhanden (Neutrino), oder nur schwer ist und sonst nichts (Higgs-Boson).

Eine Welt, in der es keine Lichtgeschwindigkeit gibt, da es in dieser Welt keine elektromagnetischen Wellen wie Licht gibt – denn die sind ein Phänomen des Makrokosmos', das erst durch das Zusammensetzen von Mitgliedern dieses Quantenzoos zustande kommt; was uns tierisch ärgert, weil sie Kommunikation mit und Reisen zu anderen Galaxien zurzeit prinzipiell unmöglich macht. In der es keine Zeit gibt und sich Phänomene nicht kontinuierlich ausdrücken, sondern diskret in Form von Quanten. Eine Welt, die nach der String-Theorie bis zu elf Dimensionen mit vibrierenden eindimensionalen Strings hat, die allerdings extrem kurz sind: 10^{-35} Meter. Oder nach der Quantenfeld-Theorie eine Welt mit nulldimensionalen Teilchen, die, obwohl ohne jeglichen Raum einzunehmen, einen Spin, also »Drall« haben. Alles nicht gerade leicht vorstellbar!

Eine Welt, in der sich die uns bekannten und gewohnten Eigenschaften der Welt – Gravitation, Elektromagnetismus, Starke und Schwache Kraft – nicht auf Materie und ihre Wechselwirkung zurückführen lassen, sondern *einzeln* und getrennt auf deren Bausteine, deren unterschiedliche Kombination dann erst zu den unterschiedlichen makroskopisch beobachtbaren Ausprägungen führt – schwer *und* elektrisch geladen (Proton, Elektron) oder nur schwer (Neutron) oder nur elektromagnetisch (Photon) oder weder noch (Neutrino). Auch diese Welt ist real! Genauso real wie die makroskopische auch, auch wenn sie uns absurd und fremd erscheint, sich unserem täglichen Erleben und damit unserer Erfahrung vollständig entzieht und vielen von uns ziemliche Kopfschmerzen bereitet.

Während wir auf diese Weise auf der Aristotelischen Leiter des Wissens in der klassischen Physik inzwischen ein Niveau erreicht haben, unsere bisherigen Erkenntnisse (Stufe 1) abstrahieren und damit schon recht ordentlich anwenden zu können, also Erfahrung mit ihr haben (Stufe 3), sind wir in der nicht-klassischen Physik gerade dabei, Erstes wahrzunehmen. Ich bin sicher, dass wir aus diesem Bereich der Physik sehr viel werden ableiten und zu unserem Nutzen einsetzen können, sollten wir auch in diesem Sektor einmal genügend wahrgenommen und so die Stufe 3 erreicht haben. Das aber wird noch dauern, denn die kryptologischen Experimente mit verschränkten Elektronen und Quantencomputer sind heute noch nicht sehr viel mehr als das Aristotelische Erinnern an Wahrnehmungen, also höchstens die Stufe 2 bis zum Wissen: Das Higgs-Boson ist gerade erst gefunden worden, das Graviton noch nicht.

Die unbeseelte Natur ist aber nur ein Teil der Natur. Der andere Teil ist mehr oder weniger beseelt – mehr, als wir offenbar vermuten, glaubt man manchen Forschern wie Marc Solms. Und spätestens hier endet dann, wie sich zunehmend zeigt, Descartes mechanistische Sicht auf die Welt drastisch und dramatisch! Und zwar umso dramatischer, je »beseelter« die Maschine ist. Bei einfachen Lebewesen wie Insekten und Würmern wird der Fehler, schließt man Psyche aus, vernachlässigbar bis nicht vorhanden sein – weil fraglich ist, ob in ihnen überhaupt eine Psyche existiert. Je komplizierter aber beseelte Materie wird und je mehr wir uns uns selbst nähern, desto bedeutender wird er werden.

Forscher im Bereich der »Life Sciences«, wie es heute so schön heißt, also all der (natur-)wissenschaftlichen Disziplinen, die sich mit Leben beschäftigen, müssen erkennen, dass es nicht nur in der Physik zwei sich in ihrer Erscheinung voneinander unterscheidende aber untrennbare und tief miteinander verwobene Teilbereiche gibt, sondern auch in der Biologie und damit der Medizin.

Mit zunehmender Erkenntnis in der klassischen Physik mussten wir lernen, uns teilweise wieder von ihr abwenden und nicht-klassische Physik hinzuziehen zu müssen. Nun zeigt sich, dass es auch in der Medizin Phänomene gibt, die nicht in einen klassischen, »makroskopischen« Ansatz passen und sich damit weitgehend unserem heutigen Verständnis entziehen. Hypnose, Meditation, Innere Bilder und Gespräche sind Phänomene, die dem Quantenzoo der nicht-klassischen Physik entsprechen, da sie eigenen Regeln folgen und sich im makroskopisch Sichtbaren nur, wie in der Physik, durch ihre Auswirkungen auf den Makrokosmos indirekt äußern. In Form des Plazebo- und Nozeboeffektes, Spontan- und

Fernheilung – und vielleicht sogar Phänomenen, die wir noch gar nicht kennen oder als solche erkannt haben. Es ist der Bereich, der beseelte von unbeseelter Natur unterscheidet und damit anderer Methoden der Erforschung und Anwendung bedarf, die die klassische Medizin nicht liefern *kann*.

Es gibt also eine klassische Medizin, ganz analog zur klassischen Physik: die Schulmedizin. Sie ist der Teil einer »neuen« Medizin, der den unbeseelten im Sinne des mechanistischen Teils eines Menschen adressiert – das rein Physische, die Maschine! Sie hat, wie die klassische Physik, bereits einiges erreicht und seit Virchow sicherlich die Stufe 2 der Aristotelischen Leiter verlassen, was sich in den manchmal geradezu erstaunlichen Möglichkeiten ausdrückt, zu denen die moderne Medizin heute fähig ist. Und so wird dieser Teil der Medizin, wie klassische Physik auch, weiterhin ein bedeutender Teil unseres täglichen Lebens sein und bleiben. Vollkommen zu Recht.

Aber wie in der Physik auch, ist das nur die eine Seite. So, wie sich dort alle makroskopischen Phänomene nur als Ergebnis der Phänomene des Mikrokosmos verstehen lassen – ein Proton besteht, wie Sie wissen ;-) aus zwei Up- und einem Down-Quark (sprich: kwork), gebunden durch Gluonen –, müssen wir lernen, makroskopische Phänomene in der Medizin als Ergebnis der Phänomene der nicht-klassischen Medizin aufzufassen, bei denen klassisches Handeln evtl. nicht geeignet oder ausreichend ist. Und so ist eine Erkrankung nicht Anlass für eine Reparatur in einer Werkstatt, sondern eine Abweichung von einem Soll-Zustand, den das Unterbewusstsein schon längst erkannt hat und daran arbeitet, ihn wieder zu beenden. Nur gelingt ihm das nicht immer so, wie es sein sollte, z. B. weil die Erfahrungsfilter in diesem Fall nichts beitragen können. Und dann lässt es uns ihn als Krankheit bewusst werden, damit wir das bewusst ändern können, indem wir z. B. in unserem sozialen Umfeld abfragen, ob jemand Erfahrung damit hat. Ein Arzt! Krankheit ist ein soziales Ereignis, wie sich bei Naturvölkern zeigt!

Klassische Medizin stößt bei chronischen Erkrankungen an Grenzen, die zu überschreiten sie offenbar prinzipiell nicht in der Lage ist und künftig auch nicht sein wird. *Das* muss die Konsequenz aus den Erkenntnissen sein, die wir in den letzten zwei Dekaden und mehr zusammengetragen haben. So, wie sich die einzelnen Hirnteile – Prozessor und Co-Prozessoren aus dem Kapitel *Evidence und Rückzugslinien* – vom Fisch zum Menschen weiterentwickelt und zunehmend Psyche hervorgebracht haben, hat sich diese immer tiefer in die Maschine eingegraben und mit ihr untrennbar verbunden – wie ein bösartiger Tumor. Diese Verschmelzung rein mechanistisch angehen zu wollen, ist zwar möglich, aber offenbar letztlich nicht zielführend, wie wir zunehmend sehen.

Und auch gar nicht nötig! Denn bis auf wenige Ausnahmen – z. B. Antibiotika, da die auf Eigenheiten des bakteriellen Stoffwechsels zielen, die der menschliche nicht kennt – gibt es für jeden Wirkstoff – und ich meine tatsächlich jeden: in der Vergangenheit wie in der Zukunft entwickelte – eine Verbindung, die der menschliche Körper selbst herstellt. Warum ich mir darüber sicher sein kann? Weil, wie im Kapitel *Fakten! Fakten! Fakten!* dargelegt, das Prinzip schulmedizinischer Wirkung von der Wechselwirkung eines Wirkstoffes mit dem Organismus abhängt. Das aber bedeutet, dass der Körper eine Möglichkeit haben muss, auf den Wirkstoff zu reagieren. Z. B. indem er in Form von Rezeptoren erlaubt, dass jener sich mit ihm verbindet und so ein Signal auslöst. Oder sei es, dass er über in der Regel spezifisch arbeitende Transportsysteme in die Zelle aufgenommen wird. Oder dass er in einer Zelle in spezielle Vorgänge eingreift, z. B. Hemmung oder Auslösung von Enzymaktivitäten. In allen diesen Fällen muss es also diese Ziele des Wirkstoffes geben. Und was ist der einzige Grund, warum es diese Ziele offenbar gibt? Dass sie auch Ziel körpereigener »Wirkstoffe« sind! Es muss also nicht notwendigerweise ein Wirkstoff in Form eines (Hightech-)Wirkstoffes zugeführt werden – es reicht, den Körper zu veranlassen, ihn wie gewünscht freizusetzen. Und genau das ist die Kunst. Und genau diese Unfähigkeit der Schulmedizin in den meisten Fällen das zu tun zeigt ihre Grenzen und Beschränktheit.

So wie sich verschiedene makroskopische Phänomene in der Physik nur erklären und nutzen lassen, wenn man die klassische Physik verlässt, lassen sich inzwischen auch medizinische Zusammenhänge nur noch herstellen, wenn man klassische Medizin verlässt und den medizinischen Quantenzoo berücksichtigt. An diesem Punkt stehen wir heute! Es gilt »nur« noch, das anzuerkennen und daraus Konsequenzen zu ziehen. Und das wird, wie weiland zu Galileos Zeiten, bei einigen Zeitgenossen nicht leicht zu erreichen sein, wenn man sich die Kommentare mancher schulmedizinischer Protagonisten anhört.

Worin besteht diese »nicht-klassische Medizin«? Ich habe ein paar Komponenten bereits genannt. Empathie gehört dazu. Aus Methoden und Phänomenen, die im Umfeld von Autopiloten, Unterbewusstsein, Psyche, dem immateriellen Teil des Menschen angesiedelt sind. An dieser Stelle kommen dann auch die sozialen und zwischenmenschlichen Beziehungen und auch von der klassischen Medizin nicht so, wie es gerechtfertigt wäre, gewürdigte Kenntnisse von Nichtmedizinern wie Heilern und Schamanen ins Spiel, die ich in *Fakten! Fakten Fakten!* und *Lass Wissen regnen!* angesprochen habe. Und Selbstkonditionierung des Patienten wie in *Die Höhe der Augen* und *Mein Arzt bin Ich!* erläutert. Es ist geradezu menschenverachtend, anzunehmen, dass Menschen außerhalb eines sozialen Netzwerkes »funktionieren« und funktionieren können, aus dem klassische Medizin sie durch ihre beschränkte Wahrnehmung (siehe *Von unsichtbaren Landebahnen*) reißt – vor allem in Ausnahmesituationen, wie Erkrankungen es sind.

Dass der Mensch Religion entwickelte, zeigt, wie wichtig der immaterielle Teil des Lebens ist, der ihm innere Sicherheit und Ausgeglichenheit gibt. In Fragen nach Sinn und Zweck des Lebens und wie es danach weitergehen könnte drückt sich das in der fest verwurzelten Gläubigkeit und ihren Ritualen aus, die nur in Gemeinschaft ausgeübt werden kann – dort ist sie ja auch entstanden. Warum sollte das in Fragen seiner Gesundheit anders sein, zumal jeder Mensch sich, bis er sich selbst vermeintlich unabhängig als Erwachsener behaupten kann, auf die Hilfe derer verlässt und verlassen kann, die er seit seinem ersten Atemzug kennt? Und so zeigt sich seine tiefe »Religiosität« auf dem Gebiet seiner Gesundheit im besonderen Verhältnis zu seinem Arzt.

Es ist lächerlich, als Fachmann über Phänomene wie Spontanheilung, Plazebo- und Nozeboeffekt Achseln zu zucken, Stirne zu runzeln und sie arrogant als Scharlatanerie abzutun, genauso wie es lächerlich wäre, Quantenverschränkung und Welle-Teilchen-Dualismus infrage zu stellen. Es ist lächerlich, zu glauben, dass nur das richtig und wichtig ist, was der Mensch herausfindet, wenn er Krücken nutzt, um zu Erkenntnissen nach Descartes'scher Methode zu kommen: Tierversuche und –modelle und Klinische Studien. Wie wenig das bringt, habe ich Ihnen im Kapitel *QA/QC* versucht zu zeigen, und im nächsten Abschnitt werde ich ein weiteres, sehr dramatisches Beispiel bringen. Diese Phänomene sind vielmehr die sichtbaren Spitzen dessen, was nicht-klassische Medizin zu leisten in der Lage sein kann, wenn man sie ernst nimmt.

Müsste ich das kurz und nur an zwei Punkten konkretisieren, würde ich den Placebo-by-Proxy-Effekt, also den Glauben des Patienten an den Glauben des Arztes an den Erfolg seiner Behandlung sowie die vollständige Aufhebung der Wirksamkeit nachgewiesenermaßen hoch potenter Medikamente durch den reinen Glauben an deren Wirkungslosigkeit aus dem Kapitel *Mein Arzt bin ich!*

nennen. Wie ernüchternd sind doch diese von der Schulmedizin unleugbaren und unerklärbaren Effekte.

Gerade wenn es darum geht, chronische Erkrankungen angehen zu wollen, führt kein Weg daran vorbei, die Psyche des Menschen und wozu sie vor allem in einem sozialen Netz fähig ist, in den Vordergrund zu stellen. Selbst viele akute Erkrankungen würden von dieser Sichtweise mehr profitieren als die Schulmedizin heute bereit ist zuzugeben – weil sie vermeintlich etwas verlieren könnte, und sei es nur Ansehen. In Wirklichkeit aber ist die nicht-klassische Medizin eine Bereicherung ärztlicher Kunst und würde Ansehen nur noch stärken.

Ärzten, die das anders sehen, scheint das Vertrauen in ihre eigene Kunst und die wichtigste ärztliche Aufgabe verloren gegangen zu sein: dem Menschen zu helfen, mit ihm gemeinsam einen Weg aus der Krankheit zu suchen und dabei nicht-klassische Medizin als Partner zu begreifen und nicht wie unwillkommene Störenfriede zu betrachten. Wenn Plazebo und Nozebo-Effekt tatsächlich das sind und vermögen, was sie zu leisten scheinen – was sich jeden Tag aufs Neue zeigt und zunehmend bestätigt – könnte für diese der Schuss nach hinten losgehen: Auch Zweifel des Arztes können sich dem Patienten mitteilen. Und so könnten professionelle wissenschaftliche Souveränität, und sei sie nur gespielt, und das dazugehörende Abwägen von Pro und Contra vermeintlicher Erkenntnisse am Ende eher schaden als nützen.

Es gibt mehr als nur Hinweise darauf, dass der Mensch (und nicht nur er) ein Wesen ist, das hauptsächlich unbewusst und mit Autopiloten durchs Leben läuft. Das habe ich in *Evidence und Rückzugslinien* und *Mein Arzt bin ich!* gezeigt. Dabei helfen ihm Filter der verschiedensten Art wie die im Kapitel *Von unsichtbaren Landebahnen*, die alle erfahrungsbasiert sind und daher mit zunehmendem Alter immer ausgefeilter werden. Sofern diese Filter ihn in die Lage versetzen, ohne zusätzlichen, erheblichen Aufwand in Form von Bewusstwerdung ein Problem, egal welcher Art, durch unbewusstes Handeln in den Griff zu bekommen, kann und wird er das über einen Autopiloten tun – einfach weil es schneller, effektiver und effizienter geht. Man sieht das daran, dass Entscheidungen generell unbewusst getroffen und lediglich einige einem erst mit erheblicher Zeitverzögerung bewusst werden – ohne nachträglich daran etwas ändern zu können. Und die Existenz dieses Autopiloten wird im Bereich der Gesundheit z. B. in Form der täglichen Elimination potentieller Krebszellen und Keime, von Spontanheilungen und den Plazebo- und Nozeboeffekten mehr als überzeugend sichtbar.

Das funktioniert so seit Millionen von Jahren, nicht nur beim Menschen, wie uns die eindrucksvollen Beispiele tierischer Selbstmedikation im Kapitel *Lass Wissen regnen!* zeigen. Denn wir dürfen nicht vergessen: Sofern die Auslöser von chronischen Erkrankungen nicht anthropogenen, also menschlichen Ursprungs sind, hat sich der Mensch in den langen Jahren seiner Evolution bis vor (in Kategorien der Evolution) wenigen Sekunden auch ohne (Schul-)Medizin selbst heilen können. Warum nur sind wir so arrogant, zu glauben, dass das heute, besagte Sekunden später, nicht mehr der Fall sein könnte – nur weil wir vermeintlich zu anderen Erkenntnissen gekommen sind? Es lässt sich nicht künstlich innerhalb weniger Jahrzehnte umprägen, was einzurichten die Evolution Jahrmillionen Zeit hatte.

Wir müssen also erkennen, dass, auch was seine Gesundheit betrifft, der Mensch von Autopiloten gesteuert wird, die sehr genau wissen, was falsch läuft und was zu tun ist. All die Phänomene, die wir gerade entschlüsseln, wie körpereigenes Internet, das Fest- und Mobilnetz als Grundlage der Kommunikation und die Schnittstellen zwischen Nervensystem (und damit der Hardware, auf der das Unterbewusstsein abläuft) und Feldern der Schulmedizin wie Drüsen- und Immunsystem zeigen, dass wir bislang von falschen Voraussetzungen ausgegangen sind. Diese Phänomene sind nicht Zeichen einer Kommunikation einzelner Maschinenteile des Körpers mit einander wie die Kontrolllämpchen eines Computers oder data switches. Sie sind die Voraussetzungen dafür, dass Psyche die Fähigkeit hat, physisch aktiv werden zu können – und zwar allumfassend! Das zeigt sich auch und gerade bei Erkrankungen, die für uns heute so wichtig sind: Krebs und solchen, von denen wir derzeit überzeugt sind, dass das Genom eine Rolle spielt. Auch das habe ich Ihnen in den Kapiteln *Chemiecocktails und Strahlenduschen* und *Kategorisiert? Personalisiert? Individualisier?* gezeigt.

Unser derzeitiges Streben, auf Gedeih und Verderb in Descartes'schem Sinne den Menschen und seine Gesundheit bis in den molekularen Bereich gläsern zu bekommen, muten mich umso naiver und bedauernswerter an, je mehr ich Auswüchse wie in dem Kapitel *Evidence und Rückzugslinien* (BMI) betrachte oder mich nach Analoga in der Natur umsehe.

In *Close-up – der ganz alltägliche Blickwinkel* hatte ich die Schwarmintelligenz der Ameisen angeführt, deren Verhalten, betrachtet man es aus einer Totalen, als intelligent bezeichnet werden kann. Was aber umso mehr täuscht, je mehr man sich der Großaufnahme nähert, also in Details hinein zoomt. Dort ist es lediglich der einprogrammierte Ablauf des Verhaltens von einzelnen Robotern im Rahmen eines Netzwerks. Nur dort und unter entsprechenden Randbedingungen, die mit dem Individuum Ameise nichts zu tun haben, zeigt sich dann die »Intelligenz«. Die Prinzipien, die das bewirken, sind einfach: Schaue, was dein Nachbar macht (→ sozial, Netzwerk), und reagiere darauf im Rahmen deines Programms (→ Roboter). Und schon haben wir Schwarmintelligenz, deren Grenzen darin bestehen, nur damit klar kommen zu können, was mit dem Programm der Roboter und der Hardware, auf der es abläuft, möglich ist. Reflexion und Wissenschaft werden das nicht sein…

Und nun lassen Sie uns einmal den Menschen betrachten. Auch er besteht in der Großaufnahme, also in die Details hinein gezoomt, aus einzelnen Individuen, den Zellen. Die sind durchaus autark wie einzelne Ameisen, weil sie als Zellkultur außerhalb des Menschen gehalten werden können – die meisten zumindest. Und wie die einzelne Ameise ist auch eine menschliche Zelle spezialisiert. Als Blut-, Leber-, Nerven- oder Muskelzelle. Und, ob uns das gefällt oder nicht: Auch sie ist nur ein Roboter ohne eigene Intelligenz, ein Ziel mechanistischen Forschens. Sie zeigt ein ganz bestimmtes, vorhersagbares Verhalten, das einem Programm folgt – dem einmal festgelegten Programm, das für ihre Funktion zuständig ist. Bis hin zu ihrem Tod, der Apoptose, der selbst programmgesteuert abläuft.

Reißt man eine menschliche Zelle aus ihrem Verband und kultiviert sie in der Petrischale, ist sie so strohdumm und unfähig wie ein Sack Kohlen. Ja, sie geht noch nicht einmal, wie einzelne Ameisen das tun, einer Tätigkeit nach: Sie wartet einfach im G_0-Stadium! Eine Drüsenzelle braucht einen Stimulus von außen, um zu produzieren, was sie produzieren soll. Eine Nervenzelle einen Reiz, den sie weiterleiten kann. Und eine Muskelzelle ein Skelett, das sie bewegen kann. Isoliert tut sie gar nichts, außer sich vermehren (Zellzyklus). Und das auch nur, wenn man sie dazu auffordert. Erst im Verband und der Interaktion mit vielen anderen Robotern mit gleichen und unterschiedlichen Programmen beginnt sie dann zu zeigen, wozu *das Netzwerk* vieler Roboter namens Mensch fähig sein kann. Bis hin zu einer Schwarmintelligenz, die auf diesem Planeten gleiches sucht und zu Reflexion und Wissenschaft in der Lage ist: menschlicher Intelligenz. Sichtbar in der Totalen und nur dort! Wie bei den Ameisen.

Übrigens dürfte das auch der Hintergrund einer sehr merkwürdig anmutenden Form von »Heilung« sein, die auf Beobachtungen von Ärzten in der damaligen UdSSR zurückgeht, von denen wir im Westen wegen des Eisernen Vorhangs nichts gehört haben und die zurzeit hauptsächlich in den USA untersucht wird: Fasten. Hierfür wird mehrere Wochen lang gefastet und dabei Chemotherapie bei Krebs durchgeführt – sogar mit deutlich höheren Dosen. Was auf den ersten Blick, kennt man die Prozeduren, als unmenschlich erscheint, weshalb ärztlicher Rat auch eine *höhere* Kalorienzufuhr während der Therapie ist, erweist sich bei genauerem Hinsehen als das Gegenteil! Die Patienten berichten, dass es ihnen sehr viel besser geht als nach Therapie ohne Fasten – trotz höherer Dosen. Allerdings sind diese Versuche noch zu neu, um etwas über die Effizienz aussagen zu können – in der UdSSR sollen sie überwältigend gewesen sein.

Eine mögliche plausible Erklärung: Fasten führt dazu, dass Zellen sich auf diesen Ausnahmezustand einstellen und ihren Stoffwechsel zurückfahren, um auch in Hungerzeiten überleben zu können. Sie schotten sich daher gegen die Umwelt ab. Das können sie aber nur, solange sie sich in der G_0-Phase befinden (siehe *Chemiecocktails und Strahlenduschen*), also der Haupt-Aufenthalts-Phase einer Nicht-Krebs-Zelle. Krebszellen allerdings befinden sich aufgrund der Entartung im Kreislauf $G_1 - S - G_2 - M - G_1$, ohne in die G_0-Phase kommen zu können. Und das bedeutet: hoher Stoffwechsel. Je mehr man also diesen Unterschied nutzen kann, desto höher kann zytotoxische Wirkung bei gleichzeitigem Schutz von gesunden Zellen sein. Macht durchaus Sinn! Und so zeigt sich, dass Hungern doch positive Effekte haben kann. Aber: Als Heilungsmethode, nicht zur Lebensverlängerung, denn irgendwann muss man jede Zelle aus dem abgeschotteten G_0-Stadium wieder herausholen, sonst gibt's erneut Probleme.

Wenn wir heute Genom- und Proteomforschung betreiben, machen wir nichts anderes als zu versuchen, zu analysieren, was eine Blattschneiderameise dazu befähigt, ein Stück eines Blattes abzuschneiden und es nach Hause zu bringen. Noch trennen wir beides, Genom und Proteom, auch wenn das Unsinn ist. Denn man hört häufig, das Verhalten einer Zelle sei in ihrem Genom vorgegeben. Das ist falsch: Im Genom befinden sich lediglich Konstruktionspläne für Werkzeuge und Anderes, was eine Zelle braucht, um ein bestimmtes Verhalten an den Tag legen zu können. Ob sie das auch tut, welches und wie, sagt das Genom nicht!

Ist das Genom eine Sammlung von Information, ist das Proteom nur die Produktionsstraße, in der diese Information verwendet wird. Das bedeutet:

Ohne Genom kein Proteom, und ohne Proteom ist das Genom überflüssig. Was eine Zelle nun ausmacht, ist wie bei der Ameise Zweierlei: *programmgesteuertes* Aneinanderreihen des Einsatzes dieser Information ähnlich dem Montageband eines Automobilherstellers → Roboter! Und Fähigkeit zur Kommunikation mit der Umwelt → Netzwerk. Solange nicht über das Netzwerk das Signal kommt, Insulin herzustellen, wird keine β-Zelle der Langerhans'schen Inseln ihr Genom ablesen, wie das geht, ihr Proteom veranlassen, das umzusetzen und das Produkt dann sezernieren. Kommt das Signal aber, setzt der Rezeptor das Programm der Zelle in Kraft, das dann abläuft, um Insulin auszuschütten.

Das »Programm« einer Zelle versteckt sich also weder im Genom noch im Proteom – genauso wenig wie das der Ameise. Es entsteht während der Phase der Entwicklung eines Menschen, in der die zunächst omnipotenten (= zu allem fähigen) Zellen auf ihre spätere Funktion hin festgelegt – ausdifferenziert, wie der Fachmann sagt – werden. Das passiert zwar auch mit Hilfe des Genoms und Proteoms. Aber eben vor allem aufgrund der Interaktion der Zellen untereinander und mit der Umwelt – insbesondere auch der Reihenfolge, in der das passiert. Eine erste Differenzierung besteht darin, dass es bei dem sich immer weiter teilenden Zellklumpen, der aus einer befruchteten Eizelle entsteht, irgendwann einmal äußere und innere Zellen gibt. Aus den äußeren entstehen dann im weiteren Verlauf Eihaut und Plazenta, aus den inneren der Fötus. Dazu muss aber jede Zelle anhand der Kommunikation mit ihrer Umgebung »merken«, ob sie innen liegt oder außen – und entsprechende Gene ablesen. Erst dann, wenn sie durch diesen Prozess zur Plazenta- oder Fötus-Zelle programmiert wurde, kann sie durch weitere Kommunikation weiter programmiert werden.

Das ist auch der Grund, warum der Fötus in den ersten drei Monaten alle Stufen vom einzelligen »Bakterium« über einen mehrzelligen Zellhaufen zum zunächst wurmartigen, später amphibienartigen Wesen mit Kiemen durchläuft, aus dem dann ein Wesen entsteht, das im jeweiligen Differenzierungsgrad sehr viel Ähnlichkeit mit anderen Wirbeltieren wie Fischen, Amphibien und Hühnern hat und erst sehr viel später »menschlich« wird. Was man hier sieht, ist die Evolution des Menschen im Kleinen. Das erste Trimester der Schwangerschaft ist daher nichts anderes als die Entwicklung des Menschen aus dem Bakterium im Zeitraffer in drei Monaten! Schritt für Schritt wird das Programm einer Zelle genomgesteuert abgeändert und um die Fähigkeiten, die im Laufe der Evolution hinzugekommen sind, erweitert – abhängig davon und aufbauend darauf, was im vorangehenden Schritt »programmiert« wurde.

Was auf den ersten Blick amüsant aber überflüssig erscheint – das Genom kennt doch den Endzustand, warum müssen alle vormenschlichen Stufen durchlaufen werden? – entpuppt sich bei genauerem Hinsehen als notwendig, da genau das – die Reihenfolge und Intensität der Ausprägung der Gene des Genoms – für die Programmierung einer Zelle unabdingbar ist. Startend mit einem »einfachen« Lebewesen werden *nacheinander* und in Abhängigkeit der Kommunikation mit der Umgebung Gene abgelesen, die für die weiteren Fähigkeiten der nächsten Stufe verantwortlich sind. Daher haben wir so ein großes Genom – es enthält *alle* Schritte vom Einzeller zum Menschen. Was sich als »nicht-codierende DNA« Erkenntnissen über unser Genom heute noch entzieht, spielt hierbei – und nur an dieser Stelle, später dann evtl. nicht mehr – eine wesentliche Rolle.

Oder mit anderen Worten: 99% des Genoms werden möglicherweise nach dieser Differenzierung in der Embryonalentwicklung nie mehr gebraucht. Bis dahin aber sehr wohl, auch wenn das nur erste wenige Wochen im Leben des Menschen betrifft! Aber eben die entscheidenden: die, die ihn zum Menschen machen. Es sind die 97%, die Mensch, Schimpanse und Bonobo gemeinsam haben, sowie die 2%, die den Menschen dann darüber hinaus zum Menschen machen. *Das* ist der Grund, warum wir genetisch unseren Vettern so nahe stehen: Wir haben den größten Teil der Evolution, ausgedrückt in den 97% gemeinsamen Genoms, eine gemeinsame Entwicklung hinter uns. Das verbleibende Prozent ist nun das, was der Mensch dann täglich aktiv »benutzt«, um z. B. ADH zu bilden, wenn jemand, der keinen Alkohol trinkt, sich dann doch einmal ein Bierchen oder Schnaps gönnt – die nämlich gehört nicht zur Standardausrüstung einer Zelle sondern wird nur bei Bedarf gebildet.

So wie das Betriebssystem eines Computers sich selbst hochfahren muss, so muss auch das Programm einer Zelle durch einen solchen »Bootvorgang« »from the scratch« – aus dem Nichts – entwickelt werden. Auch das modernste Betriebssystem der Welt beginnt mit einem archaischen Schritt: dem Aktivieren eines primitiven »Bootloaders«, der an einer bestimmten, genau definierten Stelle stehen muss, um aktiviert werden zu können. Durch das »Booten« erst wird der Computer zum Computer, davor ist er Kupfer, Sand und Blech. Durch weiteres Zuladen von »Treibern« im Rahmen dieses Prozesses und in Abhängigkeit von der Umwelt entsteht dann ein moderner, leistungsfähiger Rechner, der wegen der Treiber nicht nur auf unterschiedlicher Hardware laufen kann – obwohl das »Genom«, die Installations-DVD, das gleiche ist. Sondern auch unterschiedliche Aufgaben übernehmen kann: Workstation, Sever, Knotenpunkt…

Ganz analog ist das bei den Insekten. Das Ei, das die Königin legt, kann noch in alle Richtungen entwickelt werden – neue Königin, Soldat oder Amme. Die Art und Weise, wie es dann von den Ameisen behandelt wird, also die Interaktion mit der Umwelt, macht aus ihm das entsprechende Individuum. So entscheidet z. B. die Umwelt in Form von Umgebungstemperatur, ob aus dem Ei eines Krokodils ein Männchen oder Weibchen wird: bei Temperaturen zwischen 29° und 31°C entsteht ein Weibchen, zwischen 31° und 34°C ein Männchen. Steuern tut das nicht etwa ein Gen, sondern ein Protein, ein Enzym: die Aromatase, die die Geschlechtshormone Testosteron (männlich) und Östrogen (weiblich) temperaturabhängig in einander überführen kann – unter 31°C in Richtung Östrogen, darüber in Richtung Testosteron. Und unter der Regie des jeweiligen Hormons, also aufgrund von hormonellen und damit äußeren Bedingungen während der Entwicklung, entsteht dann Männchen oder Weibchen – nicht etwa aufgrund von geschlechtsbestimmenden Genen. Was bedeutet, dass nicht notwendigerweise Geschlechtschromosomen darüber entscheiden – Krokodile haben keine! – sondern die Umgebung; und zwar aufgrund der Verhältnisse zu einem ganz bestimmten kurzen Zeitpunkt; oft 20 Tage nach der Eiablage. Danach lässt sich daran nichts mehr ändern. Das Geschlecht ist damit, zumindest bei Krokodilen, Schildkröten und anderen Reptilien, das Ergebnis zufälliger Umstände – nicht genetischer Vorherbestimmung. Krass, oder?

Auch wenn das beim Menschen etwas anders ist, obwohl auch er, wie jedes Wirbeltier, dieses Enzym besitzt – er hat geschlechtsspezifische Chromosomen: Es zeigt, wie tief Umweltfaktoren Einfluss auf das Entstehen eines Lebewesens haben können. Und so ist in meinen Augen dieser Sachverhalt auch der wirkliche Grund für Transsexualität, nicht die derzeitigen wenig überzeugenden Erklärungsversuche wie Psyche oder Autogynophilie: Aus welchen Gründen auch immer passte die Geschlechtsprägung des Embryos während der Schwangerschaft z. B. aufgrund der Geschlechtshormone und damit äußerer Einflüsse nicht zu seinen Gonosomen.

Klar: Auch die Aromatase hat ein Gen, das sie beschreibt. Aber dieses trägt eben nicht die Information über das Geschlecht des Tieres, sondern nur dafür, wann und unter welchen Umweltbedingungen das Geschlecht festgelegt wird, und auch das nur indirekt. Entscheidend ist hier also das Proteom und seine Kommunikation mit der Umwelt, nicht das Genom!

Und beim Menschen eben die Blut-, Leber-, Nerven- oder Muskelzelle. Ist sie einmal ausdifferenziert, hat sie ihr »Programm« – unveränderlich! Einmal Leberzelle, immer Leberzelle. Teilt sie sich, gibt's eine neue Leberzelle, da das Programm längst festgelegt ist. Das aber bedeutet: Ab dem zweiten Trimester der Schwangerschaft, nachdem der Fötus vollständig entwickelt ist, spielt das Genom nur noch die Rolle einer Bibliothek für Konstruktionspläne der auf ihre jeweilige Funktion zugeschnittenen Werkzeuge der Zelle, wenn die ersetzt werden müssen – und beschränkt sich auf einen Bruchteil dessen, was es ausmacht: die vielleicht 23.000 Gene bzw. 1,5% Genom, die das Genomprojekt identifiziert hat. Und das ist zu 99,9% bei allen Menschen gleich!

Ja, die Zelle hat noch alle Informationen – auch die für eine Muskelzelle, selbst wenn es eine Leberzelle ist. Die betreffende Information wurde aber epigenetisch für immer maskiert, deaktiviert, weshalb es auch so schwer ist, aus einer Leberzelle wieder eine omnipotente »Stammzelle« zu machen: Das hieße nämlich, ihre Programmierung zu löschen; sie müsste dann neu programmiert werden, und zwar ohne Fetalstadium. Das ist nur in bestimmten, seltenen Fällen möglich und daher vorgesehen – der Mensch ist einfach zu kompliziert! Und so ist das Genom nur noch für Verwaltungsaufgaben gefragt: programmierte Funktion, identische Reduplikation bei Zellteilung und Instandhaltung. Das ist letztlich auch der Grund, warum Krebs, egal welcher, *ursächlich* nicht viel mit Genen zu tun hat!

Aber selbst das Programm macht nur zum Teil und mittelbar eine Zelle aus. Zu einer funktionsfähigen Zelle wird sie nur im vorgesehenen Zellverband. Wie man an Endometriose sieht. Bei dieser Erkrankung werden, wodurch auch immer, Zellen der Gebärmutterschleimhaut (Endometrium) aus dem Verband gerissen und im Körper verteilt. Sie siedeln nun irgendwo im Bauchraum, selten sogar in Lunge oder Hirn. Und dort gehen sie ihrer programmierten Funktion sinnloserweise nach und unterliegen sogar dem Menstruationszyklus – mit allen Konsequenzen. Unnötig zu sagen, was das für die Betroffene bedeutet.

Wichtig ist somit die korrekte Einbettung einer Zelle in ihr Netzwerk und ihre Kommunikation mit der Umwelt. Im Ameisenstaat ist wie bei Endometriose das aus dem Netzwerk herausgerissene Individuum wertlos. Unsere derzeitigen

Vorstellungen von Genom und Proteom lassen sich daher vergleichen mit dem Glauben, durch Analyse des Verhaltens einer isolierten Ameise darauf schließen zu können, was der Ameisenstaat tun muss, wenn ein Ameisenbär den Bau des Staates zerstört oder ein Unwetter ihn unter Wasser gesetzt hat. Finden Sie das nicht auch lächerlich? Das Programm jeder Ameise kennt Schritte, in bestimmter Weise agieren, auch reparieren zu können! Wie das aber als *Re*-Aktion, als Antwort auf eine Herausforderung, erfolgt und zu erfolgen hat, entscheidet nicht das Programm, sondern die Schwarmintelligenz!

Daher ist es ebenso lächerlich, anzunehmen, chronische Erkrankungen könnten geheilt werden, je besser man das Genom und Proteom einer Zelle kennt. Nein – wichtig ist, zu verstehen wie die festgelegten und unveränderlichen Programme der einzelnen Komponenten des Körpers *zusammenarbeiten* müssen, um ein Problem zu lösen. Die Lösung finden wir im körpereigenen Internet, der Erfahrungsdatenbank mit ihren Filtern und der Psyche mit ihren Möglichkeiten, das zu koordinieren – nicht in der einzelnen Zelle. *Das* gilt es zu entschlüsseln.

Das bedeutet nicht, dass wir uns dieses Detailwissen nicht erarbeiten sollten. Ganz im Gegenteil! Denn ich bin überzeugt davon, dass Erkenntnisse hieraus uns, wie bislang auch, wertvolles Wissen bescheren werden, das wir irgendwann einmal sinnvoll werden nutzen können – wozu auch immer. Aber eben nicht jetzt, und nicht akut zur Heilung von Krebs & Co. Es ist nun einmal das Problem von Grundlagenforschung: Man weiß erst was man mit ihren Erkenntnissen machen kann, wenn diese vorliegen. Purer Verdacht, es könnte sein, dass…, bringt nichts. Genau das erleben wir zurzeit teilweise dramatisch.

Schwarmverhalten ist wie Schwarmintelligenz etwas Immaterielles. Ein Phänomen, das Materie braucht, um kondensieren zu können. Materie in Form eines Netzwerks einzelner roboterhafter Individuen, die keine eigene Intelligenz haben dürfen, da ansonsten hinderliche Effekte wie Interessenskonflikte auftreten könnten, die das Prinzip ad absurdum führen würden. Das ist auch der Grund, warum manche Gesellschaften und Regierungsformen immer dann ernsthafte Probleme bekommen, wenn die Individuen beginnen, Eigeninteressen zu entwickeln. Möchte man Einfluss auf solches Schwarmverhalten nehmen, macht es wenig Sinn, das Programm der einzelnen Roboter ändern zu wollen, selbst wenn man es kennt – denn das macht das makroskopische Verhalten nicht aus. Man muss Einfluss auf das immaterielle Zusammenspiel nehmen. Also auf die Art und

Weise, wie sie miteinander kommunizieren und zusammenwirken. *Deshalb* gibt es je nach System Verbote, Zensur und Propaganda!

Genauso ist es beim Menschen. Es macht wenig Sinn, das Programm einzelner Teile ändern zu wollen, um das Gesamtverhalten zu ändern. Auch hier ist es erforderlich, die Art und Weise zu verstehen, wie das Ganze funktioniert – in allen Lebenslagen, auch bei Krankheit. Und das führt zu ganzheitlicher Medizin! Im Falle des Menschen haben wir dabei im Vergleich zum Ameisenstaat einen Vorteil: Wir haben eine übergeordnete Ebene, derer wir uns bedienen können: Unterbewusstsein und Psyche, die das alles steuern und koordinieren. Kümmern wir uns also künftig in der Medizin sehr viel mehr um die Themen, die Disziplinen wie Psychoneuroimmunologie, Psychoneuroendokrinologie und Neurogastroenterologie sowie Psychosomatik und Somatopsychologie definieren als dem Genom und dem Proteom nachzujagen – wenn wir wirklich heilen wollen. Es wird erheblich mehr bringen. Auch für Erkrankungen wie Demenz oder Parkinson… Denn mithilfe der Erkenntnisse aus diesen Disziplinen sind wir heute bereits in der Lage, nachzuweisen, dass und welche Auswirkungen langdauernder Stress auf molekularer Ebene in den Zellen bis hin zu epigenetischen Veränderungen am Genom hat. Epigenetik? Kommt gleich!

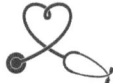

Die moderne Medizin, selbst die Hightech-Medizin von heute, ist eine Medizin der Symptombekämpfung! Egal, welche Erkrankung man betrachtet, es geht darum, die Merkmale zu behandeln, nicht die Ursachen. Nicht, dass das beabsichtigt wäre! Aber es zeigt, wo wir wissensmäßig stehen. Auch und gerade bei Krebs, auch und gerade mit den neuesten Entwicklungen. Das ist kein Vorwurf, sondern eine Feststellung!

Es ist auch wenig verwunderlich. Denn um an die Ursachen heranzukommen, die die Symptome verursachen, braucht man detailliertes Wissen. Und in diesem Zusammenhang ist der Zeitrahmen für systematische medizinische Forschung, wie man sie frühestens mit Virchow beginnend seit Mitte des 19. Jahrhunderts betreiben kann, noch zu »kurz«, die Erkenntnisse daraus zu gering und das Verständnis darüber zu neu, als dass bislang tatsächlich tiefgreifendes Wissen hätte entstehen können, um ursächlich in ein Krankheitsgeschehen eingreifen zu können. Wer das anders sieht, überschätzt unsere Fähigkeiten bei weitem!

Allein die Tatsache, dass man erst seit Kurzem beginnt, die Psyche zu berücksichtigen, ihre Wechselwirkung mit dem Körper zu verstehen, den Sinn von Ansätzen zu erkennen, die außerhalb einer Erklärbarkeit liegen, und integrative Ansätze zu verfolgen, spricht Bände. So wie die oft verblüffenden Erfolge, die man aus solchen Therapiemaßnahmen ziehen kann.

Das können Sie an allen chronischen, aber auch vielen akuten Erkrankungen festmachen:

- Allergien; warum leidet der eine extrem unter ihnen, der andere überhaupt nicht? Warum ist der eine allergisch gegen Pollen, der andere gegen Inhaltstoffe von Nahrungsmitteln? Warum kann man manche Patienten desensibilisieren, andere nicht? Warum lassen sich manche Allergien durch Hypnose behandeln, andere nicht? Und warum nehmen Allergien zu? Und so bleibt uns nichts anderes übrig, als in den meisten Fällen die Symptome zu behandeln, indem man unspezifisch Antihistaminika gibt, die die Wirkung des Histamins, also das, was die Symptome auslöst, unterdrücken sollen; weil andere medikamentöse Therapieversuche häufig genug nicht oder nur kurzzeitig den Erfolg zeigen, den man gerne hätte. Denn wir wissen schlichtweg nicht, warum das Immunsystem in solchen Fällen verrücktspielt. Histamin aber hat eine natürliche Funktion, die nicht darin besteht, den Menschen zu ärgern. Und so unterdrücken wir über die Behandlung der Symptome die Selbstheilung des Körpers.

- Krebs; wir betreiben heftigste Forschung, um neue, wirksamere Therapien zu entwickeln, Krebszellen endgültig zu zerstören. Krebs aber ist nur ein Symptom: Das Zeichen, dass mit unserem Immunsystem etwas nicht stimmt oder zumindest (kurzfristig) gestimmt hat.
  Ist Krebs also reduzierbar auf eine z. B. durch permanenten Stress gebeutelte Psyche, die sich negativ auf das Immunsystem auswirkt? Betrachtet man die Fälle von Spontanheilung, muss man zum Ergebnis kommen: Ja!
  Im Dezember 2011 titelte Die Welt: »Immer mehr Menschen erkranken an Krebs – das ist die Kehrseite der steigenden Lebenserwartung.« Ist sie das wirklich? Oder ist es der zunehmende Permanentstress in einer zunehmend

stressbereiten Gesellschaft? »Trotzdem müssen mehr Menschen damit rechnen, in ihrem Leben an Krebs zu erkranken. Das ist einerseits eine Folge der gestiegenen Lebenserwartung, schließlich ist Krebs sehr oft eine Erkrankung des höheren Alters. Die steigende Zahl der Tumorleiden ist also die Kehrseite der gestiegenen Lebenserwartung.« So steht's dann im dazugehörigen Artikel. Genau das ist der Mensch-als-Maschine-Ansatz nach Descartes: Je älter eine Maschine wird, umso anfälliger wird sie und desto höher das Risiko, dass sie kaputt geht und repariert werden muss.

Und hier der gesamtheitliche Ansatz: Mit zunehmendem Abseits in der Gesellschaft aufgrund zunehmender Bedeutungslosigkeit für eine Gesellschaft von Singles und Kleinstfamilien leidet die Psyche von alten Menschen heute mehr als zu Zeiten, in denen sie in einer Großfamilie gebraucht wurden, und sei es nur zum Hüten der Kinder. Dies führt zu einer negativen Beeinflussung der zellulären Abwehr im Alter und damit zu häufigeren Ausfällen des Immunsystems, entartete Zellen zu eliminieren. Könnte es nicht so sein? Wie viel Krebs im Alter tritt in Gesellschaften auf, in denen die Alten noch etwas gelten? In Korea und Japan, z. B., wo die Überlebensraten bei Krebs doppelt so hoch liegen wie in Deutschland.

- Autoimmunerkrankungen; wir haben nicht die geringste Ahnung davon, warum sie auftreten und bei wem sie auftreten könnten! Beispiel Multiple Sklerose. MS bringe ich, weil hier inzwischen, verglichen mit anderen neurodegenerativen Erkrankungen wie ALD oder ALS, mehr Erkenntnisse vorliegen als dort. Und doch: bis Anfang der 1990er Jahre wusste man noch nicht einmal, anhand welcher Parameter und vor allem durch wen MS diagnostiziert werden konnte und musste. MS galt als (und ist natürlich) eine neurologische Erkrankung, sodass Neurologen dafür zuständig waren/sind. Nur – wer geht bei den ersten leichteren Anzeichen, Sehstörungen u. ä., zum Neurologen? Zumal heute dazu eine Überweisung durch den Allgemeinarzt erforderlich ist. Und so musste erst aufgrund von neuen Erkenntnissen bei Ärzten eine Sensibilität dafür geschaffen werden, dass der Patient an MS erkrankt sein könnte, die ihn als erste sehen: Gynäkologen, Urologen, Augenärzte, Allgemeinärzte.

Und auch hier gilt: Lassen sich, ähnlich wie Krebs, Autoimmunerkrankungen anders angehen, wenn man einen gesamtheitlichen Ansatz fährt? Es gibt deutliche Hinweise, da hier der Plazeboeffekt sehr deutlich dargestellt werden kann und mit am ausgeprägtesten ist.

- Morbus Crohn; bislang als »Entzündungserkrankung des Darms« verstanden, könnte es sich um weitaus mehr handeln: um eine Autoimmunerkrankung vergleichbar MS und ALS, wobei Ziel der Attacken des Immunsystems nicht das zentrale oder periphere Nervensystem ist, sondern das enterische. Die beobachteten Symptome Durchfall und Krämpfe wären dann nur die Spitze des Eisberges. Und die Konsequenzen, die das enterische Nervensystem als zweites Gehirn und seine Auswirkungen auf das erste betrifft, noch nicht einmal angedacht. Weil dieser Teil unseres Ichs, Verdauung und deren Organe, bislang weitgehend tabuisiert waren, wissen wir darüber so gut wie gar nichts!

- Alzheimer, Parkinson & Co. Bei solchen neurologischen Erkrankungen, also Erkrankungen, die wie MS das Nervensystem, hier: das Gehirn betreffen, kennen wir derzeit, weil alles noch so neu ist, ein paar Hinweise, wie es zu den mit der Erkrankung verbundenen Symptomen kommen *könnte* – Amyloid-Plaques bei Alzheimer, Absterben der Dopamin-produzierenden Zellen im Mittelhirn bei Parkinson; warum die aber entstehen bzw. absterben, bei wem sie entstehen/absterben und wie das dann das Krankheitsgeschehen beeinflusst, ist alles andere als klar. Sind sie also Ursache oder Symptom?
Und auch hier gilt: Es betrifft offenbar die Alten! Und die Inzidenzen steigen seit einigen Jahren. Descartes würde auch hier wie Die Welt argumentieren. Nur – stimmt das? Oder lassen sich auch diese Phänomene mit der Bedeutungslosigkeit und Abgeschiedenheit deutscher Altersheime oder zu niedrigen Pflegestufen in Verbindung bringen?

- Corea Huntington; eine neurodegenerative Erkrankung, bei der Hirnzellen durch das Produkt des »Huntington-Gens« zerstört werden. Die Folge: Spätestens nach durchschnittlich 15 Jahren ist das Gehirn so zerstört, dass unweigerlich der Tod eintritt; es gibt nur sehr wenige Ausnahmen. So wenige, dass man tatsächlich sagen kann: *Alle* Patienten sterben daran, sofern sie nicht zuvor aus anderen Gründen sterben. Warum aber tritt das frühestens mit dem 40. Lebensjahr auf, wenn es doch genetisch bedingt ist und somit bereits der Fötus darunter leidet? Warum also werden diese Patienten überhaupt älter als 15 Jahre? Wir wissen es nicht! Über die Maschine, sprich das Genom und Proteom, wird sich das nicht klären lassen!

- Diabetes; warum zerstört unser Immunsystem in der Bauchspeicheldrüse im Rahmen einer Autoimmunerkrankung die Beta-Zellen der Langerhans'schen Inseln (Typ 1a) und was ist der Grund, wenn es das nicht tut (Typ 1b)? Wir haben keine Ahnung!

- Warum gibt es das nicht auch bei den Glucagon produzierenden Alpha-Zellen? Können die nicht auch vom Immunsystem angegriffen werden? Wenn nein: warum nicht? Ich bin kein Endokrinologe und habe bisher nur von Glucagonmangel aufgrund idiopathischer, also unbekannter Ursachen gehört, nicht als Ergebnis einer Autoimmunerkrankung. Merkwürdig!

Man kann die Liste erweitern: Bei so ziemlich jeder Erkrankung, die wirklich medizinische Bedeutung hat (also nicht banale wie Schnupfen, Erkältung usw.), wissen wir wenig bis nichts zur Entstehung und können nur Symptome angehen: Substitution mit tierischem oder biotechnologischem Hormon, biotechnologisch hergestellten Mediatoren des Immunsystems oder Gerinnungsfaktoren oder dem Versuch, entartete Zellen (über bestimmte Marker?) zu erkennen und möglichst gezielt zu zerstören. In keinem Fall wird die Ursache dadurch eliminiert!

Betrachten wir die Situation seit 1945, zeigt sich: Die »Zivilisationskrankheiten« wie Herz-Kreislauf-Erkrankungen, Diabetes Typ 2, Bluthochdruck, Allergien, Gicht, Krebs, Neurodermitis usw. steigen deutlich an. Im gleichen Zeitraum aber ist die Gesellschaft kälter, der Druck härter, der Stress größer und die Zeit für Entspannung geringer geworden. Denn die heute so angesagten Workouts sind Stress pur, nicht Entspannung! Weil wir sie aus gesellschaftlichem Druck dazu machen. Heute gibt es genauso viele Singlehaushalte wie Familienhaushalte, und eine Familie geht selten über Vater, Mutter, beide berufstätig, und im Schnitt 1,8 Kinder hinaus. Der One-Night-Stand ist zum Ausdruck einer modernen Gesellschaft mit selbstbewussten und selbstbestimmten Frauen geworden. Sex ist Lustfaktor, nicht Beziehungsausdruck – ein Punkt im Tagesablauf wie der morgendliche Latte Macchiato auf dem Weg zur Arbeit. Nur keine Gefühle, und die bloß nicht zeigen. Ist das der eigentliche Grund, nicht etwa Adipositas, zu ungesunde Lebensweise und zu hohes Alter?

Wie hilflos wir tatsächlich sind, zeigt die Art und Weise, wie wir forschen: Wir haben erkannt, dass chronische Erkrankungen häufig etwas mit dem Genom zu tun haben – oder vermuten das zumindest. Und weil nun ein paar kluge Jungs und Mädchen mit Doktortiteln in ihren Labors ein paar Werkzeuge entwickelt hatten, das Genom zu untersuchen und – in sehr überschaubarem Maße – zu verändern, stürzen wir los und starten nicht nur das Genomprojekt, sondern gründen darüber hinaus Firmen, die vermeintliches und unbestätigtes Wissen aus diesem Stürmen für kommerzielle Zwecke nutzen. Dabei haben wir in der aristotelischen Leiter zum Wissen noch nicht einmal die erste Sprosse, die vollständige Wahrnehmung der Krankheit erklommen! Und sei es nur, dass wir die Psyche nicht berücksichtigt haben. Und dann sind wir irgendwann ernüchtert, weil wir feststellen, dass unsere Vermutungen, aus unserem »Wissen« heraus einfache Lösungen für komplizierte Probleme zu finden, schöne Träume waren.

Auch das zeigt sich eindrucksvoll an Krebs. Es gibt wohl kaum eine Erkrankung, der weltweit mehr wissenschaftliche Aufmerksamkeit zuteilwird. So gibt es nicht nur das NCI, das amerikanische National Cancer Institute; so etwas haben wir auch national: das Deutsche Krebsforschungszentrum DKFZ in Heidelberg. Und so ziemlich jede Industrienation verfügt über eine ähnliche Einrichtung. An denen arbeiten nicht irgendwelche Pappnasen, sondern durchaus die Elite der internationalen Forschungsgemeinschaft. Und spätestens seit dem Genom-Hype gibt es unzählige Firmen, die sich forschend auf diese Indikation spezialisiert haben. Mit schwindelerregenden Geldsummen, die zur Verfügung standen.

Fragt man nun, was sich seit Gründung des DKFZ 1964, vor immerhin 50 Jahren, an Erkenntnissen ergeben hat, die in die Behandlung von Krebs Eingang gefunden haben, ist man schnell ernüchtert: Zytostase, also Chemotherapie, wird seit dem ersten Weltkrieg betrieben. Seither hat sich nur die Art des Giftes geändert, nicht aber das Prinzip. Strahlentherapie geht auf den Gynäkologen Krönig zurück, der 1907 in Freiburg Röntgenstrahlen bei Gebärmutterhalskrebs einsetzte, und ab 1910 auch Radium (α-Strahler). Seither gibt es viele verschiedene Ionisierungsquellen – am Prinzip, Böses mit Bösem zu bekämpfen, hat sich nichts geändert. Obwohl an genannten Institutionen fieberhaft versucht wird, Ansatzpunkte für modernere Therapien zu finden.

Beide Methoden mögen heute, wie weiter oben schon bemerkt, weniger belastend, »humaner« und damit »weiter entwickelt« sein als früher. Nur: Wenn das wirklich alles ist, was seither weltweit an Neuem erreicht werden konnte – war das dann den bisherigen Forschungsaufwand wert? Ist das dann nicht ein Zeichen dafür, dass Arroganz und oftmals wenig sachliche Auseinandersetzung von Fachleuten, die an solchen und anderen Institutionen arbeiten und manchmal nicht vor persönlichen Beleidigungen und Verunglimpfungen Andersdenkender Halt machen, vollkommen fehl am Platze sind und nur zeigen, dass man auf dem falschen Weg ist? Und daher eher Anlass geben wäre, einmal die eigenen Standpunkte zu hinterfragen! Wer Menschen, die ernsthaft versuchen, aus der Sackgasse der Schulmedizin herauszufinden, in die diese sich selbst gebracht hat, diffamiert und beschimpft, sollte zuvor überprüft haben, wie dick das Eis wirklich ist, auf dem er sich bewegt. Zu leicht könnte sich zeigen, dass er lediglich ein Hund ist, der getroffen wurde und daher beißt.

Der Faustkeil war in der Steinzeit ein Hightech-Instrument, mit dem einen Vorteil hatte, wer ihn herstellen und benutzen konnte! Ist das vergleichbar mit den Werkzeugen, die sich aus ihm entwickelt haben und die wir heute benutzen? Betrachtet man die Möglichkeiten, die wir heute in der Bekämpfung von Krebs haben, haben wir, um im Bild zu bleiben, als einzige Errungenschaft gelernt, die Schnittflächen des roh behauenen Originals zu glätten und damit sauberere Schnitte machen zu können – noch weit weg von Schneidwerkzeugen wie Lasern oder Plasmaschneidern, die wir heute kennen. Wir sollten also sehr vorsichtig und demütig sein: Zu wissenschaftlicher und schulmedizinischer Arroganz besteht absolut kein Grund!

Anderes Beispiel! Es gibt einige wenige Erkrankungen, z. B. Mucoviszidose aka zystische Fibrose, die tatsächlich auf dem Defekt eines einzigen Gens beruhen. So glaubte man, schnell und elegant Herr über diese Erkrankung werden zu können: Gentherapie. Klingt überzeugend und einfach: Da man das defekte Gen kennt, muss man es nur nachbauen, was man heute dank der Jungs und Mädels von oben perfekt kann, und in das Genom eines Menschen einbauen. Gesagt, getan! Man erlebte, gegen das Waterloo der reinste Vergnügungsparkbesuch war: Schwerste Nebenwirkungen bis hin zum Tod der Therapierten.

Warum? Weil man, analog zu der grenzenlosen Selbstüberschätzung von Teenagern aus dem Kapitel *QA/QC*, geglaubt hatte, mit der Kenntnis über die vermeintlich simple Ursache – ein defektes Gen – und den »neuen«, mächtigen

Werkzeugen – Genfähren, die bislang nur zur Forschung an Gewebekulturen oder einzelnen Zellen wie Bakterien, Hefen oder Säugetierzellen im Labor gedient hatten – einfach und schnell eine Hightech-Therapie hinrotzen zu können, die dann auch funktioniert.

Denkste! Diese Fähren erwiesen sich als die Übeltäter, die für verschiedene Todesfälle verantwortlich zeichnen. Der Ärger: Wir wissen noch nicht einmal genau, warum! Hier zeigt sich, mit welch komplexem System Medizin arbeitet: Was an isolierten Zellkulturen hervorragend geht, muss im Ganzkörper noch lange nicht funktionieren. Warum? Eine Zellkultur hat kein Immunsystem, das den Versuch krumm nehmen könnte. Aber der Mensch! So liegt eine geniale und einfache Möglichkeit, gezielte Gentherapie, auf Eis, bis die geeigneten Fähren gefunden worden sein werden und man in der Lage ist, ein Gen gezielt an einen bestimmten Ort des Genoms einzubringen – dort, wo es keinen Schaden anrichten kann.

Denn davon sind wir noch Lichtjahre entfernt, unser Wissen um das Genom und wie es reguliert wird reicht bei Weitem nicht aus. Es ist ja gerade einmal wenig mehr als zehn Jahre her, dass das Genom entschlüsselt werden konnte. Nicht sehr viel älter ist das Wissen, dass das Dogma, der Informationsfluss ginge vom Gen (DNA) über Boten-RNA zum Protein (Proteom), dem Genprodukt, und niemals umgekehrt, nicht mehr haltbar ist. Das Genom ist nicht so statisch, so unveränderbar, wie wir lange Zeit dachten.

Ja, es gibt Möglichkeiten, Gene in das Genom einschleusen zu können; und zwar so, dass erstens die Zelle überlebt, was bedeutet, dass das Gen an einem ungefährlichen Ort eingeführt wurde; und zweitens auch noch tut, was es soll. Das Problem: Retroviren können das, wir nicht! Wie die das machen, wissen wir nicht. Und so bauen wir auf Versuch und Irrtum – mit den geschilderten Konsequenzen. Das aber nennt man Grundlagenforschung!

Und es geht weiter. Das Proteom kann Einfluss auf Gene nehmen. Es kann Gene abschalten, indem es kleine Markierungen setzt, die die Wirkung haben, dass das Gen nicht mehr gelesen wird: DNA-Methylierung. Dies erfolgt durch eine Methylase (googelbares Stichwort: DNA-Methyltransferase), also ein Enzym und damit einem Teil des Proteoms.

Ein weiterer Mechanismus setzt an den Histonen an. Histone sind Proteine (Proteom!), die beim »Aufwickeln« des DNA-Fadens zu Einsatz kommen. Denn die DNA muss trickreich in die Chromosomen »verpackt« werden, damit, will man ein Gen ablesen, nicht der gesamte Faden abgewickelt werden muss. Und verpacken muss man die DNA, denn wie sollte man sonst einen 2-Meter-Faden in einen Zellkern mit einem Durchmesser von 15 μm und einem Volumen von 1,8 Millionstel Mikrolitern verstauen? Histone helfen hierbei, indem sie Strukturen bilden, um die die DNA gelegt wird. Sie teilen die DNA damit in einzelne Abschnitte zu 146 Basenpaaren ein.

Diese Histone können ebenfalls durch Enzyme »markiert« werden, wobei hier gleich mehrere Marken zu Einsatz kommen können. Neben Methylgruppen wie bei Genen auch Phosphat-, Acetyl- und mehrere andere Gruppen. Sie bewirken, je nach Histon- und Markertyp, das Erleichtern oder Erschweren der Abwicklung des DNA-Fadens. Die möglichen Kombinationen an solchen Veränderungen an Genen und Histonen mit Markern ergeben einen Code, der bei der Genregulation eine große, ja entscheidende Rolle spielt, z. B. im Rahmen der oben genannten Programmierung einer Zelle. Diesen Code zu entschlüsseln, zu erfahren, wie Genom und Proteom zusammenwirken, ist Ziel der Epigenetik, einer sehr jungen und gerade sehr aktuellen Disziplin.

Das sind die wesentlichen Faktoren, die uns zum Individuum machen, nicht die Gene, die wir mit allen Menschen dieses Planeten zu 99,9% teilen! Sondern wie diese Gene durch das Proteom individuell reguliert werden. Individuell wird es, weil die Zelle und ihr Stoffwechsel – und damit auch die Genregulierung – von Signalen *außerhalb* der Zelle beeinflusst werden, die im gesamten Kontext eines komplexen Organismus wie dem Menschen gesehen werden müssen. Inklusive Psyche. *So* erklären sich die zweifelsfrei vorhandenen Unterschiede zwischen Zwillingen, was ja nach orthodoxem Glauben an das Genom nicht der Fall sein dürfte. Jeder Zwilling ist ein Individuum! Hier zeigt sich die Bedeutung der Disziplinen Psychoneuroimmunologie und Psychoneuroendokrinologie: Man kann heute die Auswirkungen von Psyche über das interne Internet auf das Proteom und seine Wirkung auf das Genom zeigen! Und die damit verbundenen Effekte des so geänderten Programmablaufs des Roboters Zelle auf das Roboternetzwerk Mensch – und zurück auf seine Psyche!

Und auch mit den derzeit so beliebten Antikörpern hatte und hat man seine Probleme. So versuchte ein Unternehmen, dessen CEO ich persönlich kenne, einen Antikörper zu entwickeln, der bei Autoimmunerkrankungen wie MS, Rheumatoider Arthritis und Leukämie angewendet werden sollte. Gründer waren zwei

Immunologen, und das Unternehmen war eine Ausgründung aus einer Universität. Also: höchste wissenschaftliche und forschende Kompetenz! Es fehlte auch nicht an Geld. Und doch: Nachdem im Tierversuch an Ratten und Makaken zunächst die Idee entwickelt und dann in der Folge alles gut und wie erwartet gegangen war, ging man an den Menschen. Wie in der Entwicklung von Medikamenten üblich und vorgeschrieben, zunächst an den freiwilligen, gesunden Probanden. Und das war gut so. Denn innerhalb weniger Stunden nach der Injektion, die »nur« die Unbedenklichkeit der Anwendung am Menschen bestätigen sollte, entwickelten die sechs Probanden schlimmste Nebenwirkungen in Form von multiplem Organversagen durch überschießende immunologische Reaktionen. Bei zwei von ihnen war die Reaktion derart heftig, dass ihr Leben tagelang gefährdet war, einer von ihnen lag im Koma und musste beatmet werden. Sie werden zeitlebens mit den daraus entstandenen Schäden leben müssen. Gut – das ist das Risiko, und jeder, der an solchen Versuchen freiwillig teilnimmt, weiß davon und muss mit dem Schlimmsten rechnen. (Tut er aber nicht!)

Es zeigt deutlich, dass auch Forscher, hier: Immunologen, selbst in ihrem ureigensten Fachgebiet im Dunkeln stochern und sich auf Ergebnisse verlassen, von denen nicht klar ist, ob sie die These richtig abbilden (können) und daher zu verlässlichen Aussagen kommen. Weil es Grundlagenforschung ist: Neuland wird betreten!

Um klar zu sagen: Ich komme auch aus dem Bereich medizinischer Forschung; und es ist tatsächlich die einzige Art, wie man sich mit unserem Wissen an neue Therapien herantasten kann. Insofern ist nur wenig gegen das Vorgehen zu sagen, und sowohl den Forschern als auch dem Unternehmen wurde und wird, auch von mir, bescheinigt, dass sie sich nach den üblichen Gepflogenheiten verhalten hatten. Es handelt sich hier also *nicht* um die zweifelhaften Ergebnisse dubioser Forscher, wie man sie häufig in Krimis und Thrillern als Unterhaltung vorgesetzt bekommt – und leider auch manchmal in der Realität. Aber das Stichwort ist: Herantasten!

Denn dieses Beispiel zeigt drastisch, wie fragwürdig es sein kann, Ergebnisse aus Tierversuchen auf den Menschen zu übertragen. Was war passiert? Der Antikörper war nicht nur ein Antikörper, sondern ein sog. Superagonist, also ein Antikörper, der besonders feste Beziehungen zu den zu bindenden Molekülen eingeht und so stärkere Reaktionen bewirkt. Die Ursachen, die nun zu den beobachteten Problemen geführt hatten, ließen sich nach anschließender, eingehender Untersuchung (die man auch vorher hätte durchführen können!) auf zwei prinzipielle Problemkreise zurückführen.

Erstens: Da das Immunsystem mit seinen Komponenten wesentlicher Teil des Therapieansatzes ist, kann in Mensch und Tier nicht der gleiche Antikörper verwendet werden. (Wie oben schon gefragt: Bin ich Ratte?) Antikörper sind Eiweißverbindungen, die in einem *fremden* Körper selbst zur Bildung von Antikörpern führen können – und es auch tun. Das bedeutet: Würde der »menschliche« (d. h. für den Menschen vorgesehene) Antikörper am Tier im Rahmen eines Tierversuchs eingesetzt, würde dieses, weil artfremdes Protein, seinerseits Antikörper gegen diesen Antikörper entwickeln und ihn damit unwirksam machen mit dem Ergebnis, dass man die eigentliche Wirkung nicht mehr untersuchen kann – man spricht von »neutralisierenden« Antikörpern, die da gebildet werden. Dann aber braucht man das Experiment auch nicht mehr durchführen. Und selbst wenn nicht, muss der Menschenantikörper nicht auch im Tier als Antikörper wirken. Für jedes Tier also, an dem ein Antikörper und seine Wirkungsweise untersucht werden soll, muss ein artgerechter, entsprechender Antikörper entwickelt werden und eine ähnliche Erkrankung bestehen. Das ist dann das »Tiermodell«, von dem Sie vielleicht schon einmal gehört haben. Damit aber haben wir das Problem, dass Ergebnisse z. B. mit dem neuen Ratten-Antikörper im Experiment mit Ratten nicht (mehr so ohne weiteres) auf den Menschen mit dem Menschenantikörper übertragbar sind, da nicht der gleiche Antikörper geprüft wird und in der Regel die untersuchten Krankheiten auch nicht identisch sind.

Hinzu kommt, dass, obwohl auch Säugetier, das Immunsystem der Ratte leicht aber offenbar ausreichend anders funktioniert als beim Menschen. (Spielt das Unterbewusstsein, die Psyche eine Rolle? Haben Ratten so etwas? Wenn ja: wie ähnlich? Wenn nein: was bedeutet das für die immunologische Antwort, da offensichtlich beim Menschen die Psyche eine große Rolle spielt?) Das betrifft nicht nur die Funktion, sondern auch den Aufbau der Komponenten des Systems. Im vorliegenden Fall wurde nämlich nachträglich festgestellt (auch das hätte man vorher untersuchen können!), dass der Rezeptor auf den Zellen, gegen die der Antikörper gerichtet war, selbst bei Makaken, also weitaus näheren Verwandten als Ratten, zwar nur sehr gering, aber offenbar aufgrund einer anderen Aminosäuresequenz ausreichend anders aufgebaut ist als beim Menschen. Mit der Konsequenz, dass man im Ratten- und Makakenexperiment einen evtl. vorhandenen

Unterschied in der Wirkung (Agonist/Superagonist) gar nicht feststellen *konnte*, selbst wenn man Probleme befürchtet hätte.

Zweitens: Hätte man sich ein wenig mehr Zeit gelassen und ein wenig mehr geforscht, hätte man Hinweise darauf finden können, dass der Antikörper zu Problemen führen könnte. Da dieses Ereignis die gesamte Forschergemeinde weltweit alarmierte und in reinstes Entsetzen versetzte, wurde der Fall sehr genau untersucht. Dabei fand man heraus, dass ein Verfahren, das seit einiger Zeit zunehmend eingesetzt wird, um Tierexperimente einzusparen, Hinweise auf die so extrem starke Wirkung des Antikörpers gebracht hätte: Untersuchungen an Zellkulturen. Diese hatte man nicht durchgeführt, weil man auf Tierversuche gesetzt hatte: zu Unrecht, wie man heute weiß. Die nachträglich erstellten Zellkulturergebnisse wurden daraufhin im Tierversuch mit Mäusen bestätigt. Man hätte es also im Vorfeld wissen können... Damit aber nicht genug: Als dann eine unabhängige Forschungsgruppe zum Zweck der Aufklärung des Problems und seiner Ursachen mit exakt den Tiermodellen und Methoden, die auch die Firma benutzt hatte, nach den Gründen gesucht hatte, fand man schließlich heraus, dass der Antikörper zwei ganz unterschiedliche Reaktionen im Körper auslösen kann. Und im Versuch mit den Probanden ist eben nicht die erwünschte und beabsichtigte Reaktion eingetreten, sondern leider die andere, die dann darin resultierte, dass der gesamte Körper mit Botenstoffen überschwemmt wurde, die das Immunsystem vollständig durcheinander brachten (»Zytokinsturm«). Mit den gravierenden, lebensbedrohlichen Konsequenzen. Spätestens jetzt sollte klar sein, wie komplex dieses Immunsystem ist!

(Kleiner Einschub zum Thema Tiermodell. Für Multiple Sklerose gibt es kein Tiermodell, das der menschlichen Erkrankung entspricht und genutzt werden könnte – bei Tieren scheint es MS nicht zu geben. Die als EAE, Experimentelle Autoimmune Enzephalitis, herangezogene Erkrankung ähnelt MS zwar, unterscheidet sich aber deutlich – und ist unnatürlich (»experimentell«). Ist das offenbare Fehlen einer Erkrankung wie MS im Tierreich vielleicht ein weiteres Zeichen dafür, dass MS einen psychoneuroimmunlogischen Hintergrund hat?)

Ich möchte nun nicht arrogant werden wie so viele, die in solchen Fällen äußern und geäußert haben: »Das hätte ich dir gleich sagen können!« Nein, so etwas kann man nicht vorhersagen, solange man nicht genügend Erkenntnisse gewonnen hat.

Aber einen Vorwurf muss ich dann doch machen: Bedingt durch den Zwang, den Investoren ausüben, um möglichst schnell an viel Geld zu kommen, wird oftmals der schnellste und einfachste Weg gewählt in der Hoffnung, es wird schon nichts passieren. Und nachdem bis zu diesem Zeitpunkt immer alles gut verlaufen war, nahm man eben an, dass das immer so sein würde. Wo aber waren die Investoren, nachdem es schief gelaufen war und Menschen dabei zu Schaden kamen? Sie zogen sich sehr schnell zurück!

Haben wir aus dem Contergan-Fall nicht gelernt? Auch damals hatte man nicht »genügend« geprüft. Denn offenbar ist das Problem bei Contergan ein eigentlich sehr kleines: Es darf nur in einer bestimmten Phase der Schwangerschaft nicht eingesetzt werden: Die Fehlbildungen treten nur auf, wenn der Wirkstoff Thalidomid zwischen dem 34. und 50. Schwangerschaftstag eingenommen wird, wenn sich bestimmte Gewebe ausdifferenzieren (Zellen programmiert werden). Heute weiß man genau, an welchem Tag welche Schäden gesetzt werden! Sind alle Organe und Gliedmaßen angelegt, also nach spätestens drei Monaten, scheint es keine negativen Wirkungen mehr zu geben. Das Problem damals war, dass man dieses Zeitfenster eben nicht ausreichend untersucht hatte. Hätte man es getan, wäre vermutlich vielen Menschen ihr Schicksal erspart geblieben. Nur – woher hätte man das denn wissen sollen? Woher hätte man (damals) wissen sollen, dass ausgerechnet diese Wochen des zweiten Schwangerschaftsmonats so vulnerabel sind?

Das aber ist unser Hauptproblem! Warum auch immer: Eitelkeit der Forscher oder Geldgier der Investoren – *angewandte* Forschung ist heute eine Sache ohne Tiefe. Der Patient von heute ist Beta-Tester! Es regiert das Streben nach Profit. Solange sich das nicht ändert; solange medizinische Forschung entscheidend in den Händen von Leuten liegt, die erstens keine Ahnung und zweitens pekuniäres Interesse haben – Investoren –, wird sich daran nichts ändern!

Der Begriff »Beta-Tester« ist Ihnen vielleicht geläufig – er ist eng mit der Firma Microsoft verbunden, obwohl das unfair ist, da andere Softwarehersteller das auch machen/gemacht haben. Er geht zurück in die späten 1980er Jahre, als Microsoft (aber auch die meisten anderen!) Softwareprodukte auf den Markt gebracht hatten, die – freundlich ausgedrückt – noch in der Entwicklungsphase steckten. An allen Ecken und Enden merkte man aufgrund vieler Fehler und selbst Programmabbrüchen bis hin zum Aufhängen des Rechners, dass dem

Produkt ein paar Monate mehr zumindest für Fehlerentdeckung und -beseitigung gut getan hätten. Grund: stetige Innovation als Wettbewerbsvorsprung. Alle zwei bis drei Jahre warf Microsoft ein neues Betriebssystem auf den Markt: nach DOS kam 1985 Windows 1.0, 1987 2.0, 1990 3.0, 1992 3.1, 1994 3.11, 1995 95, 1998 98, 2000 ME, 2002 XP. Alles nicht etwa immer fehlerbereinigte Versionen des jeweiligen Vorgängers, sondern Weiterentwicklungen mit neuen Features und neuen Konzepten; und alle mit den gleichen und zunehmend bekannten und neuen Fehlern, die z. T. vererbt und niemals ausgerottet wurden. Es ging nach einer außergewöhnlichen fünfjährigen Entwicklungszeit 2007 im Rhythmus weiter mit Vista, 2009 mit Windows 7, 2011 mit Windows 8 und 2013 mit Windows 8.1. Heute, 2015, sind wir bei Windows 10. (Die als Windows 8.1 auf dem Markt gekommene Version war eigentlich Windows 9!)

Und so wurden Betriebssystemversionen auf dem Markt gebracht, die der Phase des α-Tests, also der firmeninternen Fehlersuche und -beseitigung, gerade entsprungen waren und nun eigentlich in eine (unbezahlte) Prüfung im Feld durch einzelne ausgewählte Benutzer hätten gehen müssen: die β-Phase. Stattdessen ließ sich Microsoft (und, wie gesagt, auch andere!) dieses Testen vom Endkunden bezahlen, indem sie das noch unfertige Produkt auf den Markt brachten: Die »service packs« entstanden, mit denen dann die berichteten und erkannten Fehler im laufenden Betrieb bereinigt wurden. Damals entstand die Regel, an die sich »Profis« hielten: Niemals eine Versionsnummer, die hinter dem Punkt eine »0« hat; z. B. 3.0.

Analoges Verfahren drängt sich mir auch in der Wissenschaft und in der Medikamentenentwicklung auf: Geforscht wird in Bereichen, die neu und damit interessant sind, weil man sehr schnell sehr viel Geld damit machen kann. Damit ähnelt Innovation im Gesundheitssektor heute eher Softwareentwicklung und Börsenaktivitäten als klassischer Pharmaentwicklung! Wenn das Genom gerade in ist, interessieren sich die Investoren für Start-ups, die sich mit dem Genom beschäftigen. Wenn das Proteom gerade in ist, weil's mit dem Genom nicht wie gewünscht geklappt hat, rennen die Investoren den Proteom-Start-ups nach. Weil einer 'mal mit Biotechnologie Erfolg hatte, will jeder Biotech, und weil einer mit einem monoklonalen Antikörper Gewinne einfährt, will jeder monoklonale Antikörper! Mit entsprechendem Fokus werden die Start-ups gegründet, um sich die erforderliche Forschung finanzieren zu lassen. Nicht das »richtige« Tool wird gesucht und/oder weiterverfolgt, sondern das, was den innovativsten Eindruck macht und damit am meisten Geld verspricht.

Und so werden Millionen in den Sand gesetzt, weil die Aussicht besteht, im Erfolgsfall Milliarden zu verdienen. Natürlich rechnet sich dieses Verhalten für Investoren, solange unter dem Strich schwarze Zahlen stehen. Dass schwarze Zahlen aber auch durch klügeren Einsatz als die praktizierte Schrotschuss-Mentalität: einfach drauf schießen, irgendetwas bleibt hängen, erreicht werden können, ist nicht hip. Es geht um Progressivität.

Apple und Steve Jobs sind Kult. Warum? Weil Jobs angeblich so kreativ, so progressiv war. Und dann schwärmen Apple-Anhänger vom iMac, iPod, iPad, iPhone. Der Macintosh! Kultigster Kult! Und nur wenige wissen, dass es nicht die Kreativität von Jobs war, die die Innovationen hervor gebracht hatte, die man heute gerne Apples Geräten nachsagt: Die so viel gerühmte graphische Benutzeroberfläche, die Apple 1983 mit dem Lisa einführte und 1985 mit dem Macintosh einem breiten Nutzerkreis angedeihen ließ, war eine Entwicklung von Xerox PARC. Sie wurde bereits 1981 mit dem Xerox Star vertrieben und somit von Apple schlichtweg geklaut. Zusammen mit einer Maus, die Xerox bereits 1970 entwickelt und 1973 im Star-Vorgänger Alto für Forschungskreise in Betrieb hatte. Die wiederum geht zurück auf eine Entwicklung der Firma Telefunken (!) aus dem Jahre 1968, die lediglich der Auffassung gewesen war, dass das Prinzip nicht patentwürdig war und daher eine Anmeldung unterlassen hatte. Dumm gelaufen! Und trotzdem gilt der Macintosh als der erste Rechner mit Maus und graphischer Oberfläche und Apple als »Erfinder«. Wegen Jobs guten Marketings.

Das iPod hatte seinen Vorgänger im Walkman von Sony – es war schlicht nur eine konsequente Weiterentwicklung gemäß der technischen Entwicklung: Chip statt Kassette. Und ohne die Kompressionsalgorithmen des Fraunhofer-Instituts, MP3 (!), hätte es diese Entwicklung nicht gegeben, da die Chips damals die Datenmengen einer Kassette nicht hätten speichern können.

Einen iPad, erschienen 2010, hatte ich schon Ende der 1990er Jahre. Damals hießen die noch *slate*, waren nicht von Apple, sondern z. B. Fujitsu-Siemens, dem Stand der Technik entsprechend dicker, klobiger und weniger leistungsfähig und mussten mit Stift bedient werden – ohne Gesten und kapazitivem Bildschirm, den man damals noch nicht so herstellen konnte, dass die vergleichsweise klobigen Finger selbst von Menschen mit Marfan-Phänotyp (»Spinnenfinger«) exakt genug hätten eingesetzt werden können. Und auch mein V3 von Motorola (2003) konnte schon ins Internet gehen. Mit WAP. Apples iPhone (2007) also nur eine Weiterentwicklung, keine Innovation!

Was also ist so *innovativ* an Apple? Nur, dass sie das, was andere auch gemacht haben, aufgegriffen und in ein »schickes Design« gezwängt haben – inkompatibel zum Rest der Welt, damit Kunden gebunden werden: Einmal Apple, immer Apple. Mehr nicht. Und trotzdem gilt Apple als hip und innovativ! Jobs war nicht mehr als ein – zugegebenermaßen – begnadeter Verkäufer. Der Rest ist Personen- und Firmenkult.

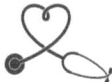

Ganz andere, aber ähnlich gelagerte Probleme haben wir mit Informationen aus Forschung und Wissenschaft: Was kann man glauben? Hier ist das alles weniger eine Frage der Seriosität, die man in der Regel voraussetzen kann, auch wenn es leider hin und wieder unschöne Auswüchse gibt: Wissenschaftler sind keine besseren Menschen, nur weil sie Wissenschaftler sind! Und so gibt es leider auch unter ihnen Schwarze Schafe, und mit einer ähnlichen Häufigkeit wie bei Nicht-Wissenschaftlern auch!

Die Ratten-Mangel-Lebensverlängerungsversuche und Brustkrebsstudien oben haben hoffentlich gezeigt, dass auch nach allen Regeln der Kunst durchgeführte Wissenschaft und ihre Ergebnisse Makulatur sind, wenn sie in den falschen oder gar keinen Kontext gesteckt werden! Daher ist mit großer Vorsicht zu genießen, was man, vor allem als Laie, von Ergebnissen aus der Forschung hört. Die weitaus meisten Meldungen stammen aus Forschungsergebnissen, die mit Filtern und Tunnelblick entstanden sind und zunächst interpretiert werden müssen. Sie sind auch gar nicht für eine Allgemeinheit gedacht, sondern für wissenschaftliche Kollegen – und werden nur gerne von Medien aufgegriffen, um an einer sich entwickelnden Hysterie verdienen zu können. Das klingt grausam, ist aber so. Und so haben heutzutage wissenschaftliche Verlage und populäre Zeitungen nicht selten den gleichen Besitzer, z. B. Nature und Die Zeit.

Interpretation aber erfolgt heute zunehmend weniger, und ein Grund, der Hauptgrund, ist die Gier nach Profit, befeuert durch Investoren, die nur einen Zweck sehen: mit Geld Geld machen! Ob dabei ein revolutionärer Autoantrieb herauskommt, nachhaltige Energie oder ein Hightech-Medikament, spielt eine untergeordnete Rolle. Das ist wenig schmeichelhaft, und es gibt sicherlich auch Ausnahmen. Aber die überwiegende Mehrheit handelt so.

Das betrifft beides: Grundlagen- und angewandte Forschung. Weil beide, gerade auf dem Gebiet der Medizin heute, nicht mehr eindeutig voneinander trennbar sind, sind die Grenzen fließend und verschiebbar. Und das wird gemacht: Die Grenzen werden nach Bedarf verschoben. Klappt etwas nicht auf Anhieb, entschuldigt ein Investor seine »Fehlinvestition« mit »war noch zu früh«! Klappt es, wird diese Erkenntnis auf das nächste Thema angewandt. Und das Spiel beginnt von vorne.

Noch zur Jahrtausendwende war Genomforschung Grundlagenforschung – und sie ist es auch heute noch, bzw. wieder, weil wir erkennen mussten, noch lange nicht zu wissen, wie das Genom »funktioniert«! Daher redet heute kaum noch jemand vom Genom. Und doch wurde und wird konstant versucht, Anwendungen daraus abzuleiten. So kam es zu 23andMe und deren Problemen mit »Krebsmarkern«.

Wir sind noch Lichtjahre davon entfernt, das Immunsystem zu verstehen, das einen der wesentlichsten Teile unseres Körpers ausmacht und wie er reibungslos funktioniert. Und doch glauben wir, mittels monoklonaler Antikörper und Immunmodulation gezielt in den hoch komplexen Vorgang eingreifen zu können – und provozieren Zytokinstürme!

Wir führen Multi-Fronten-Kriege gegen Erkrankungen, die einen gemeinsamen Ursprung haben: Richtig ist, dass es nicht »den« Krebs gibt. Es gibt so viele Krebsarten, wie es Krebserkrankte gibt. Denn gerade Krebs ist eine extrem individuelle Erkrankung: Kein Verlauf gleicht dem anderen. Und gerade in diesem Bereich wäre es wichtig, von Kategorisierungen und Klassifizierungen wegzukommen und »individualisierte« Medizin zu betreiben. Doch wir verstehen das falsch, hypen personalisierte Medizin und verstehen darunter, in dem, was wir als prägend für ein Individuum ansehen, seinem Genom, Anzeichen dafür finden zu können, wie man ihn dann – kategorisiert anhand einer Handvoll möglicher Therapien – mit diesen behandeln könnte.

Und so suchen wir spezifische Eigenheiten von Krebszellen, sog. spezifische Oberflächenepitope, also Strukturen auf der Zellmembran einer Krebszelle, die für sie typisch sind – und nur für sie! – und die man als »Marker« verwenden kann, um einerseits den Krebs diagnostizieren zu können, andererseits einen monoklonalen Antikörper gegen ihn entwickeln, weil das gerade en vogue ist. Und genau das ist die Multi-Front: Wir tun das für Brustkrebs, verschiedene Arten von Lungenkrebs, Pankreaskrebs, Magenkrebs, Darmkrebs, Prostatakrebs usw. Und wir wundern uns, dass wir nicht weiter kommen! Vielleicht, weil es dieses eine Epitop für alle an einer Krebsart Erkrankten gar nicht gibt? Grundlagenforschung könnte das klären. Aber darauf kann, ja will die moderne angewandte Forschung nicht warten.

Über das Immunsystem haben wir eine Menge Informationen. Teilweise kommen sie aus der Forschung – Grundlagen- wie angewandter Forschung, teilweise aus der täglichen Praxis in der Anwendung dessen, was man weiß. Und auch der Laie, der Patient, hat wertvolle Informationen. Diese sind aber nur im Zusammenhang mit den anderen Informationen sinnvoll und wichtig. Kurz: Unser gesamtes Schwarmwissen zum Thema Immunologie liegt vor uns – wir müssten es nur auswerten!

Dieses Verfahren könnte man mit »retrospektiven« Studien in der angewandten Forschung gleichsetzen. Hier wie dort liegen die Daten bereits vor, sie müssten nur nochmals ausgewertet werden. In der angewandten Forschung in Form von »Metaanalysen«, hier in der Form von multifaktoriellen Analysen. Ich bin sicher, das würde uns erheblich weiter bringen!

Das hätte im Fall des Immunsystems viel weitreichendere Konsequenzen. Falls es uns gelänge, das Immunsystem besser zu verstehen, würden davon andere chronische Erkrankungen des Immunsystems wie Autoimmunerkrankungen, z. B. Multiple Sklerose, profitieren, die nichts mit Krebs zu tun haben: Während bei Krebs das Immunsystem nicht eingegriffen hat, greift es bei MS zu viel ein. Oder bei Allergien.

Das hatte man schon früh erkannt. Und so war vor vielen Jahren das Thema »Tumorvakzinierung« ein Gebiet, mit dem sich viele beschäftigt haben. Man versuchte, mit Hilfe von abgetöteten Krebszellen analog zur Impfung mit abgetöteten Erregern, das Immunsystem zu trainieren, gegen diese Zellen vorzugehen. Allerdings ohne den Erfolg, den man sich erhofft hatte. Denn es ist nicht einfach, Zellen des Immunsystems zu trainieren, die die betreffenden anzugreifenden Ziele erkennen können und sollen. Im Gegensatz zu Zellen eines Erregers handelt es sich hier nämlich um körpereigenes Gewebe, gegen das trainiert werden muss.

Und das Schlimmste, was man sich vorstellen kann, ist, einen Antikörper zu bauen, der einen Zytokinsturm auslöst und gleichzeitig wahllos körpereigenes Gewebe zerstört.

Einen großen Anteil am Misslingen hatte, dass man damals noch nicht über das Wissen und die Methoden verfügte, über die man heute verfügt. Womit wir wieder beim Thema wären: Anwendungen kann man nur generieren, wenn man die Grundlagen ausreichend kennt…

Heute fasst man allmählich wieder Hoffnung, dass diese – in meinen Augen richtige – Vorgehensweise letztlich zum Erfolg führen wird. So infizierte Stephen J. Russell an der Mayo Clinic in Minnesota letztes Jahr eine als austherapiert geltende (und damit als unheilbar abgestempelte) Patientin mit einem drei Zentimeter großen Tumor eines Multiplen Myeloms (»Plasmozytom«, »Knochenmarkkrebs«) mit abgeschwächten Masern-Viren. Diese befielen die Krebszellen und »markierten« sie auf diese Weise für das Immunsystem als zu zerstören. Was dieses dann auch tat. Sie gilt nun als geheilt (wobei man konstatieren muss, dass dies sich erst in den folgenden Jahren tatsächlich herausstellen wird).

Allerdings ist damit noch kein »Allheilmittel« gegen Krebs gefunden worden. Nicht alle Patienten sprechen auf diesen Therapieversuch an, und so steht noch Einiges an Forschung an. Aber es ist offenbar der richtige (und, betrachtet man es objektiv, logische) Weg, der zunehmend auch (wieder) beforscht wird. Wie bereits weiter oben dargestellt, ist die Frage, warum das Immunsystem entartete Zellen nicht als solche erkennt. Und da scheint man ein Stück weitergekommen zu sein: Offenbar erkennt es diese Zellen, geht sie aber nicht an. Und hier scheinen »Checkpoints« des Immunsystems eine Rolle zu spielen, die natürlicherweise ein Überschießen der Immunantwort auf ein Antigen und damit ggf. die Induktion von Autoimmun-Reaktionen verhindern sollen; etwas Nützliches also. Diese Checkpoints allerdings verhindern im Falle des Krebses offenbar, dass das Immunsystem aktiv werden kann, wenn es eine entartete Zelle entdeckt hat. Setzt man sie (z. B. über einen Antikörper) außer Kraft, scheint das Immunsystem gegen die Krebszellen vorgehen zu können. Und das nicht nur bei einer bestimmten Krebsart…

Sollte das tatsächlich so sein, hätte man einen großen Schritt in die richtige Richtung gemacht. Und so war für Ulrich Keilholz, Komm. Direktor des Charité Comprehensive Cancer Center und Professor für klinische und molekulare

Tumorimmunologie an der Charité »die breite Wirksamkeit [] die Sensation beim diesjährigen ASCO-Kongress.« (American Society of Clinical Oncology)

»Bei der Entstehung von Tumoren entsteht parallel eine Immunität, diese ist aber ineffektiv, weil die Ausführung der Immunität blockiert ist. Das war bekannt. Wenn man aber mit Hilfe der neuen Antikörper den Checkpoint blockiert, der diese Ausführung verhindert, entstehen weniger Autoimmunreaktionen, aber eine sehr starke Anti-Tumoraktivität. Diese Antikörper wirken in 20 bis 40% aller Tumorpatienten und dann sehr dauerhaft. Bei den vielen Patienten, bei denen in den Studien eine Remission der Tumoren erreicht worden ist, dauert sie bis heute an.«, so Keilholz. »Ich bin vor 30 Jahren genau deshalb in die Krebsforschung gegangen: um Immuntherapien und molekular gezielte Behandlungen zu entwickeln. Das war lange Zeit frustrierend, weil wir bei unseren Versuchen zwar immer ein bisschen erreicht haben, aber von einem Durchbruch stets weit entfernt waren. Das könnte sich jetzt ändern Ich sehe die aktuelle Entwicklung mit großer Freude.«

Ich auch! Es zeigt, dass Beharrlichkeit abseits ökonomischer Interessen und wohldurchdachte Konzepte, die auf der Anwendung von gesammelter Erfahrung beruhen, zur Problemlösung führen; nicht das schnelle Geld in Hypes.

Epilog

Wenn es doch in diesem Werk um unsere Gesundheit geht: Was haben die Amerikaner aus dem Prolog damit zu tun? Nichts! Aber Gegenfrage: Was hat mangelbedingte Verlängerung des Lebens von Ratten mit der Gesundheit des Menschen zu tun? Ebenfalls nichts! Und doch wird sie von ansonsten durchaus ernst zu nehmenden Fachleuten immer wieder in einen Zusammenhang gebracht – nur, weil beides »höhere Säugetiere« sind, und die medizinische Forschung auf Tierversuche setzt – setzen muss.

So wollte ich mit dem Abschnitt im Vorwort ein Bild bringen, das in meinen Augen wie kein anderes unser derzeitiges medizinisches Wissen und Können anschaulich beschreibt. Lesen Sie den betreffenden Abschnitt einmal mit dem Filter »Schulmedizin« nochmals durch. Wie die Amerikaner erheben unsere Schulmediziner medizinischen Führungsanspruch, glauben zu wissen, wie es geht! Dafür haben sie, wie die Amerikaner, Legionen von Geheimdienstlern und Spionen namens Forschern auf dem Gebiet der *life sciences*, die für *intelligence* sorgen. Sie haben die riesigen Computer von CIA und NSA mit riesigen Datenbanken, deren Daten, wie die der Geheimdienste, nicht effektiv und nachhaltig genutzt werden. Sie haben Hightech-Equipment, »medizinische Drohnen«, mit denen sie aufklären, aber auch zerstören können. Sie sammeln in ungezielter und ungebremster Informationssammelwut Informationen, die sie nicht mehr bewältigen und in einen Zusammenhang bringen können. Sie haben präziseste Hightech-Waffen und Spitzentechnologie. Und sie haben Geld. Und halten sich für die »Führungsnation«. Und doch erreichen sie zunehmend weniger, was sie erreichen wollen: Sie kämpfen an falschen Fronten.

Die intelligenten Waffensysteme der Amerikaner versagen bei Partisanen, die sich hinter Zivilbevölkerung verstecken. So wie viele Monoklonale Antikörper versagen, weil sich deren Ziele hinter gesundem Gewebe verstecken. Ihre Computer spucken mögliche Attentäter nicht aus, weil einerseits zu viel, andererseits zu wenig Information vorliegt. So wie unser Genom und sein Einfluss auf Erkrankungen aufgrund einerseits zu reichlicher, andererseits mangelnder Information überschätzt wird. Die Amerikaner glauben, mit Satelliten und Drohnen Aufklärung betreiben zu können und vergessen die wesentlich genauere und effizientere Aufklärung durch einheimische Spione. So wie die Mediziner glauben, dass Messwerte bedeutsamer für eine Diagnose sind als das Gespräch mit dem Patienten und seinem Umfeld. Und sie verstehen nicht, warum man sie nicht liebt – wie die Mediziner, die nicht verstehen, warum sich jemand »Scharlatanen« anvertrauen kann. Amerikaner sind – wie Schulmediziner – technologieversessen. Alles muss immer Hightech sein! Und so wird mit Chemie narkotisiert, obwohl Akkupunktur oft gleichwertig ist und weniger gefährlich.

Ich bin eigentlich ein Gegner des Pauschalisierens, allein schon, da man dadurch, wie in der Statistik, Informationen verliert; und der eher den umgekehrten Weg beschreiten möchte, hin zur Individualität – und pauschalisiere trotzdem. So ist es nicht beabsichtigt, wenn ich mit »den Amerikanern« Menschen einbeziehe, die nicht Teil des Problems sind: Die normale Bevölkerung. Wenn ich es doch tue, dann weil ich hoffe, dass diese sich falsch verstanden fühlen, aufwachen und vielleicht einmal ein paar Grenzen setzen. Dabei geht es mir primär nicht um die Grenzen, sondern um das Überwinden des Phlegmas und der Lethargie.

Denn ich liebe die amerikanische Bevölkerung, wenn auch nicht immer ihre Mentalität. Ich schätze ihre kommunikative Art, die es einem leicht macht, in Kontakt zu treten, und bedaure ihre Oberflächlichkeit. Ich liebe ihre positive Grundeinstellung (»take it easy«, bleib locker) und hasse ihre positive Grundeinstellung (»no problem«, nichts leichter als das).

Ich habe Amerika lange Zeit sehr ausführlich vom Staate Washington bis Kalifornien, Arizona bis Georgia und Florida bis Maine und damit 26 von 50 Staaten sehr gerne bereist und in der Regel liebe, herzliche und nette Menschen getroffen, die manchmal vielleicht ob ihrer vollkommen anderen Kultur und Gesellschaft für uns Europäer in ihren Hawaiihemden und kurzen Hosen, ihren Business-Kostümen mit weißen Tennissocken und Turnschuhen, mit Texas-Hut, Sporenstiefeln und riesiger silberner Gürtelschnalle etwas »anders«, in ihrem Auftreten etwas »schrullig«, aber auch »großkotzig« und manchmal sogar selbstherrlich, in ihrem Verhältnis zu Todesstrafe, Waffenbesitz, Religion, freier Meinungsäußerung, Monstertrucks, Geschwindigkeitsbegrenzung, Scientology, Homosexualität, Nazis und Alkohol abstrus, in ihrem Verhalten etwas gewöhnungsbedürftig und in ihren Ansichten manchmal etwas unverständlich sind;

aber, wie die Mitglieder anderer Nationen auch, liebenswert. (Immer wenn's um Amerika geht, mache ich solche Monstersätze! Warum eigentlich?)

Ich finde stretch limos geil und McKentuckyKing OK. Ich finde Hummer mit Ketchup, wie man ihn in Kalifornien mag, pervers und frittierte *abalone*s in Mayo auch. Nicht wegen der Mayo – no fat, no cholesterol, so sodium –, sondern weil Seeohren vom Aussterben bedroht sind. Aber ich finde auch Schweinshaxe in Spanien pervers und Curry-Wurst in Griechenland. Ich habe Verständnis vor ihrer Angst vor Krieg auf eigenem Boden und keines vor ihrer fehlenden auf fremdem. (Jetzt weiß ich's! Ich folge ihrem Motto: Think big.) Kurz, ich bin ganz gerne da, wenn ich ein Rückflugticket in der Tasche habe. Muss nicht unbedingt nächste Woche sein, aber auch nicht erst in zehn Jahren.

Und daher möchte ich unter »den Amerikanern« die Politiker, die sie unterstützenden Berater und die Menschen verstanden wissen, die, ohne sich eigene Gedanken zu machen, diesen unkritisch folgen, weil es politischer Mainstream und damit für sie hilfreich ist. Nicht aber den einzelnen Mann auf der Straße. Der ist in allen Nationen dieser Erde ähnlich und wird von seinen Regierenden und der Presse ähnlich verarscht!

Da der aber nicht wirklich und ernsthaft jene in die Grenzen weist, drehe ich das gute alte und auch in der medizinischen Forschung verwendete Prinzip »pars pro toto« – ein Teil repräsentiert das Ganze – kurzerhand einmal um und benutze den Begriff »die Amerikaner« provokant als – nein, »toto pro pars« wäre zu einfach! Sie drehen ja den Ausspruch »Einer für alle« auch nicht um in »Alle für Einer«. Mit Wechsel des Bezugs wechseln natürlich auch die – nein, wieder falsch: nicht die casi sondern die casús! U-Deklination! Also »Totum pro parte« – das Ganze repräsentiert einen Teil: die wie in anderen Nationen auch unsägliche Riege der Verantwortlichen, die für die Gesellschaft steht. (Und wieder einmal konnte ich mit meiner Bildung angeben… ;-)

Das mache ich übrigens auch bei »den« Engländern, »den« Franzosen und »den« Deutschen. Sowie bei »der« Pharmaindustrie und »den« Kostenträgern. Von »den« Wissenschaftlern und »den« Ärzten ganz zu schweigen. Ich weiß also, dass es Ausnahmen gibt. Ich weiß aber auch, dass die leider selten sind.

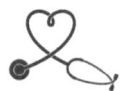

Manchmal glaube ich, dass die einzelnen Mitspieler im System nicht miteinander spielen, sondern gegeneinander. Es müsste doch im Interesse aller sein, dass der Arzt seiner ureigensten Aufgabe nachgehen kann: dem Patienten helfen, sich zu heilen. Dem müsste sich nicht nur die Pharmaindustrie und die Investoren unterordnen, sondern auch das bescheuerte Gesundheitssystem mit seinen Komponenten, den Kostenträgern und dem Medizinischen Dienst. Das Gegenteil aber ist der Fall: Indem er zu einem Unternehmer mutiert wird, der aus Kostengründen nur Bausteine zusammensetzen darf, ist ein Arzt nur noch unter »ferner liefen« Arzt und, dank Regressmöglichkeit, bar jeder individuellen therapeutischen Freiheit. Pharma sucht nach immer neuen Wegen und Mitteln, das eigene Interesse durchzusetzen, siehe Genzyme, und verliert sich an »vorderster Front«: in der Grundlagenforschung. Und die Kostenträger versuchen mit immer neuen Wegen und Mitteln, die entstehenden Probleme ihres Handelns bezahlbar zu halten – und befinden sich im Teufelskreis.

Wenn wir nicht einen Ausweg aus dieser Problematik finden, werden wir unweigerlich mit Folgen zu kämpfen haben, die wir heute noch nicht einmal erahnen können. Es ist lächerlich, dass wir Menschen als einzige Wesen auf diesem Planeten in der Lage sind, aufgrund unseres Hirns und der damit verbundenen Fähigkeiten Dinge (nicht nur aber auch) für unsere Gesundheit tun zu können, die kein anderes Lebewesen tun kann, es dann aber daran scheitert, dass wir das nicht bezahlen können, weil unser Hirn offenbar nicht entwickelt genug ist, einzusehen, wie sehr wir uns von egoistischen Gefühlen leiten lassen.

Wozu entwickeln wir Hightech-Medizin, wenn wir sie uns doch aufgrund unserer Profitgeilheit und welt- und lebensfremder Verwaltung sowie absolut inkompetenter und an das eigene Fortkommen denkender Politik nicht leisten können? Wenn ein politisch Verantwortlicher einmal ehrlich wäre, bekäme er Schwierigkeiten, eine gute Antwort auf die Frage zu geben: Was haben uns all die Reformen des Gesundheitssektors in den letzten Jahrzehnten gebracht, außer, dass die Situation trotz gewaltigen medizinischen Fortschritts, immer schlimmer wurde statt besser? Diese Erkenntnis sollte doch mehr als ernüchternd sein!

Das haben vor mir schon viele, und viele sehr viel Bedeutendere als ich beklagt. Und es hat nicht geholfen. Ich werde auch nicht der letzte sein. Doch was könnte die Konsequenz sein? Aufgeben und warten, bis das System explodiert? Und dann? Das kann es nicht sein! Und daher versuche nun auch ich, den Finger in die Wunden zu stecken, in denen schon die vieler anderer stecken. Vielleicht, wenn genügend Finger in der Wunde bohren, tut das irgendwann einmal weh genug, dass reagiert wird. Ich möchte auf jeden Fall die Probleme nicht kampflos unseren Kindern und deren Kindern überlassen!

Wir laufen Gefahr, wegen Komplexizität und zunehmender Diversifizierung in allen Bereichen in einen Teufelskreis zu kommen, in dem NSA und CIA bereits stecken: Sie besitzen mehr Informationen als sie auszuwerten in der Lage sind. Somit übersehen sie Dinge, die zu erkennen ja ihre ureigenste Aufgabe darstellt. Nur, weil keiner Zusammenhänge herstellt und einen Sinn für das Große Gesamte hat, das die Details bilden. Das nicht sehend, verwenden sie einen erheblichen Teil ihrer Mühen darauf, weitere Informationen zu sammeln, die sie nur umso weniger auswerten können. Und kein Verantwortlicher gebietet dem Einhalt, weil alle technologieversessen sind und sich Denkmäler setzen wollen.

Wir könnten das System dramatisch verbessern. Indem wir es entschlacken, vereinfachen und Informationen und Quellen nutzen, die bislang ungenutzt blieben. Das setzt aber voraus, dass alle mitmachen. Jeder muss umdenken und sich einbringen. Vom Patienten bis zum Vorstand eines Pharmaunternehmens, von den Kostenträgern bis zum verantwortlichen Arzt. Viele werden sich von Liebgewordenem trennen müssen. Pharma von gigantischen Gewinnen und der Idee, unverwundbar zu sein: *too big to fail*. Aber denen sei gesagt: Wenn nicht jetzt, erfolgt es nicht allzu viel später zwangsläufig: Kein unter Druck stehender Kessel hält ewig. Und besser jetzt, als später, weil man jetzt noch an einer Lösung mitarbeiten kann, später nicht mehr. Es ist also kurzsichtig, das nicht zu erkennen. Aber exakt diese Kurzsichtigkeit, die in quartalsweisem Denken bis zur geplanten Vertragserfüllung des Vorstandes, üblicherweise ein bis zwei Vielfachen von drei bis fünf Jahren, mit goldenem Handschlag und großzügiger Abfindung besteht, wird das leider nicht zulassen.

Wir müssen eingestehen, dass es auch in Freien Marktwirtschaften Bereiche gibt, die besser kontrolliert gehören. Nicht nur, dass das mehr oder weniger versteckt, z. B. über Investitionsförderung oder Ausfuhrkontrollen, sowieso schon passiert – es passiert auch in Gesellschaften wie der amerikanischen, die doch die härteste weil »freieste« Form von Wirtschaft hat; z. B. durch Protektionismus: Importiert wird nur, wenn es der eigenen Wirtschaft nicht schadet. Ansonsten gibt's hohe Importzölle. Auch hilft der Staat kräftig mit, amerikanischen Unternehmen mit Informationen, die sie auf illegale Weise, Industriespionage, erhalten, einen Vorsprung zu verschaffen. Mit dem ausdrücklichen Segen des Präsidenten und der Hilfe der Geheimdienste. Oder fragwürdiger Gesetzgebung. Beispiel: Die »Lex Avonex«.

Die hatte folgenden Hintergrund: Die deutsche Firma Rentschler und das amerikanische Unternehmen Biogen hatten ein Joint-Venture, die Firma Bioferon, die Interferon-beta mit dem Namen Avonex herstellen und vermarkten sollte. Die dazu erforderlichen Studien wurden in den USA mit dem von Rentschler in Deutschland hergestellten Produkt und von Biogen finanziert durchgeführt. Dann aber zerstritten sich die beiden. Da Rentschler das Patent und das Produktionssystem hatte, Biogen aber die Datenhoheit, konnte keiner das Produkt alleine zulassen. Also erstellte Biogen eine neue, eigene Zelllinie. Diese produzierte dann zwar auch irgendwann ein Interferon-beta, aber eben nicht das, mit dem die Studien durchgeführt worden waren. Biogen wollte aber nicht noch einmal die Entwicklungskosten und vor allem die Entwicklungszeit investieren, wie es das aufgrund der herrschenden Gesetzeslage eigentlich hätte tun müssen.

Also wich die FDA, die Zulassungsbehörde, aus protektionistischen Gründen und in dubio pro amerikanischem Unternehmen von der bis dahin bestehenden, von ihr selbst aufgrund negativer Erfahrungen erlassenen Vorschrift ab, dass Daten aus klinischen Studien im Rahmen des Zulassungsverfahrens nur akzeptiert werden, wenn sie mit dem zuzulassenden Material erhoben worden waren. Es reichte nun, was seither »Bioäquivalenz« genannt wird: Das neue Produkt musste »nur« noch zeigen, dass es »bioäquivalent« zum alten war, woran immer man das auch festmachte. Und das bedeutete, dass man mit geringstem Aufwand an eine Zulassung kam – denn man konnte den Begriff Bioäquivalenz nach der jeweiligen aktuellen Situation »auslegen«. Wozu aber das Ganze, gab es doch schon ein Beta-Interferon auf dem amerikanischen Markt? Weil dieses von der amerikanischen Niederlassung eines *deutschen* Unternehmens vertrieben wurde. Pragmatismus à la USA.

Warum also nicht auch bei uns staatlicher Eingriff im Gesundheitswesen – und offen? Es muss ja nicht gleich in Planwirtschaft mit Fünf-Jahresplan und Produktionsübererfüllung ausarten. Ich hätte da einen Vorschlag.

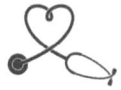

447

Was ist nun das Resümee des Buches, quasi »Die Moral von der Geschicht'«? Sie besteht in vier Thesen, jede einen der wichtigen Faktoren im System betreffend: Patient und Arzt, Medizin, Forschung und Kosten.

These 1: Wir brauchen den aktiven, selbstbewussten Patienten, der nicht glaubt, sich durch den Arzt wie ein Auto in der Werkstatt reparieren lassen zu können.

Wer kann also an der aktuellen Situation etwas ändern? Der Patient! Und nur er. Das bedeutet: Er muss sich damit auseinander setzen, was mit ihm erfolgt. Er muss mündig sein oder werden, und mit dem Arzt auf Augenhöhe über seine Krankheit diskutieren. Er muss nicht Fachmann sein, denn dazu hat er den Arzt. Aber *er* muss derjenige sein, der die Fäden in den Händen hält und den Fachmann »kontrolliert«. Der unbequem ist, indem er fragt. Solange fragt, bis sein Arzt und er wirklich wissen, was zu passieren hat. Denn es geht um *seine* Gesundheit. Und am Ende des Tages, ohne jemandem etwas Böses unterstellen zu wollen, ist er der Einzige, dem es darum wirklich geht.

Moderne Medizin muss beim Patienten und seinen natürlichen Fähigkeiten beginnen, mit Erkrankungen selbst fertig zu werden. Da Ärzte und Pharma lediglich dabei assistieren können, muss die eigentliche »Arbeit« vom Patienten selbst übernommen werden. Das Dogma vom Arzt als handelnder Grund für Heilung und dem Patienten als passivem Nutznießer muss ersetzt werden durch das Dogma vom aktiven Patienten als Ursache, größtem Einflussfaktor und Erbringer therapeutischen Erfolgs mit dem Arzt als nicht minder aktivem »Coach«, ggf. in einem Team von weiteren Coaches aus unterschiedlichen Disziplinen. Der Patient, und er allein, hat es in der Hand, wie erfolgreich alle Maßnahmen sind, die eingesetzt werden. Er ist der fachfremde »Generalist«, den die spezialisierten Forscher und Mediziner von heute benötigen, um in Form einer Sinfonie das erfassen zu können, was ein Alexander von Humboldt noch selbst konnte: den gesamten Überblick haben. Er ist der, bei dem Erkenntnisse zusammenfließen müssen. Und er hat zu entscheiden, was passiert.

Ärztliches Handeln beinhaltet daher auch, den Patienten dahin zu erziehen. Und ihn darauf aufmerksam zu machen und ggf. bei der Auswahl zu helfen, zusätzliche Maßnahmen zu ergreifen, die jenseits der Schulmedizin liegen. »Wie soll jemand auf die Idee kommen, Verantwortung für seine Gesundheit zu übernehmen, dem von Kindesbeinen an erklärt wurde, dass der eigene Körper wie eine

Maschine funktioniere?« Prof. Dr. rer. nat. Gerald Hüther, Leiter der Zentralstelle für neuro-biologische Präventionsforschung der Universitäten Göttingen und Heidelberg/Mannheim. Und daher muss er aus berufenem Mund dazu gebracht werden.

These 2: Wir haben ein verkehrtes Selbstverständnis von uns und daher auch unserer Medizin.
Schulmedizin ist Erfahrungsmedizin, auch wenn das viele Mediziner schmerzt! Wir haben eine falsche Vorstellung von »erkenntnisgestützter Medizin«, wenn wir nur Schulmedizin mit ihr gleichsetzen. Denn die wesentlichste Erkenntnis, die Schulmedizin inzwischen gewonnen haben muss, ist, dass sie nur einen Teil dessen abdeckt, der abgedeckt werden muss: Descartes' Maschine Mensch. Über diese rein mechanistische Erklärung aller Lebensvorgänge, über die bedingungslose Herrschaft des Kausalitätsprinzips – jede Erkrankung hat eine *physische* Ursache – hat die moderne Medizin den Menschen aus den Augen verloren. Über ihre unleugbaren Triumphe vor allem der letzten 150 Jahre seit Virchow haben die Ärzte den Anteil der Psyche am Dasein, an Gesundheit, Krankheit und Tod vergessen. In dem Maße, wie Medizin als Wissenschaft gewann, verlor der Patient als Mensch. Weder Sigmund Freud und seine psychologische Revolution noch Erkenntnisse der Psychosomatik, dass körperliche, somatische, Krankheiten psychische Ursachen haben können, taten der zunehmenden Seelenlosigkeit einer Hightech-Reparaturmedizin Abbruch. Ich hoffe, dass Psychoneuroimmunologie, Psychoneuroendokrinologie und Neurogastroenterologie das ändern können.

Das bedeutet: Wahre Erkenntnis gestützte Medizin ist »Schulmedizin & More«, also Integrative Medizin, die verstärkt die Psyche fokussiert. Denn auch aus dieser Richtung kommen Erkenntnisse, die nicht wegdiskutiert werden können – Plazeboeffekt, Spontanheilungen und nachhaltigere Therapien wie Akkupunktur – aber bislang weitestgehend unberücksichtigt bleiben. Wenn Schulmedizin einen Menschen betrachtet, betrachtet sie ihn unvollständig, weshalb gewonnene »Erkenntnisse« keine wirklichen Erkenntnisse sind. Damit stützt sie sich auf Erfahrung. So wie Naturheilkunde auch…

Da wir versuchen, so wissenschaftlich wie nur möglich vorzugehen, um zu Erkenntnissen zu gelangen, neigen wir dazu, in der Medizin Kriterien an Erkenntnisgewinnung anzulegen, die diese gar nicht erfüllen kann; die gleichen wie in der »exakten« Naturwissenschaft: Nachprüfbarkeit, Ortsunabhängigkeit, Wieder-holbarkeit, Unabhängigkeit von dem, der die Erkenntnisse generiert! Das aber funktioniert in der Medizin nicht, da hier, wie man zunehmend erkennen muss, Faktoren eine entscheidende Rolle spielen, die Medizin sehr individuell machen: die immaterielle Seite des Menschen. Und zwar sowohl, was den Patienten betrifft, als auch seinen Therapeuten: Wenn zwei Ärzte die gleiche Therapie durchführen, muss nicht das gleiche Ergebnis herauskommen. Aber das genau fordert Natur-wissenschaft. So kommt es, dass unterschiedliche Studien zum gleichen Thema sehr häufig zu unterschiedlichen Erkenntnissen kommen.

Das geht sogar so weit, dass in manchen klinischen Studien ein und dieselbe Person bei allen Patienten die Blutproben nehmen muss, da sich bei manchen Parametern zeigt, dass diese von der Art der Blutabnahme und damit der Person, die sie durchführt, abhängen. Exakte, erkenntnisbasierte Wissenschaft?

Die Schulmedizin lebt in einem Spannungsfeld. Zum einen muss sie aus den unwissenschaftlichen, mittelalterlichen Gebräuchen ausbrechen bzw. verhindern, dass sie erneut darauf zurück fällt, und somit methodisch einwandfrei und nach-prüfbar Erkenntnisse gewinnen, um unser Wissen über uns zu vermehren. Zum anderen aber hat sie, anders als bei unbelebter Natur, das Problem, dass in uns eine wesentliche Komponente residiert, die sich der Schulmedizin entzieht und sie damit Gefahr läuft, »willkürlich«, »unwissenschaftlich« und damit mittelalter-lich zu werden: robotergesteuerte Schröpfkugeln mit Hightech-Pumpe.

Diesen Spagat schafft sie nur auf eine einzige Art: diesen nicht-klassischen Teil des Menschen und damit der Medizin zu akzeptieren, seine weitere Erforschung zu fördern statt zu behindern und Erkenntnisse hieraus in das eigene Gebäude einzubinden – nicht, indem sie sie ausgrenzt. Sie muss im eigenen Interesse dafür sorgen, dass Psyche und durch sie kontrollierte Phänomene zur Vermehrung des Aristotelischen Wissens beitragen. Tut sie es nicht, besteht die Gefahr, dass ihr das gleiche Schicksal droht wie Galens Humoraltheorie: Sie wird durch etwas Besseres ersetzt. Nicht heute, aber umso schneller, je weniger der Patient sich in der Schulmedizin gut aufgehoben fühlt. Und das nimmt zu!

Die Psyche, der Geist, die Seele, wie immer man das ausdrücken mag, ist offen-bar ein Phänomen, das bislang zu wenig berücksichtigt worden ist und durch das Diktat der Kostenträger unberücksichtigt bleibt. Zu ihr gibt es kein materi-elles Pendant, und es steht bei allem methodischen Zweifel nicht zu erwarten, dass es einmal auf ein materielles Phänomen zurückgeführt werden kann, dem schulmedizinisch beizukommen wäre. Die meisten Wissenschaftler, die sich mit dieser Frage beschäftigen, meinen, das »Ich«, also Solms bewusstes Ich wie auch das Unterbewusstsein, ist ein Ausdruck dafür, *wie* die einzelnen physikalischen Prozesse zusammenarbeiten, um dieses Ich zu bilden. Oder anders herum: Die Psyche ist eine Folge, aber auch ein wesentlicher Faktor des *Zusammenspiels* aller materiellen Komponenten. Und damit immateriell.

Vielleicht kann man es mit einer Symphonie vergleichen: Jedes einzelne Instrument und sein Beitrag ist physikalisch erklärbar. Aber das, was dann die Symphonie als solche ausmacht, ihre Schönheit, ihre Größe, ist nicht nur die Abfolge von Tönen sondern auch und vielmehr die Art und Weise, *wie* die einzelnen Instrumente und ihre Spieler zusammenspielen. Und so ist es durchaus ein Unterschied, ob die Berliner, Londoner oder Bostoner Symphoniker Ravels Bolero spielen, auch wenn jede Note identisch ist und die Art und Anzahl der Instrumente gleich. Ja selbst die gleichen Musiker hören sich unter der Leitung verschiedener Dirigenten anders an. Weil eine Komponente mit hinein spielt: die nicht physikalische *Interpretation* durch den Dirigenten. Er braucht nur hier eine Pause etwas zu verkürzen, dort einen Ton etwas verlängern, hier die Bläser anheben, dort die Streicher – und schon hört sich alles ganz anders an!

Dem aber trägt Wissenschaft im Falle des Menschen, aber auch der anderen Lebewesen, zu wenig Rechnung. Wie sehr Descartes unser Denken beeinflusst hat, sieht man an der Tatsache, wie wir Tiere und Pflanzen betrachten. Es sind, wie wir, zunächst Maschinen. Aber mehr noch: Im Gegensatz zu uns Maschinen ohne eigene Psyche, ohne Bewusstsein. Dinge, die wir uns sogar auf höchstes religiöses Gebot hin nicht nur nutzbar machen können sondern sollen. Genesis 1,27-28: »[…] Gott sprach zu ihnen: Seid fruchtbar und vermehrt euch, bevölkert die Erde, unterwerft sie euch und herrscht über die Fische des Meeres, über die Vögel des Himmels und über alle Tiere, die sich auf dem Land regen.«

Der Welle-Teilchen-Dualismus, der heute weit über das Elektron hinaus geht, und Effekte wie Quantenverschränkung sowie Dunkle Energie und Materie und das Higgs-Boson zeigen uns, dass wir auch in der Wissenschaft der unbelebten Natur allzu schnell ein etwas einseitiges Abbild der Welt wahrnehmen. Wie schräg das aber im Falle von Menschen ist, erfahren wir derzeit, vor allem, indem wir den Plazeboeffekt untersuchen.

Plazebo- und Nozeboeffekt sowie Spontanheilungen sind das größte Ärgernis der Schulmedizin, da sie, schulmedizinisch erforscht und nachgewiesen, nicht nur unwiderlegbar beweisen, dass sie auf dem falschen Weg ist. Sondern auch, dass sie, wenn auch erkenntnisgestützt, reine Erfahrungsmedizin ist, da sie in der Regel nicht in der Lage ist, die Frage nach dem Warum zu beantworten. Sie und die aktuellen Erkenntnisse aus neuen Disziplinen wie Psychoneuroimmunologie, Psychoneuroendokrinologie, Psychosomatik und Somatopsychologie zeigen, dass es dringend notwendig ist, unser medizinisches Glaubensgebäude auf einen neuen Sockel zu stellen.

Nochmals Grönemeyer: »Zu überwinden ist nicht die kritische Prüfung, sondern der generelle Vorbehalt. Darauf haben die Patienten einen Anspruch. Wo es die ärztliche Verantwortung verlangt, sollten wir bereit sein, über den eigenen Schatten zu springen, fachlichen Hochmut und Kränkung zu überwinden. Was wir brauchen, sind fließende Grenzen. Der Eid, den wir geschworen haben, verpflichtet uns, den Menschen zu helfen, nicht einem Lager zu dienen. In diesem Sinn gilt am Ende nur eines: ›Wer heilt, hat recht.‹ Das ist das Ethos einer gleichermaßen modernen wie traditionsbewussten, einer ganzheitlichen Medizin. Wer ihm folgt, wird keine Mühe haben, High-Tech, modernste Diagnostik und Apparatemedizin mit dem Respekt vor der Naturheilkunde zu verbinden, auf dieser wie auf jener Seite. Machen wir also Schluss mit Dogmatismus und Hokuspokus.« Wieder so ein »Ismus«…

These 3: Wir forschen an der falschen Stelle mit dem falschen Focus

Ein Witz aus meiner Kindheit ist symptomatisch für die Art unserer Forschung: Ein Biologe wollte wissen, an welcher Stelle bei einem Floh die akustischen Sensoren (damals benutzten wir das Wort »Ohren«) sitzen. Um nach GSP (*good scientific practice*, gute wissenschaftliche Praxis; erhebe das Copyright!) systematisch vorzugehen, nahm er sich zunächst der am leichtesten zugänglichen Körperteile an – der Beine. Um einen Ausgangsmesswert zu haben, setzte er den Floh auf eine Glasplatte und sagte: »Floh, hüpf!« Und der Floh hüpfte. Dann entfernte er ihm kunstgerecht unter dem Mikroskop das linke Vorderbein (damals riss er ihm es aus!) und sagte erneut: »Floh, hüpf!« Und der Floh hüpfte wieder. Das geschah auch beim rechten Vorderbein, dem linken mittleren Bein und dem rechten mittleren Bein. Immer mit dem gleichen Ergebnis. Als er das linke hintere Bein entfernte machte der Floh anstelle eines Satzes einen Salto nach links. Der Biologe erstarrte! Im Bewusstsein, wissenschaftliche Geschichte zu schreiben, notierte er erregt in seinem Versuchsprotokoll: »Erstens: Die Hörorgane des Flohs befinden sich offensichtlich an den hinteren Extremitäten. Zweitens: Das Entfernen des linken Hörorgans führt zu Problemen bei der Koordination von Bewegungen. Vermutung: Wie beim Menschen ist das Hörorgan kombiniert mit einem Gleichgewichtsorgan.« Und als der Floh sich dann nach Entfernen des rechten Hinterbeins überhaupt nicht mehr bewegte, notierte er: »Drittens: Der Verlust der offenbar paarig angeordneten Hörorgane führt zum Verlust der Fähigkeit zur Aufnahme akustischer Reize. Viertens: Wozu die vier vorderen Extremitäten dienen, ist noch unklar. Sie scheinen aber mit der Aufnahme akustischer Reize nicht in Zusammenhang zu stehen.«

Damals endete hier der Witz. Heute geht er weiter: In der Erwartung, für diese Erkenntnisse den Nobel-Preis zu erhalten, setzte er sich sofort an seinen Computer, um ein *paper* zu schreiben. Es erschien in der führenden biologischen Zeitschrift. Weltweit wurde sein Versuch durch unabhängige Forschergruppen mehrfach bestätigt. Und so kam es, dass der Biologie, unzählige Male zitiert und hoch angesehen, tatsächlich 40 Jahre später den Nobel-Preis für Biologie erhielt. Wie sich Flöhe fortbewegen, ist bis heute unbekannt.

Da unsere Wissenschaft und damit die Medizin auch heute noch weitgehend den Menschen als Maschine sehen, forschen wir an der falschen Stelle. »Niemand kann einen anderen Menschen gesund machen. Jede Heilung ist immer und grundsätzlich Selbstheilung.« noch einmal Hüther. Wir sehen Gene (und verstehen vielleicht irgendwann einmal ihre komplexen Interaktionen mit den Proteinen). Und vergessen, dass die nur lokal wirken – lokal in einer einzigen Zelle. Diese aber ist Teil eines Gewebes, das wiederum Teil eines Organs ist, das selbst nur Teil des Menschen ist und damit nur ein kleines Rädchen in einem Getriebe, über dem als Motor die immaterielle Psyche steht. Selbst wenn wir wissen werden, wie das alles zusammenhängt, ist dieses Wissen nichts anderes als Handwerkszeug! Handwerkszeug dafür, das eigentliche Problem dann angehen zu können. Und insofern ist alles, was derzeit an Hightech-Forschung in der Medizin erfolgt, schön und gut, richtig und notwendig – aber nutzlos, solange das nicht in einem gesamtheitlichen Kontext gesehen wird.

Es wird die Pille nicht geben, die bei Vorliegen eines bestimmten defekten Brustkrebsgens helfen wird. Einfach weil es dieses Gen nicht gibt und ein mutiertes Gen *nicht* die Ursache für die Erkrankung ist, ja nicht einmal ihr Ausdruck. Selbst wenn wir einst Gentherapie beherrschen werden und solche defekten Gene austauschen können, wird das nichts daran ändern, dass Brustkrebs weiterhin entsteht, weil wir damit die *Ursachen* für Krebs nicht aus der Welt geschafft haben. Es wird auch keinen Test geben, anhand dessen man bestimmte Therapieformen selektieren kann, die besonders gut geeignet sind. Ganz einfach deshalb, weil Krebs die Konsequenz, das Zeichen dessen ist, dass der Körper ganz offensichtlich nicht mehr selbst aktiv werden kann/konnte. Das aber wird schwer zu testen sein – welches Gen wäre dafür zuständig?

Egal, welche Antikörper oder Mediatoren man entwickeln wird: Es wird das Problem MS nicht ändern. Spontanheilungen und andere kaum glaubhafte Phänomene zeigen, dass unsere Forschung auf dem Gebiet vieler chronischer Erkrankungen einen entscheidenden Fehler macht. Sie fragt nicht: Warum? Was ist die *eigentliche* Ursache? Sie versucht, mit Hightech gegen die Symptome vorzugehen. Und verschwendet dabei Ressourcen, die besser eingesetzt würden, die Ursachen zu erforschen. Die sprichwörtlichen Kanonen und Spatzen.

Wenn man viele chronische Erkrankungen darauf hin untersucht, was ihre eigentlichen Ursachen sind, kommt man auf eine erstaunliche Erkenntnis. Krebs? Immunsystem! Multiple Sklerose? Immunsystem! Psoriasis? Rheuma? Immunsystem! Diabetes? Asthma? Allergien? Immunsystem! Immunsystem, Immunsystem, Immunsystem. Und die Liste ist noch lange nicht fertig. Das heißt: All diese so verschiedenen und in ihrer Ausprägung so unterschiedlichen Erkrankungen haben alle eines gemeinsam und eine Ursache: Ein Problem des Immunsystems. Das hat zwei Konsequenzen. Erstens: Wir bekämpfen wegen des falschen Focus, Symptome, die falsche Ursache: Symptome. Und zweitens: Nachdem das Immunsystem den wesentlichen Teil des Problems ausmacht, haben wir die Chance, mit körpereigenen Möglichkeiten und darauf aufbauenden Hilfestellungen vor allem aus der integrativen Medizin wie Innere Bilder und Gespräche, Hypnose usw. eine ganze Menge zu erreichen. Daher sollte das Augenmerk besser darauf ausgerichtet werden, wie Hightech-Medizin hier unterstützend eingreifen kann!

Selbst bei chronischen Erkrankungen wie Parkinson, die primär nichts mit dem Immunsystem zu tun haben, da hier die Fähigkeit der Hirnzellen zur Dopaminproduktion schleichend verloren geht, lässt sich zeigen, dass zwar nicht der Krankheitsverlauf durch die Psyche beeinflusst werden kann – noch nicht, vielleicht stehen wir ja auch erst am Anfang! – aber zumindest der Zeitpunkt deutlich verschoben, an dem dann und wie stark medikamentös interveniert werden muss. Das ist insofern von großer Bedeutung, als nach Beginn der Therapie irgendwann die Reaktion des Körpers auf die Maßnahmen nachlässt. Wenn sich also Zeitpunkt des Beginns und Zeitspanne der Wirksamkeit durch so einfache Möglichkeiten wie »Streicheln der Seele« in Form von Arztgesprächen sowie durch Hypnose und andere integrative Methoden deutlich verschieben lässt, ist das mehr, als Schulmedizin heute leisten kann – und damit unerlässlich!

Man sollte die chronischen Erkrankungen einmal daraufhin untersuchen, in wieweit der Körper entweder über sein Immunsystem direkt beteiligt ist oder wie bei Parkinson (Dopamin) oder Schmerz (Enkephalin), ja sogar ADHS (Aufmerksamkeits-Defizit-Hyperaktivitäts-Störung) über das enterische Nervensystem (Benzodiazepine) seine Medikamente selbst herstellen kann. Hier sollte dann vermehrt auf die Selbstheilungskräfte des Körpers gesetzt und diese unterstützt werden. Und man wird sehen, dass ein großer Teil so behandelbar ist, die teilweise extrem teuren Hightech-Medikationen von heute überflüssig. Was übrig bleibt, wie Alzheimer mit seinen Plaques oder tatsächliche genetisch bedingte Erkrankungen wie Mukoviszidose, Corea Huntington oder Ichthyose, ist dann möglicherweise tatsächlich Ziel von Hightech-Ansätzen wie Gentherapie usw. Und, wer weiß, vielleicht lässt sich ja auch bei Alzheimer und Demenz etwas über das Immunsystem tun! Denn das hat als zentralster Bestandteil des Körpers praktisch überall seine Finger drin.

Wir müssen aufhören mit BMI und Klassifizierungen dieser Art. Wir müssen aufhören, Schönheitsideale zum Kriterium unserer Medizin zu machen. Es ist schon blamabel, wenn auch heute noch alle Welt mit BMI und »gesunden« Nahrungsergänzungsstoffen argumentiert, wo doch klar ist, dass das Gegenteil der Fall ist. Genauso unterschiedlich und individuell, wie die Filter in unserem Kopf, die uns die Welt wahrnehmen lassen, ist das Gefüge Psyche-Körper eines Menschen. Es kann daher nicht eine einzige optimale Therapie geben. Und es gibt nicht eine einzige »richtige« Form, sich zu verhalten. Rauchen kann zu Krebs führen, muss aber nicht! Alkohol kann ein Problem werden, muss aber nicht. Und Adipositas Stufe III kann problematisch sein, aber auch nicht grundsätzlich! Nur, weil etwas bei dem einem Menschen zum Problem führt, heißt das nicht, dass das bei einem anderen auch so sein muss.

Dem muss auch unsere klinische Forschung Rechnung tragen. Vorbei sind die Zeiten, in denen anhand einer kleinen, sehr sorgfältig ausgesuchten Gruppe von Menschen unter Laborbedingungen Erkenntnisse gewonnen werden, die dann auf den Rest der Menschheit übertragen werden. Klinische Forschung von heute erinnert mich an Tierversuche: Ihre Ergebnisse mögen durchaus richtig sein. Aber sie sind aus dem Kontext gerissen und daher nicht alltagstauglich.

Das Folgende werden viele gar nicht gerne hören! Ich bin überzeugt davon, dass der größte Teil der derzeit verwendeten Medikamente zu Unrecht eine Zulassung zur Therapie besitzen – obwohl sie alle gesetzlichen Voraussetzungen erfüllt haben und daher legal auf dem Markt sind. Das möchte ich anhand eines tatsächlich stattgefundenen Falls begründen. Es gab ein Biotech-Unternehmen, das monoklonale Antikörper gegen bestimmte Krebsarten entwickelt hatte. Die »Macher« hinter diesem Unternehmen waren keine Pappnasen, sondern absolute Profis auf ihrem Gebiet. Und daher wurde das Unternehmen auch von Investoren über viele Jahre kräftig mit Finanzen ausgestattet und an die Börse geführt. Knapp fünfzehn Jahre nun, nachdem die Forschung begonnen hatte, wurden die klinischen Studien, die zur Zulassung führen und den Erfolg des Unternehmens garantieren sollten, beendet. Niemand, aber auch wirklich niemand rechnete mit einem Scheitern, da Zwischenauswertungen recht positiv ausgesehen hatten.

Aber dann kam das Unfassbare: Der primäre Endpunkt, wie es heißt, konnte nach der statistischen Auswertung zum Ende der Studie nicht erreicht werden. Mit andern Worten: die Wirksamkeit konnte nicht nachgewiesen werden! Die Aktienkurse fielen unaufhaltsam ins Bodenlose auf 5% ihres Wertes zur Ausgabe, 80% der Belegschaft musste entlassen werden. Was war passiert?

Bei der Auswertung von klinischen Daten werden statistische Verfahren angewendet, um eine Arbeitshypothese verifizieren oder falsifizieren zu können – sie erinnern sich an das Kapitel *Fakten! Fakten! Fakten!?* Diese Verfahren liefern eine einzige Zahl, genannt p (für probability, Wahrscheinlichkeit). Liegt diese unter einem vorher bestimmten Grenzwert, in der Regel 0,05, spricht man von »Signifikanz« und bestätigt die Arbeitshypothese. Liegt er drüber, wird die Arbeitshypothese als falsch abgelehnt, da das Ergebnis »nicht signifikant« war. Dabei spielt es heute, anders als früher, wo man noch in »signifikant«, »hoch signifikant« und »höchst signifikant« unterschied, keine Rolle, wie weit weg von diesem Grenzwert der berechnete Wert ist: 0,049 wird genauso gewertet wie 0,00001! Es gilt also das »Alles-oder-Nichts«-Gesetz.

Im konkreten Fall lag das Ergebnis sehr knapp über dieser Signifikanzgrenze, was konsequenterweise dazu führte, die Arbeitshypothese als falsch abzulehnen: das Aus, da dies die wichtigste und am weitesten fortgeschrittene Entwicklung des Unternehmens war! Hätte auch nur ein einziger Messwert in der Studie ein ganz klein wenig anders ausgesehen, wäre das Ergebnis vielleicht ganz anders gewesen. Das bedeutet, auf die Spitze getrieben: Ein einziger Messwert in einer Klinischen Studie kann über Zulassung und Nichtzulassung des Medikamentes entscheiden. Und wenn man nun daran denkt, wie sehr solche Messwerte (1) von der aktuellen physischen und psychischen Situation abhängen, in der sich der Patient bei der Bestimmung befand, (2) wer ihn bestimmt hat und (3) in welcher »Stimmung« er dabei war, kommt man so langsam ins Zweifeln.

Ich kenne eine ganze Reihe, z. T. sehr lange bestehende Biotech-Unternehmen, denen ein ähnliches Schicksal nur erspart blieb, weil sie »klassische« Medikamente in Lizenz zum Vertrieb übernahmen. So z. B. die Firma Medigene, eine der ersten Biotech-Firmen in Deutschland, die heute Phytopräparate wie Extrakte aus grünem Tee verkaufen muss, um am Leben zu bleiben. Nichts gegen diese Präparate. Aber das ist, als würden BMW, Daimler und Audi ins Fahrradgeschäft einsteigen! Sie täten das nicht ohne Not. Auch das Unternehmen von eben existiert nur noch, weil es ein Tochterunternehmen übernommen hat, das etwas anderes macht – schließlich wollen die Investoren von ihren Investitionen retten, was noch zu retten ist.

Ich jedenfalls bin sicher: Die Situation wird bei den meisten anderen, zugelassenen Medikamenten, nicht nur monoklonalen Antikörpern und Hightech-Wirkstoffen, sehr ähnlich verlaufen sein. Viele werden nur deshalb eine Zulassung bekommen haben, weil sie, anders als in dem geschilderten Fall, die Grenze »gerade noch« überschritten haben. Dass beides nichts über die tatsächliche Wirksamkeit aussagt, sollte jedem immer klarer werden, der Plazebo- und Nozebo-Effekte im Hinterkopf hat und die Fähigkeiten der Psyche ins Kalkül zieht, Messwerte zu beeinflussen. Denken Sie an das Experiment mit den Opiaten, deren Wirkung durch pure Fehlinformation des Behandelten vollkommen neutralisiert werden konnte.

Wir brauchen also eine neue Art, die Wirksamkeit eines Wirkstoffes nachzuweisen. Eine, die nicht auf Laborbedingungen und der mathematischen Vergewaltigung der Messwerte zu einem einzelnen Schicksalswert aufbaut. Und wir müssen erkennen und lernen, dass es weniger Sinn macht, Hunderte von Millionen in die Weiterentwicklung einer Pille zu stecken, um mit der neuen noch einmal mehr Wirkung zu erzielen, als dafür zu sorgen, dass eine Therapie überhaupt wirkt. Was soll es denn, wenn Medikament B 10% wirksamer als Medikament A ist, wenn bei

A nur 30% auf die Therapie ansprechen? Tolle Errungenschaft: statt 30% nun 33% Erfolg. Heißt im Umkehrschluss: anstelle von 70% »nur« 67% *Therapieversager*...

Wir müssen dafür sorgen, Therapien zu finden, in denen der Prozentsatz umgekehrt ist. Heute empfinde ich es als äußerst blamabel, wenn als offizielle Kriterien für die Wirksamkeit eines Medikamentes eine zwischen 10 und 30% höhere Wirksamkeit als unter Plazebo gelten. Kann man dann tatsächlich noch von »überlegener« Wirkung sprechen, die den Einsatz von Milliarden an Entwicklungskosten rechtfertigt?

These 4: Wir haben ein katastrophales Gesundheitssystem, das der Heilung eines Patienten entgegenwirkt.

Der Plazeboeffekt zeigt uns ein weiteres Problem: Das Gesundheitssystem muss vollkommen überarbeitet werden! Wenn wir aus dem, was ich oben dargestellt habe, eines lernen können: Das Wichtigste bei der Therapie einer Erkrankung ist

- ein aktiver, wohl informierter und complianter Patient. (Ich verdeutsche das englische »compliant«, weil die Übersetzungen »entgegenkommend, gefügig, gefällig, nachgiebig, folgsam« usw. nicht das ausdrücken, was *compliant* in der Forschung bedeutet: Dass sich ein Patient aus Überzeugung an das hält, was verabredet wurde.)

- ein Vertrauensverhältnis zwischen Arzt und Patient.

- ein Vertrauensverhältnis in die Wirksamkeit der Therapie.

- Berücksichtigung von individuellen Hilfestellungen.

- Integrative Medizin.

Nichts, aber auch gar nichts davon schlägt sich in den Kostenpauschalen nieder, nach denen heute Ärzte und Kliniken mit den Kostenträgern abrechnen:

- Gespräche zwischen Arzt und Patient dürfen nicht mehr als 6 Minuten pro Quartal dauern. Wie soll das zu Compliance führen?

- Ein Patient darf seinen Arzt maximal einmal im Quartal wechseln. Wenn er bei einem Artbesuch kein Vertrauensverhältnis aufbauen kann, muss er drei Monate warten – mit seinem Problem. Oder sich einer Behandlung bei einem nicht erwünschten Arzt unterziehen. Oder selber zahlen! Warum?

- Wenn eine sinnlose Kniegelenksoperation erstattet und der unverschämten und unverhohlenen Profitgeilheit von Firmen wie Genzyme gefolgt wird, aber an Kosten für ein oder zwei Tage zusätzlichen Krankenhaus- oder Rehaaufenthalts oder einer anderen sinnvollen Maßnahme gespart wird oder in Verbindung mit dem Schoßhündchen Medizinischer Dienst erforderliche Einstufungen in höhere Pflegestufen verweigert werden – wie kann das zu Vertrauen in die Behandlung führen? Vertrauen in Medizin von der Stange, gleichmachende Massenware?

- Da nur pauschalisierte Behandlungen erstattet werden, ist der Patient nicht sicher, die für ihn beste Therapieform zu bekommen. Individuell ist gar nichts, Zweifel an der Tagesordnung! Wie soll das die Heilung fördern?

- Werden die »Heilenden Hände«, die an manchen Krankenhäusern als Dienstleistung angeboten werden, von den Kassen erstattet? Warum nicht, wenn sie doch nachweislich helfen? Das passiert sogar in den USA…

Das Übel in unserem Gesundheitssystem hat drei Namen: Profitgeilheit, Kostenträger und Behandlungspauschalen. Wer personalisierte Medizin fordert, muss, wenn personalisiert das heißen soll, was es heißen muss und im Wortsinne auch heißt, individualisiert denken und handeln.

Ich kann mich bei der Betrachtung des Gesundheitssystems und dem, was der Papst über die Kurie gesagt hat, der Parallelen nicht erwehren! (Süddeutsche, 23. 12. 2014 und Tagesschau.de/ausland/papst-189.html, 24. 12. 2014). Es ist schon, was man in seiner Bedeutung nur mit der Französischen Revolution vergleichen kann, wenn er 15 »Kurienkrankheiten« aufzählt und Begriffe wie »spiritueller Alzheimer« benutzt, also »geistige Versteinerung und Abhängigkeit von selbst konstruierten Glaubensüberzeugungen«, oder »existenzielle Schizophrenie« der Kurienmitglieder. »Eine Kurie, die sich nicht selbst kritisiert, auf den neuesten Stand bringt und verbessert, ist ein kranker Körper«, der eine Gefahr für alle

Christen sei. Von der »Pathologie der Macht« sprach er. Und von der Bildung »geschlossener Kreise«, die stärker sein wollen als die Gemeinschaft: »Diese Krankheit beginnt immer mit guten Absichten, aber mit der Zeit versklavt sie ihre Mitglieder, indem sie zu einem Krebsgeschwür wird, das die Harmonie des Körpers bedroht und so viel Schaden verursacht.« Wow! Dem kann ich nicht mehr viel hinzufügen. In keiner Hinsicht.

Zum Schluss ein versöhnlicher Ausklang: Seit April 2015 gibt es einen zugelassenen Tumorimpfstoff, der alles vereint, was ich weiter oben als wünschenswerte Lösung bei Krebs genannt habe: (1) Er ist individuell, wird also für jeden Patienten neu und speziell hergestellt (autologer = körpereigener Impfstoff). (2) Er wirkt nicht bei einer speziellen Tumorart, sondern universell. (Das ist besonders schön: ein universelles Prinzip, individuell umgesetzt!) Und (3) er überlässt es dem Körper, sich selbst wieder zu heilen, indem das Immunsystem trainiert wird: Tumorvakzinierung – das hohe Ziel der Krebsbekämpfung!

Und das geht im Prinzip so: Tumorzellen des Patienten (individuell) werden entnommen und außerhalb des Körpers in einer Zellkultur mit einem Virus infiziert, der die Zellen zerstört (»Onkolyse«). Dabei werden die Tumorzellen lysiert wie bei der Apoptose (siehe *Chemiecocktails und Strahlenduschen*). Der entstehende »Cocktail« aus zerstörten Tumorzellen und Viren enthält nun, frei zugänglich, alles, was benötigt wird, um das Immunsystem zu trainieren. Gibt man nun bestimmte Immunzellen des Patienten (»dendritische Zellen«) zu dem Cocktail, lesen diese die Tumorinformation und verarbeiten sie in der Weise, dass mit ihnen das gesamte Immunsystem des Patienten, vor allem aber die T-Zellen, trainiert werden kann. Das funktioniert noch nicht immer, weshalb ich es hier auch nicht als Lösung unserer Probleme nennen möchte; aber immer öfter!

Es ist wie bei der »klassischen Konditionierung« oben: Der für normale Zellen nicht gefährliche onkolytische Virus dient als Reiz für das Immunsystem, gegen Zellen vorzugehen, die es aufgrund des Trainings als zu zerstörende Tumorzellen erkennt. Es ist klar, dass das alles seine Zeit dauert: Onkolyse, Training der dendritischen Zellen, Training der T-Zellen usw. Und so ist die Therapie nicht an wenigen Tagen machbar – sie erstreckt sich über mehrere Wochen mit mehreren »Trainingssitzungen«. Aber auf der Kehrseite steht dann: Die erforderlichen Informationen werden nicht nur aktuell zur Zerstörung des Tumors verwendet. Das Immunsystem legt sie auch in seinen »Gedächtniszellen« ab. Und das bedeutet: Diesen Tumor wird es bei diesem Patienten nicht mehr geben – Rezidiv ausgeschlossen. Zumindest theoretisch. Ob das praktisch auch so sein wird, muss die Zukunft zeigen: Dieser »Durchbruch« ist zu frisch, als dass man ihn als solches bezeichnen und bereits heute verlässliche Aussagen machen kann!

Was wir aber sagen können: Mit solchen Therapieansätzen sind wir auf dem richtigen Weg. So, jetzt habe ich genug analysiert, doziert und gemeckert! Ich habe von meinem Vater ein Prinzip beigebracht bekommen, das ich im Beruf erfolgreich umgesetzt und stets weiter gegeben habe, da ich von seiner Sinnhaftigkeit überzeugt bin: »Du darfst mich kritisieren und sagen: ›So geht's nicht‹. Allerdings nur, wenn du selbst einen Lösungsvorschlag hast und sagst, wie es in deinen Augen gehen könnte. Dann können wir darüber reden. Nur zu sagen: ›So geht's nicht‹, geht nicht.«

In diesem Sinne: *To be continued* – Fortsetzung folgt!

Stichworte

H

N

O

P

Q

R

Bild- und Abbildungsnachweise:

Titelseite: © FeSeven, Fotolia.com

Rückseite: Smart & Nett, Veronika Peschkes und Dirk Walter GbR

Absatztrenner: ilynx_v, Fotolia.com

Seite 28: Auge: „Eye scheme"; © Talos, colorized by Jakov; Wikimedia Commons, lizenziert unter CC BY-SA 3.0; URL: - http://commons.wikimedia.org/wiki/File:Eye_scheme.svg#/media/File:Eye_scheme.svg

Seite 34: Screenshot des Autors

Seite 35: Screenshot des Autors

Seite 36: Grafik des Autors